불멸의 호르몬

내 몸을 살리고 지키는 기본 지침서

불멸의 호르몬

안철우 지음

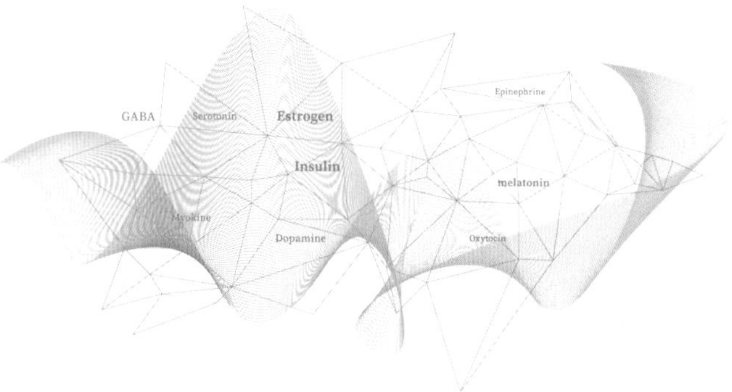

SIGONGSA

목차

들어가며

호르몬은 왜 불멸인가?

케미스트리닷컴chemistry.com이라는 미국에서 꽤 유명한 온라인 데이트 사이트가 있다. 이곳에는 다른 데이트 사이트에서 볼 수 없는 특별한 것이 있다. 바로 가입자의 성격을 '탐험가'Explorer, '건설자'Builder, '지도자'Director, '협상가'Negotiator 이렇게 네 개의 카테고리로 분류해 놓은 것이다. 이 분류법을 만든 사람은 생물인류학자Biological Anthropologist인 헬렌 피셔Helen Fisher 박사다. 그녀가 사람의 성격을 이 네 가지로 분류한 기준은 무엇일까? 바로 호르몬이다.

피셔 박사는 수십 년 동안 인간행동, 그중에서도 특히 '사랑'을 연구한 학자다. 그녀는 사랑을 이해하는 핵심 열쇠를 뇌과학에서 찾았다고 한다. 뇌에는 수많은 호르몬과 신경 전달 물질이 존재하는데 그중에서도 도파민, 세로토닌, 테스토스테론, 에스트로겐, 이 4가지 호르몬의 배합이 사람의 성격과 사랑하는 방식을 결정짓는 핵심 요소다. 피셔 박사에 따르면 도파민이 강한 사람은 모험을 두려워하지 않는 '탐험가'이고, 세로토닌이 강한 사람은 차분하고 계획적인 '건설자', 테스토스테론이 강한 사람은 추진력과 결단력이 뛰어난 '지도자', 에스트로겐이 강한 사람은 사려 깊고 표현력이 좋은 '협상가'다. 뇌 회로를 흘러 다니는 이 케미컬chemical·화학물질들이 사람의 성격을 형성하고 그것이 특정 상대와의 케미스트리chemistry·화학반응를 만든다는 것이 피셔 박사의 이론이다.

너무 단순화되어 있긴 하지만 필자도 이 이론에 어느 정도 동의한다. 필자를 찾아오는 환자 중에 유난히 무기력하고 우울증에 시달리는 분들이 있다. 호르몬 검사를 해보면 십중팔구 테스토스테론 수치가 낮게 나온다. 또 유난히 불안을 느끼고 초조해하는 분들은 세로토닌과 멜라토닌 수치가 낮은 것을 확인할 수 있다. 고혈압에 당뇨를 앓으면서 계속 살이 찌고 컨디션이 좋지 않은 분들은 성장호르몬 수치가 낮거나 스트레스 호르몬인 코르티솔의 수치가 높다.

물론 전적으로 호르몬 때문이라고 말하기는 어렵다. 호르몬의 불균형이 육체와 정신의 문제를 만든 것일 수도 있지만, 거꾸로 육체와 정신의 문제가 호르몬 불균형을 초래한 것일 수도 있다. 어쨌든 이것만은 확실하다. 우리의 기분, 성격, 심리상태, 건강 상태는 호르몬과 밀접한 관계가 있다.

호르몬을 한마디로 무엇이라 표현하면 좋을까? 호르몬은 우리 몸이 분비하는 생체 정보를 전달하는 화학물질이다. 땀이나 타액, 소화액, 점액처럼 체내 도관을 통해 나오는 것을 외분비exocrine라고 한다. 호르몬은 도관을 통하지 않고 각 기관에서 직접 합성해서 분비하기 때문에 내분비endocrine라고 한다. 일단 분비가 되면 혈관을 타고 온몸을 돌면서 목적지까지 이동한다. 그곳에서 몸에 딱 맞는 수용체와 결합하여 필요한 기능을 발휘하게 된다. 체온, 식욕, 성욕, 수면을 조절하는 생체 시계의 역할은 물론 성장, 기초 신진대사, 단백질합성, 지방분해, 활성산소 제거와 면역력, 임신, 출산, 수유, 스트레스 대처, 감정 조절까지 인체가 스스로 해야 하는 모든 일들을 호르몬이 한다.

그래서 나는 호르몬을 한마디로 '나도 모르는 내 몸속의 유능한 제어 시스템'이라고 설명하길 좋아한다. '유능한'이란 표현을 덧붙인 것은 정말로 천재 AI가 아니면 할 수 없는 대단한 능력을 지니고 있기 때문이다. 어떻게 그렇게 많은 일을 동시에 쉬지 않고 해낼 수 있을까? 어떻게 필요한 순간에 적절한 호르몬을 순식간에 합성해서 정확히 알맞은 양을 필요한 곳으로 전달할 수 있을까? 이렇게 복잡하고 방대한 내분비 시스템을 제어하기 위해서 뇌의 시상하부는 끊임없이 정보를 수집하여 뇌하수체에 여러 호르몬을 분비하라고 지시한다. 뇌하수체 역시 스스로 호르몬을 분비하면서 다른 내분비 기관에 필요한 호르몬을 분비하라고 명령을 내린다. 밤낮으로 호르몬 분비량을 모니터링하고 미세하게 조정하면서 몸의 항상성을 유지시킨다. 이런 유능한 제어 시스템을 누구나 자신의 몸 안에 지니고 있다. 태어나면서부터 죽을 때까지 쉬지 않고 일하는 내 몸속의 화학물질 공장이자 엄청난 메모리와 센서, CPU를 가진 컴퓨터 시스템인 것이다.

이렇게 놀랍고 중요한 존재이지만, 사실 우리는 호르몬에 관심이 없다. 아무 관심이 없다가 문제가 생긴 후에야 호르몬에 대해 깨닫게 된다. 늘 유지해 왔던 몸 상태가 무너져서 피곤하거나 우울하거나 살이 찌는 등 전에 없던 증상이 나타났을 때야 호르몬을 떠올린다. 여성의 경우는 에스트로겐이 곤두박질치는 폐경이 되어서야 호르몬의 중요성을 실감하고, 남성의 경우는 50대가 넘어 성기능 저하, 의욕 저하, 성격 변화 등을 경험하면서 호르몬이 큰 역할을 해왔다는 걸 알게 된다. 고혈압, 당뇨, 갑상선 이상 등 호르몬과 밀접한 질병이 오면 그때 서야 부랴부랴 호르몬 관리가 필요하다는 걸 깨닫는다. 하지만 그때 시작하면 너무 늦다. 호르몬은 건강할 때부터 관리해야 한다. 이왕이면 어릴 때부터 시작하는 것이 좋다.

내분비과 전문의로서 나는 매일 많은 환자를 만난다. 심한 갱년기 증상으로 성격이 괴팍해져 남편과의 관계마저 악화된 50대 여성, 당뇨와 고혈압에 남성호르몬까지 부족해서 우울증에 빠진 60대 남성, 불규칙적인 생활로 멜라토닌 균형이 깨져 수면 장애와 노화 증상에 시달리는 40대 여성, 남성호르몬과 성장호르몬이 거의 고갈되어 의욕은 물론 인지 능력까지 떨어져 버린 70대 남성…. 운동과 식사, 생활 습관을 교정하고 필요하면 호르몬 보충제나 주사 등을 처방하여 치료하지만, 마음 한편으로는 너무 안타깝다. 좀 더 일찍 호르몬 관리를 했다면 얼마나 좋았을까? 다들 10년 만이라도 일찍 호르몬의 중요성을 알고 적절하게 대처했다면 한결 건강하고 행복한 시간을 보낼 수 있었을 것이다.

호르몬을 컨트롤하는 것은 내분비 기관이지만, 그렇다고 내가 호르몬을 위해 할 수 있는 일이 전혀 없는 것은 아니다. 호르몬은 생활 습관을 통해 얼마든지 관리가 가능하다. 예를 들어, 일찍 일어나서 햇볕을 쬐고 밤에 잠을 잘 자는 규칙적인 생활을 하는 것만으로도 호르몬 균형이 건강하게 유지된다. 나이가 들수록 운동을 해서 근육을 늘리고 뱃살이 붙지 않게 관리하는 것으로도 성장호르몬과 성호르몬 감소를 막을 수 있다. 호르몬 분비에 도움이 되는 음식을 챙겨 먹고 가족, 주변 사람들과 즐거운 시간을 보내는 것으로도 호르몬 균형은 더 오래 유지된다. 한 마디로 열심히 일하면서 잘 먹고 잘 쉬고, 많이 웃고 많이 사랑하며 사는 것이 호르몬을 잘 관리하는 법이다.

그래서 나는 호르몬을 관리하는 것은 인생을 관리하는 일이라고 감히 말한다. 단순히 건강만 관리하는 것이 아니라 주어진 시간을 어떻게 보낼지 선택하는 일이기 때문이다. 호르몬을 잘 관리하는 삶을 선택한다면 그것은 당신을 꽤 괜찮은 사람으로 만들어줄 것이다. 즉, 일상에 성실하고, 감정을 잘 다스리고, 매사에 긍정적이고, 관계를 편안하게 이끌어가는 좋은 사람이 되는 것이다. 좋은 사람이 별것 아니다. 몸이 건강하고 마음이 편안하면 좋은 사람이 될 가능성이 높다.

이미 호르몬에 대한 책을 여덟 권 이상 썼지만 또 써야겠다고 결심한 이유는 아직도 충분히 깊게 얘기하지 못했기 때문이다. 호르몬에 대한 입문서는 많다. 그러나 전문적으로 파고드는 책은 보지 못했다. 특히 호르몬이 생애 전 주기에 걸쳐 어떻게 작용하는지 충분한 설명이 필요하다고 생각했다. 그래야 단지 갱년기나 갑상선 질환, 당뇨 등이 발생했을 때만 관심을 두는 것이 아니라 인생을 살면서 늘 머릿속 한편에 담아두고 관심을 기울여야 하는 문제라는 걸 알릴 수 있겠다 싶었다.

그래서 이 책은 생애 주기를 발달(0~10대), 성숙(20~30대), 웰에이징(40~50대), 재도약(60~80대)의 4단계로 분류하여 각 단계에서 가장 활발하게 활약하는 호르몬을 설명하는 형식을 취했다. 각 시기에 흔히 겪는 육체와 정신의 문제를 호르몬의 차원에서 분석하고 생활 습관, 식습관, 건강식품, 의학적 치료법 등 관리 방법을 구체적으로 제시하려고 노력했다. 탄생 후 10대까지 성장기에는 주로 성호르몬과 성장호르몬을, 사회인이 되어 사랑을 하고 결혼, 임신, 출산 등을 경험하는 20~30대에는 감정, 자극, 수면 등 일상생활과 밀접한 여러 호르몬과 신경 전달 물질을, 노화에 접어든 40~50대에는 스트레스, 식욕, 비만과 관련된 호르몬을, 그리고 마지막으로 노후인 60~80대에는 증상별로 보충해 주어야 하는 호르몬과 생활 속 호르몬 관리법을 중심적으로 다루었다.

인류가 호르몬을 발견하고 그 의미를 이해하게 된 건 고작 100년 정도다. 하지만 호르몬은 인류가 탄생한 500만 년 전부터 존재했고 인류 이전 원시 동물과 원시 식물에도 존재했다. 생명이 있는 곳에는 반드시 호르몬이 있었다. 식물이 빛과 중력에 반응하고 스스로 해충에 저항할 수 있는 이유, 곤충이 유충에서 번데기를 거쳐 성충으로 변태하는 이유, 개미가 계급사회를 이루고 집단적으로 일사불란하게 움직이는 이유, 고양이는 사람을 피하고 개는 사람을 따르는 이유, 모두 호르몬 때문이다. 이처럼 호르몬은 식물을 식물답게, 동물을 동물답게, 그리고 인간을 인간답게 만든다. 인간을 더 깊이 이해할 수 있는 열쇠가 호르몬에 있다.

더 나아가 호르몬은 생명의 진화와 함께 종에서 종으로 전달되고 발전했다. 생명이 존재하는 한 반드시 존재할 화학물질이 있다면 바로 호르몬이다.

그런 의미에서 호르몬은 불멸이다. 인류가 존재하기 전에도, 그 이후에도, 반드시 살아남아 어느 생명체의 몸속에 스며들어 그것을 지배할 화학물질. 이 책이 그 화학물질들을 정확히 이해하여 짧고도 긴 인생을 좀 더 건강하고 행복하게 보낼 방법을 알려주는 가이드가 되고자 한다.

안철우

책을 읽기 전 꼭 알아야 할
호르몬 기본 지식

1. 호르몬은 어떻게 발견되었나?

호르몬의 존재 가능성이 처음으로 제기된 때는 19세기 중반이다. 독일 의사 아놀드 아돌프 베르톨트Arnold Adolph Berthold는 1849년 수탉을 대상으로 여러 가지 실험을 하고 있었다. 그는 거세된 수탉들은 성욕이 없어지고 2차 성기인 육수肉垂·수컷의 목 아래로 늘어진 피부 융기와 볏의 크기가 줄어든다는 사실을 알게 되었다. 이에 흥미를 느낀 그는 수탉 한 마리의 고환을 떼어 그것을 다른 거세된 수탉의 소장에 이식했다. 놀랍게도 이 수탉은 남의 고환을 엉뚱한 곳에 달고도 왕성한 성욕으로 암탉을 좇아다녔다. 고환에는 신경망이 전혀 없고 혈관만 있다. 그렇다면 고환에서 어떤 물질이 분비되고 그것이 혈액을 통해 목적지에 도달하여 성욕을 높인다는 가설이 성립한다.

이후 1880년, 찰스 다윈Charles Darwin과 그의 아들 프랜시스 다윈Francis Darwin이 식물 실험에서 비슷한 개념을 주장했다. 이들은 식물이 줄기 끝으로 빛을 감지하면서 정작 빛을 향해 몸을 구부릴 때는 줄기 아랫부분이 휘어진다는 것을 발견했다. 이로부터 두 사람은 빛의 자극으로 줄기 끝에서 어떤 화학물질이 만들어지고 그것이 줄기 밑부분에 전달되어 휘어지라고 명령을 내린다는 가설을 세웠다.

1894년에는 영국 생리학자 조지 올리버George Oliver와 에드워드 앨버트 샤퍼Edward Albert Schafer가 부신에서 분비되는 화학물질인 에피네프린epinephrine, 즉 아드레날린adrenaline을 발견했다. 개념만 존재했던 호르몬의 실체가 처음으로 드러난 발견이었다.

몇 년 후인 1902년 윌리엄 베일리스William Bayliss와 어네스트 스탈링Ernest Starling은 갈색 테리어 강아지 한 마리를 마취한 후 소장에 연결된 모든 신경을 끊어버렸다. 그 상태로 음식을 먹였는데 놀랍게도 췌장에서 소화액이 그대로 분비되었다. 소장과 연결된 신경이 없는데도 췌장에서 소화액이 분비되었다는 것은 신경이 아니라 어떠한 화학물질을 통해 명령이 전달된다는 것을 뜻했다. 우여곡절 끝에 두 사람은 이 화학물질을 분리하는 데에 성공하여 '세크레틴'secretin이라는 이름을 붙였다. 1905년 두 사람은 이렇게 특정 장기에서 분비되어 혈액을 통해 표적 장소로 이동하는 화학물질을 내분비성 물질로 규정하고 여기에 '호르몬'Hormone이라는 이름을 붙였다. 호르몬은 그리스어로 '자극한다', '각성한다'는 의미를 가진 'Hormao'에서 유래했다. 호르몬이라는 용어가 탄생하면서 드디어 내분비학도 탄생했다.

2. 호르몬은 화학적으로 어떤 분자인가?

호르몬은 화학적으로 다양한 분자 구조를 띤다. 크게 펩타이드·단백질계, 아민계, 스테로이드계로 나눌 수 있다.

펩타이드·단백질peptides·proteins은 아미노산 단위체가 펩타이드 공유결합으로 연결된 중합체polymer를 뜻한다. 결합된 아미노산의 개수에 따라 2~50개는 펩타이드이고 50개 이상은 단백질이다. 옥시토신, 글루카곤은 분자량이 적은 펩타이드 호르몬이고 성장호르몬, 인슐린, 렙틴, 프로락틴, 난포자극호르몬, 황체호르몬 등은 분자량이 큰 단백질 호르몬이다.

아민amine은 암모니아NH_3에서 하나 이상의 수소가 알킬 또는 방향족 고리로 치환된 작용기를 포함한 질소 유기화합물이다. 호르몬 중 아민 분자는 모두 아미노산인 트립토판tryptophan이나 티로신tyrosine을 통해 합성된다. 멜라토닌, 도파민, 에피네프린, 노르에피네프린, 카테콜아민, 티록신thyroxine 등이 아민계 호르몬에 해당한다.

스테로이드steroids는 3개의 육각 벤젠고리에 1개의 5각 고리가 붙은 '스테로이드 핵'을 가진 분자를 뜻한다. 모든 스테로이드 호르몬은 콜레스테롤을 통해 합성된다. 테스토스테론을 포함한 모든 안드로겐androgen 남성호르몬과 여성호르몬인 에스트로겐 그리고 프로게스테론, 스트레스 호르몬인 코르티솔, 무기질 흡수와 배출에 관여하는 호르몬인 알도스테론 등이 모두 스테로이드계 호르몬이다.

분자 타입	종류
펩타이드·단백질 peptides·proteins	성장호르몬, 인슐린, 프로락틴, 난포자극호르몬, 황체호르몬, 옥시토신, 글루카곤, 레닌, 렙틴
아민amines	멜라토닌, 도파민, 에피네프린, 노르에피네프린, 카테콜아민, 티록신T4갑상선 호르몬
스테로이드steroids	테스토스테론, 에스트로겐, 프로게스테론, 코르티솔, 알도스테론

3. 내분비 기관에는 어떤 곳이 있는가?

호르몬이 분비되는 모든 기관이 내분비 기관이다. 시상하부, 뇌하수체 등 뇌에서 가장 많은 호르몬을 분비한다. 갑상선, 부신, 송과선, 전립선 등 분비샘이 별도로 있거나 난소, 정소, 황체, 태반, 난포, 간, 위, 췌장 등 장기에서 직접 분비하기도 한다. 비교적 최근에는 근육세포와 지방세포에서도 호르몬이 분비된다는 것이 밝혀졌다.

내분비 기관	
시상하부hypothalamus	성장호르몬방출호르몬, 성장호르몬억제호르몬, 프로락틴방출호르몬, 프로락틴억제호르몬, 갑상선자극호르몬방출호르몬, 생식선자극호르몬, 엔도르핀
뇌하수체 전엽anterior pituitary gland	갑상선자극호르몬, 부신피질자극호르몬, 여포자극호르몬, 황체형성호르몬, 성장호르몬, 프로락틴
뇌하수체 후엽posterior pituitary gland	옥시토신, 항이뇨호르몬

갑상선thyroid gland	갑상선 호르몬
부갑상선parathyroid glands	부갑상선 호르몬
흉선thymus gland	티모신
이자(췌장)	인슐린, 글루카곤
위	그렐린
위장관	세로토닌
부신adrenal gland	에피네프린, 코르티솔, 알도스테론,
송과선pineal gland	멜라토닌
난소	에스트로겐
정소	테스토스테론
근육세포	마이오카인, 레닌
지방세포	렙틴

4. 호르몬이 작용하는 방식에는 무엇이 있을까?

먼저, 길항작용antagonism은 반대작용을 하는 호르몬 쌍에 의해 조절되는 방식이다. 예컨대 혈당을 떨어뜨리는 호르몬은 인슐린이고 혈당을 올리는 호르몬은 글루카곤이다. 뇌에서 분비되는 신경 전달 물질인 에피네프린과 아세틸콜린도 서로 길항작용을 한다. 에피네프린이 신경세포를 흥분시키면 아세틸콜린이 이를 진정시켜 정상으로 돌려놓는다.

되먹임feedback은 뇌의 피드백을 통해 분비량이 조절되는 방식이다. 예컨대 갑상선 호르몬의 수치가 떨어지면 뇌에서 갑상선분비자극호르몬을 분비하여 갑상선이 호르몬을 더 많이 분비하게 한다. 반대로 갑상선 호르몬의 수치가 높으면 뇌에서 갑상선분비자극호르몬의 분비량을 낮추어 갑상선이 호르몬 분비를 낮추도록 한다. 이렇게 높으면 낮추고 낮으면 높이는 '음성 되먹임'negative feedback 방식이 있고, 높을수록 높아지는 '양성 되먹임'positive feedback 방식이 있다. 양성 되먹임 방식의 대표적인 예는 젖분비호르몬인 프로락틴prolactin이다. 프로락틴은 임신과 수유를 통해 분비량이 늘어나고 아이가 젖을 빠는 자극이 지속될수록 더 많이 분비된다.

생체리듬bio-rhythm이란 체내 시계에 따라 분비량이 조절되는 방식으로 빛과 어둠으로 제어되는 멜라토닌이 대표적이다. 멜라토닌 외에도 시상하부에서 분비되는 호르몬은 모두 생체리듬에 영향을 받는다.

수용체receptor는 호르몬이 작용하기 위해서는 반드시 혈액을 통해 표적세포로 이동해서 각 호르몬에 딱 맞는 수용체와 결합해야 한다. 수용체와 많이 결합할수록 호르몬의 활성이 높아진다. 이에 따라 인체는 호르몬의 양이 많아지면 수용체의 수를 줄이고, 호르몬의 양이 적어지면 수용체의 수를 높여서 항상성을 유지한다.

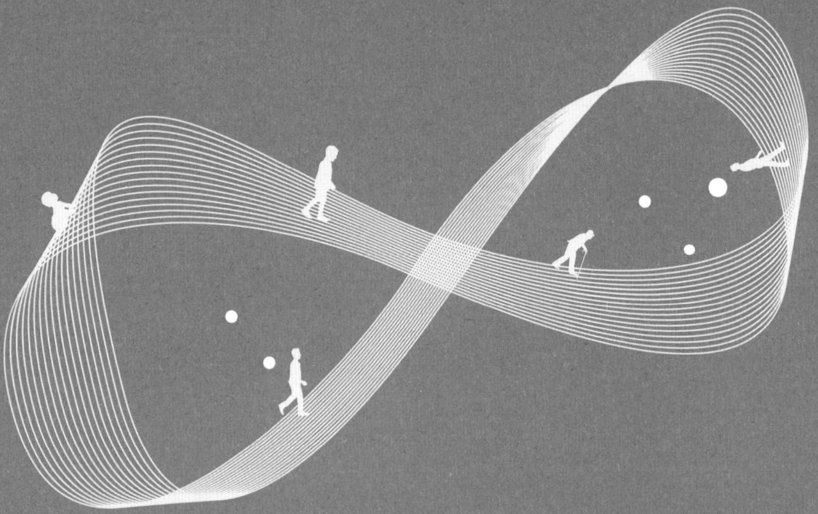

1부 생명의 기원

건강과 젊음은 호르몬으로 결정된다

1장

멜라토닌

melatonin

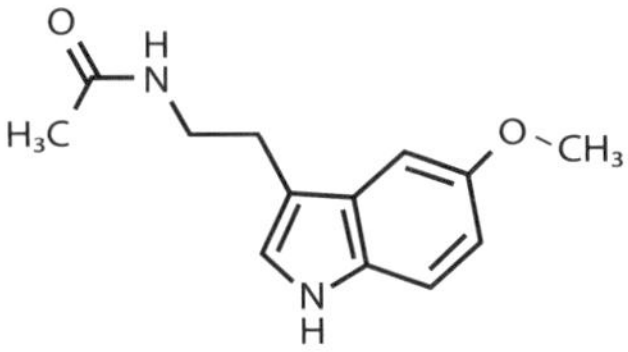

흰색에서 약간 크림색을 띠는 고체 결정으로, N-아세틸-5-메톡시트립타민이라는 화학명으로도 알려져 있다. 동물뿐 아니라 식물, 미생물에서 두루 분비된다. 포유류의 경우는 주로 뇌에 존재하는 송과선에서 분비되어 혈액으로 퍼진다. 지질과 물에 모두 잘 녹아서 혈액뇌장벽blood-brain barrier을 비롯한 거의 모든 세포막을 뚫는다. 어두워져야 분비되는 호르몬으로 생체 리듬을 조절해 밤에 잠들게 해준다. 평생 분비되는 양을 다 합쳐야 1밀리그램mg이 겨우 넘고 그중 60~80%가 태어나서 10대까지 집중적으로 분비된다. 건강한 사람의 멜라토닌 분비량은 하룻밤 10~80마이크로그램μg으로 알려져 있다. 대사가 매우 빨라서 10분~1시간 정도면 반감기에 접어든다. 타액, 혈액, 소변 검사 등을 통해 수치를 측정한다.
멜라토닌은 '수면 호르몬'이다. 이 호르몬은 해가 질 무렵부터 서서히 분비되어 우리 몸을 졸리게 하고, 밤 10시부터 새벽 4시 사이에 가장 많이 분비되었다가 아침 7시쯤 햇살이 들어오면 분비가 멈춘다. 우리 몸이 아침에 일어나고 밤에 자도록 설계된 이유, 해가 뜨고 지는 지구의 자전 주기에 맞춰 수면 사이클이 생기는 이유가 바로 멜라토닌 때문이다.

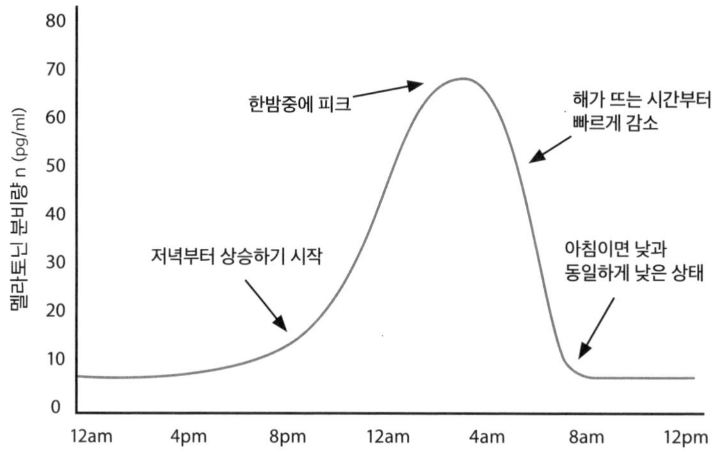

하루 시간별 멜라토닌 분비량

출처 : "Melatonin, Sleep, Blue Light, Screen Time…", Grace Kingswell, gracekingswell.com

그러나 필자는 늘 '수면 호르몬'이라는 용어가 멜라토닌의 기능을 너무 단순화한다고 생각해 왔다. 멜라토닌의 역할은 단순히 잠을 자게 만드는 것에서 끝나지 않기 때문이다. 아니, 잠을 잔다는 일은 결코 단순한 일이 아니다.

잠의 역할

인간을 비롯한 거의 모든 진화된 생명체는 잠을 잔다. 왜 잠을 잘까? 그 이유는 마치 생존을 위해 물과 음식을 먹어야 하는 것처럼 잠도 생존에 절대적이기 때문이다. 잠을 안 자면 우리는 죽는다.

잠이 하는 일은 크게 세 가지로 정리할 수 있다. 첫째는 잠을 통해 두뇌가 휴식을 하면서 새로운 정보를 처리 및 저장하고 그로 인해 발생한 찌꺼기 정보들을 버리는 것이다. 마치 백신 프로그램을 돌려 버벅거리는 컴퓨터를 청소하는 것과 같다. 백신을 돌리고 나면 컴퓨터 처리 속도가 빨라지는 것처럼, 잠을 자고 나면 머리가 맑아진다.

둘째는 신경, 면역, 뼈, 근육 등 인체 모든 시스템을 재충전하는 일이다. 잠을 자고 나면 근육통이 완화되고, 상처가 낫고, 기분도 한결 좋아지는 것을 우리 모두 경험했을 것이다. 이것은 잠을 자는 동안 세포 간 신호전달이 원활해져서 손상된 세포를 복구하고 재생하기 때문이다.

셋째는 호르몬 분비다. 잠을 자는 동안 대부분의 장기는 더 느리게 활동하지만 내분비 기관들은 오히려 더 활발하게 활동한다. 덕분에 필요한 호르몬이 충분히 분비되어 우리 몸의 균형이 잘 유지되도록 컨트롤한다.

호르몬 균형의 핵심은 수면이다

호르몬은 우리 몸의 항상성을 유지시키는 제어 시스템이다. 예를 들어, 우리는 식욕을 느껴서 열심히 먹다가도 포만감을 느끼면 숟가락을 내려놓는다. 혈당이 오르면 몸이 저절로 알아서 혈당을 내린다. 흥분하고 화를 내다가도 곧 진정한다. 스트레스를 받지만 결국 극복한다. 이렇게 우리 몸이 정상에서 조금 벗어났다가도 다시 원래 상태로 돌아올 수 있는 이유는 호르몬이 우리 몸을 컨트롤하기 때문이다.

그런데 호르몬 중에는 잠을 자야만 분비되는 것이 있고, 또 그에 의해 영향을 받는 호르몬이 있다. 잠을 제때 충분히 자지 않으면 신체 기능이 떨어져서 모든 호르몬이 전반적으로 잘 분비되지 않는다. 결국 잠이 호르몬 균형의 열쇠인 것이다.

그래서 수면 주기를 만드는 멜라토닌이 특별하다. 멜라토닌이 잘 분비되어야 잠을 잘 자고, 잠을 잘 자야 성장호르몬도 잘 나오고, 그래야 몸이 건강을 유지해서 다른 호르몬도 잘 분비된다.

그뿐만 아니라 멜라토닌은 활성산소free radical를 제거하는 강력한 항산화 호르몬이다. 활성산소란 짝을 이루지 않은 전자를 가지고 있는 분자를 뜻한다. 굉장히 불안정하고 높은 에너지를 가져서 다른 물질로부터 전자를 빼앗으려고 한다. 활성산소가 전자를 빼앗기 위해 가장 흔히 공격하는 것이 DNA이다. 이로 인해 DNA가 손상되고 세포의 복제 오류가 발생한다. 이것이 노화를 부르고 누적되면 암으로도 발전할 수 있다. 그런데 멜라토닌은 이 무시무시한 활성산소에 전자를 쉽게 내어

주어 안정된 물질로 바꿔버린다. 우리 몸이 분비하는 가장 막강한 '활성산소 청소부'free radical scavenger인 것이다.

이 밖에도 멜라토닌은 면역계에도 영향을 주는 것으로 알려져 있다. 면역계의 핵심세포인 백혈구 속에 멜라토닌 수용체가 존재하며, 면역계에 영향을 미치는 오피오이드opioid·아편유사제로 진통작용을 한다나 사이토카인cytokine·항체생산을 지시하는 세포신호전달물질 분비를 멜라토닌이 조절한다. 아직 멜라토닌이 면역계에 어떤 원리로 영향을 미치는지 정확히 파악되지 않았으나 염증 형성 촉진제이자 억제제로 작용할 것이라고 추측한다. 다시 말해서 적당히 면역 반응을 일으켜 외부 침입 물질로부터 인체를 보호하면서 과잉 면역 반응을 억제하는 완충제의 역할을 한다는 뜻이다.[1]

멜라토닌이 렙틴leptin의 활동을 억제하여 체중 증가를 막아준다는 연구 결과도 있다. 렙틴은 지방세포에서 분비하여 식욕을 억제해 주는 호르몬인데 너무 많이 분비되면 저항성이 생겨서 오히려 비만을 초래한다. 렙틴은 밤낮을 가리지 않고 분비되는데 밤에 멜라토닌이 잘 분비되면 잠자는 시간 동안 렙틴의 분비를 억제해서 렙틴 저항성이 생기는 일을 막아준다고 한다.[2]

멜라토닌은 혈압과도 관계가 있다. 혈압은 심장 박출량과 혈관 저항에 따라 인체가 스스로 혈관의 수축 정도를 바꾸면서 항상성을 유지한다. 그런데 여러 혈관 조직 및 심혈관계와 중추신경, 말초신경 등에서 멜라토닌 수용체가 발견된다. 이는 멜라토닌이 혈압의 자율 조절에 관여한다는 것을 알려준다.[3]

이처럼 멜라토닌은 호르몬 중의 호르몬, 핵심 호르몬이다. 바꿔 말하면 호르몬의 핵심은 '수면'이라고도 표현할 수 있다. 필자가 호르몬에 대한 책을 쓰면서 가장 처음으로 소개하는 호르몬이 왜 멜라토닌인지 독자들이 스스로 답을 찾으며 책을 읽기 바란다.

Info Box 1 멜라토닌과 서캐디언리듬

"이 나무는 장미처럼 잎이 많은데 밤에는 잎을 오므리고 있다가 해가 뜰 무렵부터 잎을 벌리기 시작해서 정오에는 완전히 벌어진다. 그러다 저녁이 되면 다시 잎을 다물고 밤에는 완전히 닫는다. 원주민들은 이 나무가 잠을 자러 갔다고 말한다."

기원전 4세기 알렉산더 대왕의 원정대를 이끌었던 선장 안드로스테네스Androsthenes가 남긴 기록이다. 그는 아프리카 열대의 콩과 식물인 타마란드 나뭇잎을 관찰하다가 태양이 지고 뜨는 시간에 맞춰 잎이 위치를 바꾸는 현상을 발견했다. 과학자들은 이것을 서캐디언리듬circadian rhythm에 대한 인류 최초의 발견으로 공식 인정한다.

서캐디언리듬이란 24시간을 주기로 생명체가 자고 깨어나는 것을 반복하는 일을 뜻한다. 이것은 생체 안에 내재된 리듬이지만 빛과 온도 같은 외부 요인에 맞춰 주기를 바꾸기도 한다. 식물, 동물, 미생물에서 두루 발견된다. 서캐디언이란 라틴어의 '서카'circa·대략와 '디에스'dies·하루를 조합한 말로 '대략 하루'라는 의미다.

서캐디언리듬이 생기는 이유는 생명체 안에 '서캐디언 시계'circadian clock

가 있기 때문이다. 이것은 지구 자전 주기에 반응하도록 설계된 유전자이기도 하고, 빛과 어둠에 따라 필요한 화학물질을 분비하도록 명령을 내리는 조직 및 기관이기도 하다. 미생물과 식물에서는 세포 자체가 이런 역할을 한다. 인간을 비롯한 포유류의 경우는 유전자와 함께 체내 모든 내분비기관, 체내 거의 모든 세포가 이런 역할을 한다. 부신, 식도, 폐, 간, 췌장, 비장, 흉선, 심지어 피부에서도 빛과 어둠에 반응하는 진동 현상이 관찰되는 것은 이들 세포 안에 서캐디언 시계가 존재하기 때문이다.[45]

그중에서도 마스터 시계master clock는 시상하부hypothalamus에 있다. 시상하부는 대뇌와 중뇌 사이에 위치하는 사이뇌의 일부이며 시상 아래에 위치하면서 뇌하수체로 연결되는 기관이다. 시상하부 앞쪽에는 수많은 신경세포와 신경섬유가 뭉쳐진 핵nucleus이 있는데 이것을 시교차상핵suprachiasmatic nucleus이라고 부른다. 바로 이 핵이 서캐디언리듬을 만드는 마스터 시계의 역할을 한다. 심박수, 혈압, 체온, 방광수축 등의 모든 자율신경과 호르몬 분비를 24시간 주기에 맞춰 이곳에서 조절한다.

시교차상핵은 망막으로부터 빛에 관한 정보를 얻는다. 어둠이 시작된다는 정보를 송과선pineal gland으로 전달하면 그곳에서 멜라토닌을 분비하여 체온을 떨어뜨린다. 반대로 빛이 들어온다는 정보를 전달하면 멜라토닌 분비를 멈추고 체온이 올라간다. 멜라토닌의 분비는 마치 밀물과 썰물처럼 밤에 최고에 달했다가 낮에는 빠져나간다. 그와 동시에 인간은 밤에 잠들고 아침에 일어나는 서캐디언리듬에 동화된다.

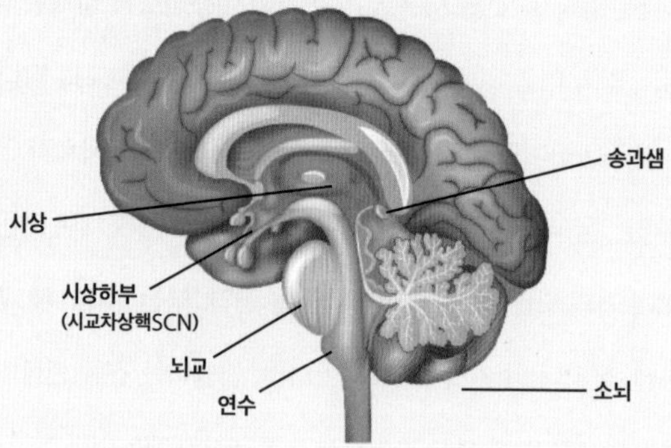

인간의 서캐디언 시계계는 시상하부 시교차상핵에 있다

1999년 하버드대의 연구에 따르면 인간의 타고난 생체 리듬은 24시간 11분으로 세팅되어 있다고 한다.[6] 하지만 사람들이 실제로 갖고 있는 서캐디언리듬은 23.5~24.6 시간으로 다양하게 나타난다.[7] 또한 서캐디언리듬에는 성별의 차이도 있다. 여성은 24.09 시간, 남성은 24.19 시간으로 여성이 남성보다 좀 더 짧다. 그래서 여성이 아침에 좀 더 일찍 일어나고 아침 활동을 좋아한다고 한다.[8]

Info Box 2 멜라토닌은 고대 호르몬?

과학자들은 멜라토닌을 생명체 최초의 호르몬, 고대 호르몬ancient hormone이라고 표현한다. 그 이유는 무엇일까?

그 이유는 멜라토닌을 생성하는 주요 세포기관이 미토콘드리아이기 때문이다. 우리가 알고 있는 호르몬으로서의 멜라토닌은 뇌의 송과선에서 분비되지만, 사실 체내 모든 세포가 멜라토닌을 분비한다. 세포 안의 미토콘드리아가 자체적으로 멜라토닌을 합성해 내기 때문이다. 그래서 인체 대부분의 장기와 근육, 피부에서도 멜라토닌이 검출된다. 혈액에서 검출되는 양보다 조직에서 검출되는 양이 오히려 더 많다.[9]

미토콘드리아는 진핵생물의 세포 안에서 세포호흡을 담당하는 기관이다. 세포가 사용할 수 있는 에너지는 아데노신3인산adenosine triphosphate으로 알려진 ATP가 유일하다. 미토콘드리아는 호흡을 통해 ATP를 합성해서 세포 안에 저장한다. 그리고 모든 생명 활동에 이 에너지를 사용한다. 미토콘드리아가 없는 일부 원생 생물이나 기생충을 제외하고, 모든 생명체는 미토콘드리아의 ATP 합성을 통해 에너지를 비축하고 생명을 유지한다.

멜라토닌이 미토콘드리아에서 생산된다는 것은 그만큼 그 기원이 오래되었다는 뜻이다. 진핵생물의 탄생이 기원전 27억 년인 신시생대Neoarchean이므로 멜라토닌도 그만큼 오래된 분자로 추정한다.

그렇다면 고대의 멜라토닌은 생명체 안에서 어떤 역할을 담당했을까?

과학자들은 고대의 멜라토닌은 항산화제로 작용했을 거라고 추측한다. 고대의 대기에는 산소가 너무 많았기 때문에 다량의 활성산소가 만들어져 생명체에게 위협이 되었다. 그래서 미토콘드리아가 멜라토닌을 합성하여 활성산소를 상쇄시키는 진화를 했을 거라는 가설이 성립한다. 이후 단세포 생물에서 다세포 생물로 진화하면서 24시간 주기에 맞춰 생체 리듬을 만들고 염증을 억제하고 다른 분자와 결합하여 새로운 물질을 합성하는 기능까지 갖추게 되었을 거로 추측한다.[10]

멜라토닌이 지금처럼 뇌에서 분비되는 호르몬의 기능을 갖추기 시작한 것은 척추동물의 탄생 이후인 4억 5,000만 년 전으로 추정한다. 이후 1억 7,800만 년 전 포유류가 탄생하면서 더 구체화되었다. 이렇게 오랜 세월을 진화했지만 멜라토닌은 고대의 분자 구조를 그대로 유지한다. 그래서 항산화, 항염 등 하등생물에서 가졌던 본래의 기능을 유지하면서 서캐디언리듬, 혈압, 체온, 면역, 비만 억제 등의 복잡한 기능까지 수행한다.

현대인의 멜라토닌 분비량, 괜찮을까?

이제 우리는 멜라토닌이 호르몬 중에서도 가장 중요한 호르몬이라는 사실을 알게 되었다. 그런데 이 사실을 알게 되자마자 걱정에 빠지는 사람들이 꽤 많을 것이다. 불규칙한 수면 패턴, 부족한 잠에 시달리는 현대인, 특히 잠들기 직전까지 TV와 컴퓨터와 스마트폰을 보는 도시인들은 그만큼 수면의 질이 낮기 때문에 멜라토닌 분비에 문제가 생기게 된다.

안타깝게도 비타민 부족에 대해서는 자료가 많지만 호르몬 부족에 대해서는 자료가 많지 않다. 비타민은 인간이 스스로 합성하지 못해서 반드시 음식을 통해 몸에 공급해야 하는 영양소다. 그래서 각 나라 정부들은 연령별, 지역별, 소득별로 비타민 섭취 상태를 조사하여 특정 집단에서 비타민 부족 증상이 나타나지 않도록 국민 보건 차원에서 관리한다. 그런데 호르몬은 이런 관리가 없다. 호르몬은 인체가 스스로 만들어내는 내분비 물질이라서 관리의 필요성을 못 느끼는 것이다. 특별히 호르몬 장애가 발생하지 않는 한 대체로 정상범위 내에서 분비되고 조금 부족해도 자각증상이 별로 없는 것도 관리의 필요성을 느끼지 못하는 이유이다.

하지만 수면 부족과 불면증을 겪는 인구가 점점 늘어나는 것을 볼 때 과거보다 상당히 많은 사람들이 멜라토닌 부족 상태에 직면해 있는지도 모른다.

2021년 미국수면협회American Sleep Association의 조사에 의하면 수면 장애를 겪는 미국인이 5,000~7,000만 명에 이르고 3분의 1 이상의 미국 성인이 7시간 이하로 잠을 잔다고 한다. 또 불면증에 대한 조사를 리뷰한 2020년의 논문에 따르면 매년 일시적 혹은 만성적 불면증을 호소하는 미국 성인이 전체 인구의 30~40%에 이른다고 한다.[11]

세계 통계도 비슷한 상황을 말해준다. 2019년 필립스 글로벌 수면 조사를 보면 44%의 성인이 지난 5년 동안 수면의 질이 나빠졌고, 67%가 매일 밤 한 번 이상 잠을 설친다. 10명 중 8명이 수면의 질을 개선하길

원하지만 60%는 의학적 치료법을 시도하지 않는다.[12]

수면 부족은 성인의 문제로 국한되지 않는다. 2014년 미국가정의협회American Family Physician의 조사에 따르면 50%의 아동이 수면 문제를 겪고 있고 폐쇄성 수면 무호흡증obstructive sleep apnea을 겪는 아동이 1~5%에 이른다. 2015년 미국질병예방센터CDC의 조사에서는 미국 고등학생의 거의 4분의 3이 잠을 충분히 자지 못하는 것으로 나타났다. 2017년 발표된 연구에서는 대학생의 60%가 수면의 질이 낮은 것으로 나타났다.[13]

우리나라도 수면 장애 환자가 매년 8%씩 증가해서 2021년 거의 80만 명이 진료를 받았다. 특히 60대와 20~30대 남성에서 환자의 증가율이 가장 높게 나타나고 있다.[14]

수면 부족과 멜라토닌 분비량

그렇다면 수면이 부족하거나 수면의 질이 떨어질 때 멜라토닌 분비량은 어떻게 변화할까? 지금까지의 연구를 보면 하루이틀의 일시적 수면 부족은 멜라토닌 분비에 크게 영향을 미치지 않는다. 1988년의 연구에서는 12명의 피험자를 하룻밤 잠을 안 재우고 그 전후로 멜라토닌 분비를 측정했는데 오히려 잠을 안 재운 다음 날 멜라토닌 분비가 증가했다.[15]

1996년에도 비슷한 연구를 진행했는데 이번에는 잠을 안 재운 날 멜라토닌 분비는 크게 달라지지 않았고 그 다음 날도 비슷한 수준이었다.[16]

하지만 장기적인 수면 문제는 멜라토닌 분비에 분명한 영향을 준다. 2009년 캐나다 퀸즈대학 연구팀은 61명의 간호사를 주간조와 야간조로 나누어서 멜라토닌 분비량을 비교했다. 그 결과 잠에서 깬 후 첫 소변에서 검출된 6-설파톡시멜라토닌6-sulfatoxymelatonin의 양이 야간조보다 주간조가 훨씬 높았다. 6-설파톡시멜라토닌은 멜라토닌의 대사산물로 이 검출량을 통해 멜라토닌 분비량을 추정할 수 있다. 수면 지속시간도 주간조는 8.27 시간이었지만 야간조는 4.78 시간으로 야간 근무자들의 수면이 훨씬 부족한 것으로 나타났다. 또한 혈중 멜라토닌 수치는 주간조와 야간조 모두 밤에 가장 높았다. 환한 조명 아래서 야간 근무를 해도 생체 시계인 서캐디언리듬은 바뀌지 않고 계속 유지된다는 것을 이 연구를 통해 알 수 있다.[17]

2014년 스페인 환경역학연구센터Centre for Research in Environmental Epidemiology는 75명의 야간 근로자와 42명의 주간 근로자의 멜라토닌 수치를 비교하는 연구를 진행했다. 그 결과 24시간 동안 총 분비된 멜라토닌의 양이 주간 근로자에 비해 야간 근로자가 33.8%가 적었다. 특히 주행성 생활방식을 선호한다고 답변한 야간 근무자들은 멜라토닌 분비량이 53.7%나 적었다. 그나마 다행인 것은 야간 근무가 장기화되면 멜라토닌 분비가 약간 상승한다는 것이다. 2주 동안 4일 이하로 야간 근무를 한 사람은 주간 근로자에 비해 멜라토닌 수치가 40.6% 적었으나 9일 이상 야간 근무를 한 사람은 22.9%가 적었다. 이는 인체가 수면 패턴에 적응하여 멜라토닌 분비를 조절한다는 뜻이다. 잠자는 시간이 불규칙한 교대근무보다는 차라리 규칙적으로 야간 근무를 하는 것이 낫다고 볼 수

있다.[18]

2020년 중국 연구진은 야간 근로자와 주간 근로자 사이의 멜라토닌 수치와 관련한 연구논문 25건을 분석했다. 그 결과 야간 근로자의 기상 후 첫 소변 속 6-설파톡시멜라토닌6-sulfatoxymelatonin의 양은 주간 근로자보다 현저히 낮았다. 6-설파톡시멜라토닌의 24시간 평균치도 주간 근로자에 비해 야간 근로자가 낮은 수준이었다.[19]

이와 같은 연구 결과들을 볼 때 밤에 잠을 자지 않고 활동하는 사람들은 멜라토닌 수치가 평균보다 낮을 확률이 높다. 특히 수면 시간이 낮과 밤을 오가며 불규칙한 사람들이 가장 문제다. 주간과 야간을 각기 나누어 일하는 교대 근무자shift worker들이 만성 피로, 소화장애, 불규칙한 생리, 유산, 조산, 우울증 등에 시달리는 것은 잘 알려진 사실이다. 미국 보건부 산하 국립독성학프로그램National Toxicology Program의 2021년 조사에 따르면 교대 근무자들은 여성의 경우 유방암, 남성은 전립선 암의 발병률이 높고 심장병, 당뇨병, 뇌졸중, 대사장애를 앓는 확률도 훨씬 높다고 한다.[20]

인간은 지구 자전 주기에 맞춰 생활하도록 DNA에 설계되어 있다. 이것을 거스르는 생활 습관은 호르몬 분비에 영향을 주게 되고 그것은 인체의 자율 제어 시스템에 에러를 낳는다. 그래서 필자는 환자들에게 "생활 습관은 절대로 거짓말을 하지 않는다"는 말을 자주 한다. 매일 하루하루를 어떻게 사느냐가 내 몸의 미래를 결정한다. 자신의 수면 패턴에 문제의식을 느낀다면 더 늦기 전에 바꾸려고 노력해야 한다. 막연한 생각이 아니라 행동으로 옮기는 결단이 필요하다.

Info Box 3 멜라토닌 수치는 어떻게 측정할까?

멜라토닌 호르몬 검사의 목적은 서캐디언리듬에 맞춰 이 호르몬이 충분히 분비되느냐를 보는 데에 있다.

따라서 단순히 아무 때나 측정하는 것은 의미가 없다. 적어도 이른 저녁부터 다음 날 아침까지의 시간 동안 분비량이 어떻게 변화하는지 여러 번 측정하여 그래프를 그려야 한다. 특히 멜라토닌 피크peak가 일어나는 새벽 2~4시 사이 분비량이 어디까지 상승하는지, 밤사이 분비된 전체 멜라토닌 양이 얼마나 되는지를 파악하는 일이 중요하다. 이렇게 하려면 잠을 자는 동안 타액이나 소변, 혈액 등을 여러 번 채취해야 해서 검사가 쉽지 않다. 검사 방식이 이렇게 복잡한 것도 멜라토닌 연구가 활발하지 않은 이유 중의 하나다.

또한 검사 방법이 통일되지 않은 것도 멜라토닌 연구에 걸림돌이 된다. 어떤 연구는 타액으로, 어떤 연구는 소변으로, 어떤 연구는 혈액으로 검출해서 결과를 비교 분석하기가 어렵다. 측정하는 시간도 짧게는 2시간마다, 길게는 8시간마다 측정해서 논문별로 오차가 많다.

이런 오차를 줄이기 위해 2005년 미국수면학회associated Professional Sleep Societies가 전문가그룹을 결성하여 멜라토닌 검사법 가이드라인을 만들었다. 각 검사법마다 장단점이 있기 때문에 의료기관과 환자의 상황에 따라 유연하게 선택해야 한다.

1. 혈액 검사

정맥 카테터intravenous catheter를 이용하여 혈액을 채취하는 방법으로 짧은 간격으로 여러 번 채취할 수 있다는 장점이 있다. 이른 저녁부터 다음 날 아침까지, 혹은 24시간 동안 20~30분 간격으로 혈액을 채취하는 것이 가장 정확도가 높은 멜라토닌 검사법이다. 카테터를 삽입하는 순간 아드레날린 수치가 증가해서 멜라토닌 수치에 영향을 미칠 수 있기 때문에 샘플링을 하기 최소 2시간 전에 삽입해야 한다. 긴 튜브를 추가하면 수면을 방해하지 않고 의료진이 밤사이 자주 혈액을 채취할 수 있다. 그러나 하룻밤 입원이 필요하다는 점, 환자가 통증을 호소하면 카테터 삽입 위치를 바꾸거나 중단해야 한다는 단점이 있다.

2. 소변 검사

24~48시간 동안 2~8시간 간격으로 소변 샘플을 채취하여 멜라토닌의 대사산물인 6-설파톡시멜라토닌의 양을 검출하는 방법이다. 환자 본인이나 간병인이 직접 채취할 수 있어 입원이 필요 없다. 그리고 밤 동안의 분비량은 기상 후 첫 소변을 통해 추정할 수 있어서 수면 방해 없이 진행할 수 있다. 이 두 가지 장점 때문에 병원이나 연구에서 소변 검사법이 가장 많이 사용된다. 그러나 한편으로는 짧은 간격으로 혈액이나 타액을 채취하는 것보다 정확성이 떨어진다는 단점이 있다.

3. 타액 검사

30~60분 간격으로 타액을 채취해서 멜라토닌을 검출하는 방법으로 환자 본인이 집에서 스스로 할 수 있어 가장 실용적이다. 그러나 타액을 채취하는 의료 장비 없이 스스로 진행하려면 자주 잠에서 깨야 한다는 단점이 있다. 환자가 주의사항을 잘 따르지 않으면 타액이 오염될 위험도 높다. 보통 타액에서 검출되는 멜라토닌의 양은 혈액보다 약 3분의 1이 적다. 그래서 타액 검사 결과와 혈액 검사 결과를 비교하려면 타액 1밀리미터 당 3피코그램을 혈액 1밀리미터당 10피코그램으로 환산해서 비교해야 한다. 피코그램pictogram은 1조분의 1그램을 뜻하는 단위다.

잘 먹고 잘 자는 법

멜라토닌 분비를 늘리기 위해서는 서캐디언리듬에 맞는 규칙적인 생활방식이 중요하다. 이것은 결국 잠을 잘 자는 문제로 이어진다. 과연 우리는 잠을 잘 자고 있을까? 어떻게 자는 것이 잘 자는 것일까?

우선은 양이 중요하다. 하루의 피로를 회복하고 에너지를 재충전할 만큼 충분한 시간을 자야 한다. 2015년 미국수면의학회American Academy of Sleep Medicine와 수면연구학회Sleep Research Society가 공동으로 연구하여 내놓은 성인의 권장 수면 시간은 7시간 이상이다. 7시간 이하로 자면 체중증가, 비만, 당뇨, 고혈압, 심장병, 뇌졸중, 우울증, 심지어 사망의 확률까지

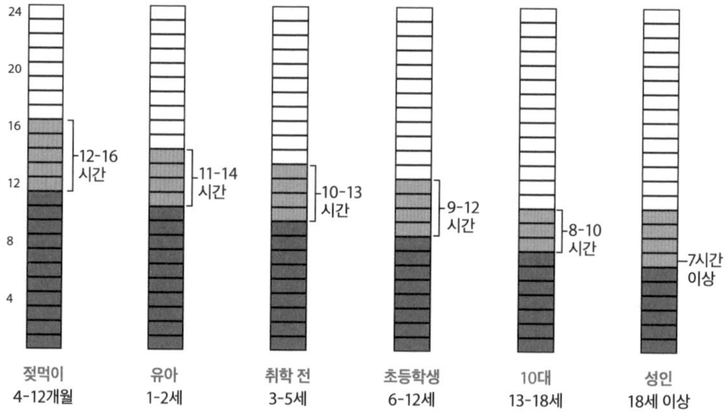

미국수면재단이 발표한 연령별 권장 수면 시간

참조: 미국수면재단National Sleep Foundation

높아진다고 한다. 또한 면역기능 저하, 통증 증가, 활동 능력 저하, 빈번한 실수 등으로 사고를 입을 확률도 높아진다. 10대 후반~20대 초반의 젊은 성인에겐 9시간 이상의 수면이 적당하다. 잠이 모자란 경우나 질병이 있는 사람도 9시간 이상 자야 한다.[21]

같은 시기 미국수면재단National Sleep Foundation도 전문가패널을 꾸려 권장 수면 시간을 내놓았다. 이번에는 연령별로 적절한 수면 시간을 설정했다. 신생아는 14~17시간, 4~12개월의 젖먹이는 12~16시간, 1~2세 유아는 11~14시간, 미취학 아동은 10~13시간, 초등학생은 9~12시간, 10대는 8~10시간, 성인에겐 7~9시간, 노인에겐 7~8시간이 적절하다고 한다.[22]

이상적인 취침 시간?

얼마나 자느냐도 중요하지만 어떻게 자느냐도 중요하다. 가장 먼저, 몇 시에 잠자리에 드는 것이 제일 좋을까? 2021년 영국 연구진은 영국바이오뱅크UK Biobank·유전요인과 환경요인이 질병에 미치는 영향을 연구하는 2006년 시작된 영국바이오뱅크사의 대규모 장기 연구 프로젝트 참가자 10만여 명의 데이터를 분석하여 잠자리에 드는 시간과 심혈관질환과의 관련성을 조사했다. 그 결과 밤 10~11시 사이에 잠드는 사람이 심혈관질환 발생률이 가장 낮았다. 이를 바탕으로 이 연구진은 밤 10~11시 사이가 가장 이상적인 취침 시간이라고 주장한다.[23]

하지만 수면학자들의 생각은 다르다. 보통 서캐디언리듬에 맞춰 밤 10시에 잠드는 것이 가장 이상적이라고 하지만 사람마다 유전적 요인이 다르고 일상 스케줄에 따라 꼭 일어나야 하는 기상 시간이 달라지기 때문에 각자 최상의 수면 시간을 찾아내는 것이 좋다고 한다. 이상적인 취침 시간보다는 7시간 이상 충분히 잘 수 있는 취침 시간, 날마다 규칙적으로 실천할 수 있는 취침 시간이 더 중요하다는 뜻이다.

예를 들어 성인의 경우 7시간 이상을 자는 것이 가장 좋으므로 만약 스케줄상 아침 6시에 꼭 일어나야 하는 사람이라면 밤 11시 전에 자는 것이 가장 좋다. 아침 8시에 일어나도 괜찮은 사람이면 밤 12시~새벽 1시 사이 잠자리에 들어도 충분한 수면을 취할 수 있다.[24]

늦게 잘수록 피곤한 이유

그러나 너무 늦은 취침이 수면의 질에 영향을 주는 것은 부인할 수 없는 사실이다. 우리의 수면은 90~120분 동안 빠른 안구 운동Rapid Eye Movement이 나타나는 렘수면REM Sleep에서 빠른 안구 운동이 없는 비렘수면non-REM Sleep 으로 바뀐다. 그리고 이 90~120분 사이클이 수면 시간 내내 계속 반복된다. 문제는 90~120분 사이클은 계속 유지되지만 렘수면과 비렘수면의 비율이 계속 바뀐다는 것이다. 즉, 한밤중까지는 90~120분 중 비렘수면이 우세하지만 새벽이 되고 아침이 가까워져 올수록 렘수면 시간이 더 길어진다. 비렘수면은 꿈을 꾸지 않는 깊은 잠이고 렘수면은 꿈을 꾸는 얕은 잠이기 때문에 늦게 잘수록 깊은 잠을 자는 시간이 줄어들게 된다.[25]

비렘수면을 '깊은 수면'deep sleep 혹은 '서파수면'徐波睡眠·slow wave sleep이라고 부르는 이유는 그만큼 뇌파가 활동을 거의 하지 않아 주파수가 낮아지기 때문이다. 이와 더불어 심박수, 호흡수, 혈압, 대사 등이 모두 낮아지고 근육도 편하게 이완된다. 그만큼 훨씬 깊게 잠을 자서 아침에 일어나면 개운하고 피로, 스트레스가 낮아지고 낮 동안 졸린 증상도 사라지게 된다.

다만 비렘수면이 멜라토닌 분비와 관련이 있는지는 분명하지 않다. 멜라토닌 분비는 저녁 8시경부터 서서히 증가해서 새벽 2~4시 사이에 피크를 이루었다가 급격히 떨어지는 포물선을 그리는 데 비해 렘수면과 비렘수면 사이클은 90~120분을 주기로 하룻밤 동안 4~5차례

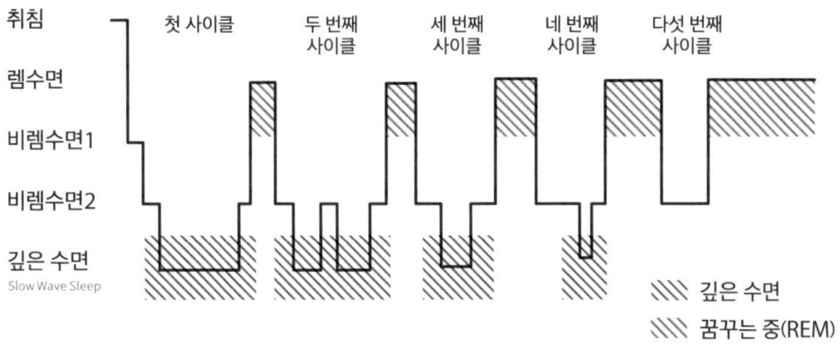

수면의 단계

90~120분 동안 렘수면에서 비렘수면으로 바뀌는 사이클이 반복된다.
처음에는 비렘수면의 길이가 길지만 점차 렘수면의 길이가 길어진다.

반복되기 때문에 둘 사이에 상관관계가 있다고 보기는 어렵다. 단, 비렘수면 시간이 길수록 수면 중 멜라토닌의 총 분비량이 증가하는지, 피크가 더 높이 올라가는지 그 상관관계를 알아보는 것이 흥미로운 연구 주제가 될 수 있다. 아직 이 주제가 연구로 다뤄진 것을 필자는 보지 못했다.

잠이 최고의 안티에이징

멜라토닌 포물선을 높게 올리고 비렘수면 시간도 늘리기 위해서는 되도록 밤 10~12시 사이에 취침하여 7시간 이상의 수면 시간을 확보하고, 매일 규칙적인 시간에 자고 일어나는 것이 바람직하다. 특히 유아부터 청소년 시기는 잠을 자는 동안 멜라토닌 이외에도 성장호르몬이 쑥쑥 나오기 때문에 나이에 맞는 권장 수면 시간을 채우는 일이 매우 중요하다. 성인 역시 하루 중 성장호르몬이 가장 왕성하게 분비되는 시간은 서파수면이 이루어지는 비렘수면 시간이다.[26]

결국 건강과 젊음, 안티에이징의 비법은 잠으로 귀결된다. 잠을 충분히 깊게 잘 자야 멜라토닌도 성장호르몬도 충분히 분비되고 피로, 스트레스를 잘 회복하고 하루를 활기 있게 보낼 수 있다. 우리나라에 "잠이 보약이다"라는 말이 있듯이 서양에는 "Sleep is the best medicine", "잠이 최고의 약이다"라는 말이 있다. 아일랜드 속담 중에는 "웃음과 긴 잠은 의학서에 적혀 있는 최고의 치료제"라는 말도 있다고 한다. 〈에덴의 동쪽〉으로 유명한 소설가 존 스타인벡은 이런 말을 남겼다. "A problem difficult at night is resolved in the morning after the committee of sleep has worked on it." 밤에 풀기 어려웠던 문제도 잠이라는 해결사가 손을 대고 나면 아침에 저절로 풀려 있다."

야간 근무, 교대 근무자를 위한 조언

야간 교대 근무night shift work는 국제암연구소International Agency for Research on Cancer가 분류한 2A군Group 2A 발암 요인이다. 2A군이란 "발암 가능성이 높은"probably carcinogenic 물질 또는 생활·환경적 요인을 모아 놓은 그룹으로 인체 발암성에 대한 증거는 제한적이지만 동물 실험을 통해 발암성이 충분히 증명된 것을 뜻한다.

야간 근무, 교대 근무가 암의 직접적 요인이라고 보기는 어렵지만 발병률을 높이는 것은 확실하다. 여성의 경우 야간 근무자는 유방암에 걸릴 위험이 48% 증가하고[27], 폐경이 빨리 올 확률이 9% 증가한다.[28] 6년 이상 야간 교대 근무를 한 여성들 중 수명이 단축된 사람이 11%에 이르고, 15년 이상 야간 교대 근무를 한 여성은 폐암 사망 건수가 25% 증가했다는 연구 결과가 있다.[29]

그렇다면 직업상 어쩔 수 없이 야간 근무나 교대 근무를 해야 하는 사람들은 어떻게 해야 할까? 밤에 일하고 낮에 자는 것이 건강에 나쁘다는 것은 알지만, 그래도 수면의 질을 조금이라도 높여서 건강을 유지할 수 있는 방법은 없는 걸까?

우선 가혹한 교대 근무 조건을 피하는 것이 최우선이다. 미국 국립직업안전위생연구소NIOSH·National Institute for Occupational Safety and Health는 너무 빠른 시간 변경을 피하라고 권한다. 예컨대, 야간 근무를 한 후 휴일 없이 곧바로 주간 근무를 한다거나 주간 근무 후 곧바로 야간 근무를 하는 것은 근로자에게 충분한 휴식을 보장하지 않는다. 연속적인 야간 근무, 장시간 근무, 초과 근무도 최소화해야 한다. 너무 밝지 않은 적절한 조명, 깨끗한 공기, 쾌적한 실내 온도, 소음을 최소화한 환경도 밤 근무의 영향을 완화하는 데에 도움이 된다.[30]

교대 근무를 끝내고 잠을 잘 때는 소음과 빛을 차단하고 쾌적한 환경에서 자는 것이 중요하다. 잠을 자기 전에는 음식도 술도 먹지 않는 것이 좋다. 술, 카페인, 많은 양의 음식 섭취는 수면 장애를 악화시킬 수 있다. 잠 자기 전에 운동하는 것도 잠이 잘 못 들게 하는 요인이 된다.[31]

이 밖에도 미국 국립직업안전위생연구소는 영양이 풍부한 식사,

규칙적인 운동을 하고 흡연하지 말라고 권한다. 교대 근무자는 질병에 걸릴 위험이 높으므로 때마다 건강검진을 하고 심한 수면 장애, 피로, 기분 저하, 체중증가, 체중감소나 작업 중 빈번한 실수, 사고 등을 겪으면 반드시 의사와 상담해야 한다.

2006년 유럽항공관제청 유로컨트롤Eurocontrol은 관제소에서 일하는 교대 근무자들의 건강 상태에 대한 연구를 진행한 후 '교대근무 10계명'을 발표했다. 다른 산업에 적용해도 무리 없는 내용이라 소개한다.

교대근무 10계명	
1	연속 야간 근무를 최소화한다. 3일 이상의 연속 야간 근무는 있어서는 안 된다.
2	야간 근무 후 휴식은 최대한 길어야 한다. 최소 24시간 이상을 쉬어야 한다.
3	주말에는 하루를 완전히 쉬는 것보다는 교대근무의 흐름을 그대로 유지하면서 업무로부터 완전히 차단된 자유시간을 주는 것이 좋다.
4	교대 근무자들에겐 일반적인 주간 근무자들보다 더 많은 휴일을 제공해야 한다.
5	거꾸로 돌아가는 교대 근무 스케줄은 지양해야 한다. 교대 근무 스케줄은 반드시 순방향으로 진행해야 한다.
6	새벽 교대는 너무 이른 시간에 시작해서는 안 된다.
7	밤 교대는 최대한 이른 시간에 끝내는 것으로 스케줄을 잡아야 한다.
8	근무자들의 개인적인 선호를 반영해서 교대 시간을 짜야 한다.
9	하루의 근무시간에 한계를 두어야 한다.
10	교대 스케줄은 투명하게 공개하고 예측이 가능해야 한다.

출처: 유로컨트롤Eurocontrol

햇빛과 멜라토닌

1977년 과학 학술지 〈사이언스〉Science에 한 시각 장애인에 관한 아주 흥미로운 사례 보고case report 논문이 실렸다. 직업이 있어 일반적인 사회생활을 하고 있던 이 남자는 심각한 수면 장애에 시달리고 있었다. 과학자들이 그의 체온, 긴장 상태, 업무 수행 능력, 스트레스 호르몬인 코르티솔cortisol 분비 패턴, 소변 속 전해질 분비량 등을 샅샅이 조사했다. 그 결과 그의 서캐디언리듬이 24.9시간으로 일반 사람들보다 상당히 긴 것으로 나타났다.[32]

이후로 시각 장애인들의 서캐디언리듬과 수면 장애에 대한 연구가 이어졌다. 1987년 일본 연구진이 지적장애가 있는 4~12세 시각 장애 아동 4명의 수면 장애에 대해 연구했다. 3명은 서캐디언리듬이 24시간에서 벗어나 있었고, 나머지 1명은 자고 일어나는 시간이 불규칙했다. 연구진은 시각 장애와 지적장애가 서캐디언리듬을 형성하는 데에 방해가 되었을 것으로 추정했다.[33]

1999년 미국 오레곤 보건과학대Oregon Health Sciences University는 시각 장애인 20명의 혈중 멜라토닌과 수면 상태를 연구했다. 그 결과 절반가량이 24시간 리듬에서 벗어나 있었고 그중 상당수가 밤에는 잠들지 못하고 낮에는 심하게 조는 증상을 앓고 있었다.[34]

시각 장애와 수면 장애

시각 장애인들 사이에서 수면 장애가 빈번하게 발생하는 이유는 그들에겐 빛을 인지할 시각이 없기 때문이다. 보통 사람들은 망막에 빛이 들어오는 시간과 어둠이 들어오는 시간에 따라 멜라토닌을 분비하고 서캐디언리듬을 형성한다. 그런데 시각 장애인들은 망막에 들어오는 빛이 없기 때문에 밤인지 낮인지 처리할 수 있는 정보가 없다. 이로 인해 일반인보다 수면 장애에 시달릴 확률이 훨씬 높아진다.

1977년의 논문은 시각 장애인 50명의 수면 패턴을 조사해 보니 76%가 수면 장애를 앓고 있었다고 한다.[35] 또 1992년 일본 연구진은 시각 장애 청소년 73명의 수면 패턴을 조사하였는데 40%가 수면 장애가 있는 것으로 나타났다.[36]

같은 맥락에서 지적장애인도 수면 장애가 발생하는 빈도가 높다. 지적장애인은 시각은 정상이지만 뇌가 빛과 어둠의 정보를 처리하지 못하기 때문에 멜라토닌 분비가 제대로 이루어지지 않는다. 2013년 네덜란드 연구팀이 지적장애를 가진 50세 이상 성인 551명의 수면 패턴을 같은 나이대의 일반 성인 58명과 비교해 본 결과 지적장애인들의 수면 패턴이 훨씬 불안정했고 심지어 짧은 조각 수면을 하는 것으로 나타났다.[37]

이러한 연구들은 우리에게 잠의 중요성뿐만 아니라 낮 동안 햇빛을 받는 활동의 중요성을 일깨워준다. 아침에 환한 태양 빛을 보아야 밤에 멜라토닌 분비가 원활해지고 더 쉽게 깊은 잠에 빠질 수 있다. 우리가 당연하게 주어졌다고 생각하는 시각이 잠에 있어서 얼마나 중요한 역할을 하는지 기억했으면 한다.

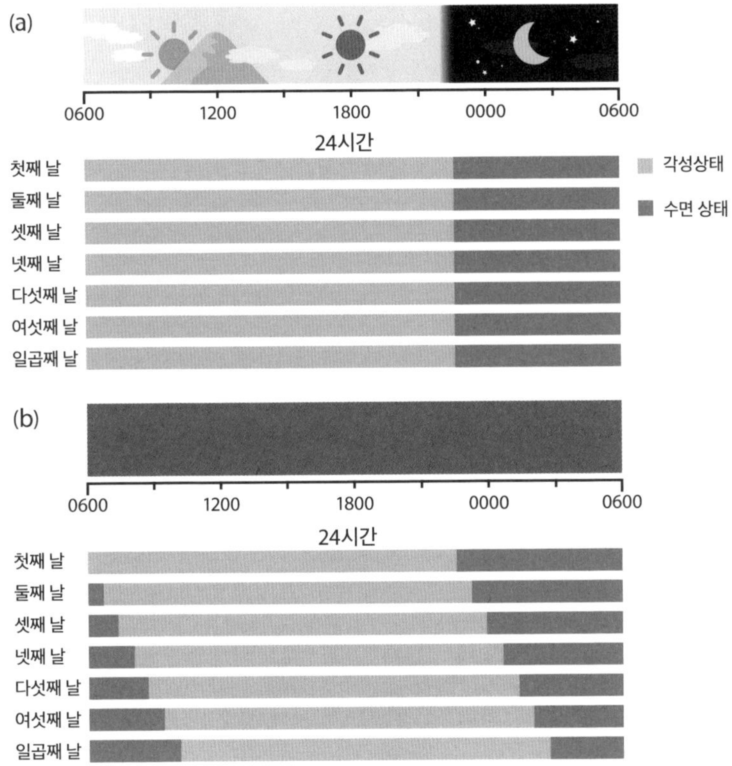

수면 패턴의 차이

일반인의 수면 패턴(a)과 빛 정보가 입력되지 않는 사람들의 수면 패턴(b). 빛 정보가 없으면 생체 리듬이 24시간보다 길어져 취침 시간이 계속 뒤로 밀리게 된다. 이로 인해 밤에 잠들지 못하고 아침에 일어나지 못하는 수면 장애가 발생하여 일상생활에 지장을 초래한다.

출처 : "Circadian rhythms in the blind", Allen, 〈Current Opinion in Behavioral Sciences〉, 2019

멜라토닌과 세로토닌

햇빛이 멜라토닌 분비를 촉진하는 것은 세로토닌serotonin과도 관계가 있다. 세로토닌은 감정, 기분, 행동, 기억, 식욕 등을 조절하는 신경 전달 물질로 뇌의 솔기핵raphe nuclei에서 분비한다. 낮에 햇빛이 눈으로 들어오면 솔기핵에서 세로토닌을 분비하여 뇌 전체로 보낸다. 밤이 되면 송과선이 이것을 가져다가 멜라토닌으로 합성한다. 세로토닌이 멜라토닌의 전구체precursor·화학반응에서 최종 물질이 되기 전 단계의 물질이므로 세로토닌이 충분히 생산되어야 멜라토닌도 충분히 생산된다.

2016년 이란 연구팀은 요양원에 거주하는 60세 이상의 노인 90명을 대상으로 햇빛 노출과 멜라토닌과의 상관관계를 연구했다. 별다른 야외 활동이 없었던 노인들에게 6주 동안 하루 두 차례, 매일 아침 9~10시와 오후 4~5시 햇빛을 보게 하자, 아침 7시에 측정한 멜라토닌

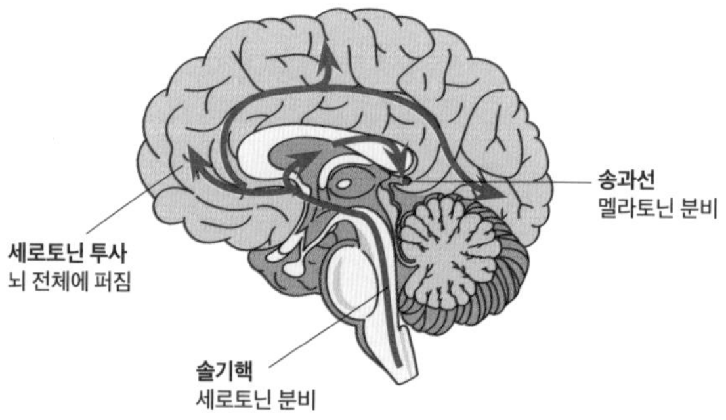

세로토닌과 멜라토닌의 관계

솔기핵에서 분비된 세로토닌이 뇌 전체로 퍼지고,
이것을 밤이 되면 송과선에서 활용하여 멜라토닌을 합성한다.
출처: image by Bilz0r, © 2005 Erowid.org

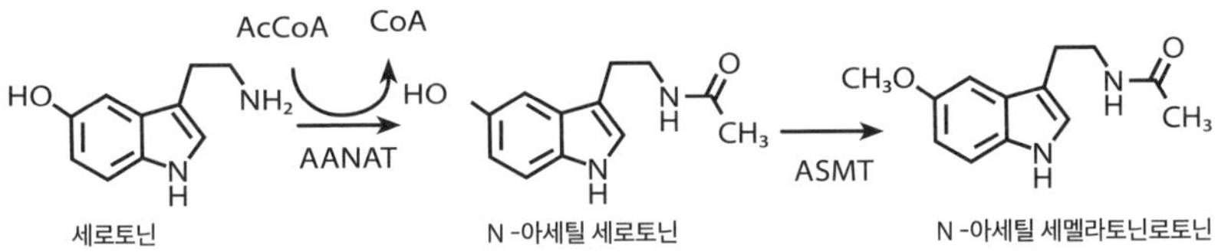

세로토닌이 멜라토닌으로 합성되는 과정

수치가 실험 전보다 2.35배나 높아졌다. 이와 더불어 불면증, 불안증, 우울증 등도 참여자들이 스스로 평가한 설문조사에서 한결 완화된 것으로 나타났다.[38]

일찍 일어나 아침 태양 아래 활동을 시작하는 것이 불면증, 생리전증후군premenstrual syndrome, 계절성 정서장애seasonal affective disorder 등을 다스리는 데에 도움이 되었다는 연구 결과도 있다.[39]

자외선은 해롭다?

이처럼 햇빛을 받으며 활동하는 것은 건강에 필수다. 안타깝게도 도시 생활하는 대부분의 사람은 야외 활동이 줄고 실내에서만 생활하면서 햇빛을 받는 시간이 거의 사라졌다. 게다가 자외선이 피부를 늙게 만들고 피부암을 유발한다는 사실이 부각되면서 짧은 햇빛 노출조차도 피하는 추세다.

하지만 2006년 세계보건기구의 '자외선으로 인한 전 세계 질병 부

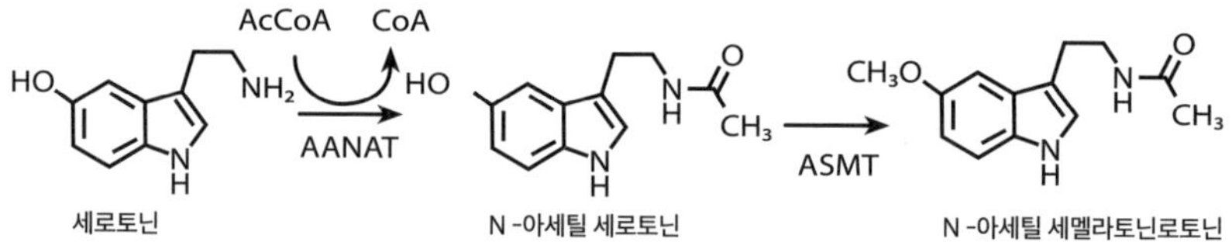

세로토닌이 멜라토닌으로 합성되는 과정

담'The Global Burden of Disease Due to Ultraviolet Radiation 보고서에 따르면 과도한 자외선 노출보다 자외선 노출 결핍이 건강에 미치는 영향이 더 크다. 과도한 자외선 노출은 글로벌 총 장애보정손실수명DALYs·disability-adjusted life years이 150만 년이지만, 자외선 노출 결핍은 전 세계 인구가 햇빛을 전혀 못 본다는 가정하에 평가할 때 33억 년에 이른다. 장애보정손실수명이란 질병, 장애, 조기사망 등으로 전체 인구가 건강하게 살지 못한 기간과 단축된 수명을 합산한 것으로 질병 요인의 심각성을 나타내는 지표로 활용된다. 자외선 노출로 인한 질환은 악성 흑색종malignant melanoma을 제외하고는 대체로 증상이 심하지 않으며 생명을 위협하지도 않지만, 자외선 노출 결핍은 비타민D 부족을 초래하고 이것이 구루병, 골연화증, 골다공증 등으로 이어져 삶의 질을 심각하게 저하시키고 사망률을 높인다.[40]

따라서 우리는 자외선으로부터 피부를 보호하면서 동시에 건강에 필요한 햇빛을 충분히 쬐어야 한다. 다행히 건강을 위해 필요한 태양빛은 그렇게 많지 않다. 비타민D 합성의 경우, 팔다리를 내놓는 봄 여름 시즌의 경우는 오후에 8~10분의 산책이면 충분하고, 얼굴만 내놓는 가을 겨울철에는 정오에 2시간 정도의 산책으로 충분하다. 지역과 날씨에 따라 다르지만, 대체로 이 정도면 하루 권장량인 600~800 IU보다 많은 1000 IU 정도의 비타민D가 합성된다.[41]

멜라토닌이 충만해지는 아침 산책법

멜라토닌 분비는 눈으로 햇빛 정보를 받아들이는 것을 통해 분비량이 조절되므로 비타민D와는 또 다른 문제이다. 미국 국립직업안전위생연구소의 가이드라인에 따르면 서캐디언 생체 시계가 빛에 가장 예민한 때는 잠자러 가기 2시간 전과 잠자는 동안, 그리고 잠에서 깬 후 1시간 이내이다. 잠자러 가기 2시간 전과 잠자는 동안은 빛을 차단하는 것이 중요하고, 잠에서 깬 후 1시간 이내는 눈에 햇빛이 들어오는 것이 중요하다. 따라서 멜라토닌 분비를 높이는 가장 좋은 산책 시간은 아침 기상 후 곧바로이다. 일어나자마자 옷을 간단하게 챙겨 입고 약 30분간 햇빛 아래 산책이나 조깅을 하면 하루 종일 머리가 맑고 밤에도 잠을 잘 잘 수 있다. 이때 눈으로 햇빛을 잘 받아들여야 하므로 선글라스는 쓰지 않는 것이 좋다.[42]

인간은 최초의 인류인 네안데르탈인이 탄생한 30만여 년 전부터 해가 뜨면 깨어나 일하고 해가 지면 잠을 잤다. 수십만 년이 흘렀지만 우리의 DNA 속의 서캐디언 시계는 원시시대 그대로이다. 아무리 늦게 자고 늦게 일어나는 것을 반복한다 해도 이 오래된 생체 시계는 바뀌지 않는다. 멜라토닌을 위한 아침 산책, 늦기 전에 꼭 실천해 보기 바란다.

인공조명과 멜라토닌

아침과 낮에 쬐는 햇빛은 시간 정보를 전달하여 밤에 멜라토닌 분비를 촉진한다. 그렇다면 밤에 우리가 사용하는 인공조명은 멜라토닌에 어떤 영향을 줄까?

잠들기 전에 실내 조명에 오랜 시간 노출되는 것은 멜라토닌 분비에 악영향을 주는 것이 확실하다. 2011년 미국 하버드 의대와 영국 서레이 의대의 연구진은 18~30세 성인, 116명을 두 그룹으로 나누어 한 그룹은 잠들기 8시간 전부터 3룩스Lux·빛의 조도를 나타내는 국제단위 이하의 어두운 빛 아래 생활하게 하고 다른 한 그룹은 200룩스 이상의 실내 조명 아래에서 생활하게 했다. 5일 동안의 실험이 끝난 후 두 그룹 사이의 멜라토닌 분비량을 비교하자 실내 조명 아래 생활한 그룹의 99%가 멜라토닌 분비 상승 시각이 지연되었고 분비되는 시간도 90분이나 짧았다. 또한 멜라토닌 분비량도 크게는 50%나 적은 것으로 나타났다.[43]

조명의 파장wavelength 도 멜라토닌 분비에 영향을 끼친다. 2003년 발표된 논문을 보면 6.5시간 동안 460나노미터nm 파장(청색)에 노출되는 것이 555나노미터 파장(녹색)에 노출되는 것보다 멜라토닌 분비의 상승 시각이 2배 가까이 느리고 분비량 감소도 2배 이상 많았다.[44]

2005년 스위스 연구팀의 조사에서는 늦은 밤 460나노미터nm 파장에 2시간 노출되는 것이 550나노미터 파장에 노출되는 것보다 멜라토닌 분비를 더 많이 감소시켰다.[45] 파장이 짧을수록 빛이 갖는 에너지가 높아서 뇌를 각성시키는 효과도 높아진다고 풀이할 수 있다.

뇌를 착각하게 만드는 블루라이트

파장이 짧은 빛은 바로 청색광, 블루라이트blue light를 말한다. 블루라이트는 태양의 빨주노초파남보 가시광선 중에서 파장이 가장 짧은 빛이다. 자외선과 가장 가까운 파장의 빛이라서 밤에 블루라이트를 많이 받으면 뇌가 낮이라고 착각할 가능성이 높다.

보통 우리가 사용하는 LED 조명에는 약 10~30%의 블루라이트가 포함되어 있다. 조명의 밝기가 클수록, 색온도가 높을수록, 블루라이트의 양은 더 많다. 예를 들어 3,200KKalvin·색온도를 나타내는 단위로 파장이 짧을수록 색온도가 높고 흰색에 가깝다의 LED 조명에는 블루라이트의 양이 10% 정도이지만 6,500K의 LED 조명에는 블루라이트의 양이 27%이다.[46] 늦은 밤까지 조명을 켜 놓고 생활하는 도시인, 특히 밝고 하얀 조명 아래에서 독서나 공부를 하는 사람이라면 멜라토닌 분비에 영향을 받을 수밖에 없다.

2018년 일본 연구팀은 LED 조명이 멜라토닌 분비에 어떤 영향을 끼치는지 조사했다. 22명의 어린이와 20명의 성인이 참여한 이 연구에서 3,000K와 6,200K LED 조명에 노출된 어린이는 같은 조명에 노출된 성인보다 멜라토닌 분비량의 감소 폭이 훨씬 많았다. 성인은 3,000K와 6,200K 모두에서 분비량이 30% 정도 감소했지만, 어린이는 3,000K에서는 58%, 6,200K에서는 81%가 감소했다. 어린이의 경우 블루라이트에 의해 멜라토닌 분비가 더 크게 영향을 받으므로 되도록 저녁에 색온도가 낮은 조명을 사용하고 일찍 잠들게 하는 것이 중요하다는 사실을 이 연구는 시사한다.[47]

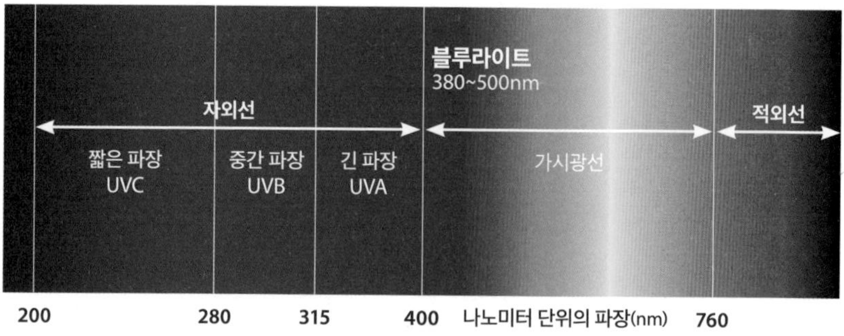

블루라이트

380~500나노미터의 짧은 파장을 가진 가시광선으로 자외선과 가장 가깝다.
밤에 블루라이트를 많이 보면 뇌에 잘못된 시간 정보를 줄 수 있다.

2011년 미국 토머스제퍼슨 대학의 신경학 연구팀은 8명의 건강한 20대 성인의 눈에 잠자는 동안 블루라이트를 조사하고 멜라토닌 분비량에 어떤 영향을 끼치는지 알아보았다. 새벽 2~3시 반 사이에 안구에 블루라이트를 쏘고 전후 멜라토닌 분비량을 비교하자, 멜라토닌 분비량이 줄어든 것을 확인할 수 있었다. 이 연구는 잠들기 전뿐만 아니라 잠자는 동안에도 안구가 블루라이트를 인식하며 이로 인해 멜라토닌 분비가 영향을 받을 수 있다는 점을 알려준다.[48] 그래서 잠을 잘 때는 완전히 불을 끄고 커튼을 닫아 외부 조명까지 차단해야 한다.

더 큰 문제는 텔레비전, 컴퓨터, 스마트폰의 화면에서 나오는 블루라이트다. 디스플레이 패널은 빨강, 초록, 파랑의 세 가지 빛으로 모든 색을 구현하는 RGB 방식을 이용하기 때문에 당연히 블루라이트가 많이 나온다.

특히 스마트폰에서 나오는 블루라이트의 양은 단연 으뜸이다. 사

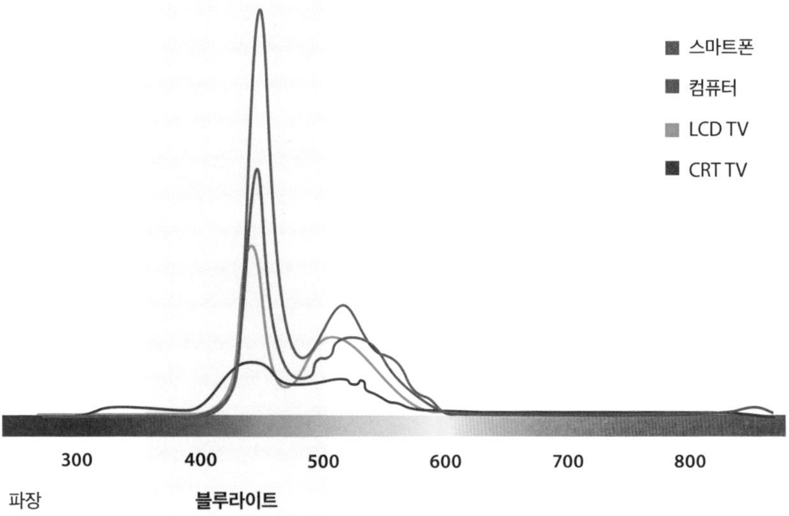

전자 기기에서 방출되는 블루라이트의 양
스마트폰이 블루라이트를 가장 많이 방출한다.
출처 : "What you need to know about blue light and your eyes", Specs, specsoptometry.com

이즈가 적은 만큼 매우 밝고 색온도가 훨씬 높기 때문이다. 다른 기기보다 더 가까이 놓고 본다는 점, 어둠 속에서 보는 일이 많다는 점도 눈에 들어오는 블루라이트의 양을 늘린다.

2021년 오스트리아 연구팀은 14명의 20대 성인 남성들을 잠자기 전 각기 다른 빛에 노출시키고 수면의 질과 멜라토닌 분비량을 비교했다. 잠들기 전 90분 동안 블루라이트 저감 필터가 없는 스마트폰을 보게 한 날과 블루라이트 저감 필터를 장착한 스마트폰을 보게 한 날, 그리고 램프 아래 책을 읽게 한 날을 비교했을 때, 필터 없이 스마트폰을 본 날이 수면 지속시간이 가장 짧았고, 깊은 수면을 하는 비렘수면 시간도

가장 짧았다.[49]

2018년 하버드의대와 브리검 여성병원Brigham and Women's Hospital 수면 건강연구소Sleep Health Institute는 LED 태블릿 사용이 수면에 끼치는 영향을 공동으로 연구했다. 9명의 20대 성인에게 잠자기 전 종이책 혹은 태블릿을 마음껏 보게 하고 원하는 시간에 잠자리에 들게 하자 종이책을 마음껏 읽은 날보다 태블릿을 본 날이 평균 30분 늦게 잠자리에 들었다. 또 종이책을 본 날은 멜라토닌이 평균 9.75% 감소했으나 태블릿을 본 날은 54.17% 감소했다. 멜라토닌 분비가 상승하기 시작하는 시각도 종이책을 본 날은 저녁 7시 35분이었으나 태블릿을 본 날은 8시 23분으로 늦어졌다. 설문조사에서 참가자들은 태블릿을 사용한 날은 종이책을 읽은 날보다 밤늦게까지 졸리지 않았고 아침에 일어나서 몇 시간 동안 잠이 덜 깬 상태가 지속됐다고 한다.[50]

이처럼 잠자기 전에 스마트폰을 보는 것은 단 하루 이틀만으로도 멜라토닌 분비를 크게 억제한다. 한밤중 스마트폰을 보는 일이 습관이 된 사람이라면 그 영향은 더 클 것이다.

점점 심각해지는 스마트폰 중독

우리나라의 스마트폰 보급률은 2021년 기준 95%로 전 세계 1위다. 하루 평균 스마트폰 사용시간도 2022년 조사에서 5.2시간으로 세계 3위에 올랐다. 그만큼 스마트폰 과다 사용도 심각해지고 있다. 과학기술정보통신부의 2022년 발표를 보면 스마트폰에 의존하는 고위험군이 유아·아동은 28.4%, 청소년은 37%, 성인은 23.3%, 60대에서는 17.5%에 이른다고 한다.

특히 유아·아동과 청소년의 스마트폰 의존은 성장기 신체와 정신 발달에 영향을 준다는 점에서 더 심각하게 보아야 한다. 스마트폰 의존이 심할수록 활동량이 줄어들고 수면 시간도 감소하기 때문이다. 실제로 2021년 교육부의 '학생 건강검사 표본 통계'를 보면 초중고 학생 가운데 비만 학생의 비율은 19%에 이르고, 과체중 학생 비율은 11.8%에 이른다. 체중이 정상보다 많이 나가는 학생이 30%가 넘는다는 뜻이 된다.

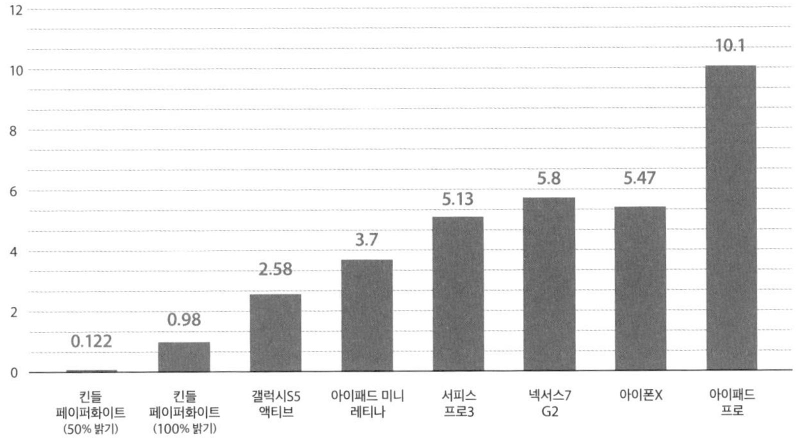

블루라이트 방출량

전자책 단말기와 스마트폰, 태블릿의 블루라이트 방출량을 비교했다.
전자책 전용 단말기를 사용하면 블루라이트의 양을 최대 99%까지 줄일 수 있다.
출처: 플럭소미터fluxometer.com의 데이터를 바탕으로 저자 작성.

2020년 한국 연구진이 스마트폰을 과도하게 사용하는 5~8세 어린이 70명의 수면을 조사해 보니 하룻밤 평균 수면 시간이 스마트폰을 많이 사용하지 않는 대조군 아이들에 비해 30분가량 짧았다. 더불어 이 아이들은 대조군보다 더 늦은 시간에 잠들고, 수면 지속시간도 짧고, 수면 중 깨는 횟수도 더 많았다.[51] 아이들의 수면이 스마트폰에 의해 실제로 심각하게 영향을 받고 있다는 것을 이 연구를 통해 알 수 있다.

블루라이트 노출을 줄이는 스마트폰 사용법

그렇다고 21세기 도시인으로 살면서 인공조명이나 스마트폰을 아예 쓰지 않을 수는 없다. 조명과 스마트폰을 사용하면서 조금이라도 멜라토닌 손실을 줄이려면 어떻게 해야 할까?

가장 확실한 방법은 저녁 이후 밝은 조명에 노출되는 시간과 스마트폰 사용 시간을 줄이는 것이다. 저녁에 블루라이트 노출량이 늘어날수록 멜라토닌 분비량은 그에 반비례하여 줄어들기 때문이다.[52] 특히 잠자리에 들기 전 2시간 동안과 잠을 자는 동안은 서캐디언 생체 시계가 가장 민감한 때이므로 이 시간대에 블루라이트에 노출되는 것을 최소화해야 한다. 미국 국립 직업안전위생연구소는 잠자리에 들기 2시간 전부터 실내 조명을 희미하게 낮추고 TV, 휴대폰 등의 전자 기기를 보지 않으면 잠들기가 훨씬 수월하고 더 깊게 잘 수 있다고 조언한다.[53]

저녁 시간에 책을 보는 것을 좋아한다면 블루라이트가 많지 않은 노란 조명 아래, 종이책을 읽는 것이 가장 좋다. 같은 LED라도 색온도가 2,500~4,000K인 전구색 조명은 6,000~6,500K인 주광색 조명에 비해 블루라이트 양이 3분의 1밖에 되지 않는다. 밤늦게까지 공부하는 학생들도 너무 하얀 불빛보다는 5,000K이하의 조명을 선택하는 것이 바람직하다.

만약 종이책보다 전자책을 선호한다면 스마트폰이나 태블릿보다는 전자책 전용 단말기를 사용하는 것이 좋다. 블루라이트 측정시스템 개발 전문업체인 플럭소미터f.luxometer의 조사에 따르면 전자책 단말기인 킨들 페이퍼화이트Kindle Paperwhite가 방출하는 블루라이트는 화면을 최대로 밝게 했을 때 갤럭시 S5 액티브의 38% 정도이고 아이폰X와 비교하면 18%에 불과하다. 화면의 밝기를 반으로 하면 킨들의 블루라이트 양은 갤럭시의 4.6%, 아이폰의 2.1%, 아이패드의 1.1%로 줄어든다. 태블릿과 비교하면 거의 99%의 블루라이트를 피할 수 있다.

스마트폰의 화면 밝기를 낮추고 디스플레이 설정을 '블루라이트 필터'나 '다크모드'Dark Mode로 바꾸는 것도 좋은 방법이다. 또는 블루라이트를 차단해 주는 필터를 붙이거나 블루라이트 차단 안경을 사용하는 것도 같은 효과가 있다.[54] 많은 사람들이 낯설다는 이유로 이러한 방법을 사용하지 않는데 익숙해지면 크게 불편하지 않다. 영양제를 챙겨 먹는 것보다 더 간단하고 효과가 좋은 건강 실천법이기에 필자는 이 방법을 꼭 권한다.

스마트한 스마트폰 사용법 정리	
1	해가 진 후에는 실내 조명의 밝기를 낮추고 스마트폰 사용을 자제한다.
2	꼭 사용해야 할 때에는 스마트폰과 태블릿을 '블루라이트 필터'나 '다크모드'로 사용한다. (혹은 블루라이트 필터를 디스플레이에 붙이거나 블루라이트 차단 안경을 착용한다.)
3	잠자리에 들기 2시간 전부터는 조명을 어둡게 하고 스마트폰 사용을 자제한다.
4	늦게까지 공부나 일을 해야 할 때에는 5000K 이하의 노란 조명을 사용하고 스마트폰이나 태블릿의 밝기를 절반으로 낮춘다.
5	책을 보아야 한다면 노란 조명 아래 종이책을 읽거나 전자책 전용 단말기를 이용한다.

멜라토닌과 노화

대부분의 호르몬과 마찬가지로 멜라토닌도 나이에 따라 분비량이 달라

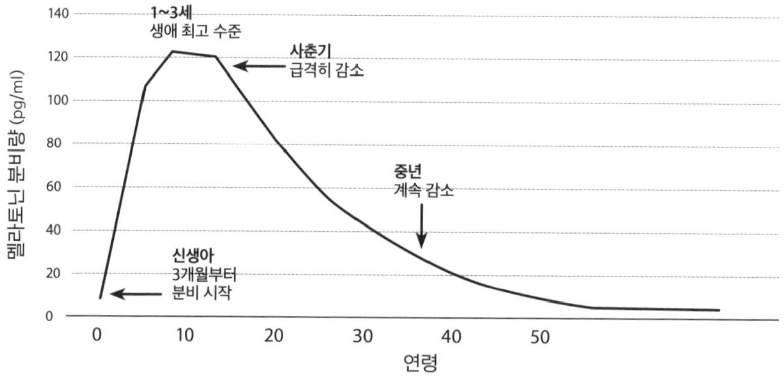

연령별 멜라토닌 분비량 변화

출처: "Melatonin the "light of night" in human biology and adolescent idiopathic scoliosis", Grivas and Savvidou, <Scoliosis>, 2007

진다. 태어나서 처음 몇 개월 동안은 멜라토닌 분비가 거의 없다. 그러다 3개월쯤부터 서서히 분비가 시작되고 더불어 밤에 자고 아침에 깨는 서캐디언리듬이 형성된다. 유아기인 1~3세에 분비량 피크가 가장 높고 이후로는 10년에 10~15%씩 감소한다. 60대에 이르면 멜라토닌 분비량은 최저 수준이 된다. 노화로 인한 자연스러운 감소일 수도 있지만 피로, 블루라이트, 질병 등으로 분비량이 더 낮아지는 것일 수도 있다.[55]

멜라토닌은 강력한 활성산소 청소부이자 수면, 면역, 혈압, 체중 등에 관여하는 호르몬이므로 멜라토닌이 고갈되는 것은 노화를 부른다. 하지만 노화의 과정에는 워낙 다양한 요인들이 작용하므로 멜라토닌이 노화의 결정적 원인이라고 말할 수는 없다. 과학자들은 몇 가지 경로를 통해 멜라토닌이 노화에 간접적으로 관여할 것이라고 추측한다.

멜라토닌 감소가 노화를 부추기는 이유

첫째는 송과선의 석회화calcification이다. 석회화란 혈액 중의 칼슘이 세포 사이에 침착하는 현상인데 관절, 심장판막, 동맥, 유방조직, 근육 등에 자주 발생한다. 특히 송과선은 이 중에서도 석회화가 가장 공격적으로 일어나는 곳이다. 석회화가 꾸준히 진행되면 멜라토닌 분비량이 감소하면서 수면의 질이 나빠지고 면역, 혈압 등 신체 곳곳에서 노화가 진행된다. 송과선의 석회화가 치매와 관련이 있다는 연구도 다수 존재한다.[56]

둘째는 수면과 만성염증의 상관관계를 통해 노화에 관여할 수 있다. 염증inflammation은 외부 침입 물질에 저항하여 우리 몸이 일으키는 자연스러운 면역 반응이다. 면역력이 좋으면 세균, 바이러스, 독소 등에 잘 저항하는 튼튼한 몸이 된다. 문제는 면역력이 비이상적으로 높아져서 해가 없는 물질에까지 과민반응을 할 때이다. 과도한 면역 반응은 건강한 세포와 조직까지 공격한다. 이렇게 해서 염증성 손상이 누적되고 만성염증 상태가 되면 몸이 늘 전투태세여서 피곤하고 열이 난다. 심장병, 당뇨, 뇌졸중, 암 등 심각한 질병으로 발전할 수 있다.

만성염증을 일으키는 원인은 잘못된 식습관, 스트레스, 그리고 바로 질 나쁜 수면이다. 수면은 면역력에 결정적인 역할을 한다. 또한 과도한 염증을 낮추는 데에도 수면이 결정적이다. 자는 동안 세포 간 신호전달이 활발해져서 정확히 필요한 곳에 항체를 보내고 불필요한 염증 반응을 누그러뜨리기 때문이다. 그런데 노화와 더불어 멜라토닌이 최저 수준으로 떨어지면 수면의 질이 나빠져서 면역력 회복과 염증 억제가 더욱 어려워진다. 이렇게 염증으로 인해 노화가 더욱 가속화되는 것을 염증 노화inflammaging라고 한다.[57]

셋째는 멜라토닌이 감소하면 피부의 노화 속도가 빨라지기 때문이다. 멜라토닌은 피부 노화를 지연시키는 항산화제로 작용한다. 멜라토닌은 피부의 표피에서 자체적으로 합성되는데 이것이 기미를 만드는 티로시나아제tyrosinase를 억제해 주는 역할을 한다.[58] 또한 멜라토닌은 자외선 손상도 막아준다. 한 실험에서 멜라토닌과 그 대사물질을 충전한 각질세포는 아무 처리도 하지 않은 각질세포에 비해 자외선B를 조사했을 때 활성산소 생성을 50~60% 감소시켰고 질소와 과산화수소 수치를 낮추었다. 동시에 세포 내 글루타치온glutathione의 양은 더 많아졌고 DNA 손상은 줄어들었다.[59] 글루타치온은 피부 세포의 산화 스트레스를 막아주고 피부 톤을 하얗고 고르게 만드는 항산화 펩타이드이다. 멜라토닌이 줄어들면 글루타치온도 줄어들어 세포 자체의 항산화 능력이 더욱 줄어들게 된다.

이러한 다양한 방식으로 멜라토닌이 노화에 관여하기 때문에 나이가 들어 멜라토닌이 줄어들면 노화에 가속도가 붙을 수밖에 없다. 그래서 나이가 들면 들수록 어떻게든 멜라토닌 분비를 높이기 위해 최선을 다해야 한다. 규칙적이고 충분한 잠, 충분한 야외 활동으로 멜라토닌 분비를 높이는 것이 어떤 영양제나 성형수술보다도 가장 확실한 안티에이징 방법이라는 점을 잊지 않기를 바란다.

Info Box 4 **멜라토닌과 멜라닌**

멜라토닌과 멜라닌은 발음이 비슷해서 서로 관련이 있는 물질이라는 오해를 받는다. 그러나 두 물질은 완전히 다르다. 멜라닌은 피부를 검게 만드는 색소이고, 멜라토닌은 생체 시계를 만드는 호르몬이다.

합성 과정도 완전히 별개다. 멜라닌은 표피의 가장 깊숙한 기저층에 있는 멜라노사이트(멜라닌세포)에서 합성된다. 자외선으로 피부가 자극을 받으면 티로시나아제 효소가 만들어지고 이것이 멜라노사이트 안에 있는 티로신을 차례로 도파dopa, 도파퀴논dopaquinone으로 분해하여 멜라닌을 합성

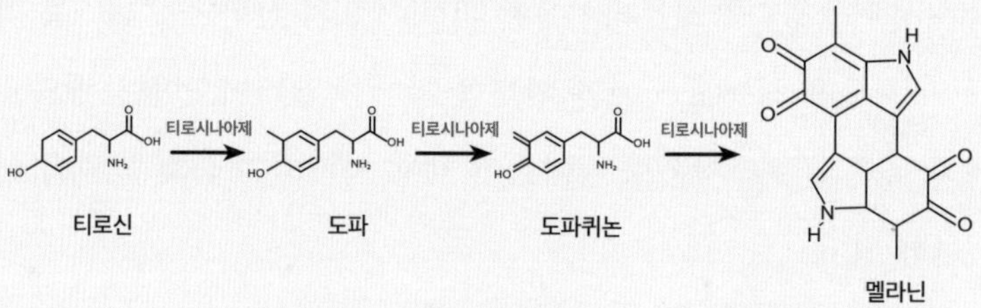

멜라닌 합성 과정

한다. 이렇게 만들어진 멜라닌 색소는 각질층으로 이동하여 피부를 검게 만들고, 머리카락, 홍채 등의 색을 내는 데에도 이용된다. 특히 자외선에 노출되었을 때 피부를 검게 만들어 손상되지 않게 보호하는 기능을 한다.

이에 반해 멜라토닌은 송과선에서 분비되는 호르몬이다. 필수아미노산 중의 하나인 트립토판tryptophan이 솔기핵에서 세로토닌으로 전환되고, 그것이 송과선에서 멜라토닌으로 전환된다.

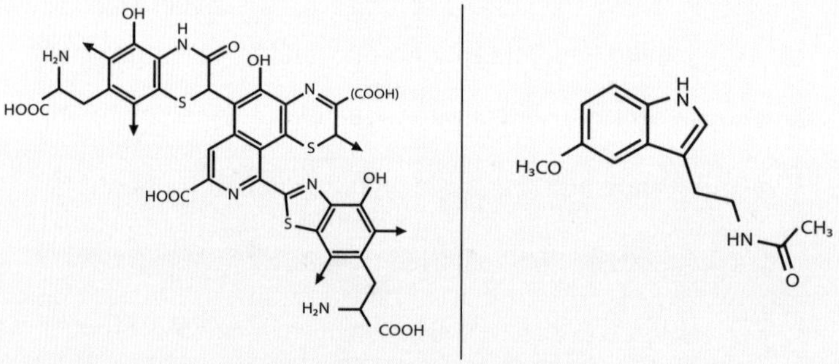

멜라닌과 멜라토닌 분자 구조 비교

멜라닌 vs. 멜라토닌

이렇게 두 물질이 완전히 다르지만 피부색과 관련이 있다는 공통점이 있다. 멜라닌 색소는 흑인에게 많이 있고 동양인은 적당히, 백인은 적게 가지고 있다. 그래서 흑인의 피부는 자외선에 노출되어도 피부 손상이 적지만, 백인은 검게 타기보다는 빨갛게 화상을 입는다. 표피 속 멜라토닌의 양도 인종에 따라 다르다. 30~50세의 젊은 흑인의 표피에 멜라토닌이 가장 많고, 60~90세 사이의 백인 노인과 백인 여성에게 가장 적다. 왜 이런 인종별 성별 간 차이가 있는지 그 이유는 아직 알려지지 않았다.[60]

Info Box 5 멜라토닌, 화장품으로 발라도 효과가 있을까?

멜라토닌이 피부 속 항산화 물질로 작용하여 노화를 억제하고 미백에도 관여한다는 사실은 자연스럽게 멜라토닌 화장품에 대해 관심을 갖게 한다. 과연 멜라토닌을 바르는 것이 피부 노화를 지연하거나 예방하는 효과가 있을까?

발표된 논문들을 보면 어느 정도 효과가 있는 것으로 보인다. 1998년 한국 연구팀이 쥐 피부에 자외선 손상을 일으킨 후 3% 멜라토닌 연고를 바른 실험을 보면 1~7주 사이 멜라닌 세포의 수가 멜라토닌이 없는 연고를 바른 대조군에 비해 현저히 감소했다. 또한 멜라닌 세포질 속에 파괴된 멜라노솜melanosome·멜라닌의 색소과립과 미토콘드리아의 양도 3% 멜라토닌을 바

른 그룹에서 더 많이 관찰되었다.[61]

임상시험의 결과도 고무적이다. 2018년 이탈리아 연구팀은 노화가 진행된 중년 여성 22명의 얼굴을 좌우로 나누어 한쪽에는 0.1% 멜라토닌 크림을 바르고 다른 한쪽에는 플라세보placebo·외관은 똑같지만 실험 물질이 들어있지 않은 속임용 실험제 크림을 바르게 했다. 3개월 후 분석했을 때, 멜라토닌 크림을 바른 쪽이 플라세보 크림을 바른 쪽에 비해 눈꼬리 주름은 15%, 얼굴 전체의 미세 주름은 26.5%가 더 줄었고, 피부탄력은 30%, 피부 건조는 59.5%나 더 개선되었다.[62]

2019년 스페인 연구팀은 기존에 발표된 논문을 바탕으로 피부에 바르는 외용제로서 멜라토닌의 치료 및 미용 효과를 조사했다. 그 결과 멜라토닌은 외과 수술로 인한 상처, 당뇨병 환자의 피부 상처, 아토피, 지루성피부염, 백반증 등에 두루 효과가 있는 것으로 나타났다. 또 화장품으로 사용하면 보습과 결, 환한 톤을 만들고 주름을 개선하는 등 종합적인 안티에이징 효과가 있다는 결론을 내렸다.[63]

멜라토닌이 피부에 발라도 안전한지를 파악하려면 반드시 체내 흡수율resorption을 확인해야 한다. 피부를 통해 멜라토닌이 체내로 흡수되면 호르몬처럼 작용해서 수면 패턴을 교란시킬 수 있기 때문이다. 1997년 스위스 취리히대학 피부과 연구진은 70% 알코올에 20mg의 멜라토닌을 녹여 아침 9시 피시험자들의 두피에 바르는 시험을 진행했다. 그 결과 8시간 만에 혈중 멜라토닌이 100배 이상 치솟았다.[64] 하지만 이 실험은 너무 극단적인 조건에서 진행된 것이라서 그대로 받아들이기 어렵다. 알코올은 피부 흡수율을 가장 높이는 물질이고 특히 두피는 얇아서 피부 흡수율이 더 높아진다. 화장품은 알코올이 아니라 물을 베이스로 사용하고 두피가 아니라 얼굴과 몸에 바르기 때문에 이렇게 많은 양이 체내로 흡수되지 않는다.

실제 사용과 가까운 조건에서 진행한 실험에서는 흡수율이 우려할 정도는 아닌 것으로 나타난다. 2016년 0.01%의 멜라토닌을 크림 또는 알코올액에 넣어 아침 9시 얼굴에 바르게 한 실험에서는 24시간 후 혈중 멜라토닌이 조금 상승했지만 생리적으로 영향을 줄 정도의 양은 아니었다.[65] 또 12.5%의 멜라토닌 크림을 몸 전체의 80%에 바르는 실험에서도 멜라토닌 흡수로 인한 졸림이나 인지 기능 저하는 나타나지 않았다.[66] 더구나 화장품에 들어있는 실제 함량은 0.01~3%의 수준이기 때문에 흡수로 인한 부작용은 크게 걱정하지 않아도 된다.

멜라토닌 보충 요법, 효과 있을까?

수면부터 면역, 혈압, 비만, 안티에이징까지 모든 것을 다 잘하는 멜라토닌. 이렇게 좋은 멜라토닌을 간단하게 영양제로 보충하는 것은 어떨까?

우리나라에서 멜라토닌 보충제는 전문의약품으로 분류되기 때문에 의사의 처방 없이는 구입할 수 없다. 반면에 미국과 유럽에서는 멜라토닌이 보충식품 또는 일반의약품이라서 자유롭게 구입할 수 있다. 이로 인해 인터넷을 통해 멜라토닌을 직구하는 사람이 늘고 있지만 영양제로 유통되는 멜라토닌과 전문의약품은 효과 면에서 차원이 다르다. 멜라토닌이 수면 호르몬으로 작용하려면 저녁에 복용하고 잠자는 시간 내내 서서히 흡수되어야 효과가 있다. 하지만 영양제나 일반의약품으로 나오는 멜라토닌은 흡수가 너무 빨라 복용 후 한두 시간 정도면 체내에서 사라진다. 전문의약품으로 나오는 멜라토닌은 약 7시간에 걸쳐 서서히 흡수되도록 만든 서방정徐放錠·Prolonged Release Tablet 또는 Slow-Releasing Tablet 타입이라서 호르몬을 대체하는 효과를 기대할 수 있지만, 해외에서 유통되는 보충식품이나 일반의약품은 이런 효과를 기대할 수 없다.

따라서 멜라토닌을 효과 있고 합법적으로 복용할 수 있는 유일한 길은 의사로부터 처방을 받는 것이다. 보통 수면의 질이 저하된 55세 이상의 불면증 환자에게 하루 2밀리그램mg의 멜라토닌을 처방한다. 55세 이상이라는 나이 기준이 있는 이유는 전문의약품 허가를 받기 위해 진행한 임상시험이 멜라토닌 분비량이 감소된 55세 이상을 대상으로 했기 때문이다. 하지만 수면 리듬이 완전히 깨진 어린이나 청소년, 청장년, 시각 장애인 등에게 선별적으로 처방하기도 한다. 처방 목적은 정상적인 수면 사이클을 회복시켜 멜라토닌이 잘 분비되도록 유도하는 데에 있기 때문에 최대 13주까지 단기로만 처방한다.

멜라토닌은 수면제가 아니다

오해하지 말아야 할 것은 멜라토닌은 절대로 수면제가 아니라는 사실이다. 수면제는 뇌에 강력한 진정 작용을 하여 직접적으로 졸음을 유발한다. 잘 알려진 벤조디아제핀benzodiazepine, 졸피뎀zolpidem 등이 이에 해당한다. 수면유도제로 분류되는 항히스타민제는 뇌에 각성 효과를 주는 히스타민을 억제해서 수면을 유도한다. 멜라토닌도 일종의 수면유도제라고 말할 수 있지만 그 작용기전은 완전히 다르다. 우리 몸 안에 들어있는 생체 시계에 맞춰 멜라토닌 수치를 높여 잠을 잘 수 있는 상태로 만들어 놓는 것일 뿐, 직접적으로 잠에 빠지게 만들지 않는다.

따라서 멜라토닌으로 수면을 개선하려면 복약 지시를 잘 따라야 한다. 즉, 취침 한두 시간 전에 복용하고 복용 이후로는 환한 실내조명이나 휴대폰 사용을 자제해야 한다. 그리고 밤에 같은 시간에 잠자리에 들고 아침에도 같은 시간에 일어나서 24시간 사이클을 만들어야 한다. 취침 시간과 기상 시간을 일정하게 유지하지 않으면 멜라토닌 복용은 의미가 없다. 해가 지면 자고 해가 뜨면 일어나는 건강한 생활을 하지 않는다면 멜라토닌 복용은 오히려 수면의 질을 떨어뜨리고 낮에 졸음을 유발할 확률이 높다.

심한 불면증에는 효과 없다

그렇다면 수면 장애를 가진 사람들에게 멜라토닌 복용은 실질적으로 얼마나 효과가 있을까? 2019년 미국 예일대 연구팀이 19개 논문을 메타분석한 바에 따르면 어린이와 성인 모두에서 멜라토닌 복용 후 취침 시간이 평균 7분 앞당겨졌고 수면 지속 시간은 평균 8.25분 늘어났다. 수면의 질 역시 플라시보를 복용한 대조군에 비해 약간 개선된 것으로 나타났다. 하지만 이와 같은 효과가 다른 직접적인 불면증 치료제에 비해 더 뛰어난 것은 아니었다.[67] 생활 리듬이 깨져 불면증이 약하게 생긴 사람들이 부작용에 대한 염려 없이 시도하기에는 좋지만 불안과 우울을 동반한 심한 불면증에는 큰 효과가 없을 수 있다.

피부미용을 위한 멜라토닌 복용?

멜라토닌은 DNA 손상을 막아주는 무적의 항산화제라서 피부에 충분히 공급되면 주름 완화, 미백, 보습 등의 미용 효과를 기대할 수 있다. 그렇다면 멜라토닌을 노화 예방을 위한 영양제처럼 복용하는 것은 어떨까?

좋은 아이디어처럼 들리지만 전혀 그렇지 않다. 멜라토닌은 수면 주기를 만들어주는 호르몬이다. 강력한 항산화제이고 피부 미용에 도움이 되긴 하지만 수면을 관리하는 호르몬이라는 본래의 정체성에서 벗어날 수 없다. 단지 피부 미용을 위해 멜라토닌을 복용한다면 과도한 멜라토닌 수치로 수면 패턴이 교란되어 일상생활이 힘들어질 것이다. 두통, 졸음, 불안, 악몽 등의 부작용을 겪을 수 있다.

또한 특별히 수면 장애가 없다면 체내에서 충분히 만들어진다는 뜻이므로 약을 통해 보충하는 것은 바람직하지 않다. 노화예방을 원한다면 멜라토닌 복용보다는 규칙적인 생활로 수면 리듬을 잘 만드는 것이 훨씬 효과적이다.

Info Box 6 멜라토닌, 음식으로 보충할 수는 없을까?

비타민과 호르몬의 차이는 비타민은 체내에서 스스로 합성할 수 없어서 음식을 통해 공급해야 하지만 호르몬은 인체가 스스로 합성하는 내분비 물질이라는 것이다. 스스로 합성하도록 진화했다는 것은 그만큼 생존에 필수이고 외부로부터 공급받기 어려운 물질이기 때문이라고 해석할 수 있다.

실제로 비타민은 음식을 균형 있게 섭취하면 생존에 필요한 양을 충분히 얻을 수 있다. 하지만 멜라토닌은 음식으로 공급이 어렵다. 보통 타트체리tart cherry에 많이 들어있다고 하지만 100그램g의 타트체리 안에 0.135마이크로그램μg이 있을 뿐이다. 참깨, 해바라기씨, 콩 등에도 많이 들어있다고 하지만 모두 그램당 나노그램ng 수준에 불과하다. 불면증 환자에게 처방되는 멜라토닌이 하루 2~4밀리그램mg이므로 음식을 통한 섭취는 무의미하다. 시중에 타트체리 함량을 근거로 멜라토닌이 풍부해서 숙면을 유도한다고 광고하는 건강보조식품들이 많은데 과장 광고이므로 경계하는 것이 좋겠다.

멜라토닌이 트립토판과 세로토닌을 통해 합성되므로 트립토판이 풍부한 음식을 먹으면 멜라토닌 분비가 원활해진다는 주장이 있는데 이 역시 의미가 없다. 음식으로 섭취할 수 있는 트립토판의 양은 매우 적다. 그리고 그 양은 대부분 장에서 세로토닌을 합성하는 데에 사용된다.

또한 뇌에서 합성되는 세로토닌의 양은 너무 많아서는 안 된다. 세로토닌을 너무 많이 섭취하면 경련, 설사, 근육경직, 불안, 구토 등의 '세로토닌 증후군'이 나타난다. 심하면 심장이 빠르게 두근거리고 기절, 사망에까지 이를 수도 있다. 인체가 혈액 1그램당 50~200나노그램(50~200ng/ml)의 세로토닌 수치를 유지하는 것은 그래야 항상성을 유지할 수 있기 때문이다.

호르몬의 역할은 인체를 제어하여 항상성을 유지하는 것이다. 항상성을 유지하려면 너무 많은 세로토닌도 너무 많은 멜라토닌도 좋지 않다. 음식이나 영양제를 통해 손쉽게 보충할 생각을 하기보다는 어렵더라도 균형 있는 식사와 규칙적인 생활을 위해 노력하는 일이 바람직하다.

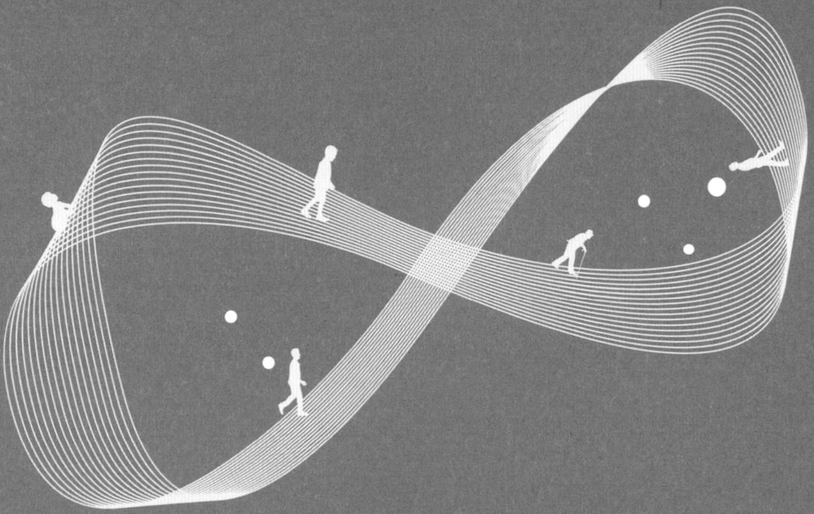

2부 성장 (0~10대)

올바른 성장이 삶을 좌우한다

1장

테스토스테론

GABA, γ- aminobutyric acid

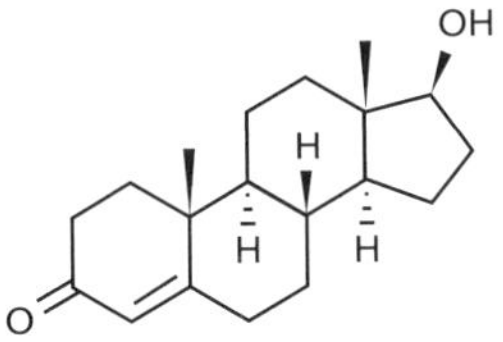

흰색 혹은 크림빛을 띤 고체 결정. 무취 혹은 거의 무취. 물에 녹지 않고 알코올에는 잘 녹는다. 19개의 탄소로 이루어진 스테로이드로 케톤Keton과 하이드록실기-OH가 탄소 3번과 17번에 위치한다. 남성은 고환에서 95%를 분비하고 나머지는 부신에서 분비한다. 여성은 남성에 비해 훨씬 적은 양을 부신과 여포막과 난소에서 분비하고 임신 중에는 태반에서도 분비한다. 태아기 성 결정에 관여하고 사춘기 남성 성기의 발달, 근육, 털, 굵은 목소리를 만든다. 남녀 모두에서 성욕, 성취욕, 적극성을 불러일으킨다. 성인 남성의 평균 테스토스테론 수치는 혈액 1데시리터dℓ 당 630나노그램ng이고 여성은 평균 32.6나노그램이다.

0세부터 10대까지의 20년은 인간이 폭발적으로 성장하는 시기다.

이 시기에 불과 50cm 안팎에 불과했던 키는 150~200cm로 자라고, 3~5kg의 몸무게는 40~90kg으로 불어난다. 남성은 고환과 성기가 커지고 온몸에 털이 난다. 여성은 가슴이 커지고 생리를 시작하며 임신이 가능한 몸이 된다. 신체의 변화와 더불어 지능과 정서도 발달한다. 각자의 성격, 재능, 개성 등을 발견하고 미래에 대해 꿈을 설계할 시기다. 이 시기 가장 왕성하게 활약하는 호르몬으로는 성호르몬인 테스토스테론과 에스트로겐, 성장호르몬, 그리고 신경 전달 물질인 가바를 꼽을 수 있다.

테스토스테론에 대해 바로잡아야 할 인식

테스토스테론을 남성호르몬으로만 간단하게 알고 있다면 이 물질에 대해 두 가지 오해를 하고 있을 확률이 높다. 첫째는 이 호르몬이 많은 남성일수록 성욕이 강하다는 오해고, 둘째는 많을수록 폭력성이 강해진다는 오해다.

미디어와 대중문화에서 이런 오해를 쉽게 볼 수 있다. 여러 TV 프로그램에서 연예인들 몇 명이 함께 남성호르몬 검사를 받는 장면이 나온다. 결과가 나오면 수치가 높은 사람은 어깨에 힘을 주고, 수치가 낮은 사람은 부끄러운 표정을 짓는다. 의사가 모두 정상 범위 내에 있다고 말해도 남자들의 표정은 달라지지 않는다. 마치 그것이 정력의 척도라도 되는 듯, 테스토스테론이 높을수록 강한 남자이고 낮을수록 약한 남자라는 고정관념이 있다.

첫째, '테스토스테론 수치는 성욕과 비례한다'는 통념이다. 과연 그럴까? 테스토스테론이 정상 범위 아래로 감소하면 성욕이 줄어드는 것은 사실이다. 남성의 테스토스테론 수치는 10대 중반에서 20대 초반까지 피크를 이루고 이후로 매년 1% 정도씩 줄어든다. 그래서 10~20대는 강력한 성욕에 사로잡혀 살지만 이후로 서서히 성욕이 줄어들어 60대 정도면 거의 사라지는 것이 자연의 섭리다. 일부 남성들은 30~40대부터 테스토스테론 수치가 급격히 감소하면서 성욕도 감소한다. 이때 테스토스테론 보충 요법을 받으면 성욕이 되살아나서 부부 관계를 살리는 데에 도움이 된다.

하지만 그렇다고 '많을수록 좋다'The more, the better는 아니다. 테스토스테론 수치는 혈액 1데시리터dℓ·10분의 1리터당 300~1,000나노그램ng·10억분의 1그램을 정상 범위로 보는데 이 범위 내에서는 수치가 높을수록 성욕이

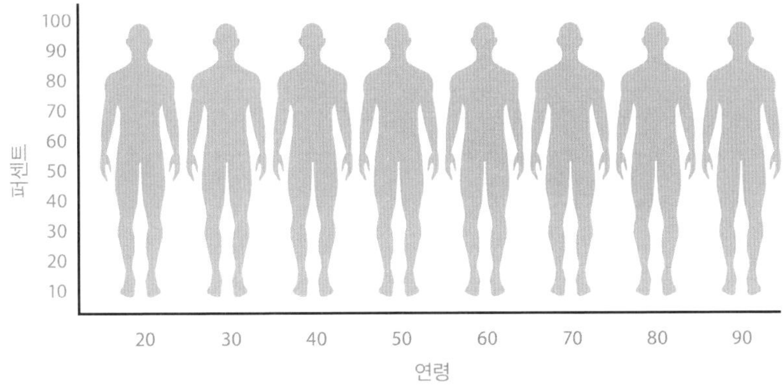

남성의 연령별 테스토스테론 수치

10대 후반~20대 초반에 피크를 이루고 점점 줄어들어 중년부터 성욕과 성기능이 점차 감소한다.

출처: "Average Testosterone Levels by Age", National HRT, hgha.com

더 강한 것도 아니고 수치가 낮을수록 성욕이 부족한 것도 아니다. 같은 수치에서 어떤 사람은 성욕이 높을 수 있고 어떤 사람은 낮을 수 있다. 또 비슷한 수치를 유지하더라도 어느 시기에는 성욕이 높을 수 있고 어느 시기에는 낮을 수 있다. 이것은 테스토스테론 수치가 성욕과 반드시 비례하지 않는다는 뜻이며, 성기능을 결정하는 유일한 요인도 아니라는 뜻이다. 과로, 스트레스, 수면, 심리상태 등 성욕과 성기능에 영향을 미치는 요소는 무수히 많다.

이것을 잘 보여주는 연구 결과가 있다. 2006년 뉴잉글랜드연구소 New England Research Institutes는 미국 매사추세츠주에 거주하는 40~70세 남성 1,632명을 대상으로 테스토스테론과 성욕의 관계를 조사했다. 그 결과 수치가 낮은 사람 중 실제로 성욕이 정상 이하로 낮은 사람은 28%에 불과했다. 또 성욕이 낮은 그룹과 성욕이 높은 그룹 사이의 테스토스테론 평균치도 차이가 크지 않았다.[68]

2005년 이탈리아의 라사피엔자La Sapienza 대학의 연구 결과도 비슷하다. 연구팀이 테스토스테론 보충 요법을 다룬 지난 30년간의 논문을 분석해 보니 테스토스테론의 수치가 평균이거나 평균 이하로 낮은 사람에게는 보충 요법이 성기능을 개선하는 데 약간 도움이 되었지만 성기능이 정상인 남성들에겐 보충 요법이 아무런 영향이 없었다.[69]

두 번째 오해, 테스토스테론 수치가 높을수록 폭력성이 강하다는 것도 사실이 아니다. 사실 이 오해를 만든 것은 과학자들이다. 1972년 미국 월터리드 군 병원Walter Reed Army Institute 소속의 신경정신과 의사들은 교도소에서 폭력적으로 행동하는 수감자와 그렇지 않은 수감자 사이에 테스토스테론 수치가 현저하게 차이가 날 거라는 가설을 세웠다. 이를 증명하기 위해 이들은 21명의 젊은 교도소 수감자들을 대상으로 폭력성과 테스토스테론 수치의 관련성을 찾는 연구에 착수했다. 하지만 연구결과, 아무런 관련성을 발견할 수 없었다. 다만 청소년기에 매우 폭력적인 범죄 전과가 있는 수감자는 그런 전과가 없는 수감자에 비해 테스토스테론 수치가 다소 높다는 점만 증명할 수 있었다. 이것을 근거로 연구진은 청소년기의 테스토스테론 수치가 반사회적 성격을 초래하는 중요한 요인이 될 수 있다는 결론을 내렸다.[70]

겨우 20여 명을 표본으로 행한 소규모 연구였지만 이 논문은 사회적으로 큰 반향을 일으켰다. 이후로 수감자들을 대상으로 한 비슷한 연구가 이어졌다. 테스토스테론이 시상하부의 바소프레신 수용체vasopressin receptor를 조절하여 공격성을 촉진한다는 생리학적 연구 결과도 발표되어 이런 주장을 뒷받침했다.[71]

하지만 시간이 지나면서 이 연구들을 뒤집는 논문들이 나오기 시작했다. 1991년 영국 센트럴랭커셔University of Central Lancashire 대학교의 심리학자 아처J Archer는 공격성을 주제로 한 6건의 테스토스테론 논문들에서 몇 가지 오류를 발견했다. 예컨대 공격성 척도를 객관적으로 평가하여 대입했을 때는 테스토스테론과의 연관성이 낮게 나타났지만, 공격성을 주변 사람들이 평가하는 방식으로 대입했을 때는 연관성이 높게 나타났다. 또한 호르몬 수치에서 몇 건의 조작 사례도 발견되었다.[72]

1999년 캐나다 퀸스Queen's 대학교 심리학과 연구팀도 테스토스테론과 폭력성을 다룬 논문 45건을 메타분석한 후 "상관성을 증명하지 못했다"는 결론을 내렸다. 테스토스테론 수치는 나이가 들면서 감소하고 하루 중 어느 시간대에 측정하느냐에 따라서도 달라진다. 피시험자의 나이, 건강 상태, 측정시간의 차이 등을 전혀 고려하지 않은 채 한두 차례의 채혈로 결론을 내리는 것은 성급하다.[73]

결정적으로 2004년 영국 맨체스터Manchester 대학 왕립병원의 연구는 이 논란에 종지부를 찍었다. 연구진은 건강한 28명의 남성에게 장기 지속형 테스토스테론을 주사한 후 2주에 걸쳐 이들의 기분, 피로감, 적대감, 공격성, 성기능 등의 변화를 조사했다. 그 결과 공격성과 성기능에 아무런 변화가 없었고 그 밖의 기분 변화도 크지 않았다.[74]

하지만 그렇다고 테스토스테론이 폭력성과 전혀 관계가 없다는 뜻은 아니다. 평소의 테스토스테론 수치가 폭력성을 판단하는 척도가 될 수는 없지만, 폭력적 성향이 나타나는 데에 테스토스테론이 관여하는 것은 어느 정도 사실이다. 예를 들어 스포츠 경기에서 선수들이 상대편을 이기려고 투지를 불태울 때 뇌에서 적개심, 공격성 등의 감정이 만들어지며 테스토스테론 수치가 상승한다. 경쟁심, 질투 등의 감정이 일 때에도 테스토스테론이 상승해서 이 감정을 증폭시킨다. 그렇다고 이러한 감정이 실제로 폭력을 낳는 것은 아니다. 오히려 원하는 것을 얻기 위해 더 적극적으로 노력하고 행동하게 만든다. 그런 의미에서 테스토스테론은 폭력성보다 적극성, 도전의식에 더 가깝다. 사회적으로 도전하고 성취하는 삶을 살려면 오히려 적당한 양의 테스토스테론이 반드시 필요하다.[75]

2000년대 이후로 과학계와 의학계는 테스토스테론을 다른 관점으로 보기 시작했다. 성욕과 폭력성은 이 호르몬을 들여다보는 아주 작은 관점일 뿐이다. 특히 생리학적 역할이 새삼 주목을 받았다. 최근 20여 년 간의 연구를 통해 테스토스테론은 배아embryo·수정 후 첫 8주까지의 태아의 발달, 뇌의 발달, 적혈구의 발달에도 필수 역할을 하며, 여성의 배란을 촉진하는 데에도 중요한 역할을 하는 것으로 밝혀졌다.[76] 또 근육을 생성하여 지방이 생기는 것을 막아주고, 나이가 들어서도 튼튼한 뼈를 유지하는 데에 도움을 준다.

테스토스테론이 심장병과 뇌졸중 위험을 낮추는 것도 임상을 통해 밝혀졌다. 캔자스Kansas 의대 연구팀이 테스토스테론 보충 요법을 받은 평균연령 66세의 퇴역 군인 8만 3,000명의 사례를 분석한 결과 남성호르몬 수치를 정상화하면 심장병 위험이 24% 낮아지고 뇌졸중 위험도 36% 낮아지는 것으로 나타났다.[77]

테스토스테론이 폭력성보다도 사회성과 관련이 많다는 것도 여러 논문을 통해 증명되었다. 1996년 캐나다 연구팀은 6~13세의 소년의 사교성과 폭력성의 정도를 조사한 후 테스토스테론 수치를 검사했다. 그 결과 예상과 달리 사교성이 좋은 소년들이 테스토스테론 수치가 높고 폭력성이 높은 소년들이 테스토스테론 수치가 낮았다.[78]

젊은 남성들에게 테스토스테론을 주사한 후 '최후통첩 게임'ultimatum game·경제학의 심리게임. 두 명의 참가자 중 한 사람에게는 돈을 어떻게 나눌지 제안할 권리를 주고 다른 한 사람에게는 수락 혹은 거절할 권리를 준다. 수락하면 두 사람 모두 그만큼의 돈을 받지만, 거절하면 두 사람 모두 한 푼도 못 받는다.을 하게 한 실험에서도 예상 밖의 결과가 나왔다. 테스토스테론을 주입 받으면 더 과감하고 이기적인 제안을 할 거라는 예상과는 달리 공정하고 관대하게 돈을 나누겠다는 사람의 수가 늘어났다. 또 불공정한 제안일 경우 거절하여 벌을 준 사람도 늘어났다. 테스토스테론이 남자를 폭력적이고 적대적으로 만드는 것이 아니라 상황에 따라 목적을 이루기 위해 더 유연하게 행동하게 만든다는 것을 알 수 있다.[79]

이제 우리는 테스토스테론에 대한 상식을 다시 만들어야 한다. 테스토스테론은 남성호르몬 이상의 건강 호르몬이고 반사회적 호르몬이 아니라 사회적 호르몬이다. 남녀를 가리지 않고 잉태의 순간부터 유아기, 청소년기, 청년기, 중년기, 노년기에 이르기까지 평생 필요한 생명

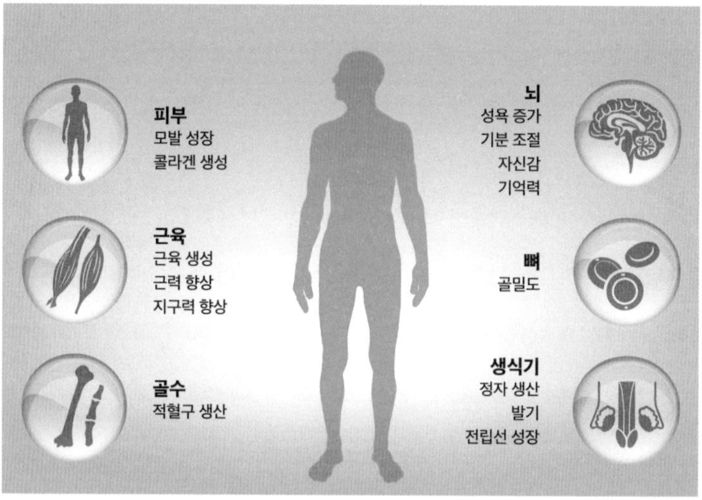

테스토스테론의 다양한 기능

출처 : "Tell-Tale Signs of Low Testosterone", Michelle, 2020, focalpointvitality.com

호르몬이기도 하다. 테스토스테론에 대한 오해에서 벗어나는 것이 이 호르몬을 이해하기 위한 좋은 출발점이 될 것이다.

Info Box 1 테스토스테론이 남성호르몬?

많은 사람이 테스토스테론이 곧 남성호르몬이라고 알고 있는데 사실 남성호르몬을 총칭하는 용어는 '안드로겐' androgen이다. 안드로겐은 3개의 육각 벤젠고리에 오각 탄소 링ring이 특이한 형태로 붙어있는 스테로이드 호르몬으로 안드로겐 수용체와 결합하여 척추동물의 성장, 발달, 유지에 중요한 역할을 한다. 테스토스테론 이외에도 아래와 같은 안드로겐이 있다.

1. 디하이드로에피안드로스테론dehydroepiandrosterone · DHEA

부신피질에서 콜레스테롤로부터 합성된다. 다른 안드로겐으로 전환될 수도 있고 여성호르몬인 에스트로겐으로도 전환될 수 있다.

2. 안드로스텐다이온androstenedione · A4

고환, 부신피질, 난소에서 분비된다. 테스토스테론 또는 다른 안드로겐으로 전환될 수 있으며 여성호르몬의 일종인 에스트론estrone의 모분자parent structure이기도 하다. 국제올림픽위원회가 지정한 금지약물이다.

3. 안드로스텐다이올androstenediol · A5

DHEA의 대사물질이자 테스토스테론과 에스트라디올estradiol의 전구체다.

4. 안드로스테론androsterone

안드로겐 호르몬들이 분해되면서 만들어지는 부산물. 여성호르몬인 프로게스테론에서 합성되기도 한다. 남성화 효과를 내지만 테스토스테론보다 매우 약하다.

5. 디하이드로테스토스테론dihydrotestosterone · DHT

테스토스테론의 대사물질. 안드로겐 수용체와 강력하게 결합해서 테스토스테론보다 더 막강한 힘을 발휘한다. 피부 및 생식기관 조직에서 분비한다.

Info Box 2 **테스토스테론 수치는 어떻게 조절될까?**

호르몬은 인체의 항상성을 유지하는 제어 시스템이다. 항상성을 유지하기 위해서는 호르몬 분비량이 너무 높아도 안 되고 너무 낮아도 안 된다. 테스토스테론 역시 마찬가지다.

테스토스테론 수치를 컨트롤하는 인체 메커니즘은 두 가지다. 첫째는 '시상하부-뇌하수체-고환 축'hypothalamic-pituitary-gonadal axis이다. 시상하부에서 생식샘자극호르몬방출호르몬gonadotrophin-releasing hormon이 분비되면 이것이 뇌하수체를 자극하고, 이로 인해 뇌하수체에서 황체형성호르몬luteinizing hormone과 여포자극호르몬follicle stimulating hormone 등의 생식샘자극호르몬gonadotropin을 분비한다. 이것이 혈액을 통해 이동하여 고환에 이르면 세포 내의 안드로겐 수용체androgen receptor와 결합하여 남성호르몬을 분비한다. 분비된 남성호르몬으로 인해 혈액 내 테스토스테론 수치가 어느 정도 올라가면 이 정보가 시상하부로 되먹임된다. 그러면 시상하부는 생식샘자극호르몬 방출호르몬의 분비를 낮춘다. 그러면 뇌하수체도 관련 호르몬들의 분비를 억제하게 되고 이로 인해 테스토스테론의 분비량이 낮아진다. 이러한 '시상하부-뇌하수체-고환 축'의 '네거티브 피드백'negative feedback을 통해 테스토스테론의 양이 일정하게 유지된다. 네거티브 피드백이란 출력량이 많아지면 입력량을 줄이는 조절 방식을 뜻하며 우리말로 '음성 되먹임'이

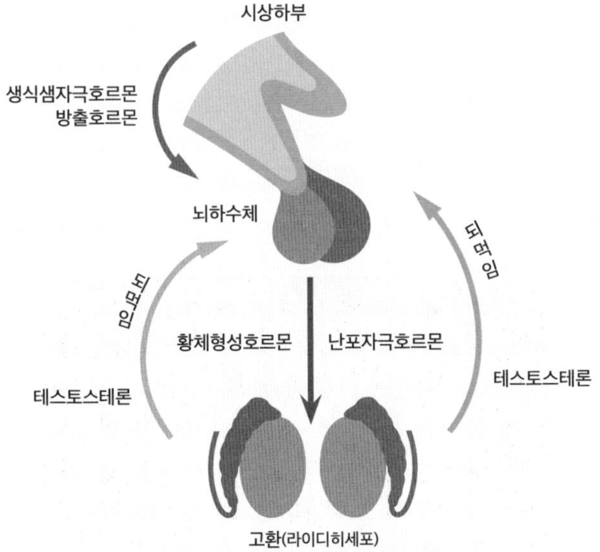

시상하부-뇌하수체-고환 축의 음성 되먹임 구조

출처: "Physiology of the Hypothalamic Pituitary Gonadal Axis in the Male", Corradi et al., <Urologic Clinics of North America>, 2016

라고 번역한다.

두 번째 메커니즘은 성호르몬결합글로불린sex hormone-binding globulin을 통한 조절이다. 성호르몬결합글로불린은 주로 간에서 만들어지는 단백질인데 성호르몬과 결합하면 이를 비활성inactive 상태, 즉 사용할 수 없는 상태로 만든다.

성호르몬결합글로불린이 테스토스테론을 꽁꽁 묶을 수 있는 이유는 이 단백질의 특이한 구조 때문이다. 두 개의 동일한 펩타이드 사슬이 길게 꼬여 있는 구조에 소수성 분자와 결합하는 부위와 스테로이드 분자와 결합하는 영역 등이 복잡하게 자리 잡고 있다. 그래서 테스토스테론이 이 단백질을 만나면 손과 발이 꽁꽁 묶여 아무것도 못 하는 상태가 된다. 테스토스테론뿐만 아니라 디하이드로테스토스테론, 에스트라디올 등의 여러 성호르몬이 이 단백질에 의해 비활성화된다.

고환에서 분비된 테스토스테론 중 약 38%는 알부민과 느슨하게 결

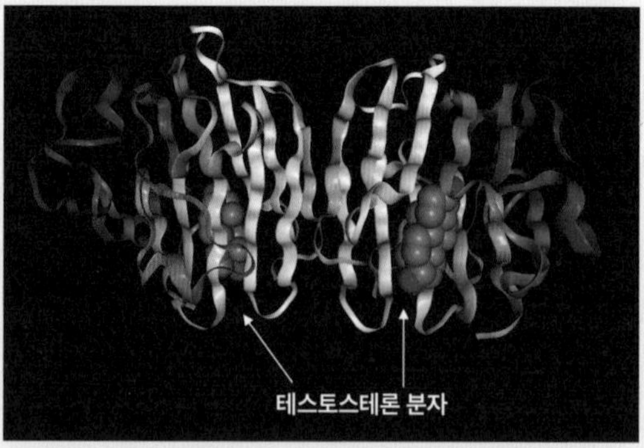

성호르몬결합글로불린(SHBG)에 꽁꽁 묶인 테스토스테론

출처 : rcsb.org/3d-view/1D2S/1

합하고 약 60%는 성호르몬결합글로불린과 단단하게 결합한다. 나머지 1~2%만이 결합하지 않고 자유롭게 혈액을 돌아다닌다. 알부민과 결합한 테스토스테론과 자유롭게 돌아다니는 테스토스테론은 성호르몬으로 기능할 수 있다. 하지만 성호르몬결합글로불린과 결합한 테스토스테론은 성호르몬의 역할을 하지 못한다. 바로 이러한 메커니즘으로 인체는 테스토스테론의 수치를 일정하게 유지한다. 즉, 고환에서 너무 많은 테스토스테론을 만들어내면 그만큼 성호르몬결합글로불린의 수치를 높여서 사용할 수 있는 성호르몬을 줄이고, 반대로 고환에서 만들어내는 테스토스테론이 적으면 성호르몬결합글로불린의 수치를 낮춰서 사용할 수 있는 성호르몬을 늘린다.

테스토스테론의 첫 역할 - 성별의 결정

태아의 성별은 언제, 무엇으로 결정될까? 아마도 다들 정자와 난자가 만나는 수정의 순간, 성염색체에 의해 결정된다고 알고 있을 것이다. 난자는 모두 X염색체를 갖고 있고 정자는 X 또는 Y 중 하나를 갖고 있다. 난자가 X염색체를 가진 정자와 수정하면 태아는 여자가 되고, Y염색체를 가진 정자와 수정하면 남자가 된다.

그런데 이 염색체가 왜, 언제, 어떤 방식으로 발현되어 태아의 생식기를 남성의 것으로 혹은 여성의 것으로 발달하게 하는 걸까? 바로 이 생식기 분화에 테스토스테론이 결정적 역할을 한다.

태아의 생식소는 임신 초기에 남자와 여자 사이에 차이가 없다. 그러다가 임신 6주에 접어들 무렵부터 변화가 시작된다. 먼저 Y염색체 속의 SRY sex-determining region Y 유전자가 발현되어 고환을 만들기 시작한다. 고환의 세르톨리 Sertoli 세포는 뮐러억제물질 Mullerian-inhibiting substance을 분비하여 자궁, 질, 나팔관 등 여성형 생식기의 발달을 퇴행시킨다. 또 고환에는 남성호르몬을 분비하는 라이디히 Leydig 세포가 있어서 8주 정도면 테스토스테론을 생산하기 시작한다. 테스토스테론 생산량은 12~18주 사이에 피크가 된다. 이 시기 남자 태아의 평균 테스토스테론 수치는 혈액 1데시리터당 249나노그램에 이른다. 이것은 거의 성인의 수준에 해당하는 높은 수치다.[80]

Y염색체가 없는 태아는 임신 7주부터 자궁을 만들기 시작한다. 이때의 자궁은 아주 소량의 에스트로겐을 생산할 수 있으나 거의 무활동 상태다. 여자 태아도 이때 소량의 테스토스테론에 노출된다. 부신에서

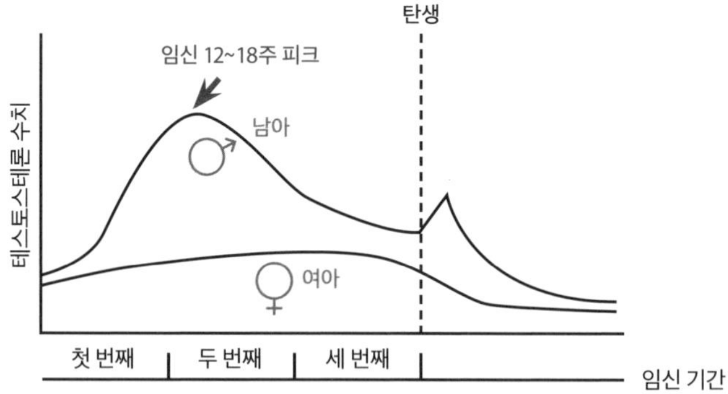

임신 기간 중 태아의 성별에 따른 테스토스테론 수치

출처 : "A Theory Explaining Biological Correlates of Criminality", Ellis, <European Journal of Criminology>, 2005

만들어진 스테로이드 호르몬으로 인해 테스토스테론이 소량 만들어지기도 하고 산모의 부신, 난소, 지방에서 만들어진 테스토스테론이 태아에게 전달된다. 여자 태아의 평균 테스토스테론 수치는 혈액 1데시리터당 29나노그램으로 남자 태아의 10분의 1 수준이다.

테스토스테론이 생식기를 바꾼다

고환에서 테스토스테론이 충분히 생산되고 이에 맞는 호르몬 수용체가 충분히 존재하면 남자의 성기가 발달하기 시작한다. 여자 태아는 테스토스테론도 많지 않고 수용체도 충분히 존재하지 않기 때문에 여자의 성기로 발달한다. 빠르면 임신 14주 정도면 초음파로 태아의 성기 모양을 관찰할 수 있다. 하지만 정확도를 높이기 위해서는 임신 18~21주까지 기다리는 것이 좋다.

테스토스테론은 또 다른 안드로겐인 디하이드로테스토스테론DHT으로 전환되어 전립선과 그 밖의 외부 생식기 구조를 만들어낸다. 또한 출산 2개월 전에 복강에 있던 고환이 음낭 내로 내려가는 정소하강testicular descent이 일어나야 하는데 이것 역시 테스토스테론이 해낸다.

이처럼 테스토스테론은 성별을 만드는 결정적 인자다. 여성 생식기로 발달하는 데에는 별다른 호르몬 조건이 필요하지 않다. X염색체만 있으면 그대로 여성이 되고, Y염색체에 의해 테스토스테론이 다량으로 분비되면 남성이 된다.

Info Box 3 테스토스테론은 여성과는 상관없을까?

여성의 테스토스테론 수치에 대해 관심을 두는 사람은 별로 없다. 테스토스테론을 남성호르몬으로만 생각하기 때문에 여성과의 관련성을 간과해 온 것이다.

하지만 여성 역시 남성과 마찬가지로 평생 테스토스테론을 필요로 한다. 테스토스테론이 적당히 분비되어야 성욕은 물론 생식능력이 정상을 유지한다. 적당한 근육, 골밀도, 콜라겐 생성, 적혈구 형성에도 테스토스테론이 반드시 필요하다.

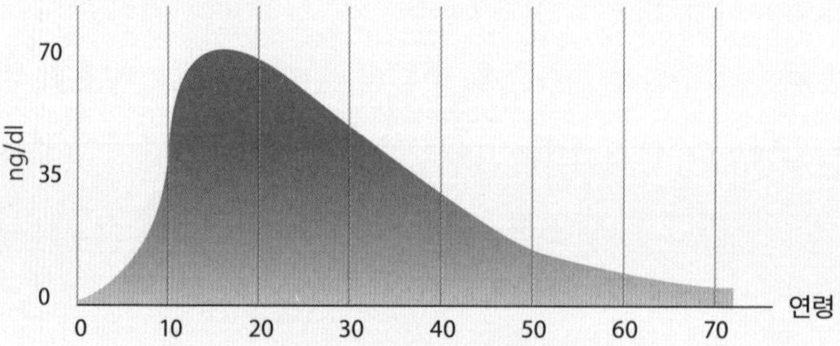

여성의 연령별 테스토스테론 수치

출처 : transformeyou.com

특히 나이가 들수록 테스토스테론의 역할이 중요해진다. 남성의 테스토스테론 수치가 20대를 피크로 매년 1% 정도 감소하는 데 비해 여성은 매년 5%씩 곤두박질친다. 폐경, 고혈압, 비만, 당뇨, 피임약 복용, 난소적출, 암 치료를 위한 화학요법 등이 테스토스테론 수치를 정상 범위 이하로 떨어뜨리는 요인이 된다. 특히 폐경은 자궁이 노화되어 기능이 저하되는 것을 의미하기 때문에 자궁에서 분비되는 모든 호르몬의 분비가 감소한다. 테스토스테론도 그중 하나다.

테스토스테론이 곤두박질치면 가장 뚜렷하게 나타나는 증상은 성욕감퇴와 성생활에 대한 만족도 감소다. 테스토스테론 등의 안드로겐 호르몬이 질과 자궁의 생리에 필수적인 역할을 하기 때문이다. 질 조직이 활발히 재생, 복구되고 성관계시 쾌감을 느끼게 하는 데에 이 호르몬이 필수다. 그래서 의학계는 약 50년 전부터 성욕감퇴를 겪는 여성들에게 테스토스테론 주사요법을 행해왔는데 부작용이 있을 거라는 우려와 달리 꽤 좋은 치료 효과를 보여준다.

2018년 국제의학 학술지 〈큐리우스 Cureus〉에 발표된 리뷰논문에 의하면 테스토스테론 주사요법은 총 5건의 임상 연구에서 여성들의 성욕감퇴에 높은 치료 효과를 나타냈다. 단 1건의 논문에서 장기간 치료 시 유방암 발병 위험이 0.37% 상승한 것 이외에는 심각한 부작용이 없었다.[81]

성욕감퇴 이외에도 테스토스테론의 급격한 감소는 여성들에게 우울증, 비만, 근육감소, 탈모, 만성피로, 집중력 저하 등을 일으킨다. 하지만 이러한 증상은 갱년기 증상과 겹치기 때문에 오진이 일어나는 경우가 많다. 만약 성욕의 급격한 감퇴와 더불어 갱년기 증상을 겪으면서 에스트로겐 대체요법으로도 나아지지 않는다면 남성호르몬 결핍을 의심해 봐야 한다. 아직 여성의 테스토스테론 부족을 진단할 정확한 기준은 없지만 보통 50세 미만 여성은 총 테스토스테론 수치가 혈장 1데시리터당 25나노그램

미만일 때, 50세 이상 여성은 20나노그램 미만일 때 남성호르몬이 결핍되었다고 진단한다.[82]

태아의 뇌에 테스토스테론이 미치는 영향 (feat. 성정체성)

테스토스테론은 태아의 성기 모양만 달라지게 하는 것이 아니다. 뇌의 모양도 달라진다. 태아의 뇌는 임신 5주경부터 발달이 시작된다. 배아의 등 쪽에 신경판neural plate이라는 납작한 조직이 형성되는데 이것이 중추신경을 만드는 재료가 된다. 신경판이 점점 길게 자라면 스스로 말려 접혀서 양 끝이 붙기 시작한다. 임신 6~7주 차면 완전히 붙어서 튜브 모양이 되는데 이것이 바로 신경관neural tube이다. 신경관의 불룩하게 튀어나온 부분은 뇌로 발전하고 나머지는 길게 늘어져서 척수spinal cord가 된다. 뇌는 전뇌, 중뇌, 후뇌의 세 부분으로 나뉘어 각각의 기능으로 분화를 시작한다.

이때부터 태아의 뇌는 빠른 속도로 신경을 만들기 시작한다. 1삼분기(임신 12주까지의 시기)가 끝날 즈음이면 수백만 뉴런이 형성되고 태아는 스스로 움직이며 이 뉴런을 시험 조종한다. 2삼분기(임신 13~26주)가 되면 대뇌, 소뇌, 뇌간brain stem이 만들어지면서 아이의 움직임이 더 활발해진다. 팔다리를 뻗고 다리를 차고 횡경막과 가슴 근육을 움직이며 호흡을 한다. 마지막 3삼분기(임신 27~40주)에 접어들면 대뇌에 홈과 융

내측시삭전핵MPA**에 있는 성적이형핵**SDN

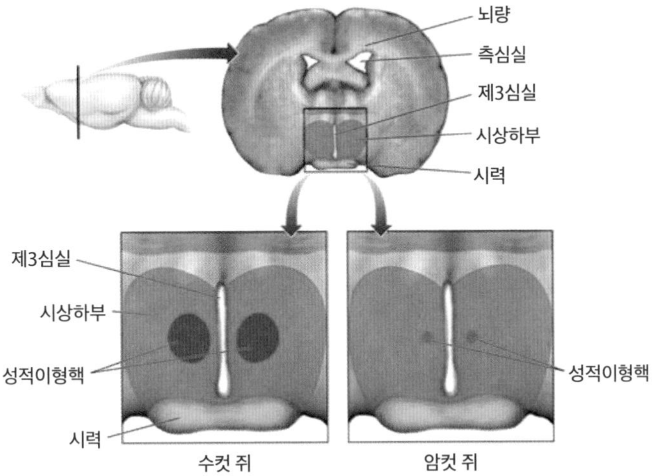

동물 실험에서 밝혀진 수컷과 암컷 뇌의 성적이형핵 부피 차이

성적이형핵 부피 차이가 남녀 행동의 차이를 만든다.

출처 : transformeyou.com ©2010Cengage Learning

기가 생기고 좌뇌와 우뇌로 나뉘게 된다. 특히 소뇌의 성장이 엄청나게 빨라진다. 소뇌는 운동조절을 담당하는 부위라서 태아의 움직임을 더 활발하게 만든다. 손가락과 발가락을 꼼지락거리고, 스트레칭과 발차기를 하는 등 산모가 깜짝 놀랄 정도로 움직임이 커진다. 뇌하수체와 시상하부도 만들어져 호르몬 분비 및 인체 조절의 기능을 갖춘다. 이 시기 태아의 뇌는 사이즈가 3배나 커지고 무게도 85그램 정도에서 310그램 정도로 커진다. 태어날 준비가 끝난 것이다.

남자 뇌와 여자 뇌의 결정적 차이

테스토스테론은 임신 8주부터 분비를 시작하여 12~18주에 피크를 이루고 24주까지 높은 분비량을 유지한다. 테스토스테론이 직접적으로 영향을 주는 뇌 부위는 시상하부 앞쪽의 내측시삭전핵medial preoptic nucleus에 있는 성적이형핵Sexually Dimorphic Nucleus이다. 이것은 큰 세포들이 조밀하게 타원형으로 뭉쳐져 있는 형태인데 모든 포유류에서 수컷이 암컷보다 훨씬 부피가 크다. 인간의 경우 여성보다 남성이 2.2배로 크고 세포의 수도 2.1배나 많은 것으로 알려져 있다.[83] 이러한 사이즈 차이는 테스토스테론의 차이로 설명된다. 동물 실험에서 어린 암컷 쥐에게 테스토스테론을 인위적으로 주입하자 성적이형핵의 사이즈가 수컷만큼 크게 자랐다. 반대로 어린 수컷 쥐를 거세하자 성적이형핵의 사이즈가 줄어들었다.[84]

한편 테스토스테론은 화학적 변화를 거쳐 여성호르몬으로도 전환된다. 5알파-환원효소5α-recuctase에 의해 디하이드로테스토스테론으로

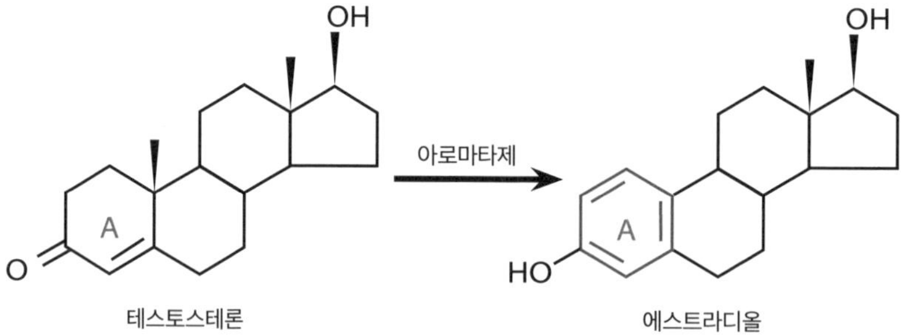

남성호르몬이 여성호르몬으로 전환되는 원리

전환하면서 또 다른 효소인 아로마타아제aromatase에 의해 에스트라디올estradiol로 전환되는 것이다. 특이하게도 여기서의 에스트로겐은 태아의 뇌를 더 남성화시키는 방향으로 작용한다. 동물 실험에서 막 태어난 수컷은 암컷보다 뇌의 에스트로겐 수치가 2~3배 높게 나타난다.[85] 이때 수컷 뇌에 에스트로겐 활동을 차단하면 뇌의 남성화가 멈춘다.[86] 이는 뇌에서 테스토스테론과 에스트로겐이 따로 혹은 같이 작용하면서 남성의 뇌를 형성하는 것으로 추측할 수 있다.

테스토스테론이 뇌의 구조를 바꾼다!

태아기의 테스토스테론 노출은 뇌에 영구적인 구조적 변화를 남긴다. 그래서 과학자들은 이것을 '구조적 효과'organizational effects라고 부른다. 하지만 이러한 구조적 효과가 반드시 아이의 행동과 성향을 결정하는 것은 아니다. 성장하면서 그때그때 일시적으로 분비되는 호르몬의 화학적 활성 효과activational effect에 따라 달라질 수 있기 때문이다. 구조적 효과는 화학적 활성 효과가 수반되어야만 힘을 발휘한다.

단, 이러한 구조적 효과가 뚜렷하게 드러나는 지점이 있다. 바로 놀이성향이다. 태아기 때 양수의 테스토스테론 수치가 높았던 아이일수록 더 활달한 놀이를 좋아하고 자동차나 로봇, 총 같은 장난감을 선호한다. 이러한 성향은 정상적인 남아뿐만 아니라 선천성 부신과형성증(부신피질호르몬 생산에 필요한 효소를 조절하는 유전자에 돌연변이가 있는 질환)으로 인해 태아기에 높은 농도의 테스토스테론에 노출된 여아들에게서도 뚜렷하게 나타난다. 또 고환은 정상적으로 테스토스테론을 분비하지만 안드로겐 수용체가 없어서 여성에 가까운 성기를 갖고 태어나는 안드로겐 내성증후군androgen insensitivity syndrome을 가진 소년들에게서도 유독 활동적인 놀이를 기피하고 인형놀이나 소꿉놀이를 선호하는 특성을 볼 수 있다.[87]

성정체성에도 영향

놀이성향은 성정체성gender identity과도 관련이 있다. 성정체성은 생물학적 성을 떠나 스스로 남자 혹은 여자라고 느끼는 것을 의미하는데 선천성 부신과형성증이 있는 여성들은 자신의 성정체성을 남자라고 여기는 비율이 일반 여성들보다 높다. 실제로 약 1~3%는 남자로 사는 것을 선택하는 것으로 알려져 있다.[88] 마찬가지로 안드로겐 내성증후군이 있는 남성은 거의 대부분 자신의 성정체성을 여자라고 느낀다.[89]

태아기 과도한 테스토스테론 노출이 자폐증Autism의 원인이라는 주장도 있는데 아직 확실히 검증되지는 않았다. 자폐증은 인구 1,000명 당 1~2명 발생하는데 남자가 여자보다 4배 정도 많은 것으로 알려져 있다. 자폐의 주요 증상은 사회적 상호작용이 어렵다는 것인데 이 역시 남성적 성향에 가깝다. 그래서 자폐가 '극단적으로 남성화된 뇌'extreme male brain theory의 결과라는 이론이 있지만[90] 과학계에서 정설로 받아들여지지는 않는다.

테스토스테론만으로 남녀의 두뇌 차이, 행동방식의 차이, 성정체성 등을 설명하는 것은 지나친 단순화일 것이다. 두뇌 발달은 성호르몬 이외에도 유전자 발현, 부모의 양육방식, 경험, 교육 등 많은 것에 영향을 받기 때문이다. 하지만 테스토스테론이 태아의 두뇌에 '구조적'인 변화를 주고 그것이 이후 아이의 성격과 성향에 어느 정도 영향을 주는 것은 분명하다. 또한 정신 건강적 측면에서 남성은 중독과 반사회적 성격 등이 나타나는 경우가 높고 여성은 불안, 우울증 등의 발병률이 높은데 여기에도 뇌의 구조적 차이가 어느 정도 관련이 있는 것으로 알려져 있다.[91] 테스토스테론이 인간의 초기 두뇌 발달에 미치는 영향을 완전히 파악할 수 있다면 관련 증후군뿐만 아니라 인간의 행동성향, 성정체성 발달, 정신 건강 등을 이해하는 데에 많은 도움이 될 것이다.

미니 사춘기

우리는 보통 10대 초반에 단 한 번의 사춘기를 겪는다고 알고 있다. 하지만 사실 우리가 기억하지 못하는 사춘기가 한 번 더 있다. 생후 0~6개월의 신생아 시절에 겪는 이른바 '미니 사춘기'mini puberty다.

남자 태아의 테스토스테론 수치는 18주를 정점으로 점점 감소하여 태어날 즈음에는 거의 여자 아기와 같은 수준으로 떨어진다. 그런데 생후 0~6개월 남자 아기의 테스토스테론 분비가 다시 훌쩍 치솟는다.

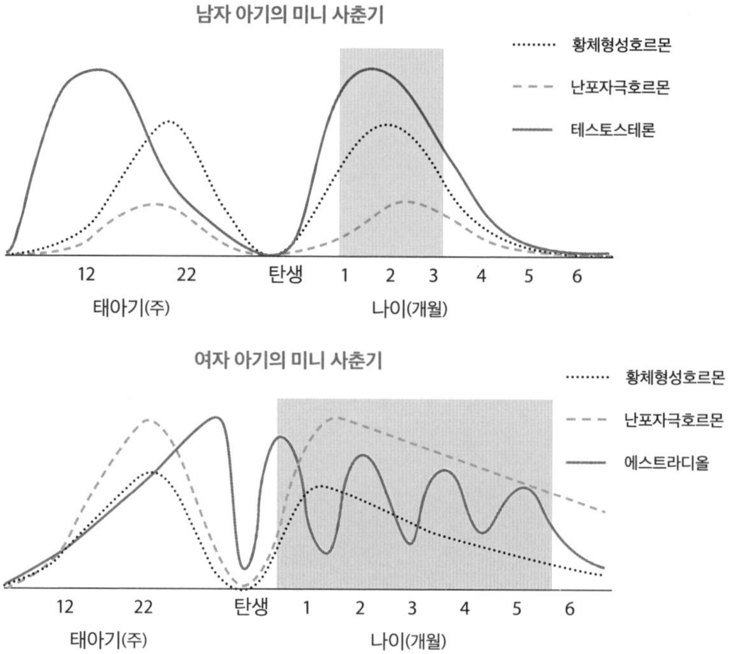

탄생 직후 아기가 겪는 미니 사춘기

출처: "Minipuberty of human infancy - A window of opportunity to evaluate hypogonadism and differences of sex development?", Renault et al., <Annals of Pediatric Endocrinology & Metabolism>, 2020

바로 이 시기가 '미니 사춘기'이다. 같은 시기 여자 아기도 사춘기를 겪는다. 남자 아기와는 달리 에스트로겐이 주기적으로 올라갔다 내려갔다를 6개월 동안 반복하는 양상을 보인다.

미니 사춘기의 존재가 밝혀진 지 40년이 넘었지만 아직 우리는 이에 대해 완벽히 이해하지 못한다. 생식기와 자궁의 발달, 체형, 체질량, 인지력 등에 영향을 미친다는 것을 알긴 하지만 무엇이 이 시기에 미니 사춘기를 발현시키는지, 이후 진짜 사춘기가 올 때까지 왜 호르몬 분비

활동을 멈추는지 알지 못한다.

한 가지 확실한 것은 미니 사춘기가 생후 처음으로 '시상하부-뇌하수체-생식샘 축'hypothalamic-pituitary-gonadal axis이 활성화되는 시기라는 점이다. 이 축은 임신 중기 태아가 높은 테스토스테론에 노출될 때 활성화되고 이후 활동을 멈추었다가 탄생 직후 미니 사춘기에 다시 활성화된다.

미니 사춘기가 고환과 음경의 크기와 관련이 있는 것은 확실하다. 2005년 덴마크 국립의료원Rigshospitalet 연구팀은 출생 3개월 시기 아기의 테스토스테론 수치와 음경 길이 사이에 연관성이 있는지 연구했다. 그 결과 음경은 출생 후 36개월까지 지속적으로 자라는데 미니 사춘기 시기인 0~3개월 사이에 자라는 속도가 월 1밀리미터mm 정도로 가장 빨랐다.[92] 고환 역시 생후 5~6개월까지 가장 빠른 속도로 자라고 이후 9개월에 이르면 살짝 작아진다.[93]

호르몬 이상을 감지할 절호의 시기

신체의 성장에도 미니 사춘기가 관여한다. 아기의 몸이 커지는 데에는 갑상선 호르몬, 인슐린, 당질코르티코이드glucocorticoid ·부신피질에서 분비하는 스테로이드 호르몬 중 하나, 성장호르몬 등이 관여하는데 성호르몬 역시 중요한 역할을 한다. 남아와 여아의 성장 속도는 발달 초기 남아가 더 빠르다. 특히 남아의 테스토스테론 수치가 가장 높은 미니 사춘기 시기에 성장 속도가

가장 크게 벌어진다.[94]

미니 사춘기가 아이의 신체 성장에 관여한다는 것은 발달에 문제가 있는 아이를 통해서도 확인된다. 선천적으로 저생식샘자극호르몬성 생식샘기능 저하증congenital hypogonadotropic hypogonadism을 갖고 태어나는 남자 아기들은 일반 아기들에 비해 성기의 크기와 몸집이 매우 작다. 뇌하수체에서 생식샘자극호르몬의 분비가 충분히 이루어지지 않아 태아기에 테스토스테론 노출이 제대로 이루어지지 않고 미니 사춘기에도 테스토스테론 분비가 매우 낮기 때문이다.[95] 테스토스테론뿐만 아니라 황체형성호르몬, 여포호르몬, 인히빈Binhibin B·고환에서 분비하는 당단백질로 분화와 발달에 관여의 분비도 정상 이하로 나타난다.[96]

만약 미니 사춘기에 이와 같은 호르몬 불균형을 파악한다면 아이의 신체 성장과 생식 기능을 정상으로 발달시킬 수 있는 절호의 기회가 된다. 이 시기를 그냥 넘기면 10년 후 사춘기가 올 때까지 치료가 지연되고 그때가 되면 증상이 심해진다. 아이의 생식기 성장이 느리거나 뭔가 다르다고 느껴진다면 미니 사춘기인 1~6개월에 꼭 호르몬 검사를 받아보길 권한다. 발견 즉시 테스토스테론과 생식샘자극호르몬 보충 요법을 시행하면 부작용 없이 좋은 결과를 얻을 수 있다.[97]

테스토스테론이 만드는 사춘기 신체 변화

미니 사춘기가 끝나면 남자 아기의 테스토스테론 수치는 거의 여자 아기 수준으로 줄어든다. 이와 동시에 시상하부-뇌하수체-생식샘 축도 활동을 멈춘다. 이 상태로 거의 10년을 보내다가 갑자기 테스토스테론 수치가 치솟기 시작하는 시기가 온다. 바로 사춘기다.

사춘기가 언제 오는지는 개인에 따라 차이가 있다. 보통 9~14세에 시작하는데 더 빠르거나 느린 경우도 있을 수 있다. 그래서 초등학교 5~6학년의 교실에 가면 보송보송한 아기 얼굴을 한 아이부터 콧수염 자국이 있는 아이까지 함께 공부하는 것을 볼 수 있다. 또래 친구들보다 사춘기가 너무 빠르거나 너무 느린 경우 아이가 감정적으로 위축될 수 있는데 매우 정상적인 것이고 중학교 2~3학년쯤 되면 결국 비슷해진다고 말해주는 것이 좋다.

사춘기의 신체변화는 고환과 음경이 커지고 털이 나는 것에서부터 시작한다. 이와 더불어 발기도 시작하게 된다.

더불어 얼굴의 모양도 달라진다. 턱과 눈썹, 광대, 코 등의 골격이 커져 소년의 티를 벗고 남자의 얼굴에 가까워진다. 이러한 변화에는 성장호르몬도 함께 작용한다.

근육과 근력이 증가하고 어깨와 흉곽도 넓어진다. 목소리가 갈라지는 변성기가 찾아오고 '아담의 사과'Adam's apple라고 불리는 목젖이 불룩 튀어나온다. 목젖이 튀어나오는 이유는 테스토스테론이 성대 주름을 두껍고 길게 만들고 후두에 연골이 자라 부피가 커지기 때문이다. 이로 인해 후두가 약간 기울면서 튀어나오게 된다. 남자의 목소리가 굵고 우렁찬 것은 테스토스테론으로 인해 여성보다 굵어진 후두 때문이다.

음모가 나기 시작한 후 2년 정도가 지났을 무렵에는 얼굴과 겨드

랑이에도 털이 난다. 수면 중 무의식적으로 정액을 배출하는 몽정夢精도 시작된다. 이것은 발기와 사정이 모두 정상적으로 작동하는 것으로 아이의 생식 기능이 완성되어 가는 것을 뜻한다.

사춘기에 여드름이 나는 이유

여드름도 난다. 사춘기에 여드름이 폭발하는 이유는 피지샘과 테스토스테론의 관계 때문이다. 피지샘에는 테스토스테론이 디하이드로테스토스테론으로 전환되는 데에 필요한 모든 효소가 있다. 이로 인해 얼굴 피부에 디하이드로테스토스테론이 과다하게 만들어지게 되고, 이것이 안드로겐 수용체와 강력하게 결합하여 피지샘 세포의 양을 늘린다. 이렇게 해서 피지샘이 비대해지면 더 많은 피지를 분비하고 이것이 모공을 막아 염증을 유발한다.[98]

하지만 이것만으로는 사춘기 여드름 폭발을 다 설명할 수는 없다. 여드름이 가장 심한 시기는 10대 중반인 사춘기 중기인데 이때는 성장호르몬이 전 생애에서 가장 많이 분비되는 때다. 성장호르몬이 분비되면 간에서 인슐린유사성장인자-1 insulin-like growth factor-1 의 분비도 늘어나는데 이 호르몬 역시 피지 분비를 증폭시킨다. 게다가 청소년기는 탄수화물과 당의 섭취가 높아 인슐린과 인슐린유사성장인자-1의 분비가 더욱 높다. 이 호르몬들은 피지 분비를 높이면서 동시에 염증 작용까지 촉진하기 때문에 여드름균이 번식하기에 아주 좋은 환경을 만들게 된다.[99]

이처럼 사춘기의 여드름은 테스토스테론, 성장호르몬, 인슐린, 인슐린유사성장인자-1의 합작품이다.[100] 여드름을 다스리고 싶다면 얼굴을 하루 두 차례 잘 씻고, 피지를 수시로 잘 제거하고 병원에서 의사의 처방을 받아 여드름균을 제거하는 약을 잘 발라주어야 한다. 아울러 당분 섭취를 줄이는 노력도 큰 도움이 된다.

사춘기 소년의 가슴이 커진다?

사춘기에 남자아이의 가슴이 여자처럼 볼록 튀어나올 수 있다. 의학용어로 유방비대증, 혹은 여유증gynaecomastia이라고 하는데 상당히 흔히 나타나는 증상이고 정상적 과정이다. 정도의 차이는 있지만 거의 사춘기 소년의 50~70% 정도가 여유증을 경험한다.[101]

여유증이 나타나는 이유는 테스토스테론과 에스트로겐의 불균형 때문이다. 에스트로겐은 남자아이의 몸에서도 소량 분비되지만 사춘기에는 테스토스테론의 분비가 워낙 많아서 그 활동은 거의 드러나지 않는다. 그런데 어떤 이유에서인지 테스토스테론 수치가 일시적으로 떨어지면 에스트로겐이 효과를 발휘하여 가슴이 발달하게 된다. 가슴이 봉긋하게 솟거나 젖꼭지가 부풀거나 쓰리고 아픈 증상이 나타난다.

이러한 증상은 6개월~2년 안에 대부분 사라진다. 사춘기가 계속 진행되면서 테스토스테론의 분비가 계속 높은 상태로 안정이 되고 에스트로겐은 정상 범위로 낮아지기 때문이다. 하지만 일부 예외적으로 증

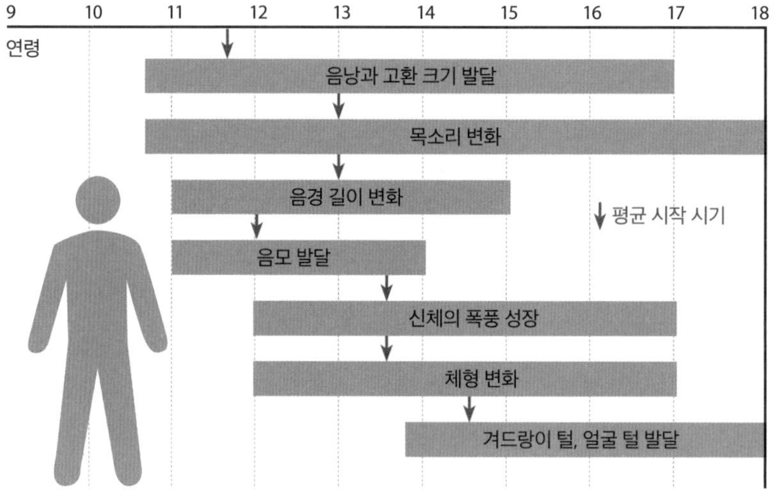

남자아이의 사춘기 신체 변화 타임라인

상이 나아지지 않는 경우도 있다. 만약 2년이 가깝도록 가슴이 커지고 여성형 유방에 더 가까워진다면 병원을 찾아야 한다. 에스트로겐 수용체를 선택적으로 억제하는 약물을 단기간 복용하여 증상을 완화할 수 있다.

사춘기 아이가 신체적 변화를 잘 받아들이게 하는 데에는 무엇보다 부모의 정서적 지지가 필요하다. 또래보다 성장이 느리거나 너무 빠른 아이들은 종종 놀림감이 된다. 이로 인해 활달하던 아이가 내성적이고 어두운 성격으로 바뀔 수도 있다. 아이가 처한 상황을 잘 이해하고 감정에 공감해 주고 다른 아이들과 비슷해지는 데에 그리 긴 시간이 걸리지 않으니 걱정하지 말라고 다독여주는 것이 좋다. 아버지의 사춘기 시절 경험담을 들려주는 것도 아이에게 큰 힘이 될 것이다.

2장

에스트로겐

Estrogen

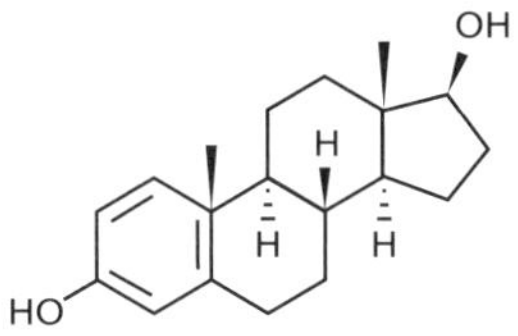

$C_{18}H_{24}O_2$

흰색에서 약간 노란빛을 띠는 분말 결정체로 냄새는 없다. 알코올과 아세톤, 다이옥산, 알칼리 수산화물 용액에 잘 녹는다. 여성은 주로 난소에서 분비하고 임신기에는 태반에서도 분비한다. 간, 췌장, 뼈, 부신, 피부, 뇌, 지방세포에서도 소량의 에스트로겐이 만들어진다. 남성은 고환에서 최대 20%를 생산하고 나머지는 지방세포, 뇌, 피부, 뼈 등에 있는 테스토스테론을 아로마타아제 효소를 통해 에스트로겐으로 전환하여 사용한다. 여성에게 가슴과 엉덩이를 커지게 하고 배란과 임신 등 생식 기능을 발달하게 한다. 가임기에는 높은 수치를 유지하다가 폐경기가 오면서 분비량이 곤두박질친다. 폐경 전 여성의 정상 범위 에스트로겐 수치는 혈액 1밀리리터ml 당 30~400피코그램pg이고 폐경 이후는 0에서

30피코그램이다.

많은 사람이 에스트로겐을 여성호르몬으로만 알고 있다. 하지만 우리의 신진대사에서 에스트로겐의 역할은 성호르몬에만 머무르지 않는다.

에스트로겐은 항염 작용과 인지 능력에 관여

첫째, 에스트로겐은 체내에서 강력한 항염anti-inflammation 효과를 낸다. 이러한 효과는 에스트로겐이 잘 분비되는 시기에는 느껴지지 않지만 폐경이나 난소적출로 인해 에스트로겐 분비가 곤두박질치면 확연히 드러난다. 폐경 후 5년이 지난 여성들은 폐경 이전의 여성들보다 혈청 사이토카인cytokine 수치가 높다. 사이토카인은 염증반응을 일으키는 단백 활성물질로 이 수치가 높다는 것은 그만큼 몸에 염증이 많다는 뜻이다. 폐경 후 별다른 이상이 없는데도 몸이 이곳저곳 아프고 잠을 잘 못 자고 전에 없던 부종, 염증 등에 시달리는 것은 에스트로겐 부족으로 염증 수치가 증가하기 때문이다.[102]

둘째, 에스트로겐은 인지 능력과도 관련이 있다. 난소적출을 한 여성들이 인지 능력이 떨어지고 특히 언어를 기억하는 능력이 감소하는 것은 잘 증명된 사실이다. 1988년 캐나다 맥길McGill 대학 연구팀은 난소와 나팔관을 적출한 여성들을 두 그룹으로 나누어 3개월 동안 한 그룹에는 에스트로겐을 주사하고, 다른 한 그룹에는 플라시보를 주사한 후 인지 능력을 테스트했다. 그 결과 에스트로겐 주사를 맞은 그룹이 기억력,

인지 속도, 추리능력 등에서 훨씬 높은 점수를 받았다.[103]

몇 년 후 이 연구팀은 후속 연구를 발표했다. 이번에는 난소적출술을 받기 전과 후, 여성들의 인지 능력을 비교했다. 그 결과 난소적출술을 받은 후 에스트로겐 주사를 맞은 그룹은 인지 능력에 아무 변화가 없었으나, 플라시보 주사를 맞은 그룹은 인지 능력이 현저히 떨어진 것을 확인할 수 있었다.[104]

에스트로겐 감소가 치매를 일으킨다?

셋째, 에스트로겐과 인지 능력의 관련성은 치매와의 관련성으로도 이어진다. 사실 치매와의 관련성은 염증에서 출발한다. 동물 실험에서 염증을 유발하는 사이토카인을 주입받은 수컷 쥐는 기억력이 현저히 감소한다. 이때 사이토카인에 대한 항체를 주사하면 단숨에 기억력을 회복한다.[105] 에스트로겐 감소가 염증을 야기하고 이것이 인지 능력 감소와 치매로 이어진다고 볼 수 있다.

두뇌에서 에스트로겐은 시냅스 형성을 촉진하고, 뇌 혈류량을 증가시키고, 신경 전달 물질과 호르몬을 매개하고, 두뇌 세포의 사멸을 막고, 항산화 및 항염 효과를 낸다. 노년기 여성의 치매 발병률이 남성보다 높은 이유는 뇌에서 에스트로겐이 했던 이러한 많은 일들이 중단되기 때문이다.

그렇다면 이때 에스트로겐을 약물이나 주사로 보충해 주면 어떨까? 1997년 미국 국립노화연구소가 주도한 '볼티모어 노화 종단연구longitudinal study·같은 집단을 오랜 기간 관찰하는 연구 방법'에 따르면 에스트로겐 대체요법을 받은 여성의 알츠하이머 발병률은 대체요법을 받지 않은 여성의 46% 정도로 낮게 나타났다. 이들은 폐경기 여성 472명의 데이터를 16년 동안 추적했는데 총 34명이 알츠하이머 진단을 받았으며 이 중에서 에스트로겐 대체요법을 받은 여성은 9명뿐이었다.[106]

에스트로겐은 몸매 조절 호르몬

넷째, 에스트로겐은 몸매 조절 호르몬이다. 사춘기부터 여성은 가슴, 엉덩이, 골반에 지방이 축적되어 굴곡 있는 몸매를 갖게 된다. 이는 다가올 임신과 수유에 대비하여 에너지를 저장해 놓으려는 에스트로겐의 작용이다. 그런데 폐경기가 되어 에스트로겐 수치가 곤두박질치면 이러한

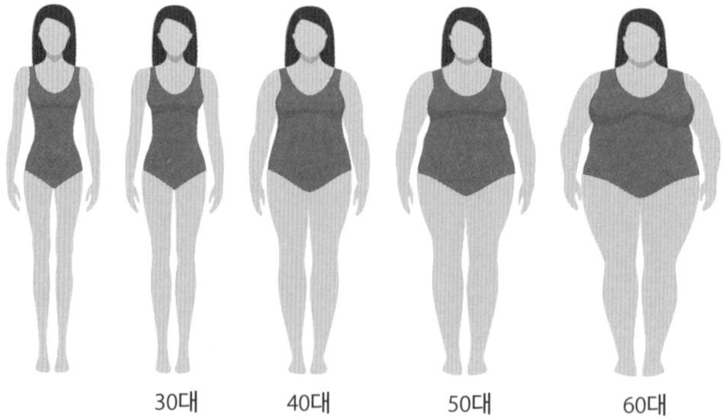

여성의 연령별 체형 변화 추이

여성의 체형은 에스트로겐 감소와 더불어 복부 비만형으로 바뀌게 된다.

지방 배치 패턴이 사라지고 복부와 내장에 살이 찌기 시작한다. 체중의 변화가 많지 않아도 복부의 총지방량total fat mass이 늘어나고 제지방량除脂肪量·lean body mass이 줄어들어 몸매가 바뀌는 것이다.[107]

이로 인해 폐경기 여성은 쉽게 비만이 된다. 보통 45~55세 사이 매해 0.5킬로그램kg씩 살이 찌는 것으로 알려져 있다. 또한 이 시기 근육량도 점점 줄어들기 때문에 신진대사가 저하되면서 살이 찌는 데에 가속도가 붙는다. 폐경이행기perimenopause·배란 및 난소 호르몬 분비가 저하되기 시작하는 시점으로부터 마지막 생리 후 1년까지의 기간에 5~8%였던 복부 지방이 폐경 후가 되면 15~20%까지 증가한다.[108]

더불어 당뇨병, 심장병, 뇌졸중, 암 발병 위험이 커진다. 여성의 당뇨병, 심장병, 암 발병 시기는 45세 이후로 껑충 솟는다. 이것은 난소의 노화, 에스트로겐 감소, 테스토스테론 감소, 폐경 등과 시기가 맞물린다.

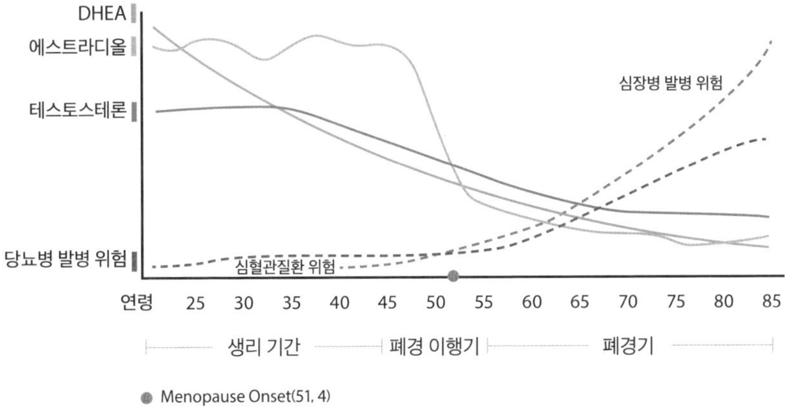

폐경기 호르몬의 변화와 당뇨병과 심장병 발병 위험의 관계

출처: "Sex Hormones and Cardiometabolic Risk", Glisic, Erasmus University Rotterdam, 2018

스트레스와 심혈관에의 작용

다섯째, 에스트로겐은 스트레스에 큰 영향을 받는다. 스트레스가 심하면 인체는 이것을 극복하기 위해 코르티솔을 분비한다. 스트레스가 오랜 기간 지속되면 코르티솔 분비가 늘 높은 상태에 있게 되고 이것이 에스트로겐의 분비를 감소시킨다. 이로 인해 생리불순, 생리통, 탈모, 체중증가, 스킨태그skin tag·흔히 쥐젖이라 부르는 연성 섬유종, 여드름 등의 증상이 나타난다. 심하면 불임과 조기 폐경early menopause으로도 이어질 수 있다. 조기 폐경은 40~45세 사이에 일어나는 폐경을 의미하는데 여성 인구의 5%에서 일어나는 것으로 알려져 있다.[109]

여섯째, 에스트로겐은 심혈관 건강에 매우 중요한 역할을 한다. 폐경 전 여성은 같은 나이대의 남성보다 심혈관 질환 발병률이 낮다. 그런데 폐경 후에는 발병률이 증가한다.[110] 이렇게 여성의 심장 질환 발병이

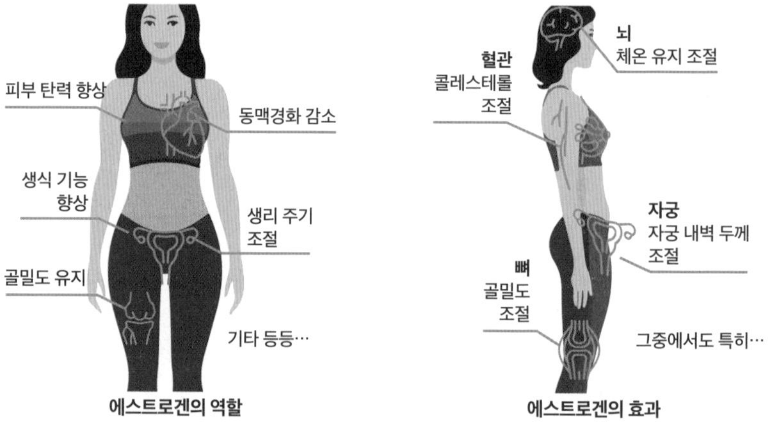

에스트로겐의 역할과 효과

출처: "Estrogen Function: Roles and Effects", SheCares (shecares.com)

남성보다 10년 늦게 나타나는 이유는 에스트로겐과 그 수용체가 심장과 혈관을 보호하는 역할을 하기 때문이다. 심장 조직의 미토콘드리아 세포막에 존재하는 에스트로겐과 에스트로겐 수용체가 항염, 항산화 효과를 내어 심장 세포의 손상과 세포자살을 막아주는 것이다.[111]

에스트로겐은 이처럼 다재다능하다. 단순히 성호르몬이라고만 알고 넘어가기에는 인체에, 특히 여성의 건강에 미치는 영향이 너무나 크다. 에스트로겐을 잘 이해하고 평생의 건강에 활용하기 위해서는 우선 발달 초기에 에스트로겐이 하는 일을 잘 알아 두는 것이 좋겠다.

Info Box 4 **에스트로겐은 어떻게 합성되고 대사될까?**

에스트로겐의 합성은 시상하부에서 생식샘자극호르몬방출호르몬이 분비되면서 시작한다. 생식샘자극호르몬방출호르몬의 분비는 뇌하수체에서 황체형성호르몬과 여포자극호르몬을 분비하게 하고, 이것이 혈액을 통해 난소에 이르면 안드로겐 수용체와 결합하여 에스트로겐을 합성하게 된다.

그런데 에스트로겐을 합성해 내는 곳은 난소만이 아니다. 간, 췌장, 뼈, 부신, 피부, 뇌, 지방조직, 유방에서도 소량의 에스트로겐이 합성된다. 이렇게 합성된 에스트로겐은 폐경기 이후 난소 기능을 잃어버린 여성들이나 난소나 자궁이 없는 여성들에게 매우 유용하게 쓰인다.[112]

혈액으로 나온 에스트로겐은 에스트로겐 수용체estrogen receptor와 결합하여 활성화된다. 에스트로겐 수용체는 난소, 자궁, 유방 등 생식조직에 다량으로 분포한다. 피부, 간, 장, 뇌, 뼈, 침샘 등에도 에스트로겐 수용체가 있다. 다른 안드로겐 호르몬과 마찬가지로 에스트로겐도 자동적으로 세포 속으로 들어가서 핵 속의 DNA와 결합하여 유전자를 발현하게 한다.

그런데 혈액으로 나온 에스트로겐이 모두 다 수용체와 결합하는 것은

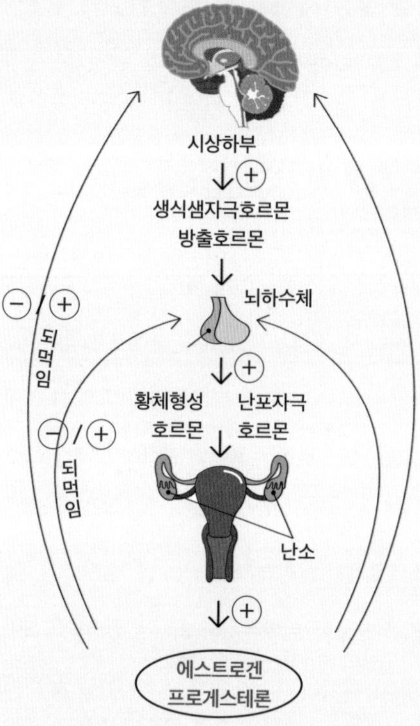

시상하부-뇌하수체-난소 축의 네거티브 되먹임 구조

출처: Nickel Nanoparticles Exposure and Reproductive Toxicity in Healthy Adult Rats. International Journal of Molecular Sciences 2014, 15(11)

아니다. 수용체를 만나기 전에 일부는 알부민 혹은 성호르몬결합글로불린과 결합한다. 이렇게 결합된 에스트로겐은 꽁꽁 묶여서 사용이 불가능하다. 에스트로겐 생산량이 너무 과다할 경우 인체는 이렇게 일부를 무력화시켜 에스트로겐 수치를 스스로 낮춘다.

에스트로겐 수치를 낮추는 또 다른 방법이 있다. 혈액 내에 에스트로겐의 수치가 너무 높으면 이 정보가 시상하부와 뇌하수체로 되먹임 된다. 그러면 시상하부와 뇌하수체가 스스로 생식샘자극호르몬방출호르몬과 황체형성호르몬, 여포자극호르몬의 분비량을 낮춘다. 이렇게 에스트로겐이 높으면 자극 호르몬을 낮추고, 에스트로겐이 낮으면 자극 호르몬을 높이는 '시상하부-뇌하수체-난소 축' hypothalamic-pituitary-ovarian axis의 네거티브 되먹임 negative feedback 구조에 의해 에스트로겐의 양이 자율 조절된다.

에스트로겐과 태아의 발달

임신 초기 에스트로겐은 태아를 위해 여러 가지 일을 한다. 주로 엄마의 난소에서 분비되는 에스트로겐은 자궁 내벽을 두껍게 만들어 태아가 편하게 자리 잡게 하고 태반을 무서운 속도로 자라게 하여 아기에게 호흡과 영양분을 공급할 기초 인프라를 만든다. 일단 태반이 자리를 잡으면 그때부터는 태반에서 자체적으로 임신기에 필요한 여러 호르몬을 분비한다. 에스트로겐, 프로게스테론, 태반성 젖분비자극호르몬, 인간융모

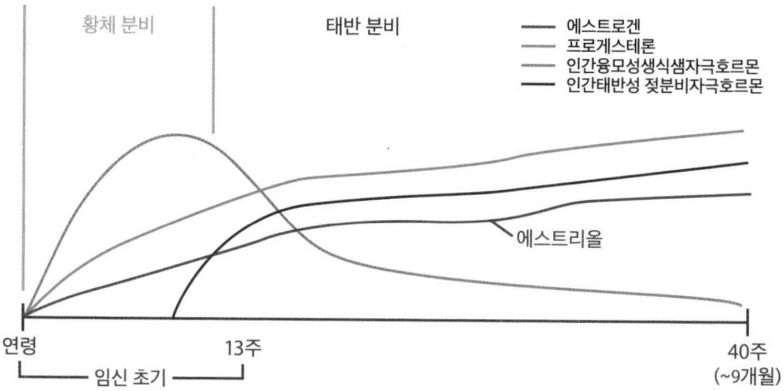

임신기 산모가 분비하는 호르몬

임신 초기에는 난소에 자리잡은 황체가 호르몬 분비를 주도하고 중기부터는 태반이 주도한다. 태아의 장기와 조직의 성장, 폐 발달, 태반으로의 혈류 조절, 자궁경부의 안정성 등을 이 호르몬들이 담당한다.
출처: Osmosis, open.osmosis.org

성 생식샘자극호르몬Human Chorionic Gonadotropin 등이 함께 작용하여 태아의 발달과 산모의 건강을 책임진다.

그렇다면 산모로부터 공급받는 것이 아니라 태아가 스스로 분비하는 에스트로겐은 어떤 역할을 할까? 여자 태아는 약 7주 정도부터 자궁을 형성하고 소량의 에스트로겐을 분비한다. 하지만 이때의 에스트로겐은 거의 존재감이 없다. 그러다 임신 중기로 접어드는 12주 무렵부터 에스트로겐 분비량이 치솟기 시작한다. 에스트로겐뿐만 아니라 황체호르몬과 여포자극호르몬도 동시에 치솟는다. 이렇게 임신 말기까지 쭉 높은 호르몬 수치를 유지하다가 출산하는 순간에는 거의 제로 수준으로 떨어진다.

이렇게 임신 중기~말기에 걸쳐 치솟았다 추락하는 호르몬이 태아에 어떤 영향을 끼치는지는 명확히 알려지지 않았다. 다만 이 시기 자

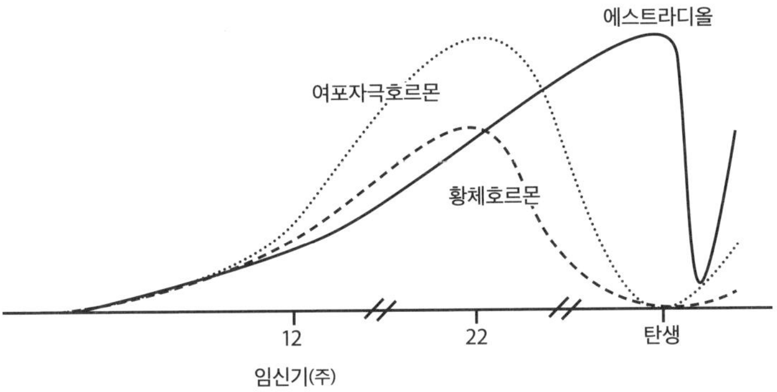

여자 태아의 호르몬 변화

임신 중기부터 분비량이 높아지다가 탄생을 앞두고 곤두박질 치며 떨어진다.

출처: "Up-To-Date Review About Minipuberty and Overview on Hypothalamic-Pituitary-Gonadal Axis Activation in Fetal and Neonatal Life", Lanciotti et al., <Frontiers of Endocrinology>, 2018

궁이 완성되고 태아가 처음으로 여포ovarian follicle를 만들어내는 등, 여성 생식력의 기초를 다지는 데에 이 호르몬들이 영향을 미칠 것으로 추측한다. 탄생 전에 호르몬이 감소하는 것은 산모의 태반에서 분비되는 많은 양의 에스트로겐이 태아의 '시상하부-뇌하수체-생식샘 축'을 억제하는 것으로 본다.

한 가지 흥미로운 사실은 무뇌증無腦症·anencephaly이 있는 태아도 임신 34주 차까지 호르몬 분비를 포함한 모든 발달이 정상적이라는 점이다. 하지만 그 후부터는 정상 태아에서 관찰되는 막 자라나는 어린 여포들이 관찰되지 않는다. 이를 통해 태아의 호르몬 분비는 임신 7~8개월까지는 산모의 태반과 태아의 자궁에서 자체적으로 생산하고 그 후부터는 뇌와 연결된 '시상하부-뇌하수체-생식샘 축'의 작용이 필요한 것이 아닐까, 추측할 수 있다.

미스터리에 싸인 여아의 미니 사춘기

탄생의 순간 여아의 에스트로겐 수치는 거의 바닥 상태다. 에스트로겐이 이렇게 부족한 상태는 약 6~10일 정도 계속되다가 다시 가파르게 상승하기 시작한다. 에스트로겐 부족 상태가 시상하부로 음성 되먹임되어 다시 왕성하게 호르몬을 분비하기 시작한 것이다.[113]

이것은 태어나서 처음으로 '시상하부-뇌하수체-생식샘 축'이 활성화된 것이자 미니 사춘기의 시작이기도 하다. 여아의 미니 사춘기는 남아의 미니 사춘기와 다른 양상을 보인다. 남아의 미니 사춘기가 테스토스테론, 여포자극호르몬, 황체호르몬이 모두 피크인 상태로 3개월을 보내는 것인데 비해, 여아의 미니 사춘기는 매우 높은 여포자극호르몬과 적당한 황체호르몬이 분비되는 상태에서 에스트로겐이 약 1.5개월 간격으로 파도처럼 높아졌다 낮아지기를 반복한다. 이러한 미니 사춘기가 짧게는 6개월, 길게는 2년까지 지속된다.[114]

미니 사춘기의 에스트로겐 파도는 무엇을 의미하는 걸까? 남아의 미니 사춘기는 고환과 음경의 크기가 늘어나고 생식 기능이 발달하는 것과 관련이 있는 것으로 밝혀졌지만 여아의 미니 사춘기는 아직 베일에 싸여있다. 이것이 유선과 자궁을 자극하여 크기를 키울 것이라는 가설을 증명하려고 노력한 과학자들이 있었으나 모두 실패했다. 미니 사춘기 동안 가슴의 크기와 자궁 길이에 아무런 변화가 없는 것으로 밝혀졌기 때문이다.[115] 현재로서는 이 에스트로겐 파도가 여포의 성숙과 위축 주기를 의미하는 것이 아닐까, 추측할 뿐이다.[116]

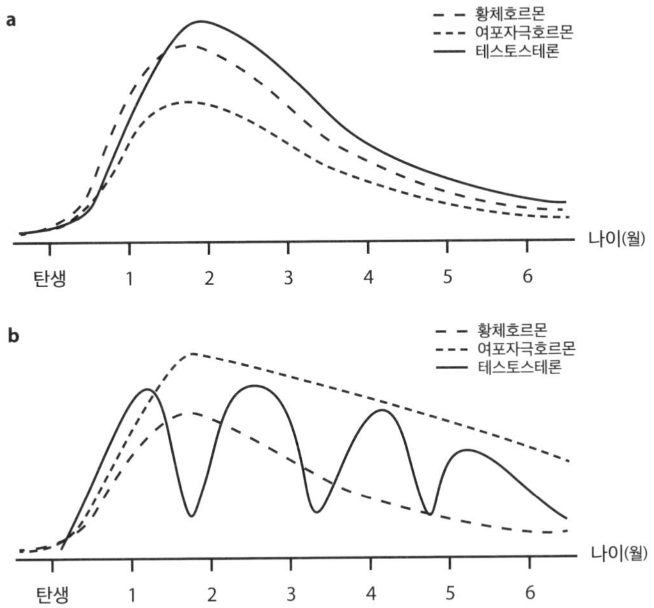

남아와 여아의 미니 사춘기 차이

남아(a)는 테스토스테론과 여포자극호르몬, 황체호르몬이 모두 높은 상태를 3개월간 유지하고, 여아(b)는 높은 여포자극호르몬과 적당한 황체호르몬이 분비되는 가운데 에스트로겐이 파도처럼 높아졌다 낮아졌다를 반복하는 양상을 보인다.

출처: "Activation of the Hypothalamic-Pituitary-Gonadal Axis in Infancy : Minipuberty", Kuiri-Hanninen et al., <Hormone Research in Paediatrics>, 2014

과학자들은 미니 사춘기를 '기회의 창'window of opportunities이라고 칭한다. 이 시기가 '시상하부-뇌하수체-생식샘 축'의 결함을 발견하고 치료할 절호의 기회이기 때문이다. 이 시기를 놓치면 '시상하부-뇌하수체-생식샘 축'은 닫히고 10년 후 사춘기가 시작되어 다시 활성화될 때까지 기다려야 한다. 미니 사춘기에 대해 좀 더 많은 것이 밝혀진다면 발달 지연이나 성장에서 나타나는 여러 장애에 새로운 시각으로 접근할 수 있을 것이다.

초경에 대해 아이에게 알려줘야 할 것들

초경은 사춘기의 시작을 알리는 중요한 이벤트다. 생리가 시작되었다는 것은 여포와 난자가 잘 만들어지고 배란이 잘 이루어진다는 뜻이다. 사회적으로는 여성으로서의 신체적 성장을 의미하고 의학적으로는 임신이 가능한 신체 상태를 의미한다.

초경이 나타나는 나이는 보통 9~14세를 정상으로 본다. 미국의 통계를 보면 평균 12세에 초경을 겪는다. 영국은 13세로 나타나고 네덜란드, 스웨덴, 스위스, 독일은 13~13.5세로 나타난다. 이렇게 초경 시기가 국가별로 다르게 나타나는 것에는 지리, 인종, 민족, 문화, 생활수준 등 여러 요인이 작용한다.

한국의 경우는 초경 나이가 계속 빨라지는 추세다. 질병관리청의 국민건강영양조사 통계에 따르면 2001~2011년 사이 조사된 평균 초경 나이는 12.7세다. 하지만 12세 이전에 초경을 하는 비율이 2001년에는 21%였지만 2011년에는 34.6%로 증가했다. 10년 사이에 초경을 빨리하는 여아의 비율이 64%나 증가한 것이다.[117] 중국의 경우도 2014년에는 평균 초경 연령이 12.8세였지만 2014년에는 12.3세로 빨라졌다.

빠른 초경은 생리하는 기간이 늘어나는 것을 의미한다. 12세에 생리를 시작하여 50세에 폐경을 한다고 가정할 때 평생 총 495회의 생리를 한다는 계산이 나온다. 임신 기간을 제외한다 해도 평균 450회 이상의 생리를 한다고 볼 수 있다. 생리는 새로운 세포를 만들고 파괴하는 과정의 반복이기 때문에 이렇게 많은 생리 횟수는 자궁에 부담이 된다. 또

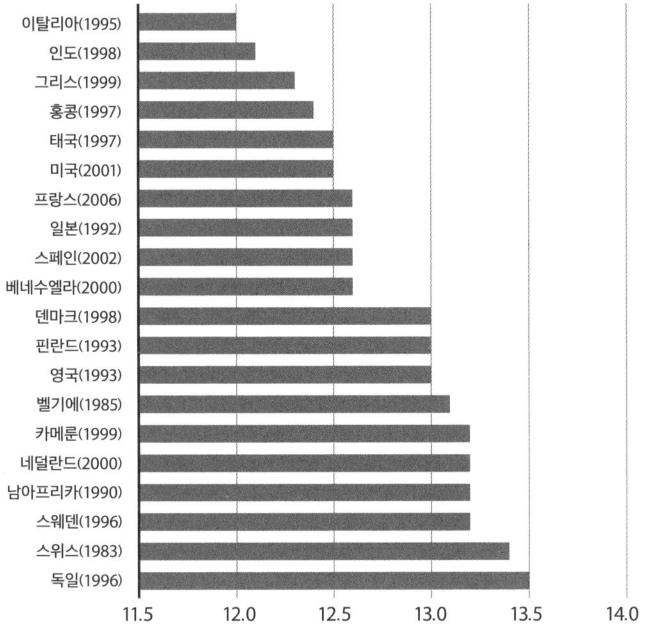

국가별 초경 연령

초경 연령은 프랑스를 비롯한 지중해 지역 국가들이 다른 유럽 국가들에 비해 이르다. 인종, 유전 등의 요인 외에도 위도, 온도, 습도, 자외선 양 등 많은 것이 영향을 끼친다.

출처 : Lancaster Glossary of Child Development

에스트로겐 및 여러 생식샘 호르몬에 반복적으로 노출되는 것이기 때문에 유방에도 부담이 된다. 현재 평생에 걸쳐 누적된 생리 횟수가 유방암 및 자궁암 발병과 관련이 있다는 연구들이 활발히 진행 중이다.

초경을 겪는 아이가 가장 당황하는 것은 아마도 생리혈과 생리량, 생리통일 것이다. 아이가 놀라지 않도록 초경이 다가오는 10세 정도부터 생리에 대한 이야기를 엄마와 자연스럽게 주고받을 필요가 있다.

보통 생리혈은 맑은 분홍색에서 빨간색을 보이는 것이 정상이다. 그러나 생리량이 많은 날에는 어두운 자주색이 될 수도 있다. 생리

1~2일 차에는 붉었던 생리혈이 3일 차에 다소 짙어지는 것은 자연스러운 현상이다. 또 생리가 끝날 무렵에는 자궁 내벽의 세포들이 함께 분비되어 생리혈이 짙은 갈색으로 변한다. 이 역시 매우 정상이므로 아이에게 걱정하지 말라고 얘기해 주면 된다.

생리량이 얼마나 되는지, 생리 기간이 얼마나 되는지도 알려주고 스스로 체크하게 해야 한다. 생리는 보통 5~7일 정도 지속되는데 총 출혈량은 30~50밀리리터ml이다. 혈액뿐 아니라 다른 자궁 내 노폐물과 함께 빠져나오기 때문에 총 분비물의 양은 70~80밀리리터가 된다. 이는 작은 야쿠르트 한 병(65밀리리터)을 조금 넘는 양이다. 아이가 기준을 삼을 수 있도록 알려주는 것이 좋겠다.

생리통에 대처하는 방법

생리통은 아이에게는 매우 이상하고 불쾌한 감각일 것이다. 사실 초경과 더불어 곧바로 생리통을 경험하는 경우는 드물다. 생리통은 임신을 준비하면서 두꺼워진 자궁내벽이 자궁 근육의 수축을 통해 떨어져 나오면서 야기되는 감각인데 초경 시에는 배란이 충분히 완성되지 않은 상태라서 통증을 느끼는 경우가 드물다. 보통 초경 후 1~2년 이내에 생리통을 처음으로 경험하게 된다.

생리통은 자연스러운 현상이지만 사람에 따라 그 증상과 강도는 다르다. 보통은 골반 부위가 무겁고 불쾌한 정도지만 심하면 꼬리뼈와 허벅지까지 통증이 뻗어 나갈 수 있다. 또 아랫배가 쥐어짜는 듯이 아플 수 있고, 구토, 메스꺼움, 설사를 할 수도 있다.

일반적인 수준의 통증은 온열기로 배를 따뜻하게 하거나 골반 부위를 마사지하는 것으로 어느 정도 다스릴 수 있다. 하지만 일상생활에 방해를 받을 정도로 아이가 아파한다면 진통제를 복용하는 것도 방법이다. 진통제의 원리는 자궁 수축을 일으키는 물질인 프로스타글란딘prostaglandin의 생성을 억제하는 것이다. 시중에 판매되는 진통제는 모두 비스테로이드성 항염증제이기 때문에 복용하는 것이 인체에 크게 해가 되지 않는다. 생리통을 무조건 참는 것보다는 일상생활을 편히 보내는 것이 중요하므로 약사의 복약지도에 따라 활용하는 것이 좋겠다.

만약 아이의 생리통이 진통제로도 다스려지지 않는다면 검사를 해 볼 필요가 있다. 자궁 수축으로 인한 일차성 월경통이 아니라 골반강 내 이상으로 인한 이차성 월경통일 수도 있기 때문이다. 자궁내막증, 자궁 혹은 질의 기형, 자궁 내 유착, 자궁근종, 만성 기능성 낭종, 잔류 난소 증후군 등이 이차성 월경통의 원인이 된다. 골반 초음파로 이런 이상이 있는지 확인하고 이상이 확인되면 적극적으로 치료받아야 한다.

Info Box 5 생리 주기의 이해

생리 주기의 첫 시작은 뇌하수체에서 여포자극호르몬이 방출되면서부터이다. 이 호르몬은 난소 안의 여포(난소 조직에 있는 주머니 모양의 세포 집합체)를 자극하여 에스트로겐을 분비하게 하면서 동시에 여포와 난자를 성숙하게 만든다. 에스트로겐 분비가 충분히 높아지면 네거티브 되먹임 구조에 의해 여포자극호르몬의 분비가 줄어들고 황체형성호르몬의 분비가 늘어난다. 이렇게 분비된 황체형성호르몬은 성숙한 여포를 파열시킨다. 여포 파열 시 그 안에서 자라던 난자가 배출되는 것이 바로 배란이다.

배란이 이루어지고 나면 파열된 여포는 황체로 바뀐다. 황체는 파열된 여포가 발달해서 형성된 일시적 덩어리다. 황체는 황체형성호르몬의 자극을 받아 프로게스테론을 분비한다. 프로게스테론은 임신에 대비하여 자궁내벽을 두껍게 만들고 그 안에 코일같이 촘촘한 혈관을 잔뜩 만든다. 또한 뇌하수체로 정보를 보내어 여포자극호르몬과 황체형성호르몬의 분비를 억제한다. 이로 인해 새로운 난자가 자라지 않고 더 이상의 배란도 이루어지지 않는다.

여기서 두 가지 갈림길이 생긴다. 하나는 정자가 들어와 난자와 수정이 되었을 때다. 이 경우 황체는 계속 유지되어 프로게스테론을 분비한다. 에스트로겐 역시 분비량을 유지한다. 이로 인해 뇌하수체에서는 여포자극호르몬과 황체형성호르몬의 분비가 억제된다. 에스트로겐과 프로게스테론이 협력하여 자궁내벽을 두껍게 만들어 수정란을 보호할 태세를 갖춘다. 이 상태가 바로 임신이다.

다른 하나는 수정이 일어나지 않았을 때다. 이 경우 황체는 더 이상 할 일이 없어 퇴화한다. 황체가 사라지면 프로게스테론이 감소하게 되고 두껍게 만들었던 자궁내벽도 허물어지면서 모세혈관이 파열된다. 이것이 질을 통해 밖으로 빠져나오는 것이 바로 생리, 월경이다.

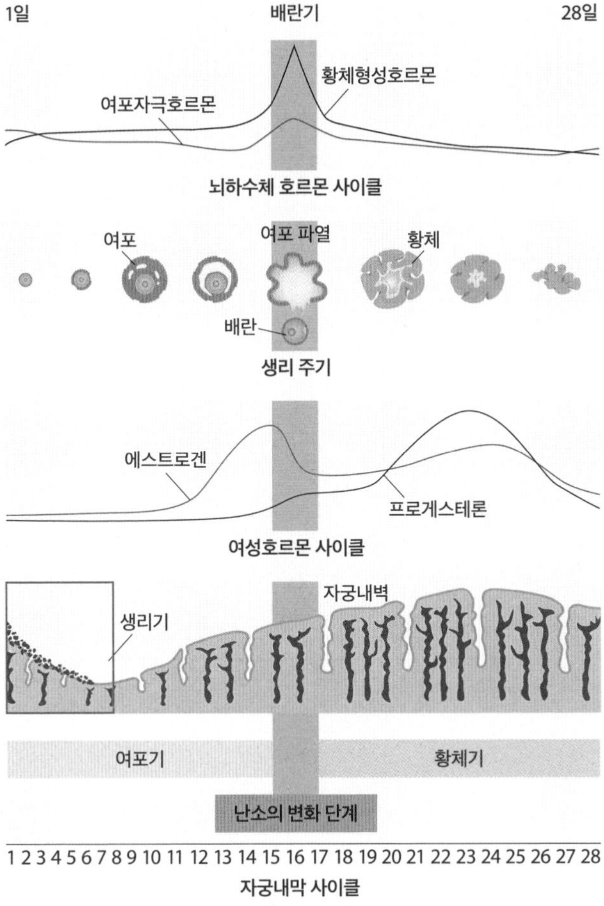

여성의 생리 주기

초경 연령은 프랑스를 비롯한 지중해 지역 국가들이 다른 유럽 국가들에 비해 이르다. 인종, 유전 등의 요인 외에도 위도, 온도, 습도, 자외선 양 등 많은 것이 영향을 끼친다.

출처 : "Menstrual Cycle", Mclaughlin, Merck Manual, merckmanuals.com

월경이 끝나고 나면 낮은 에스트로겐과 프로게스테론 수치 정보가 시상하부로 올라가 생식샘자극호르몬방출호르몬을 내보내고 이것이 뇌하수체를 자극하여 여포자극호르몬을 분비하게 만든다. 이때부터 또다시 새로운 생리 주기가 시작된다.

이러한 생리 사이클이 약 28일을 주기로 반복된다. 28일 주기가 달과 관련이 있다는 설이 있지만 그저 우연의 일치일 뿐이다. 28일은 그저 평균 주기일 뿐 조금 짧아도 되고 길어도 된다. 보통 21~35일 주기를 정상범위로 본다.

매달 주기가 정확하게 맞아야만 정상인 것도 아니다. 며칠씩 빨라질 수도 있고 느려질 수도 있다. 다만 35일이 넘도록 생리를 하지 않는다면 몸 상태에 신경을 써야 한다. 생리를 늦추는 원인은 주로 심한 다이어트와 운동, 과로, 스트레스이다. 시험을 앞둔 학생들이나 단기간 심하게 살을 뺀 여성들, 심한 체력 훈련을 하는 운동선수들 사이에서 생리가 멈추는 일이 흔히 일어난다. 이것은 몸이 임신을 하기에 충분히 건강하지 않은 상태이므로 스스로 생식 기능을 멈추는 것으로 해석할 수 있다. 어린 학생들은 본인이 생리를 하지 않는 것에 대해 문제의식을 갖지 못하는 경우가 많으므로 부모가 잘 체크해서 필요한 경우 병원 진단을 받아야 한다. 아울러 생리를 규칙적으로 잘하는 것은 여성호르몬의 사이클이 원활히 돌아가고 있다는 뜻이므로 아이가 그것을 자신의 건강을 살피는 척도로 삼도록 미리부터 잘 교육을 시키는 것이 좋겠다.

성조숙증 vs. 사춘기지연

생리가 시작되었다는 것은 아이가 이미 사춘기에 접어들었다는 뜻이다. 사춘기 아이는 신체적으로 큰 변화를 겪는다. 특히 외모와 키의 변화가 가장 두드러진다. 한창 이성에 눈뜰 나이인 사춘기 소녀에게 외모의 변화는 더욱 예민하게 다가온다. 특히 또래에 비해 성장이 너무 빠르거나 혹은 너무 느린 경우 심리적 문제를 야기할 수 있다. 너무 빠른 것을 성조숙증Precocious puberty, 너무 느린 것을 사춘기지연Delayed puberty이라고 한다.

사춘기가 시작되는 시점은 여자는 11세, 남자는 12세가 평균이다. 하지만 개인에 따라 더 빨리 올 수도 있고 느리게 올 수도 있다. 보통 여자는 8~13세, 남자는 9~14세를 정상 범위로 본다.

만약 여자아이가 8세 이전에 가슴이 커지고 초경을 한다면 성조숙증을 의심해 볼 수 있다. 남자아이의 경우는 9세 이전에 고환의 부피가 커지거나 음모가 보이고, 목젖이 튀어나오고 변성기가 시작된다면 성조숙증을 의심해 볼 필요가 있다.

키 성장을 멈추게 하는 성조숙증

빠른 발달이 일으키는 가장 큰 문제는 이른 나이에 키 성장이 멈출 수 있다는 점이다. 성호르몬의 갑작스러운 분비가 성장을 가속하여 초기에는 또래보다 키가 크지만 곧 골단骨端·epiphyses의 성장판이 닫혀버려서 그 상태로 성장이 멈출 수 있다.

성조숙증은 보통 아동 1만 명당 1~2명에게 나타나는데 여아가 남아보다 10배 더 많다.[118] 어째서 여아에게 더 많이 발생하는지는 정확히 알 수 없다. 과학자들과 의사들은 지나친 영양공급, 비만, 환경호르몬, 가정환경 등을 꼽는다.

치료를 받기 위해서는 우선 성조숙증 진단을 받아야 한다. 혈액 테스트를 통해 성호르몬 수치를 확인하고, X레이 촬영으로 골 연령을 파악한다. 만약 성호르몬 과다가 원인이라면 여포자극호르몬, 황체호르몬의 수치가 높게 나올 것이고 골 연령도 실제 나이보다 2~4년 더 높게 나올 것이다. 성호르몬 과다는 유전적인 요인 때문일 수도 있고 뇌수막염, 뇌염 등 뇌에 질환이 있어 시상하부에 장애가 발생한 것일 수도 있다. 이런 경우는 시상하부에서 분비되는 생식샘자극호르몬방출호르몬을 억제하는 약물을 정기적으로 투여한다. 이 약물을 투여하면 시상하부-뇌하수체-난소 축의 순환을 끊어서 여성호르몬의 분비를 억제할 수 있다.

만약 여포자극호르몬, 황체호르몬 분비량은 정상인데 성조숙증이 나타난다면 특별한 질환을 의심해 볼 수 있다. 맥큔 올브라이트 증후군McCune Albright Syndrome은 에스트로겐을 생성하는 효소인 아로마타아제가 체내에 급격히 증가해서 사춘기를 앞당긴다. 이러한 어려움을 해소하기 위해서는 아로마타아제 억제제를 투여하여 증상을 완화시키는 조치를 할 수 있다. 또 난소에 종양이 생긴 경우에도 종양세포에서 여성호르몬을 과다 생성하여 성조숙증을 일으킬 수 있다. 이런 경우는 외과수술로 종양을 제거해 주는 것이 가장 확실한 치료법이다.

성조숙증 치료, 과연 키가 클까?

성조숙증 진단을 받았다면 이제 치료를 받을 차례다. 그런데 치료를 받는다고 해서 과연 정말 키가 클까?

관련 논문을 보면 성조숙증 치료는 초경과 2차 성징의 발달을 늦추고 골 연령의 진행을 늦추는 데에 좋은 효과가 있지만 실제로 키를 크게 하는 효과에는 논란이 있다. 치료 덕분에 키가 컸다는 연구 결과도 있지만 반대의 결과도 있다.

키가 컸다는 긍정적 연구 결과들은 주로 치료 전 예상 신장predicted height에 비해 최종 신장이 더 크다는 점을 근거로 한다. 예상 신장이란 치료를 받기 시작할 때의 신장과 골 연령, 부모의 신장 평균, 아동의 성별을 바탕으로 도출해 내는데 최종 신장이 예상 신장보다 더 크고 부모의 신장 평균에 가까우면 치료가 효과적이라고 판단한다.

2014년 한국 연구팀의 논문을 예로 들 수 있다. 이 논문은 성조숙증으로 치료를 받은 82명 소녀들의 사례를 분석했는데 최종 신장이 평균 160.4센티로 치료를 시작할 때의 예상 신장(156.6센티)보다 크고 부모의 신장 평균(159.9센티)에도 가까우므로 치료가 효과적이었다고 말한다.[119]

반면에 부정적 연구 결과들은 성조숙증 치료를 받은 그룹과 치료를 받지 않은 그룹 사이에 최종 신장에 거의 차이가 없다는 점을 지적한다. 1999년 보스턴어린이병원 연구팀이 80년대 중반 성조숙증을 진단받고도 치료를 받지 않은 16명의 소녀를 추적 조사해 보니 그들 모두 평균 165.5센티의 성인으로 자란 상태였다. 이들의 성조숙증은 대부분 멈추거나 천천히 진행되어 다른 또래 소녀들과 큰 차이가 없었다.[120]

2022년 슬로베니아 류블랴나Ljubljana 대학 연구팀의 조사에서도 치료를 받은 그룹과 받지 않은 그룹 사이에 신장 차이는 크지 않은 것으로 나타났다. 치료를 받은 소녀들의 최종 신장이 161.3센티cm이고 치료를 받지 않은 소녀들은 161센티였다.[121]

하지만 이런 이유로 성조숙증 치료가 아예 불필요하다고 말할 수는 없다. 키 성장을 보장할 수는 없지만 2차 성징의 발달과 골 연령의 발달은 확실히 늦출 수 있기 때문이다. 위의 류블랴나 대학 연구팀의 조사에서도 치료받은 소녀들은 초경이 11.5세에 일어났지만 치료를 받지 않은 소녀들은 9세에 초경을 했다. 골 연령도 치료받은 소녀들은 실제 나이보다 1.97년이 더 많았지만 치료를 받지 않은 소녀들은 2.76년이 더 많았다.

초등학교도 가기 전인 5~7세 아이가 가슴이 발달하고 생리를 시작하는 것은 아이에게 너무 가혹한 일이다. 너무 이른 사춘기는 심리적 트라우마를 남기므로 의사와 잘 상담하여 필요하다고 판단되는 경우 성조숙증 치료를 받아야 한다.

말 못 할 고통 - 사춘기지연

성조숙증도 아이에게 고통스러운 일이지만 사춘기지연 또한 못지않게 고통스럽다. 다른 친구들은 외모가 점점 성숙해지는데 아이의 외모에 머물러 있는 것은 굉장한 스트레스를 유발한다. 보통 인구의 5%에서 나타나는데 여아보다 남아의 발생 비율이 훨씬 높다.[122]

남아의 경우 13~14세까지 고환의 부피가 커지지 않고 음모, 변성기, 목젖 등의 발달이 보이지 않을 때 사춘기지연을 의심해 볼 수 있다. 여아는 12~13세까지 유방과 음모에 발육의 기미가 보이지 않거나 15세까지 초경이 없을 때 의심해 볼 수 있다. 왜소한 키, 신체의 기형적 성장을 동반하는 경우도 있다. 정확한 진단을 위해서는 신체검사, 혈액검사, X레이 촬영을 통한 골 연령 검사, 유전자 검사, 골반 초음파 촬영, 자기공명영상MRI 촬영 등이 필요하다.

사춘기가 느린 아이들의 50% 이상은 체질적 증상일 뿐 큰 문제가 없는 것으로 나온다. 느긋한 마음으로 기다리면 결국 사춘기가 시작되고 정상적으로 진행될 것이다. 아이가 조바심을 낸다면 남아는 테스토스테론 주사를, 여아는 에스트로겐 알약이나 피부에 붙이는 에스트로겐 패치patch로 치료를 시작할 수 있다. 단기간 치료를 진행하면 사춘기가 유도되어 자연스럽게 2차 성징이 나타날 수 있다.

만약 시상하부나 뇌하수체의 이상으로 생식샘자극호르몬방출호르몬이 제대로 분비되지 않는 것이 문제면 빠른 치료가 필요하다. 이런 증상을 일으키는 원인은 중추신경 종양, 뇌하수체 종양, 림프구성 뇌하수체염 등이다. 남아는 테스토스테론, 여아는 에스트로겐 치료를 받는다. 사춘기 진행 양상을 보면서 투약 기간과 투약 용량을 조절해야 한다.

사춘기지연과 관련 있는 염색체 이상 질환

사춘기지연 증상이 있는 아이들에게서 염색체 이상이 발견될 수도 있다. 대표적으로 여아에게는 터너 증후군Turner's syndrome, 남아에게는 클라인펠터 증후군Klinefelter's syndrome이 있다. 먼저 터너 증후군은 X 염색체 두 개 중 하나에 부분적 또는 전체적 결함이 있을 때 나타나는 질환이다. 이로 인해 키가 매우 작고 목과 어깨 사이에 물갈퀴처럼 피부가 두텁게 자리 잡는 신체 기형이 생긴다. 난소 기능이 정상이 아니라서 생리를 하지 못하며 하더라도 조기 폐경될 확률이 높다. 또 에스트로겐 분비가 원활하지 않아 가슴이 정상으로 발달하지 못한다. 염색체 이상을 고칠 수는 없지만 에스트로겐 치료로 성장을 촉진하고 사춘기를 유도할 수 있다. 키 성장을 위해 성장호르몬 치료도 함께 받는 것이 좋다.

클라인펠터 증후군은 남아에게 두 개 이상의 X염색체가 있을 때 나타난다. 남자는 X염색체를 하나만 가져서 XY가 되어야 정상인데 클라인펠터 증후군은 XXY, XXXY, XXXXY 등으로 X 염색체가 1~3개가 더 많다. 이로 인해 키가 크고 팔다리가 긴 몸으로 자란다. 고환이 매우 작으며 여성형 유방을 가질 수 있다. 지적장애도 동반하는데 X염색체가 많을수록 더 심각하다. 염색체 이상을 고칠 수는 없지만 테스토스테

성염색체 이상 (터너증후군과 클라인펠터증후군)

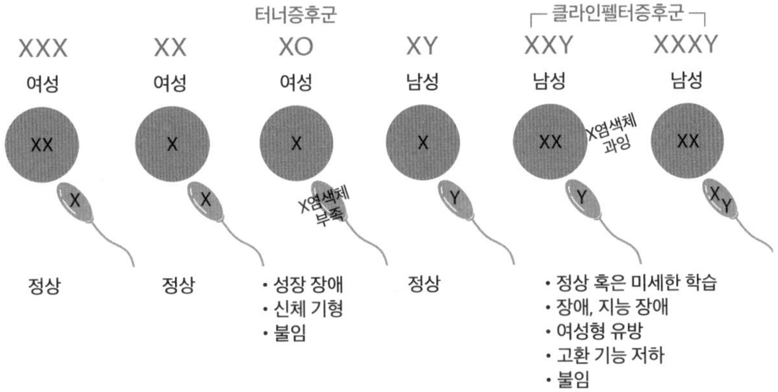

론 보충 요법을 통해 남성적 외모를 발달시키고 지적장애도 완화할 수 있다.

칼만증후군Kallmann's Syndrome 도 사춘기지연을 일으킨다. 이것은 유전자 결함으로 시상하부에서 생식샘자극호르몬방출호르몬이 분비되지 않는 질환으로 유전을 통해 발병한다. 남성은 성기가 작고 발기가 어렵고 무정자증일 확률이 높다. 여성은 가슴이 잘 발달하지 않고 무월경증이 나타난다. 특이한 것은 후각이 아예 없거나 약하고 여성보다 남성에게 2배 정도 발생률이 높다. 생식 기능을 정상으로 만들 수는 없지만 그래도 호르몬 치료를 받으면 어느 정도 정상적으로 살 수 있다.

사춘기는 평생에 단 한 번뿐이며 신체와 정신에 평생 지속되는 큰 변화를 남긴다. 아이의 성 발달에 문제가 발견된다면 지체 없이 병원을 찾아야 한다. 일찍 진단하고 치료를 시작할수록 아이의 삶의 질이 높아질 것이다.

남성이 겪는 에스트로겐 질환

여성에게 소량의 테스토스테론이 생식 기능과 건강에 필수이듯 남성에게 에스트로겐도 필수다. 적절한 수준의 에스트로겐이 없으면 성욕, 발기, 정자 생성, 골밀도, 콜레스테롤 수치 등에 문제가 생긴다. 남성이 분비하는 에스트로겐의 양은 성인 기준 에스트라디올이 혈액 1밀리리터당 10~40피코그램이고, 에스트론이 10~60피코그램이다. 너무나 적은 양이지만 결코 무시할 수 없는 기능을 한다.

에스트로겐의 역할은 정상 범위에서 벗어날 때 수면으로 드러난다. 1994년에 보고된 한 남자의 케이스는 에스트로겐은 정상적으로 분비되지만 수용체의 염색체에 돌연변이가 생겨 에스트로겐을 활용하지 못하는 경우였다. 그 결과 이 남자는 28세인데도 성장이 계속되고 복부비만과 과체중, 골다공증이 심각했다.[123]

1997년에 보고된 또 다른 케이스는 선천적인 아로마타아제 효소 부족으로 테스토스테론을 이용하여 에스트로겐을 생산하지 못하는 남자였다. 이 남자 역시 뼈 성장에 문제가 있었고 포도당과 지방 대사에서도 문제가 발견되었다. 생식 기능도 정상적으로 발달하지 못했다.[124]

에스트로겐이 부족할 때 뼈 성장에 문제가 생기는 이유는 에스트로겐이 골단이라고 불리는 뼈 끝의 성장판을 닫는 역할을 하기 때문이다. 청소년기 성장이 끝나고 나면 골단이 닫혀 뼈가 더 이상 확장되지 않아야 한다. 그런데 에스트로겐 부족으로 그 역할이 제대로 이루어지지 않으면 나이가 들수록 팔다리가 계속 길어지고 키가 크는 직선형 성장linear growth을 한다. 뼈가 밀도 있게 다져질 새 없이 계속 자라기만 해서 뼈가 약해지는 증상이 동반된다. 발견 즉시 에스트라디올 보충요법을 실시해야 성장판을 닫고 골다공증도 예방할 수 있다.

한편 에스트로겐 부족은 정자감소증oligospermia을 유발하고 정자의 운동성에 문제를 일으킨다. 동물 실험에서도 수컷 쥐의 고환에서 에스트로겐 생산을 억제하자 정자의 생산과 활동이 비정상적으로 바뀌는 것이 확인되었다.[125]

또한 에스트로겐은 남성의 성욕과 성기능을 높이는 역할을 한다. 2013년 미국 보스턴 매사추세츠 종합병원 연구진은 202명의 건강한 성인 남성에게 인위적으로 남성호르몬 생성을 억제했다. 그러자 거의 모두 성욕과 발기 능력을 상실했다. 이후 연구진은 이 남성들을 두 그룹으로 나누어 한쪽에는 아로마타아제 억제제와 함께 테스토스테론을 투여하고, 다른 한쪽에는 테스토스테론만 투여했다. 그 결과 테스토스테론만 투여받은 그룹은 성욕과 성기능을 충분히 회복했지만, 아로마타아제 효소 억제제를 함께 투여 받은 그룹은 회복이 느리고 약했다. 테스토스테론만 투여하면 체내에서 아로마타아제 효소를 통해 소량의 에스트로겐을 생산할 수 있지만, 아로마타아제 억제제를 함께 투여하면 에스트로겐 생산이 안 되기 때문에 이런 현상이 나타났다고 해석할 수 있다. 남성의 성욕과 성기능은 테스토스테론만으로는 불가능하며 반드시 소량의 에스트로겐이 함께 있어야 한다는 것을 이 연구를 통해 알 수 있다.[126]

남성이 에스트로겐이 과잉일 때 나타나는 증상

그렇다면 에스트로겐 과잉은 남성에게 어떤 문제를 일으킬까? 먼저 유방비대증이 있다. 유방비대증은 사춘기 소년이나 50대 이상의 비만 남성에게 흔히 나타나며 대부분 문제가 되지는 않는다. 하지만 사춘기가 시작된 지 2년이 넘도록 여성형 가슴이 계속 발달한다면 큰 문제다. 부모로부터의 유전이거나 신진대사 이상에 의해 테스토스테론 수치가 너무 낮거나 간, 신장, 갑상선 등에 질환이 있거나, 특정한 약물에 의해 에스트로겐과 테스토스테론의 균형이 깨지면 이런 증상이 나타난다. 테스토스테론을 보충하거나 아로마타아제 억제제를 투여하여 에스트로겐 생성을 막는 것이 효과가 있다. 만약 약물로도 효과가 없다면 가슴 성형을 받는 것도 방법이다. 미국에서는 2019년 기준 약 2만 4,000명의 남성이 성형수술로 유방비대증을 해결했다고 한다.[127]

에스트로겐 과잉은 에스트로겐 부족과 마찬가지로 남성의 생식능력을 망가뜨린다. 건강한 성욕, 발기, 정자 생산에는 적정 수준의 에스트로겐이 필수다. 너무 적어도 불임이 되고 너무 많아도 불임이 된다.

에스트로겐 부족이 뼈를 계속 자라게 하는 반면 에스트로겐 과잉은 성장을 멈추게 한다. 에스트로겐이 골단의 성장판을 너무 빨리 닫아버리기 때문이다. 그 결과 사춘기가 늦게 찾아오고 매우 작은 키에서 더 자라지 않고 성인이 된다. 이러한 외모는 개인에게 매우 고통스러운 일이므로 되도록 빨리 호르몬 검사를 받아서 필요한 치료를 받을 것을 권한다.

3장

성장호르몬

Growth hormone

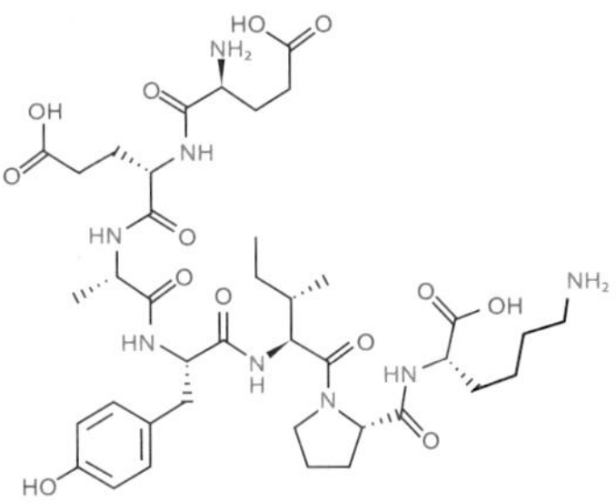

분자량이 2만 2,000달톤에 이르는 고분자 물질. 아미노산 191개로 이루어진 단일 사슬 폴리펩타이드 호르몬이다. 뇌하수체 전엽의 양쪽 끝에 있는 소마토트로프 세포somatotropic cell에서 합성, 저장, 분비된다. 물에는 잘 녹지만 지질에는 녹지 않는다. 인체의 성장, 발달, 세포 재생에 중요한 역할을 하며 인슐린유사성장인자-1insulin-like growth factor-1의 분비를 촉진하고 포도당과 유리지방산free fatty acids의 혈중농도를 높인다. 연령대에 따라 혈액 1밀리리터당 아동은 10~50나노그램ng, 성인 남성은 0.4~10나노그램, 성인 여성은 1~14나노그램을 정상 범위로 본다. 어린이의 하루 분비량은 700마이크로그램, 건강한 성인은 400마이크로그램이 분비된다.

성장호르몬은 성장과 대사를 촉진하는 호르몬이다. 성장이 가장 필요한 시기는 아동기와 청소년기인만큼 이 시기에 분비량이 가장 높다. 하지만 10대 후반을 정점으로 분비량이 급격히 하락해서 20대가 되면 10대의 절반 수준이 되고, 30대가 되면 20대의 절반 수준이 된다. 이후로는 서서히 떨어져서 60대가 되면 20대의 20% 수준으로 분비된다.

그렇다고 성장호르몬이 성장기에만 필요한 것은 아니다. 성장기 못지않게 전 생애에 걸쳐 중요한 역할을 한다. 성장호르몬은 근육량을 늘리고 지방을 분해하고 단백질을 합성하는 등, 기본적인 신진대사에 필수다. 뼈의 미네랄화를 촉진하여 골밀도를 높이고, 간을 자극하여 '포도당 신생합성'gluconeogenesis ·포도당을 당 이외의 물질로부터 새롭게 생성하는 일을 해내고, 면역력을 높이는 등 젊음과 건강을 유지하는 데에 중요한 역할을 한다.

그래서 성장호르몬이 제대로 분비되지 않으면 연령을 가리지 않고 문제가 발생한다. 신생아의 경우 음경이 매우 작게 발달하거나 저혈

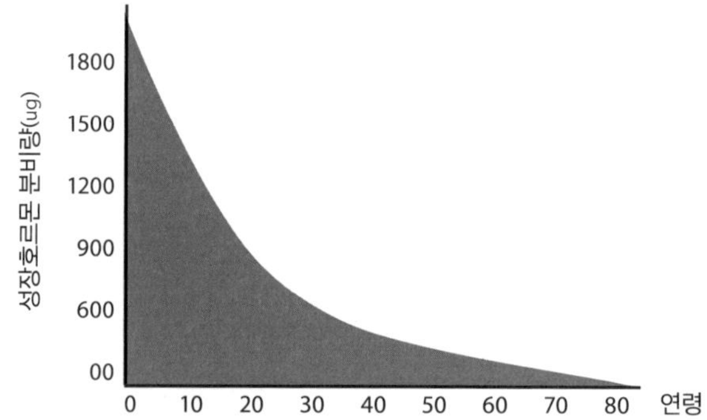

성장호르몬의 연령별 하루 분비량

성장호르몬 분비량은 10대를 정점으로 급격히 하락하여 노년기에는 최저 수준이 된다.
출처 : "Aging and Human Growth Hormone", The Anti-Aging Guy blog, theantiagingguy.com

당, 황달 등이 나타나고, 아동부터 청소년기에는 키가 자라지 않고 운동 능력이 떨어지고 사춘기도 몇 년씩 지연된다. 성인은 근육량 감소, 골밀도 감소, 에너지 저하, 비만, 기억력 저하, 우울증, 불안 등으로 삶의 질이 떨어지게 되고 당뇨, 심장병 등의 성인병으로 발전한다.

성장호르몬 분비에 이상이 생기는 이유

어린아이의 성장호르몬 분비 이상은 대부분 뚜렷한 원인이 없어서 '특발성'特發性·idiopathic 으로 분류한다. 특발성이란 원인이 불분명하다는 뜻으로 유전자 이상이나 뇌 질환 등 뚜렷한 소인이 밝혀지지 않으면 모두 특발성으로 분류한다.

반면에 성인이 갑자기 성장호르몬이 분비되지 않는 경우는 원인이 비교적 뚜렷하다. 가장 흔한 원인은 외상으로 인한 뇌하수체 손상, 뇌종양, 뇌종양 수술로 인한 부작용, 방사선 항암치료 등이다. 성장호르몬은 뇌하수체에서 분비되기 때문에 뇌에 문제가 생기면 호르몬 분비에도 문제가 생길 수 있다. 이 밖에도 만성 간질환, 자가면역질환도 다른 호르몬과 연결되어 성장호르몬 분비에 문제를 일으키는 원인이 된다.

다행히 성장호르몬이 의료의 개입이 필요할 정도로 부족한 경우는 아동의 경우는 4,000~1만 명당 1명, 성인의 경우는 5만~10만 명당 1명일 정도로 아주 드문 일이다. 대부분의 경우는 특별히 의식하지 않아도 매 시기 필요한 만큼의 성장호르몬이 분비된다. 나이가 들어서 성장호르몬이 줄어드는 일은 자연스러운 것으로 기준보다 조금 떨어진다고 해서 큰 문제가 생기지는 않는다.

최대한 더 분비되도록 노력하라!

하지만 그럼에도 불구하고 우리는 성장호르몬을 의식해야 하며 좀 더 많이 분비될 수 있도록 노력해야 한다. 조금이라도 더 많이 분비되면 어린이와 청소년은 더 튼튼한 골격에 유전자가 허락하는 이상의 최대치로 키가 클 수 있고, 성인은 비만, 당뇨, 골다공증 등이 오는 것을 막을 수 있다.

특히 성장호르몬은 멜라토닌과 더불어 노화를 막는 최고의 안티에이징 호르몬이다. 멜라토닌이 '활성산소 청소부'로 불린다면 성장호르몬은 '젊음의 샘'fountain of youth으로 불린다. 세포의 재생과 복원에 성장호르몬이 관여하며 특히 피부의 재생 주기에 관여하여 곱고 생기 있는 피부를 만들기 때문이다. 나이보다 10년 이상 젊어 보이는 탱탱한 피부의 비결은 성장호르몬 분비를 늘리는 것이라고 감히 말할 수 있다. 그리고 성장호르몬 분비를 늘리는 가장 좋은 방법은 깊고 충분한 수면과 적당한 스트레스, 균형 잡힌 식사, 운동 등이다.

필자는 강의를 가거나 진료실에서 환자들과 이야기를 나눌 때 호르몬 관리와 자기관리는 다르지 않다는 말을 자주 한다. 과식을 삼가고 식단에 신경 쓰고 규칙적으로 운동을 하고 잠을 잘 자는 것은 자기관리의 기본이자 호르몬 관리의 기본이기도 하다. 특히 식욕을 절제하여 살이 안 찌려고 노력하는 것, 운동으로 근육량을 늘리려고 노력하는 것, 적당한 스트레스 하에 즐겁게 일하는 것만큼 성장호르몬을 자극하기에 더 좋은 것은 없다. 성장호르몬을 염두에 두고 생활하면 저절로 자기관리가 되고 매사에 즐겁고 행복한 삶을 살 수 있을 것이다.

어린 시절부터 성장호르몬이 많이 분비되는 습관을 만들라

특히 아동기와 청소년기의 성장호르몬은 발달에 직접적 영향을 끼친다. 이 시기에 어떤 습관을 들이느냐에 따라 키가 달라지고 몸매가 달라진다. 부모가 옆에서 식습관, 운동 습관, 수면 패턴 등을 잘 잡아준다면

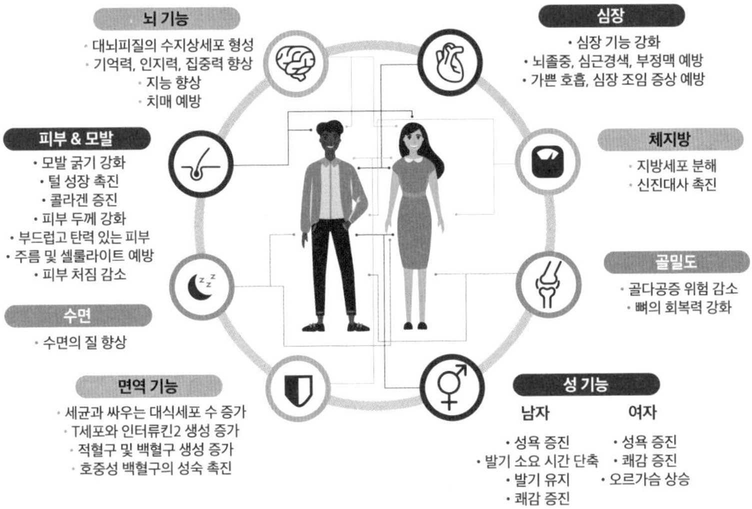

성장 이외에 다양한 기능을 가진 성장호르몬

출처 : "HGH benefits for men and women: heart and lung function, immune function", National

유전자를 초월하여 더 건강하고 튼튼한 몸으로 발달할 수 있다.

더불어 청소년기에 만들어진 몸매는 건강한 자아상과도 연결된다. 아이가 스스로의 몸에 자신감을 가질수록 밝고 원만한 성격으로 자란다. 특히 과자, 빵, 튀김, 탄산음료 등 탄수화물과 당분을 많이 먹는 식습관과 과식하는 습관을 경계해야 한다. 이러한 습관은 소아비만, 청소년 비만으로 이어지고 성조숙증, 저신장증으로 이어지게 된다.

어린 시절에 만든 습관은 평생 지속된다. 이 시기에 성장호르몬이 잘 분비되는 습관을 만들어 두면 아이가 나이가 들어서도 건강을 유지하고 남들보다 젊은 외모를 갖는 데에 큰 도움이 될 것이다.

Info Box 1 성장호르몬은 펩타이드 호르몬

성장호르몬은 펩타이드peptide 호르몬이다. 펩타이드는 여러 아미노산이 특유의 결합으로 연결된 분자를 뜻하는데 이것이 아주 길게 많이 연결되면 폴리펩타이드polypeptide라고 한다. 성장호르몬은 아미노산 191개가 연결된 폴리펩타이드이며 분자량이 2만 2,000에 이르는 단백질 호르몬이다.

체내에서 펩타이드의 주 역할은 세포 내 단백질 간의 신호 전달, 다른 고분자 물질과의 교류다. 우리 몸에서 일어나는 단백질 간 상호작용의 15~40%를 펩타이드가 담당한다. 그 역할은 효소, 항균, 항산화, 면역, 신경전달 등으로 다양한데, 호르몬도 그중 하나다.

성장호르몬 외에도 식욕 촉진 호르몬인 그렐린gherlin, 혈당을 올리는 호르몬인 글루카곤glucagon, 여포자극호르몬, 생식샘자극호르몬, 인슐린, 렙틴, 옥시토신, 프로락틴, 바소프레신 등이 펩타이드 호르몬이다. 같은 펩타이드라서 이들 역시 세포 표면의 수용체와 결합하여 신호를 전달할 채널(또 다른 단백질)을 여는 방식으로 효과를 낸다. 채널이 열리면 신호는 세포핵 속의 DNA로 전달되어 DNA가 호르몬을 합성해낸다.

성장호르몬은 어떻게 조절되는가

모든 호르몬은 너무 많아도 안 되고 너무 적어도 안 된다. 그래서 인체는 너무 많으면 호르몬 분비량을 낮추고, 너무 적으면 분비량을 높이는 고유의 제어 시스템을 갖고 있다. 그렇다면 성장호르몬은 어떤 방식으로 스스로를 제어할까?

성장호르몬 분비는 시상하부의 신경분비핵neurosecretory nuclei에서 성장호르몬방출호르몬growth hormone-releasing hormone을 분비하면서 시작된다. 얼마나 분비할지는 시상하부가 인체의 많은 자극을 종합하여 결정한다. 분비된 호르몬이 혈관을 타고 뇌하수체전엽으로 운반되면 그 안의 특정 세포에서 성장호르몬을 분비하게 된다.

분비된 성장호르몬은 혈관을 타고 온몸으로 이동한다. 그러다 수용체를 만나면 신호전달 경로가 활성화된다. 이 경로를 통해 수용체가 DNA에 신호를 전달하면 DNA가 관련 단백질을 발현하면서 세포 분열이 일어나게 된다. 바로 이 세포 분열이 우리가 말하는 '성장'이다.

성장호르몬이 간에 이르면 수용체와 결합하여 또 다른 경로를 활성화한다. 이 경로를 통해 신호를 전달받은 간 세포는 또 다른 단백질계 호르몬인 인슐린유사성장인자-1 Insulin-like growth factor 1을 분비한다. 인슐린유사성장인자-1은 인체의 거의 모든 조직에 존재하는 수용체와 결합하여 성장을 촉진하는 호르몬이다. 세포의 증식, 단백질의 합성, 골격의 성장 등, 우리가 알고 있는 대부분의 성장은 인슐린유사성장인자-1의 작용이다. 특히 어린이~청소년기의 성장은 성장호르몬의 직접적 작용보다는 인슐린유사성장인자-1을 통한 간접적 작용이 더 많다.

배고플 때 키가 크는 이유 - 그렐린

배고픔을 느낄 때 위에서 분비되는 그렐린ghrelin 도 성장호르몬 분비를 촉진한다. 그렐린은 배가 고플 때 식욕을 불러일으켜 먹게 만드는 호르몬이다. 하지만 배고픔을 느끼는 바로 그 순간에 성장호르몬 분비를 촉진하는 효과도 낸다. 그렐린이 이런 효과를 내는 이유는 그렐린과 결합하는 수용체가 시상하부에 다량으로 존재하는 성장호르몬분비촉진수용체-1 growth hormone secretagogue receptor-1이기 때문이다. 위에서 그렐린이 분비되면 그 신호를 받아 시상하부의 수용체들이 활성화되고 이로 인해 성장호르몬 분비가 촉진된다.

그래서 성장호르몬이 더 많이 분비되게 하려면 간식을 먹지 말아야 한다. 그래야 식후 서너 시간이 지난 후부터 배가 고프고 배에서 꼬르륵 소리가 나기 때문이다. 꼬르륵 소리가 나는 것은 성장호르몬이 분비되고 있다는 신호다. 곧바로 뭔가를 먹지 말고 다음 식사 시간까지 버티면 성장호르몬이 더 많이 나오게 된다.

성장호르몬 억제 시스템

호르몬 분비를 촉진하는 체계가 있으면 반드시 그것을 억제하는 체계도 있다. 성장호르몬을 억제하는 것은 시상하부에서 분비되는 성장호르몬 억제호르몬growth hormone-inhibiting hormone이다. 이 호르몬은 시상하부의 복내측핵ventromedial nucleus에서 분비되어 뇌하수체전엽으로 이동한다. 그곳에서 수용체와 결합하여 성장호르몬 분비를 억제한다. 분비량은 시상하부가 인체의 모든 자극을 종합하여 판단한다.

인슐린유사성장인자-1도 성장호르몬을 억제하는 시스템의 일부다. 성장호르몬이 많이 분비되면 인슐린유사성장인자-1의 분비도 높아진다. 하지만 너무 높아지면 시상하부 및 뇌하수체에 네거티브 되먹임되어 성장호르몬의 분비를 억제한다.

또한 성장호르몬이 지방세포에 이르면 지방을 분해해서 유리지방산free fatty acid이 만들어지는데, 혈중 유리지방산의 양이 많아지면 이 역시 시상하부와 뇌하수체에 네거티브 되먹임되어 성장호르몬의 분비를 억제한다.

이 밖에도 뇌하수체에는 성장호르몬억제호르몬 뉴런이 있어서 그 자체로 네거티브 되먹임 효과를 낸다. 즉, 혈중 성장호르몬의 농도가 높으면 이를 시상하부에 전달하여 성장호르몬억제호르몬 분비를 높이고, 혈중 성장호르몬의 농도가 낮으면 성장호르몬억제호르몬의 분비를 낮춘다.

이처럼 성장호르몬은 분비를 직접적으로 촉진하는 호르몬과 억제하는 호르몬이 있고, 다른 호르몬 및 대사물질들을 통해서도 억제와 촉진이 이루어진다. 호르몬이 얼마나 정교하게 설계된 시스템인지, 단 하나의 악기가 아닌 여러 악기가 함께 어우러지는 오케스트라와 같다는

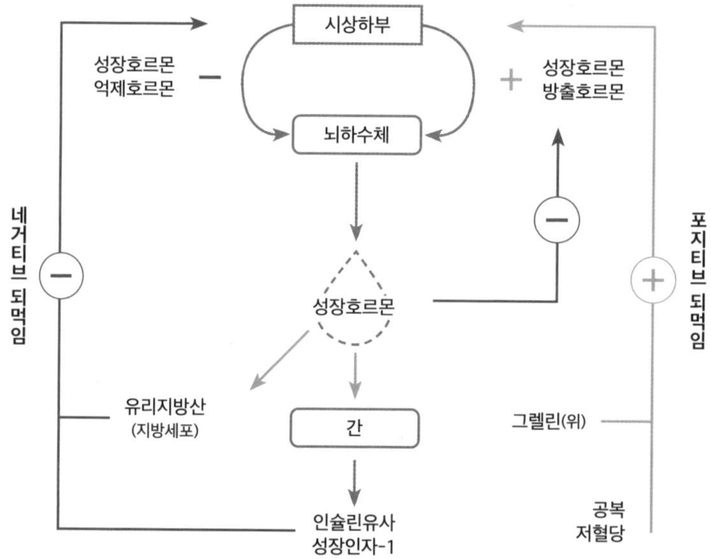

성장호르몬의 조절 기전

시상하부에서 성장호르몬을 촉진하는 호르몬과 억제하는 호르몬이 함께 분비된다.
동시에 여러 호르몬 및 대사물질에 의한 포지티브 되먹임과 네거티브 되먹임이 공존한다.
출처 : "Growth Hormone and Metabolic Homeostasis", Mishad et al., <European Medical Journal>, 2018

것을 성장호르몬 분비 시스템을 통해 확인할 수 있다. 물론 이 오케스트라의 지휘자는 다른 누구도 아닌 우리 자신이라는 점을 명심해야 한다.

부모라면 꼭 알아야 할 아이의 성장호르몬 장애

성장호르몬은 영양 공급이 충분하지 않거나 불규칙적인 생활방식, 운동 부족, 과식, 비만, 지나친 스트레스 등으로 인해 조금 덜 나올 수 있다. 하지만 단순히 조금 부족한 것과 의학적으로 '성장호르몬 결핍'이라는 진단을 받는 것은 완전히 다른 문제다. 조금 부족한 것은 식생활과 생활 습관의 개선으로 얼마든지 회복이 가능하지만 성장호르몬 결핍은 분비 시스템에 병리학적 이상이 발생한 것을 의미한다.

마찬가지로 의학적으로 '성장호르몬 과다'로 진단을 받는 것도 병리적학적 이상이다. 이러한 경우는 적극적인 의료의 개입이 필요하다. 성장호르몬 결핍과 과다는 생애의 어느 시기에 어떤 이유로 발생했느냐에 따라 증상이 다르게 나타난다. 단순히 키와 몸집이 작은 것이 증상의 전부일 수도 있지만, 생김새가 정상에서 벗어나거나 비만이 심하거나 뼈가 유난히 약하고 정신지체가 있을 수도 있다. 빨리 발견하여 치료를 받아야 증상이 악화되는 것을 막을 수 있으므로 부모들은 그 원인과 증상, 치료법에 대해 알아 두는 것이 좋겠다.

먼저, 신생아에게는 성장호르몬 결핍증이 나타날 수 있다. 태아는 엄마 뱃속에 있는 동안 성장호르몬에 노출된다. 보통 임신 10주 정도부터 서서히 증가해서 12~24주에 최고 수준에 노출된다. 이때 노출되는 성장호르몬은 전 생애에서 가장 높은 수준인 양수 1밀리리터당 최대 100나노그램에 이른다. 이후 급하게 하락해서 출산이 가까워지면 거의 바닥으로 떨어진다. 이렇게 성장호르몬 수치가 임신 중기와 후기에 급변하는 이유는 중기에 분비된 성장호르몬이 인슐린유사성장인자-1의 분비를 촉진하고 그것이 시상하부에 네거티브 되먹임되어 성장호르몬 분비를 억제하기 때문이라고 추측한다.[128]

하지만 이때의 성장호르몬은 태아의 성장에 거의 영향을 끼치지 않는다. 태아기에 성장을 주도하는 것은 성장호르몬이 아니라 남성호르몬인 테스토스테론이기 때문이다. 대신 태아기 성장호르몬은 인슐린 저항성을 유발하여 태아의 뇌를 저혈당으로부터 보호하고 지방을 분해하여 에너지를 제공하는 것이라는 이론이 있다.[129] 그래서 태아기에 성장호르몬이 부족했던 아이는 태어나자마자 저혈당 증상을 보인다고 한다.

신생아의 피부가 노래지는 황달도 성장호르몬과 관련이 있을 수 있다. 황달은 혈액 내에 빌리루빈bilirubin이라는 담즙 색소의 농도가 증가해서 피부나 점막이 노랗게 보이는 증상이다. 성장호르몬이 결핍되면 담즙산이 제대로 합성되지 않고 쓸개모세관의 구조에 기형이 일어나 간 기능이 떨어질 수 있다. 신생아 황달은 워낙 흔한 증상이라서 생후 1~2주 이내에 자연스럽게 사라진다면 걱정하지 않아도 된다. 하지만 그 이상 지속된다면 간세포 손상이나 성장호르몬을 포함한 대사질환을 의심해 봐야 한다.

음경이 매우 작은 마이크로페니스micropenis도 성장호르몬 결핍을 의미할 수 있다. 신생아의 음경은 살짝 잡아당겨서 쟀을 때 3.5센티미터 안팎이다. 마이크로페니스의 경우는 1.8센티미터 미만이다. 생후 2개월이 지나도 음경 길이에 변화가 없다면 의사와 상담하여 치료를 시작해야 한다. 보통 이것은 태아기 테스토스테론 분비가 부족한 저생식샘자극호르몬성 생식샘기능 저하증congenital hypogonadotropic hypogonadism 때문인 경우가 많지만 성장호르몬 부족도 원인이 될 수 있다. 시상하부의 기능 자체에 문제가 생긴 것이라면 성호르몬과 성장호르몬뿐만 아니라 다른 여러 호르몬도 함께 문제가 생길 수 있으므로 전면적인 호르몬 검사가 필요하다.

아동기와 청소년기에 나타나는 성장호르몬 결핍증도 있다. 유아기에는 별다른 증상을 보이지 않다가 본격적으로 키가 크기 시작하는 아동기부터 유난히 발육이 더디다면 성장호르몬 결핍을 의심해볼 수 있다. 의학적으로 성장호르몬 결핍증이라고 진단을 내리려면 몇 가지 조건이 필요하다. 우선 키 성장 속도가 보통의 소년 소녀보다 약 절반 정도 느리다는 것이 확인되어야 한다. 즉, 지금 당장의 키가 작은 것을 기준으로 하는 것이 아니라 최근 몇 년 간의 성장 추이에서 평균보다 자라는 속도가 느리다는 것을 확인할 수 있어야 한다.

혹은 '소아청소년의 표준성장도표'에서 3백분위수(최저 3%) 이하에 해당한다면 성장호르몬 결핍증에 해당한다. '소아청소년의 표준성장도표'는 질병관리본부(현 질병관리청)가 대한소아과학회와 함께 소아청소년의 건강 및 성장 상태를 평가하는 기준으로 개발한 것으로 10년 주기로 업데이트된다. 가장 최근에 발표된 것은 2017년 자료다. 신장, 체

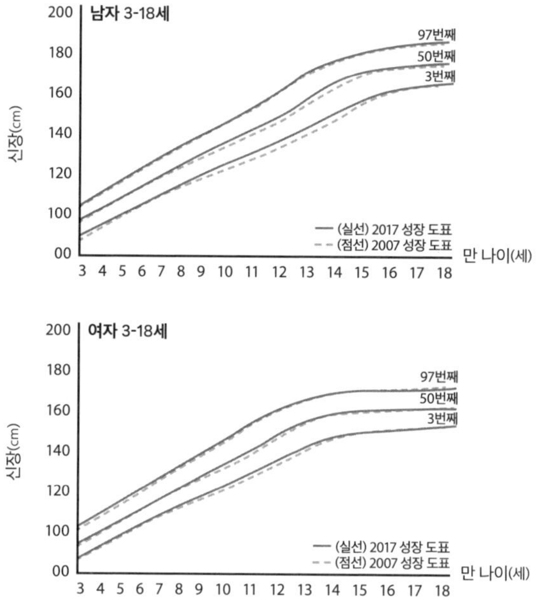

질병관리처가 제공하는 '소아청소년의 표준성장도표'의 예

신장, 체중, 체질량의 백분위수별 그래프를 통해 아이의 성장 상태를 체크할 수 있다.
가장 아래의 선이 3백분위수로 그 이하에 해당한다면 성장호르몬 결핍증을 의심해볼 수 있다.
출처 : "Growth Hormone and Metabolic Homeostasis", Mishad et al., <European Medical Journal>, 2018

중, 체질량지수의 백분위수 그래프를 제공한다. 자주 들여다보며 아이의 성장이 어디에 해당하는지 체크해보아야 한다.

성장호르몬 결핍증이 맞다면 키가 작은 것뿐만 아니라 골 연령도 나이보다 몇 년 어리다. 심한 경우 근육도 잘 형성되지 않아서 걷고 뛰고 서 있는 등의 운동 능력이 떨어진다. 지방, 뼈, 근육, 수분의 비율을 나타내는 체성분body composition 지표에서도 지방에 비해 근육이 적게 나온다. 그대로 방치하면 나이가 들수록 통통해지고 사춘기도 몇 년씩 지연될 가능성이 높다.

무엇보다 성장호르몬 자극 검사를 통해 실질적으로 분비량이 적다는 것이 밝혀져야 한다. 키가 3백분위수 이하에 해당해도 호르몬 분비가 정상이라면 성장호르몬 주사 치료는 효과를 기대하기 힘들다. 호르몬 분비에 문제가 있는 것이 확인되고 성장판이 충분히 열려 있다면 성장호르몬 치료를 적극적으로 시도해야 한다.

1. 터너증후군Turner syndrome

여성의 XX 성염색체 중 하나에 완전 혹은 부분적 결손이 일어나 성장 및 성적 발달에 결함이 생기는 유전질환이다. 여아 2,500~3,000명당 1명꼴로 발생하며 대부분 유산되지만 0.1%는 생존한다. X 염색체 이상이라서 여성호르몬 분비가 원활하지 않다. 이로 인해 가슴 발달에 이상이 생기고 난소 기능장애로 임신이 거의 불가능하며 생리를 하더라도 조기폐경의 확률이 높다. 에스트로겐은 뼈의 성장에도 관여하기 때문에 에스트로겐이 부족한 터너증후군은 성인이 되면서 골다공증에 시달릴 확률이 높다. 터너증후군이 저신장증을 보이게 되는 원리는 사춘기 키 성장에 에스트로겐이 반드시 필요하기 때문이다. 또한 에스트로겐은 인슐린유사성장인자-1과 긴밀한 관계를 맺고 있다. 특히 세포와 조직 내에서 에스트라디올은 인슐린유사성장인자-1 수용체의 양을 늘려 성장을 촉진하는 역할을 한다.[130] 그렇다고 에스트라디올을 경구 섭취하면 인슐린유사성장인자-1의 혈청 농도가 오히려 감소한다.[131] 정확한 메커니즘이 밝혀지지 않았지만 에스트로겐이 인슐린유사성장인자-1과 긴밀히 공조하여 성장에 관여하는 것은 분명하다. 이 과정에서 성장호르몬 분비도 영향을 받는다. 에스트로겐이 부족한 터너증후군은 에스트로겐 보충 요법과 성장호르몬 주사를 함께 진행하여 성발달과 키 성장을 유도해야 한다. 치료하지 않으면 평균 140센티미터 정도의 키를 갖게 되지만 치료하면 5~12센티미터 더 커질 수 있다.[132]

2. 프래더윌리증후군Prader-Willi syndrome

15번 염색체의 결손으로 시상하부 기능에 장애가 발생하는 질환이다. 신생아가 체중이 유난히 적고 근육 힘이 약해서 젖을 빨지 못하고 손과 발이 작고 목을 가누지 못하면 프래더윌리증후군을 의심해 볼 수 있다. 생후 1년 동안은 잘 먹지 못해서 코에 튜브를 삽입하여 음식을 넣어야 할 수도 있다. 2~3세 경이 되면 갑자기 식욕이 증가해서 음식에 대한 욕구가 강해진다. 이로 인해 체중이 급격히 증가하고 당뇨, 고혈압 등으로 발전할 수 있다. 시상하부 기능에 결함이 있기 때문에 성호르몬 분비에 문제가 있고 성장호르몬 결핍도 함께 올 수 있다. 저신장증, 비만, 식탐, 사춘기지연이 지적장애, 행동장애와 함께 오기 때문에 부모들이 아이를 다루기가 무척 어렵다. 성호르몬 치료를 기본으로 받아야 하고 성장호르몬 치료는 꼭 필요한 것은 아니지만 투여하면 키 성장과 체중 감량에 도움이 된다.

3. 소아 만성신부전증chronic renal failure in children

만성신부전증은 3개월 이상 신장 손상이 지속되거나 몇 년에 걸쳐 천천히 신장 기능이 감소하는 질병이다. 신장은 대사산물의 각종 노폐물을 제거하는 기관이라서 신장 기능이 망가지면 제거되지 않은 노폐물이 혈액에 쌓이게 된다. 또 신장은 여러 가지 호르몬을 분비하는 내분비 기관이기도 하다. 적혈구 형성에 관여하는 호르몬, 칼슘과 인 대사에 중요한 호르몬을 생산한다. 신장 기능이 망가지면 이러한 호르몬들이 원활히 분비되지 않아 쉽게 피곤하고 몸이 퉁퉁 붓고 혈압이 올라가고 심하면 호흡곤란, 구토 등의 증상이 나타난다.

성인이 만성신부전증을 앓게 되는 가장 큰 원인은 당뇨로 인한 합병증, 고혈압 등이다. 반면에 소아의 만성신부전증은 선천적 신장의 기형(신이형성, 신무형성, 요로폐쇄), 만성 사구체신염(신장의 필터 역할을 하는 사구체에 염증이 생겨 신장이 손상되는 질환), 유전성 질환(알포트증후군, 낭포신) 등이 원인이다. 만성신부전증에 걸리면 신장의 기능이 모두 저하되므로 관련 장기가 모두 약해지고 전신에 증상이 나타난다. 아이들은 빈혈이 생겨 얼굴이 창백해지고 잘 먹지 못하고 영양분이 흡수되지 못해 뼈가 약해지며 성장지연이 나타날 수 있다. 하지만 막상 성장호르몬 농도를 조사해 보면 대부분 분비 자체에는 큰 문제가 없는 것으로 나온다. 그럼에도 성장지연이 나타나는 이유는 신장 이상이 성장호르몬 수용체의 수를 현저히 감소시키고 간에서 인슐린유사성장인자-1의 분비를 촉진하는 효과와 이것이 수용체와 결합하는 효율을 떨어뜨리기 때문이라고 추측한다. 이것을 '성장호르몬 불감성'growth hormone insensitivity, 혹은 '성장호르몬 저항성'growth hormone resistance이라고 부른다.

고용량의 성장호르몬 치료는 키를 키우는 데에 확실한 효과가 있다. 치료를 하지 않는 것보다 약 2배 정도 더 크는 것으로 알려져 있다.[133] 만성신부전증 소아는 사춘기가 지연될 뿐만 아니라 지속 기간이 매우 짧다. 여기에 성장호르몬 장애까지 겹쳐서 치료를 하지 않으면 여아는 154센티미터 안팎, 남아는 163센티미터 안팎에 그친다. 후에 신장이식을 한다 해도 더 크지 못한다.[134] 따라서 조기 치료가 매우 중요하다.

4. 성인의 성장호르몬 결핍증

나이가 들면서 성장호르몬이 줄어드는 것은 자연스러운 일이다. 병적으로 줄어드는 것이 아니라면 큰 문제는 없으며 식사, 운동, 다이어트 등 생활 습관을 변화시키는 것으로 어느 정도 개선할 수 있다. 성인이 의학적으로 성장호르몬 결핍증 진단을 받는 경우는 뇌종양이나 종양을 치료하기 위한 수술 혹은 방사선치료의 후유증인 경우가 가장 많다. 혹은 뇌에 외상을 입어 뇌하수체 기능을 상실했을 때도 성장호르몬이 결핍될 수 있다. 피로, 불안, 우울, 성기능 감소, 근육 감소, 골밀도 감소, 심혈관질환 등이 건강을 심각하게 위협하고 사망률을 높인다. 종양이 뇌하수체를 압박하는 것이 문제라면 종양을 제거하는 것으로 기능을 회복할 수 있다. 수술이나 방사선치료, 외상이 원인이라면 전문의와의 상담을 통해 치료 방법을 찾아야 한다.

성장호르몬이 과다하게 분비되어도 문제가 되는데, 다음과 같은 증상을 꼽을 수 있다.

1. 뇌하수체 거인증Pituitary gigantism

뇌하수체 거인증이란 성장기 아이에게 성장호르몬이 과다 분비되어 키가 비정상적으로 커지는 질환이다. 성장호르몬을 분비하는 뇌하수체전엽의 소마토트로프 세포somatotropic cell에 종양이 생겨 계속 증식하는 것이 가장 큰 원인이다. 증상은 머리가 커지고 손과 발이 과도하게 길고 두통, 비만, 시각 장애, 그리고 무감각과 저림 등의 감각 이상을 보인다. 종양이 커지면서 뇌압을 높이고 시신경을 압박하기 때문이다. 키가 너무 자라기 전에 종양을 제거해 주는 것이 가장 좋다. 종양이 작고 완전히 제거되면 완치율이 높다. 종양이 크고 완전히 제거되지 않으면 수술 후 방사선 및 약물치료를 병행해야 한다.

2. 말단비대증Acromegaly

거인증을 치료하지 않은 채 성인이 되면 말단비대증으로 발전한다. 뼈의 성장판이 닫혀 키는 더 이상 자라지 않지만 손, 발, 코, 턱, 입술 등의 신체 말단은 계속 커지고 자라서 얼굴 생김새가 바뀌게 된다. 아주 서서히 변화가 일어나기 때문에 이상하다고 느끼기까지 시간이 걸리는 경우가 많다. 또 성장기에는 증상이 없다가 성인이 된 후 뇌하수체 종양이 발생해 말단비대증이 되기도 한다. 수술로 종양을 제거해도 증상이 계속된다면 성장호르몬 억제호르몬 주사를 투여하거나 성장호르몬 수용체를 억제하는 약물을 투여한다. 방사선치료는 수술 후에도 남은 종양을 제거하기 위해 필요할 수 있지만 이로 인해 범뇌하수체 기능 저하증panhypopituitarism이 생겨 뇌하수체에서 나오는 모든 호르몬의 분비가 감소할 수 있으므로 신중하게 선택해야 한다.

Info Box 3 성장호르몬 수치를 검사하는 법

성장호르몬이 잘 분비되는지 간단하게 알아보는 방법은 혈액검사로 혈중 성장호르몬 수치를 확인하는 것이다. 보통 성인 남성은 혈액 1밀리리터당 0.4~10나노그램 혹은 혈액 1리터당 18~44피코몰pmol이고 성인 여성은 1~14나노그램 혹은 44~616피코몰이다. 아동과 청소년은 이보다 훨씬 높은 10~50나노그램 혹은 440~2200피코몰을 정상범위로 본다.[135]

하지만 이렇게 아무 때나 채혈을 해서 혈중 농도를 확인하는 것은 엄밀히 말하면 정확하지 않다. 성장호르몬은 마치 맥박처럼 리듬을 타면서 불쑥 분비되었다가 떨어지는 '펄스식'pulsatile·박동식 분비를 하므로 어느 순간에 채혈했느냐에 따라 낮게 나올 수도 있고 높게 나올 수도 있다. 그래서 성장호르몬 수치를 제대로 파악하려면 인슐린유사성장인자-1의 수치도 함께 확인해야 한다. 인슐린유사성장인자-1의 혈중 농도는 일정한 상태를 유지하기 때문에 성장호르몬이 잘 분비되고 있는지 확인할 수 있는 하나의 기준이 된다.

의학적으로 성장호르몬 결핍을 정확히 진단하려면 좀 더 복잡한 '성장호르몬 자극검사'growth hormone stimulation test를 받아야 한다. 단, 이 검사는 아무나 받을 수 있는 것이 아니라 키가 3백분위수 미만에 해당하고, 골 연령이 나이보다 1년 이상 어리고, 성장 속도가 연간 4센티미터 미만으로 계속 감소하는 등, 성장호르몬 결핍을 의심해 볼만한 요건에 해당할 때만 받을 수 있다.

검사방법은 3일 동안 성장호르몬 분비를 자극하는 약물을 투여하여 성장호르몬 분비가 얼마나 유도되는지 살피는 것이다. 입원이 필요하고 여러 번의 채혈을 해야 한다. 약물은 모두 알파-아드레날린수용체α-adrenoreceptors로 시상하부를 자극해서 성장호르몬방출호르몬을 분비하는 원리다. L-도파L-dopa/Levodopa, 클로니딘clonidine, 글루카곤glucagon, 아르기닌Arginine, 인슐린Insulin 중에서 2가지 이상이 사용된다. 한 약물 당 5회 이상, 총 10번 이상 채혈해야 하고 모든 검사에서 성장호르몬이 혈액 1 밀리리터당 10나노그램 이하로 나와야 성장호르몬 결핍증이라고 진단한다.

또한 별도로 MRI를 촬영하여 뇌하수체에 종양이 없다는 것도 확인해야 한다. 그래야 원인을 알 수 없는 '특발성 성장호르몬 결핍증'으로 진단을 받아 국민건강보험 적용을 받을 수 있다. 결핍증 진단을 받으면 남아는 165센티미터까지, 여아는 153센티미터까지 급여 혜택을 받을 수 있다.

성장호르몬- 어떻게 먹어야 더 많이 분비될까?

한국인의 평균 신장은 얼마나 될까? 산업통산자원부 국가기술표준원이 발표한 2022년 '한국인 인체 치수 조사' 결과를 보면 남성은 172.5센티미터, 여성은 159.6센티미터라고 한다. 흥미로운 것은 이 조사가 처음 실시된 것이 1979년인데 그때로부터 남성의 평균 키는 6.4센티미터가 커졌고, 여성의 평균 키는 5.3센티미터가 커졌다. 특히 30대만 따로 통계를 내면 남성은 174.9센티미터로 8.8센티미터가 커졌고, 여성은 161.9센티미터로 7.9센티미터가 커졌다.[136]

우리가 이렇게 폭풍 성장을 하는 동안 북한 주민들의 키는 어떻게 변했을까? 안타깝게도 북한 주민들의 평균 신장은 여전히 아시아 최하위권이다. 전 세계 국가별 평균 신장 데이터를 제공하는 에버리지하이트Average Height에 의하면 북한 성인 남성의 평균 키는 165.6센티미터라고 한다. 또 2000~2010년 한국에 온 탈북민 성인 남성의 평균 키는 167센티미터로 조사된 바 있다. 우리나라 남성보다 7~10센티미터나 작다는 뜻이 된다. 성장이 영양상태에 따라 얼마나 달라질 수 있는지를 남한과 북한의 차이처럼 잘 보여주는 사례는 없을 것 같다. 같은 DNA를 타고났는데 한국은 고도성장을 하면서 40여 년 만에 키가 4% 가까이 커진 반면, 북한은 계속 제자리걸음이다.

잘 먹는 것은 성장의 기본이다. 뼈와 조직의 성장, 근육의 성장에는 에너지가 필요하다. 충분한 칼로리가 공급되어야 유전자가 갖고 있는 최대치의 성장이 이루어질 수 있다.

2013년 통계청 자료에 의하면 한국의 성인 남성은 하루 3,056칼로리의 음식을 섭취하는 반면, 북한의 성인 남성은 하루 2,094칼로리를 섭취한다고 한다. 보건복지부가 정한 일일 권장 칼로리는 19~29세 성인 남성 기준 2,600칼로리이다. 한창 성장하고 활동이 많은 청소년기에는 이보다 더 먹어야 한다. 북한 남성이 한국 남성보다 키가 7~10센티미터나 작은 이유는 성장기부터 지속적으로 칼로리 공급이 부족했기 때문이라고 추측할 수 있다.

무엇을 먹느냐도 중요하다. 한국인의 평균 신장이 40여년 동안 4% 커진 데에는 먹는 양이 증가한 것뿐만 아니라 식단이 달라진 것도 큰 원인을 차지한다. 70년대 국민영양조사 자료를 보면 당시 한국인이 먹는 음식의 90% 이상이 식물성 식품이었다. 단백질이라고는 가끔 먹는 고기와 생선, 그리고 콩이 전부였다. 그러다가 80년대에 와서 동물성 식품의 섭취가 전체 섭취량의 20%까지 늘었다.[137] 지금은 쌀보다도 고기를 더 많이 먹는 나라가 되었다. 2019년 한국인의 1인당 쌀 소비량은 연간 55.6킬로그램인데 고기(소·돼지·닭) 소비량은 연간 58.4kg이다.[138]

성장의 핵심은 단백질!

위에서 알 수 있듯이 성장에는 단백질 공급이 중요하다. 단백질은 인체 모든 세포를 구성하고 근육, 조직, 피부, 손톱, 머리카락을 만드는 기본 재료다. 성장호르몬 역시 아미노산을 원료로 합성되므로 단백질이 제대로 공급되지 않으면 만들어지기 어렵다. 단백질을 구성하는 20개의 아미노산 중 11가지는 인체가 스스로 합성해 낸다. 하지만 9가지는 합성하지 못하거나 합성하기가 어려우므로 반드시 음식을 통해 섭취해야 한다. 이렇게 반드시 음식을 통해 섭취해야 하는 아미노산을 필수 아미노산이라고 부른다. 영유아의 경우는 합성 능력이 떨어져서 아르기닌까지 포함하여 총 10가지가 필수 아미노산이다.

필수 아미노산과 비필수 아미노산	
성인 필수 아미노산	히스티딘histidine, 류신leucine, 아이소류신isoleucine, 라이신lysine, 메티오닌methionine, 페닐알라닌phenylalanine, 트레오닌threonine, 트립토판tryptophan, 발린valine
영유아 필수 아미노산	성인 필수 아미노산 + 아르기닌arginine
비필수 아미노산	글라이신glycine, 글루탐산glutamic acid, 시스테인cysteine, 아스파라긴asparagine, 글루타민glutamine, 세린serine, 타이로신tyrosine, 아스파트산aspartic acid, 프롤린proline, 알라닌alanine

아미노산은 콩, 닭고기, 돼지고기, 소고기, 생선 등에 골고루 풍부하게 들어있다. 우유, 치즈, 요구르트, 달걀, 견과류도 훌륭한 아미노산 공급원이다. 보통 하루 필요한 열량의 10~30%를 단백질에서 섭취하는 것이 성장에 가장 이상적이다.

단백질 섭취에 대한 국제 기준은 미국학술원National Academies 산하 미국의학원institute of Medicine, 그리고 세계보건기구World Health Organization·식량농업기구food and Agriculture Organization가 제시하고 있다. 이에 따르면 성인은 몸무게당 0.8~0.83 정도의 단백질을 섭취해야 하는 것이 이상적이고, 유아~청소년은 그보다 많은 0.85~1.52를 섭취하는 것이 이상적이다.

미국 질병통제예방센터Centers for Disease Control and Prevention도 하루 단백질 권장량을 제시하는데 몸무게가 아니라 연령별 고정값으로 제시한다. 한국의 보건복지부도 연령별 고정값을 제시하는데 미국보다 더 많은 양을 먹도록 권장하고 있다. 아래 표를 참고하여 아이에게 하루 어느 정도의 단백질을 먹여야 할지, 나는 얼마나 먹어야 할지 기준을 세워 두는 것이 좋겠다.

하루 단백질 권장 섭취량						
	연령	미국의학원 권장량 g/kg	세계보건기구 · 식량농업기구 권장량 g/kg	미질병통제 예방센터 하루 권장 섭취량 g	한국 보건복지부 하루 권장 섭취량g	
유아	0.3~0.5세	1.52	1.31			
	0.75~1.0세	1.50	1.14		1~2세	20
아동	1~3세	1.10	1.02	13	3~5세	25
	4~8세	0.95	0.92	19	6~8세	35
청소년	9~13세	0.95	0.90	34	9~11세	45(여) 50(남)
	14~18세(남)	0.85	0.87	52	12~14세	55(여) 60(남)
	14~18세(여)	0.85	0.85	46	15~18세	55(여) 65(남)
성인	19세 이상	0.80	0.83	46(여) 56(남)	19~29세	55(여) 65(남)
					30~49세	50(여) 65(남)
					50세 이상	50(여) 60(남)

성장과 비타민

물론 성장호르몬 촉진에 단백질만 중요한 것은 아니다. 비타민도 이에 못지 않게 중요하다. 특히 비타민A와 D는 성장호르몬과 직간접적으로 연계하여 성장기의 발달을 돕는다.

비타민A는 시각의 발달과 면역 기능에 필수인 영양소로 알려져 있지만 뼈와 조직의 성장을 돕고 야간의 성장호르몬 분비에도 영향을 끼친다.[139]

비타민D는 그 자체로 뼈의 성장에 필수이면서 인슐린유사성장인자-1의 분비에 직접적으로 영향을 끼친다. 혈중 비타민D 수치가 높으면 인슐린유사성장인자-1의 분비가 높아지고, 이것이 신장에서 1,25-디하이드록시비타민D1,25-dihydroxyvitamin D・비타민D가 신장에서 활성화된 형태의 생산을 증가시켜 뼈를 만드는 데에 필요한 칼슘과 인의 활용 효율을 높인다.[140] 인슐린유사성장인자-1은 성장호르몬에 의해 분비되지만 성장호르몬보다 더 직접적이고 강력한 성장효과를 내므로 비타민D의 역할이 그만큼 중요하다고 말할 수 있다.

비타민D는 성장호르몬과도 관련이 있다. 2018년 이집트 카이로 아인샴스Ain Shams 대학교의 임상연구에 따르면 성장호르몬 결핍증을 앓는 50명의 소아환자 중 84%가 혈중 25-하이드록시비타민D25-hydroxyvitamin D・비타민D가 간에서 활성화된 형태가 부족한 상태였다고 한다. 이후 12개월 동안 이들에게 성장호르몬 보충 치료를 하자 25-하이드록시비타민D 수치가 대부분 정상화되었다고 한다.[141] 정확한 메커니즘은 밝혀지지 않았지만 성장호르몬과 비타민D가 서로 영향을 주고받는 것은 분명하다.

따라서 성장호르몬 분비를 원활하게 하기 위해서 비타민A와 비타민D를 충분히 먹어야 한다. 비타민A는 육류와 달걀, 콩, 녹황색 채소를 통해 쉽게 섭취할 수 있다. 비타민D는 등푸른생선, 달걀 노른자, 표고버섯, 견과류 등을 통해 섭취할 수 있다. 하지만 먹는 것보다 더 효율적인 것은 피부를 자외선에 노출하여 합성해 내는 것이다. 피부에 자외선이 내리쬐면 표피 세포에 존재하는 7-디하이드로콜레스테롤7-dihydrocholesterol이 화학적 변화를 일으켜 프리-비타민D3pre-vitamin D3로 변환되고 이것이 다시 비타민D3로 변환된다.

이렇게 만들어진 비타민D3는 곧바로 체내로 흡수되어 신진대사에 활용된다. 비타민D는 자외선 노출을 통해 세포가 직접 합성해 낸다는 점에서 비타민이라기보다 호르몬에 가깝다. 비타민D가 호르몬이라고 개념을 바꾸어 생각한다면 이것이 뼈에 미치는 영향과 성장호르몬과 인슐린유사성장인자-1과의 관계를 좀 더 명확히 규명할 수 있지 않을까 하는 것이 필자가 오래전부터 품어온 생각이다.

지방은 충분히 먹고 탄수화물은 가려 먹어라

무엇보다 성장기에는 골고루 먹는 일이 가장 중요하다. 세포가 분열하고 성장하기 위해서는 엄청난 에너지가 필요하다. 단백질은 분자가 크고 복잡해서 소화시켜 에너지원으로 쓰기까지 긴 시간이 걸린다. 반면에 탄수화물은 소화 흡수가 빨라 거의 즉각적으로 에너지로 전환할 수 있다. 특히 포도당은 뇌가 활용할 수 있는 유일한 에너지원이고 뇌는 호르몬 합성의 중심이기 때문에 탄수화물 섭취도 단백질만큼이나 중요하다.

지방도 반드시 먹어야 한다. 아동은 성인보다 훨씬 활발하게 지방을 대사시킨다. 지방을 분해시켜 얻은 다양한 지방산과 글리세롤로 에너지도 얻고 인체 모든 조직의 세포막을 만들고 호르몬 합성에도 사용해야 한다.

미국의학원은 유아부터 성인까지 하루 권장 칼로리의 45~65%를 탄수화물에서 얻고 25~35%를 지방에서 얻으라고 권장한다. 단 1~3세 유아의 경우는 지방의 섭취를 30~40%까지 높이는 것이 좋다. 단백질은 1~3세는 5~20%, 4~18세는 10~30%, 18세 이상의 성인은 10~35%를 권장한다.[142]

한국 보건복지부가 정한 국내 기준은 탄수화물은 전 연령에서 55~65%, 단백질은 전 연령에서 7~20%, 지방은 1~2세는 20~35%, 그 이상은 모두 15~30%를 권장한다.[143]

다만 탄수화물은 가려서 먹어야 한다. 밀가루, 흰쌀, 설탕, 과당 등은 오히려 성장호르몬 분비에 방해가 된다. 성장호르몬은 저혈당 상태일 때에 분비가 촉진되기 때문이다. 잡곡, 야채, 과일, 콩, 우유 등을 통해 탄수화물을 섭취하면 혈당의 상승도 막으면서 비타민과 미네랄, 섬유소가 풍부한 식사를 할 수 있다. 세계보건기구는 전 연령에서 당 섭취를 전체 칼로리의 10% 미만으로 제한하라고 권한다. 아이들이 과자, 빵, 케이크, 음료수 등에 탐닉하지 않도록 부모가 어릴 적부터 식습관을 잘 만들어주어야 한다.

과식은 성장호르몬의 적!

무엇보다 주의해야 할 것은 과식을 하지 않는 것이다. 성장호르몬은 저혈당 상태이거나 강도 높은 운동을 할 때, 혹은 배가 고플 때 등, 인체가 약간의 스트레스 상태일 때 분비가 촉진된다. 과식을 해서 혈당이 높고 배가 부르고 몸이 나른한 상태가 되면 성장호르몬은 분비되지 않는다.

또한 과식이 장기화되면 비만이 되는데 비만은 혈중 유리지방산의 농도를 높여 성장호르몬 분비를 억제한다. 어린 나이에 비만이 되면 키가 잘 크지 않고 계속 살이 찔 확률이 높아진다. 성장호르몬 분비가 낮아져 인슐린유사성장인자-1의 분비가 부족해지고 지방세포의 분해율도 떨어지기 때문이다.

성장기의 과식은 인체 발달과 건강에 치명적 영향을 끼치고 아이의 자존감, 자아상 등 성격 형성에도 적지 않은 영향을 주므로 부모의 적극적인 개입이 반드시 필요하다.

영양소별 섭취 비중

성장호르몬과 영양 섭취

- 단백질은 아미노산을 제공하여 성장호르몬 합성에 직접적으로 도움을 준다.
- 탄수화물은 성장에 필요한 즉각적인 에너지원이며 뇌 활동의 유일한 에너지원이다.
- 지방은 다양한 지방산과 글리세롤로 분해되어 인체 모든 조직의 세포막을 만들고 호르몬 합성에 사용된다.
- 비타민A는 뼈와 조직의 성장을 돕고 야간의 성장호르몬 분비에 영향을 미친다.
- 비타민D는 인슐린유사성장인자-1의 분비를 촉진한다.

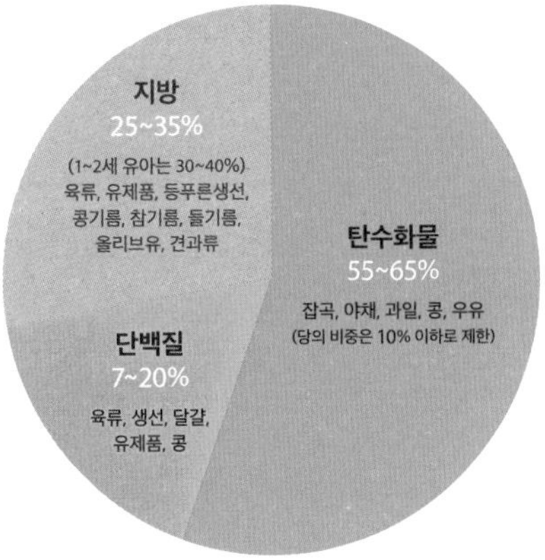

주의사항

- 혈당 상승은 성장호르몬 분비를 억제하므로 탄수화물 섭취 중 당의 섭취는 10% 이하로 제한한다.
- 식사와 식사 사이에 배고픔을 느끼는 것이 성장호르몬 분비에 도움이 된다.
- 과식을 하지 않는다.
- 간식을 먹지 않는다.
- 비만이 되지 않는다.

영양소별 칼로리 섭취 비중

2020년 보건복지부 '한국인 영양소 섭취 기준 -에너지 적정비율'을 참고하여 작성했다.

키 크는 영양제, 도움이 될까?

아이가 또래보다 작고 성장이 더디다고 느껴질 때 부모들이 쉽게 떠올리는 해결책이 있다. 바로 키 크는 영양제를 먹이는 것이다.

2022년 한 설문조사에 의하면 아이에게 건강기능식품을 먹이는 부모가 37.8%에 이르고 그 중 15.2%가 키 크는 영양제를 먹이고 있다고 한다.[144] 또한 2021년 식약처 발표에서도 키 크는 영양제의 시장 규모가 2017년 67억 원에서 2021년 619억 원으로 10배 가까이 성장한 것으로 나타난다.

이렇게 시장이 갑작스럽게 성장한 데에는 키 크는 영양제의 높은 가격도 한몫한다. 업체들은 보통 6개월 이상을 꾸준히 먹이라고 권하는데 그 비용이 100만 원이 훌쩍 넘는다. 성장기 내내 계속 먹이려면 1천만 원 이상도 각오해야 한다.

과연 이렇게 높은 비용을 들일 만큼 효과가 있을까? 키 크는 영양제의 주성분은 HT042라고 불리는 '황기추출물 등 복합물'이다. 이 성분은 한 원료 개발 업체가 개발해서 직접 식약처로부터 개별 원료 기능성 인증을 받았다. 어린이 키 성장으로 기능성 인증을 받은 것은 이 원료가 유일하기 때문에 모든 키 크는 영양제는 반드시 이 성분을 써야 한다. 시중에 여러 유명한 키 크는 영양제가 있지만 모두 이 업체로부터 원료를 사와서 비타민D, 칼슘, 홍삼, 아연 등을 추가로 넣어 제조한 것이다. 따라서 그 많은 영양제 사이에 차별성은 거의 없다고 보아도 무방하다.

심지어 업체들이 내세우는 인체 적용 시험자료도 똑같은 자료다.

원료 개발 업체가 식약처 인증을 위해 실시한 임상시험 자료를 여러 영양제 브랜드들이 공동으로 사용하는 것이다. 따라서 브랜드를 따지고 무엇이 더 나은지 비교하는 것은 무의미하다.

과연 어느 정도 효과가 있기에 식약처가 인증을 해준 것일까? 인체 적용 시험의 내용을 보면, 신장 25백분위수(신장 분포 그래프에서 하위 25%) 이하의 7~12세 남녀 어린이 97명을 두 그룹으로 나누어 12주 동안 한쪽에는 플라시보를 먹이고 다른 한쪽에는 하루 1.5그램의 HT042를 먹인 후 키 성장을 비교한 결과, 플라시보를 먹은 그룹은 1.92센티미터가 성장했지만 HT042를 먹은 그룹은 2.25센티미터가 성장했다고 한다. 대조군보다 시험군이 3.3밀리미터 키가 더 큰 것이다.

부모들이 보기에는 이 시험결과가 희망적으로 느껴질 것이다. 3개월에 3.3밀리미터가 더 컸다면 1년이면 1.32센티미터 더 클 수 있다는 뜻이니 먹여야겠다는 생각이 강하게 들 것이다. 하지만 3.3밀리미터는 오차 범위 내의 거의 무의미한 차이다. 또한 차이를 인정한다 해도 어디까지나 3개월 간의 단기 복용 결과다. 계속 먹는다고 성장 추세가 쭉 이어질 것이라는 보장은 없다.

실제로 이후 식약처가 이 원료를 재평가하면서 복용기간을 6개월로 늘린 새로운 인체 적용 시험 결과가 나왔는데 대조군과 시험군의 키 성장 차이는 2.9밀리미터로 오히려 더 줄었다. 키 성장 차이가 계속 비례하여 벌어지는 것이 아니라 최종 키에서 단 몇 밀리미터 더 커지는 것에 불과하다면 굳이 수백만 원을 들여 이 영양제를 아이에게 먹일 이유가 있을까.

또한 만약 이 원료가 정말로 키 성장에 효과가 있다면 해외에서 대대적으로 연구를 했을 것이고 과학지에 논문이 실렸을 것이다. 하지만 해외의 연구 사례는 없고 국내 연구만 있다. 그리고 그마저도 쥐를 대상으로 한 동물 실험이고 원료 개발 업체의 후원 하에 진행된 것이라서 결과를 신뢰하기가 어렵다.

영양제에 기대지 말고 문제를 정확히 파악하라

무엇보다도 이 영양제는 약이 아니라 건강기능식품이다. 황기, 속단, 가시오갈피나무 등 한약재를 원료로 한다. 이 성분들이 항산화, 항염 등의 효과가 있다는 건 여러 문헌을 통해 알 수 있지만 직접적으로 성장에 도움을 준다는 과학적 근거는 없다. 그리고 식품은 약리작용이 없다. 건강기능식품의 효과는 어디까지나 식품의 범위를 벗어나지 않는다.

아이의 성장이 정말 더뎌서 문제가 있다고 생각한다면 키 크는 영양제에 기댈 것이 아니라 전문 병원을 찾아야 한다. 전문의의 정확한 진단을 받아 문제가 무엇인지를 파악하는 것이 가장 중요하다. 칼로리 섭취가 부족한 것이라면 식사량을 늘리고, 단백질, 비타민, 미네랄 같은 특정 영양소를 잘 안 먹는 것이 문제라면 식품과 영양제로 적극적으로 보충하고, 정말로 검사 결과 성장호르몬 분비에 문제가 있다면 호르몬 치료를 고려해야 한다. 이 외에도 운동을 시킨다거나, 살을 빼게 하고 과식을 못하게 한다거나, 밤에 잠을 잘 자게 하는 등 생활 습관을 개선시키는 것으로도 상당한 효과를 볼 수 있다.

아이가 성장할 수 있는 시기는 생각보다 짧다. 그 황금 같은 시기를 과학적 근거도 없는 키 크는 영양제에 낭비하지 않길 바란다.

성장호르몬을 늘리는 그 밖의 다양한 방법들

성장호르몬은 일정한 수치를 유지하는 호르몬이 아니라 자극에 의해 박동성 패턴으로 분비되는 호르몬이다. 어떤 자극이 성장호르몬 분비에 영향을 주는지 파악한다면 생활에서 이를 실천할 수 있을 것이다.

1. 일찍 자고 깊게 자기

수면 시작 후 1시간 내, 첫 번째 비렘수면이 시작되고 몇 분 안에 가장 높은 수치의 성장호르몬이 분비된다. 비렘수면의 가장 깊은 3, 4단계 수면 상태에서 성장호르몬이 폭발한다. 하루 분비량의 거의 50%가 이때 분비된다. 이것은 원활한 멜라토닌 분비로 서캐디언리듬이 잘 형성될수록 성장호르몬이 원활하게 분비된다는 것을 뜻한다. 따라서 어린아이와 청소년은 낮에 충분한 햇볕을 보아야 하고 일찍 잠자리에 들어 적어도 8시간 이상의 충분한 숙면을 취해야 한다.

2. 강도 높은 운동하기

운동은 성장호르몬의 분비를 촉진한다. 운동이 성장호르몬을 자극하는

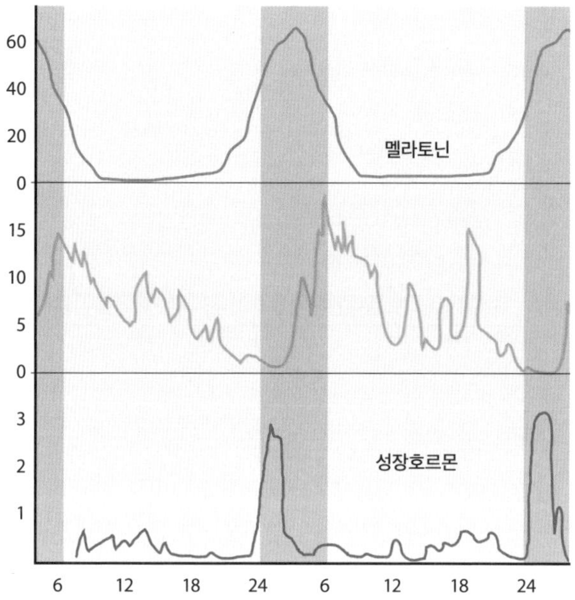

성장호르몬과 서캐디언리듬
멜라토닌이 가장 많이 분비되는 수면 시간에 성장호르몬도 가장 많이 분비된다.

원리는 아직까지 완벽히 규명되지 않았다. 운동을 하면 생성되는 카테콜아민catecholamine·뇌의 신경조직에서 생성되는 신경 전달 물질로 호르몬 기능을 한다, 젖산, 일산화질소 등에 의해 분비가 자극된다는 주장이 있고, 운동시 체액의 산-염기 균형의 변화로 인해 분비가 자극된다는 주장도 있다.

어떤 운동이 성장호르몬을 더 자극하는가에 대해서도 의견이 분분하다. 팔굽혀펴기, 플랭크plank, 스쿼트squat, 덤벨dumbbell, 데드리프트dead lift 등 근력을 키우는 운동이 효과가 있다는 주장도 있고, 과격한 유산소운동이 더 효과가 있다는 주장도 있다. 운동의 종류에 따라, 나이와 성별에 따라 효과에 차이가 있을 수는 있지만, 어떤 운동이든 매일 꾸준히

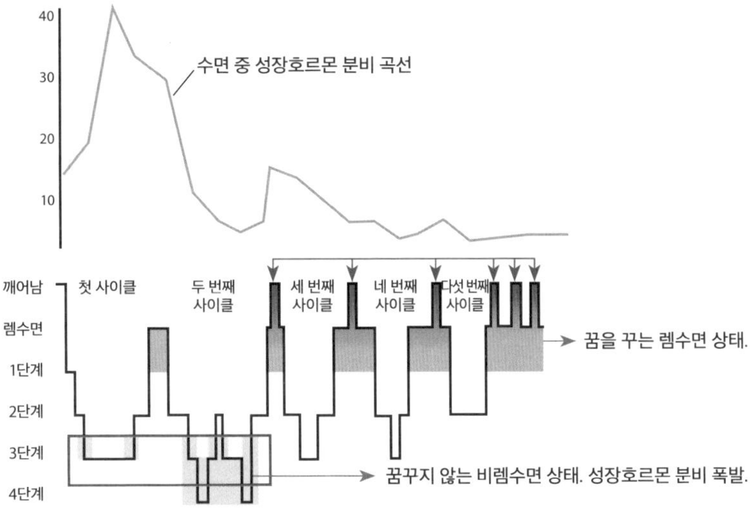

수면 중 성장호르몬 분비와 렘/비렘 수면 사이클

출처 : 저자가 두 가지 도식을 합쳐서 수정했다.

1시간 이상 약간 힘겨울 정도로 하는 것은 성장호르몬 분비에 분명히 도움이 된다. 또한 운동을 하면 지방이 줄고 근육이 늘어 이 역시 성장호르몬 분비에 도움이 된다.

3. 간헐적 단식하기

간헐적 단식을 하면 성장호르몬 분비가 증가하는 것이 여러 실험을 통해 증명되었다. 1988년 연구를 보면 성인 남성이 식사를 한 날에 분비된 성장호르몬과 5일 동안 금식을 마친 날에 분비된 성장호르몬을 비교한 결과 금식을 마친 날 성장호르몬이 더 자주 분비되고 1회 분비량도 최대 2배로 늘고 총 분비량은 4배 상승한 것으로 나타났다.[145] 1992년 연구에

서도 9명의 남성에게 2일 동안 금식을 시킨 결과 하루 성장호르몬 총 분비량이 5배나 치솟았다.[146]

단식이 성장호르몬 분비를 촉진하는 이유는 배가 고프면 위에서 식욕을 자극하는 호르몬인 그렐린이 분비되고 이것이 시상하부의 그렐린 수용체와 결합하여 성장호르몬 분비를 촉진하기 때문이다. 또 단식을 하면 몸이 저혈당 상태가 되는데 이 역시 성장호르몬 분비를 상승시킨다. 단식하는 동안 에너지를 만들기 위해 지방세포가 분해되는 것도 성장호르몬 분비를 자극한다.

일상생활에서 가장 실천하기 좋은 간헐적 단식 방법은 하루 중 8시간 동안 식사를 하고 나머지 16시간 동안 단식을 하는 것이다. 혹은 일주일 중 5일은 평소대로 먹고 나머지 2일 동안 칼로리를 대폭 줄이는 방법도 있다.

아이들의 경우는 한창 자라는 성장기라서 단식을 권하기는 어렵다. 충분한 칼로리를 섭취하게 하되, 식사와 식사 사이 아무 것도 먹지 않게 하고 배고픔을 느낄 정도의 상당한 간격을 두는 것이 좋다. 저녁 식사 후 아무 것도 먹지 않고 잠자리에 들면 다음 날 아침을 먹을 때까지 10시간 이상의 공복기를 가질 수 있다.

4. 살 빼기

비만이라면 살을 빼자. 비만인 사람들의 성장호르몬 분비는 정상 체중인 사람들에 비해 빈도, 생산량, 총량이 모두 현저히 적다. 비만인은 인슐린을 통한 저혈당 유도, 아미노산 보충, L-도파(도파민의 전구체), 클로니딘(혈압저하제) 등 성장호르몬 분비를 촉진하는 모든 의료적 시도에 대해서도 정상 체중인 사람들에 비해 반응이 떨어진다. 그만큼 비만이 성장호르몬 분비 시스템에 결함을 일으킨다는 뜻이다.[147]

특히 아동이 비만이 되면 초반에는 또래보다 성장이 빠른 것처럼 보이지만 사춘기가 시작되면 정상이나 마른 아이들보다 성장 속도가 둔화되기 시작한다. 2차 성징이 이르게 나타나는 성조숙증을 보일 확률도 높아진다.[148]

1999년의 연구는 정상 체중에 정상 키를 가진 24명의 아동과 정상 체중에 정상 이하 키를 가진 31명의 아동, 그리고 10명의 비만 아동의 성장호르몬 분비를 비교했다. 그 결과 정상 키와 정상 이하 키 아동에게는 성장호르몬 분비에 아무 문제가 없었으나, 비만 아동들은 성장호르몬 분비가 현저히 낮았다. 또한 이들 모두에게 24시간 동안 칼로리를 제한하자 정상 키와 정상 이하 키 아동들의 성장호르몬 분비량이 늘었고, 비만 아동들도 수치가 거의 정상으로 바뀌었다.[149] 비만 아동이 성장에 문제를 보인다면 가장 먼저 해야 할 일은 키 크는 영양제가 아니라 살을 빼게 하는 것이라는 점을 명심하자.

5. 가바 섭취하기

가바GABA를 충분히 섭취하는지 살펴본다. 가바는 감마-아미노부티르산 gamma-aminobutyric의 약자로 뇌에 존재하는 아미노산의 일종이다. 보통 아미노산은 여러 가지가 합쳐져 펩타이드를 이루고 단백질을 조성하는데, 가바는 그 자체로 독립적으로 존재한다. 가바의 역할은 중추신경계에 억제 신호를 보내어 긴장과 흥분을 가라앉히고 진정시키는 것이다. 그래서 스트레스를 완화하고 수면을 유도한다는 연구 결과가 있다.[150]

2008년 연구에 의하면 성인 남성이 가바 3그램을 섭취하고 휴식을 취하거나 운동을 했을 때 혈중 성장호르몬 수치가 최대 400%까지 치솟았다고 한다.[151] 또한 가바는 긴장을 완화하는 호르몬이라서 깊은 수면을 취하는 데에도 도움이 된다. 깊은 수면은 성장호르몬 분비를 상승시키는 주요 요인이므로 가바의 섭취가 도움이 될 수 있다.

그러나 가바의 섭취량을 더 늘린다고 해서 키가 더 클 수 있는 것은 아니다. 음식을 통해 충분히 섭취한다면 영양제를 별도로 먹는 것은 불필요하다. 가바는 토마토, 시금치, 감자, 고구마, 귀리, 보리, 콩, 버섯 등에 풍부하다. 또 비타민B6를 먹으면 이것이 체내에서 여러 단계로 분해를 거치면서 가바가 합성된다. 비타민B6는 참치, 연어, 닭, 바나나, 두부, 시금치, 파파야, 오렌지 등에 풍부하고 영양이 강화된 시리얼에도 풍부하다. 비타민B6의 어린이 일일 권장섭취량은 1밀리그램 안팎이다. 균형 있는 식사를 하면 충분히 섭취할 수 있다.

만약 아이가 편식이 심해서 유난히 가바나 비타민B6가 함유된 음식을 기피한다면 그때는 영양제 섭취를 고려해볼 수 있다. 비타민B6는 과다 섭취할 경우 부작용을 겪을 수 있으므로 의사와 상담하여 복용량을 정하는 것이 좋겠다.

4장

가바, 감마-아미노부티르산

GABA, γ- aminobutyric acid

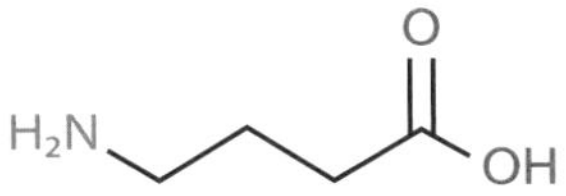

포유류의 중추신경계에 작용하는 억제성 신경 전달 물질. 분자량 103의 작은 물질이다. 아미노산이지만 알파-아미노산α-amino acid이 아니라서 단백질 합성에 관여하지 않는다. 4개의 탄소 원자 사슬에 한쪽 끝에는 카르복실기가 다른 한쪽 끝에는 아미노기H2N가 달려있는 구조다. 기체 상태에서는 양 끝이 정전기의 인력으로 강력히 붙어있고 고체 상태에서는 양끝이 서투르게 결합하여 여러 구조가 나타난다. 용해 상태에서는 5개 이상으로 다양한 구조가 보인다. 이런 가변적 분자 구조로 인해 여러 수용체와 결합하여 각기 다른 효과를 낸다. 뇌의 시냅스 형성에 중요한 역할을 하며 불안, 흥분을 가라앉히고 수면과 성장호르몬에 관여하는 등 인체의 항상성 제어에 필수 역할을 한다.

우리가 외부 환경으로부터의 자극을 감지하고 곧바로 반응할 수 있는 이유는 우리 몸 안에 거대한 전자화학 네트워크인 신경계Nervous system가 있기 때문이다. 뜨거운 것에 몸이 닿을 때 재빨리 몸을 떼는 것, 눈에 갑자기 빛이 들어오면 얼른 눈을 감는 것, 계단을 올라갈 때 계단의 높이를 눈으로 파악하며 그에 맞춰 다리를 움직이는 것, 화가 나거나 흥분하면 몸에 힘이 들어가고 긴장이 풀리면 몸이 이완되는 것, 모두 신경계가 하는 일이다. 뇌에서 말단의 신경까지 이렇게 순식간에 신호를 전달할 수 있는 것은 신경계를 이루고 있는 수백~수천조 개의 뉴런neuron, 신경세포 덕분이다. 신경세포는 나트륨, 칼륨, 칼슘, 염소 등의 이온 통로를 통해 서로 전기신호를 주고받거나 시냅스synapse·한 뉴런에서 다른 뉴런으로 신호를 전달하는 연결 지점를 통해 화학적 신호를 주고받는다. 이때 사용되는 화학 물질, 그것이 바로 신경전달물질neurotransmitter이다.

대표적 신경 전달 물질

신경 전달 물질이라고 하면 생소하지만 사실 한 번쯤 들어본 익숙한 신경 전달 물질이 많이 있다. 도파민dopamine, 아세틸콜린acetylcholine, 글루타메이트glutamate·글루탐산, 히스타민histamine, 에피네프린epinephrine, 노르에피네프린norepinephrine, 옥시토신oxytocin, 세로토닌serotonin 등이 모두 신경 전달 물질이다. 집중력에 도움이 되는 영양제로 부모들 사이에 유명한 감마-아미노부티르산γ-aminobutyric acid, 즉 가바GABA 도 신경 전달 물질이다.

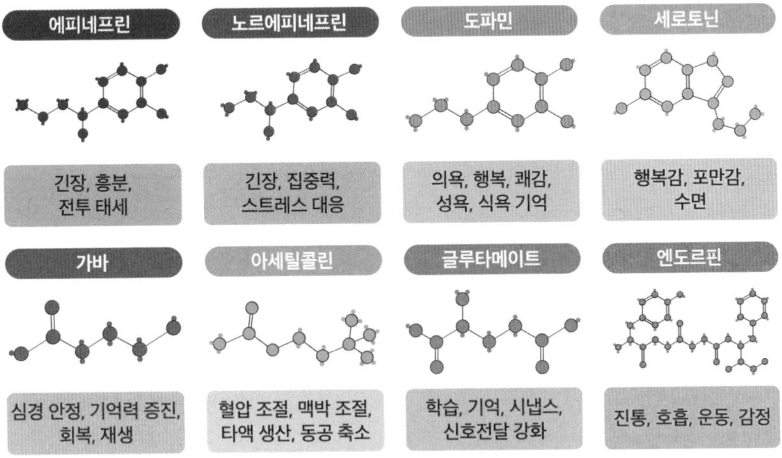

대표적인 신경 전달 물질과 그 역할

출처 : "Neural Network Structures: Current and Future States", Kulchitsky et al., 2018

각각의 신경 전달 물질은 특정한 작용을 한다. 예컨대, 에피네프린(아드레날린)은 몸을 극도로 흥분시키고 에너지를 증가시켜 응급 상황에 대처하게 만든다. 노르에피네프린은 뇌를 각성 상태로 만들어 긴장과 집중력을 높이는 효과를 낸다. 도파민은 의욕, 행복감, 기억, 인지, 운동 조절 등에 두루 관여한다. 그래서 도파민이 너무 과도하면 주의력결핍 과잉행동장애ADHD나 조현병이 발생할 수 있고, 너무 부족하면 치매, 우울증, 파킨슨병이 발생할 수 있다.

흥분성 vs. 억제성

신경 전달 물질에는 '흥분성'excitatory과 '억제성'inhibitory이 있다. 여기서 '흥

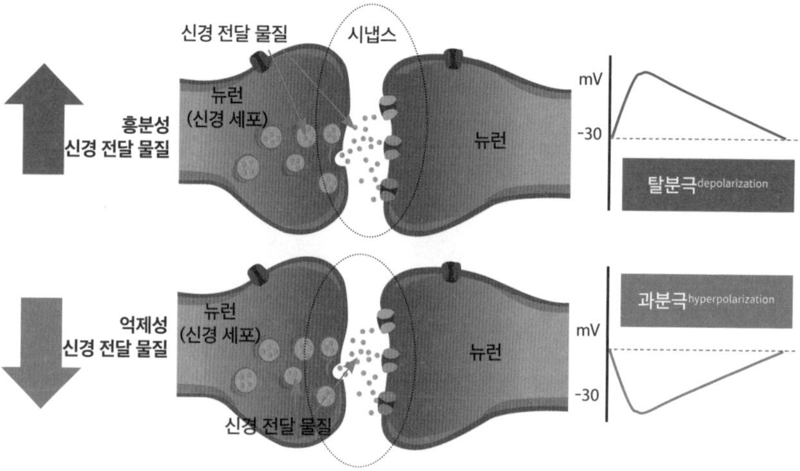

흥분성 vs. 억제성 신경 전달 물질

흥분성 신경 전달 물질은 시냅스를 통해 전달되어 세포막 안쪽의 전위를 상승시키는 탈분극을 일으켜 신경세포를 흥분시킨다. 반대로 억제성 신경 전달 물질은 세포막 안쪽의 전위가 원래 상태보다 떨어지는 과분극을 일으켜 신경세포를 억제한다.

출처 : "Recent advancement in nanosensors for neurotransmitters detection: Present and future perspective", Chauhan et al., <Process Biochemistry>, 2020

분'이란 신호를 보내는 신경세포에서 분비된 신경 전달 물질이 신호를 받아들이는 신경세포를 흥분시키는 것을 뜻한다. 반대로 '억제'는 신호를 보내는 신경세포에서 분비된 신경 전달 물질이 신호를 받아들이는 신경세포의 활성을 억제하는 것을 뜻한다. 마치 스위치를 켜고 끄는 것처럼 흥분성 물질은 뉴런의 반응을 증폭시키고, 억제성 물질은 뉴런의 반응을 누그러뜨린다.

신경세포에 따라 흥분성 물질을 분비하는 '흥분성 뉴런'이 있고, 억제성 물질을 분비하는 '억제성 뉴런'이 있다. 또 흥분성 물질이 여러 신경세포를 거치며 먼 거리의 신경세포를 흥분시키기도 하고, 억제성 신경세포가 다른 억제성 신경세포를 억제하기도 한다. 억제를 억제하여

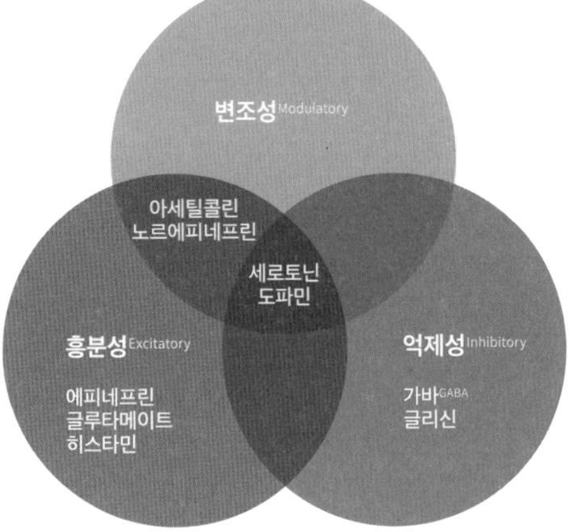

신경 전달 물질의 기능별 구분

같은 물질이라도 결합하는 수용체나 시냅스 연결방식에 따라 여러 효과를 낼 수 있다.

출처 : 저자가 직접 작성하였다.

몸의 신경이 지나치게 이완되는 것을 막는 메커니즘이다.

'변조성'modulatory 신경 전달 물질도 있다. 이것은 다른 흥분성 또는 억제성 신경 전달 물질에 영향을 주어 그 효과를 조절하는 기능을 가진다. 즉, 뉴런의 수용체와 결합하는 방식이 아니라 다른 신경 전달 물질 자체에 작용하여 수용체와의 반응을 조절한다.

그런데 억제성, 흥분성, 변조성은 물질에 따라 명확히 구분되는 것이 아니다. 보통 도파민은 흥분성, 세로토닌은 억제성으로 구분하지만, 도파민이 억제성으로 작용할 때도 있고 세로토닌이 흥분성으로 작용할 때도 있다. 또 흥분성으로 알려진 아세틸콜린, 노르에피네프린, 도파민은 모두 변조성 신경 전달 물질이기도 하다. 세로토닌 역시 억제성이면서 흥분성이면서 동시에 변조성이다. 흥분성, 억제성, 변조성을 결정하는 것은 신경 전달 물질 자체이기도 하지만 뉴런과 뉴런이 만나는 시냅스 부위가 어떻게 연결되었느냐에 따라 결정되기도 하고, 어떤 수용체와 결합하느냐에 따라서도 달라진다.

신경 전달 물질과 호르몬, 뭐가 다를까?

그렇다면 신경 전달 물질과 호르몬은 어떤 차이가 있을까? 신경 전달 물질과 호르몬은 다르면서도 비슷하다. 호르몬이 내분비샘endocrine glands에서 분비된다면 신경 전달 물질은 뉴런(신경세포)에서 생산된다. 호르몬이 혈액으로 나와 온몸의 표적세포로 운반된다면, 신경 전달 물질은 뉴런에서 뉴런으로 이동하여 수용체와 결합한다. 호르몬은 효과를 내는 데에 몇 분에서 며칠이 걸리지만 신경 전달 물질은 신경계를 가로지르는 데에 수천분의 1초, 길어도 몇 분이면 충분하다. 호르몬은 인체 전체에 영향을 끼치지만 신경 전달 물질은 국소적으로만 작용한다. 호르몬은 항상 무의식적 차원에서 작용하지만 신경 전달 물질은 무의식적 차원뿐만 아니라 의식적인 행동에도 관여한다.

이렇게 다르지만 호르몬도 신경 전달 물질도 화학적 메신저chemical messenger라는 점은 똑같다. 둘 다 몸의 항상성을 조절하고 신진대사에 관여하고 사고와 감정, 행동방식을 컨트롤한다.

신경 전달 물질이면서 동시에 호르몬으로 작용하는 것도 상당히 많다. 도파민은 중추신경계central nervous system·뇌와 척수로 이루어진 신경계에 작용하

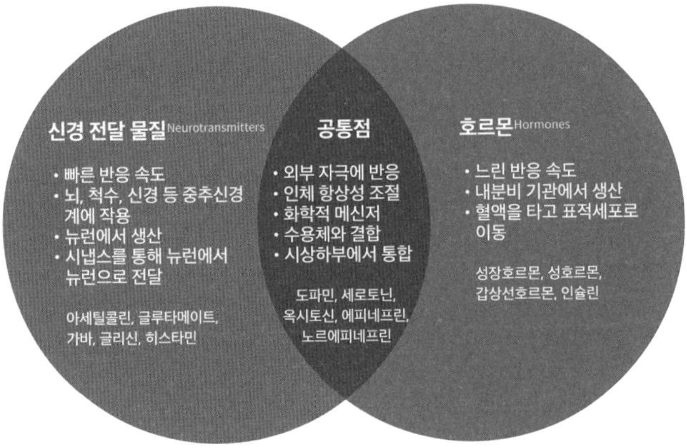

신경 전달 물질과 호르몬의 공통점과 차이점

출처 : 저자가 직접 작성하였다.

는 신경 전달 물질이면서 젖분비호르몬의 분비를 억제하는 호르몬이다. 세로토닌도 위장관에서 분비되는 호르몬이자 중추신경에서 분비되어 기분, 식욕, 인지, 수면, 기억 등을 조절하는 신경 전달 물질이다. 옥시토신은 출산 시 자궁 수축, 수유 등에 작용하는 방식에서는 호르몬이지만 행복감, 수면, 체온조절, 학습, 기억 등에 작용하는 방식에서는 신경 전달 물질이다. 노르에피네프린은 간과 근육에서 연료 대사를 조절하는 호르몬이자 스트레스 상황에서 뇌를 각성시키는 신경 전달 물질이다.

사실 호르몬이냐 신경 전달 물질이냐의 구분이 학문적으로는 중요하지만 실생활에서는 그다지 중요하지 않다. 몸 안에서 만들어지는 일련의 화학물질이 우리 몸의 항상성을 조절하고 기분, 인지, 행동 등에 영향을 끼친다는 점에서 호르몬과 신경 전달 물질은 그다지 다르지 않다. 또한 호르몬과 신경 전달 물질이 서로 얽혀서 영향을 주고받기 때문에 분리하여 생각하기 어렵다. 그래서 필자가 전공한 내분비학도 호르몬과 신경 전달 물질을 함께 통합하여 연구한다. 내분비학 안에 신경계와 내분비계 사이의 기능적 관계를 중점적으로 연구하는 '신경내분비학'Neuroendocrinology이 별도로 존재하기도 한다. 또한 신경계 질환을 다루는 신경과와 정신 질환을 다루는 정신 건강의학과도 신경 전달 물질과 함께 호르몬을 통합하여 연구하고 치료에 적용한다. 다만 내분비학은 성장, 발달, 생식, 대사, 항상성 등 생리적 질환을 치료하고, 신경과는 뇌졸중, 치매, 뇌전증, 파킨슨병 등 신경계 이상으로 인한 질환을 치료하고, 정신 건강의학과는 불안, 우울, 중독 등 정신 질환을 치료한다는 차이가 있다.

20세기 초반까지만 해도 과학자들은 시냅스 연결은 전기신호 방식으로만 작동한다고 생각했다. 두 개의 뉴런 사이에 전류가 통과하는 채널이 있어서 서로의 전압 변화를 통해 전기신호를 전달하는 것이 시냅스 연결의 유일한 방식이라고 여겼다. 하지만 곧 전기신호는 매우 단순한 메시지만을 갖고 있어서 그 많은 다양한 신호를 구분하여 전달할 수 없다는 모순에 부딪혔다.

이때 혜성처럼 등장한 것이 바로 화학적 시냅스와 신경 전달 물질의 발견이다. 시냅스에 20~40나노미터nm 길이의 '시냅스 간극'synaptic cleft이 있어서 이를 통해 특정 메시지를 가진 화학물질이 전달된다는 것이 동물 실험을 통해 밝혀졌다.[152]

처음으로 밝혀진 신경 전달 물질은 '아세틸콜린'acetylcholine이었다. 1921년 독일 태생의 정신생리학자 오토 뢰비Otto Loewi는 개구리에서 2개의 심장을 뛰는 상태로 분리해 냈다. 첫 번째 심장은 미주신경vagus nerve

•12쌍의 뇌신경 중 10번째이 연결된 상태였고, 두 번째 심장은 연결된 신경이 전혀 없는 상태였다. 뢰비는 2개의 심장을 모두 식염수로 씻은 후 전기로 첫 번째 심장의 미주신경을 자극했다. 그러자 박동이 느려지면서 심장이 어떤 액체로 뒤덮이는 것을 확인할 수 있었다. 뢰비는 그 액체를 덜어서 두 번째 심장에 발랐다. 그러자 두 번째 심장도 느리게 뛰었다. 단지 액체를 옮겨 바르는 것만으로 심장 박동이 달라졌다는 것은 미주신경에서 방출되는 어떤 화학물질이 심박수를 조절한다는 뜻이 된다. 이 화학물질이 바로 자율신경계의 가장 기본적인 신경 전달 물질인 아세틸콜린이다. 뢰비는 이 물질을 발견한 공로로 1936년 노벨 생리의학상을 수상했다.[153]

이후로 이미 발견했던 에피네프린, 글루타메이트 등이 신경 전달 물질이라는 것이 밝혀졌다. 노르에피네프린, 세로토닌, 도파민도 추가로 신경 전달 물질로 확인되었다. 인간의 신경계에 사용되는 신경 전달 물질이 몇 개나 되는지 정확히는 알 수 없지만 지금까지 확인된 것만 해도 100개가 넘는다.[154]

신경 전달 물질계의 스타 탄생 - 가바

일찍이 신경 전달 물질로 확인된 것 중에는 감마-아미노부티르산γ-Amino-butyric acid 즉, 가바GABA가 있다. 과학에서 새로운 물질의 발견은 초반에 큰 조명을 받았다가 서서히 관심이 식어가는 것이 일반적이다. 그런데 가바는 오히려 그 반대였다. 1950년 처음으로 뇌에서 이 물질이 발견되었을 때 과학계는 거의 무관심했다. 뇌에 많이 존재한다는 것만 증명되었을 뿐 이 물질이 무엇을 하는지 알지 못했기 때문이다.

그러다 1957년 비밀이 풀렸다. 캐나다의 한 과학자가 가재의 신경세포에서 흥분을 가라앉히는 물질을 발견했는데 그것이 가바와 동일 물질이라는 것을 밝혀낸 것이다. 과학계는 그제야 이 물질이 포유류의 중추신경에 가장 많이 존재하는 억제성 신경 전달 물질이라는 것을 알게 되었다.

당시에 흥분성 신경 전달 물질인 노르에피네프린과 아세틸콜린이 이미 발견된 상태였고 억제성 신경 전달 물질인 글리신도 발견된 상태였지만 가바는 그 중요성에서 상대가 안 되었다. 과도한 흥분을 가라앉히고 뇌를 안정시키는 가장 막강한 물질이기 때문이었다.[155]

이때부터 가바는 핫 토픽이 되었다. 과학계와 의학계는 가바를 잘 활용하면 뇌전증이나 무도증chorea ·스스로 제어할 수 없는 움찔거리는 움직임이 신체 여러 부분에서 나타나는 증상 같은 신경질환을 치료할 수 있을지도 모른다는 희망에 부풀었다. 뇌전증은 뇌의 뉴런이 지나치게 흥분해서 일어나는 경련이다. 만약 가바가 뉴런으로 방출될 때 이것을 다음 뉴런으로 전달하는 신경 전달 물질 수송체transporter ·시냅스에서 신경 전달 물질의 수송을 담당하는 세포막 단백질의 활성을 억제할 수 있다면 가바가 시냅스 주변에 더 오래 머물러 신경을 억제하는 효과를 몇 배로 증폭시킬 수 있다. 그렇게만 된다면 순식간에 흥분을 가라앉힐 수 있다.

이 밖에도 가바는 당뇨병에 치료제로 사용될 가능성도 있다. 가바는 인슐린을 분비하는 췌장의 베타세포β-cell에서도 분비되어 글루카곤glucagon의 분비를 억제하는 효과를 낸다. 인슐린은 혈당을 내리는 호르몬이고 글루카곤은 혈당을 올리는 호르몬이라서 글루카곤을 억제하면 인슐린 저항성에 도움이 될 수 있다.[156]

또한 불소화물fluoride·불소가 다른 원소들과 결합하여 불소화된 화합물에 인위적으로 노출시켜 갑상선기능 저하증을 유도한 쥐에 가바를 투여하자 가바가 불소의 독성을 모두 중화시켜 갑상선 기능이 정상으로 돌아왔다는 실험 결과도 있다.[157] 이 밖에도 엄청난 수의 사이토카인cytokine·백혈구에서 분비되는 단백 활성 물질로 항체 생산을 증가시킨다 분비를 조절하여 자가면역질환, 천식 등에 효과가 있다는 연구 결과도 있다.[158]

이처럼 가바는 가능성이 무궁무진한 화학물질이다. 수많은 과학자와 제약사들이 가바 연구에 매달리는 데에는 그만한 이유가 있다.

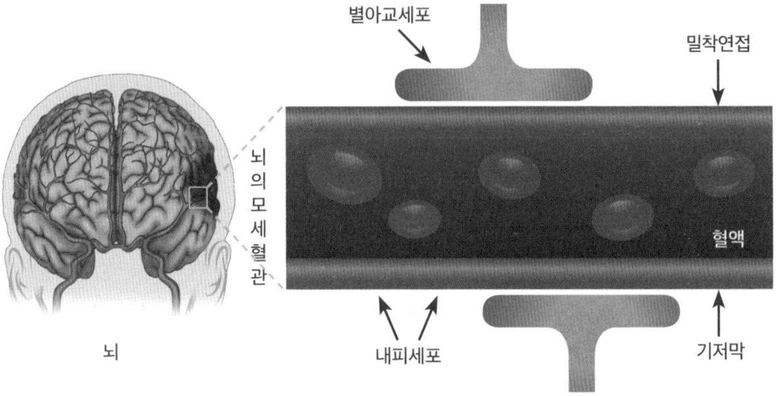

혈액뇌장벽의 구조

뇌의 모세혈관은 내피세포가 밀착연접 방식으로 타이트하게 연결되어 있고 별아교세포가 틈새를 막고 있어서 혈액 속 물질이 뇌로 흘러나오기 어려운 구조다.

출처 : "Blood-brain barrier in vitro models to study neurodegeneration", Ferraiuolo Lab

가바의 한계

그런데 과학자들이 수십 년 동안 가바를 연구했지만 아직 이렇다 할 큰 성과는 없다. 가바의 분비량을 늘리거나 수용체에 영향을 주는 여러 약물이 개발되어 있는데 긴장 완화, 항불안, 항경련 효과를 가지는 정도다.[159]

가바 연구가 성과를 내기 어려운 이유가 있다. 가바가 신경 전달 물질로 작용하려면 뇌로 전달되어야 하는데, 사실 경구 섭취나 혈관주사를 통해 주입한 가바는 좀처럼 뇌로 흡수되지 않는다. 약물이 어딘가로 전달되려면 혈관을 타고 온몸을 돌면서 내피세포(모세혈관의 벽을 이루고 있는 세포)의 틈을 통해 주변 세포로 흘러나와야 한다. 그런데 뇌에는 모세혈관을 감싸고 있는 '혈액뇌장벽'blood-brain barrier이 있어서 혈액이 신경세포로 흘러나오는 것을 철통같이 막는다. 혈액뇌장벽이 인지질phospho-lipid이라서 지용성 물질은 약간 통과할 수 있으나 수용성 물질은 거의 통과가 불가능하다. 가바는 안타깝게도 수용성이다.[160]

불가능하지는 않다!

그런데 가바가 뇌에 어느 정도 흡수된다는 것을 보여주는 연구들도 꾸준히 발표되어왔다. 1981년의 연구는 쥐에게 가바와 여러 가바 관련 물질을 혈관에 주사한 후 뇌에서 항경련 효과가 나타나는 것을 확인하였고 뇌의 신경세포에서 가바 농도가 유의미하게 증가하는 것도 확인했다.[161] 2002년의 연구에서는 성체 쥐의 뇌에 가바를 흡수시키는 것은 어렵지만 갓 태어난 아기 쥐의 뇌는 성체의 2배 이상으로 가바를 잘 흡수하는 것으로 나타났다. 아기 쥐의 뇌에는 신경 전달 물질 수송체가 훨씬 많고 혈액뇌장벽이 덜 발달했기 때문으로 추측한다.[162]

같은 해 또 다른 연구도 쥐에게 가바를 복강주사한 후 뇌에서 가바 농도가 증가하는 것을 확인했다. 특히 L-아르기닌과 함께 투여하면 뇌의 가바 농도가 4배나 증가하는 것도 확인할 수 있었다. L-아르기닌이 뇌의 산화질소nitric oxide 농도를 증가시켜 가바가 혈액뇌장벽을 뚫고 더 많이 흘러나올 수 있다고 연구진은 추측한다.[163]

섭취 임상 시험도 긍정적인 결과가 여럿 있다. 2006년의 연구는 건강한 성인에게 가바를 복용하게 하자 알파파alpha waves가 증가했다고 한다. 특히 고소공포증 병력이 있는 참가자들에게서 면역글로불린Aimmunoglobulin A ·항원에 대항하여 생성되는 항체 단백질 수치가 감소했다고 보고한다. 그만큼 체내 염증이 줄었다고 해석할 수 있다.[164]

2009년 연구에서는 가바가 풍부한 초콜릿을 먹이고 산술 문제를 풀게 했을 때 대조군에 비해 심박수 변동 폭이 줄어들고 타액의 크로모그라닌Achromogranin A ·신경내분비세포에서 분비되는 단백질로 암환자에게서 높게 발견된다 농도가 줄어들었다고 한다.[165] 가바를 복용하고 산술 문제를 푼 그룹이 가바를 복용하지 않은 그룹에 비해 알파파 감소율이 훨씬 적었다는 연구도 있다.[166]

물론 이 연구들이 모두 신뢰성이 높은 것은 아니다. 일부는 가바 보충제를 생산하는 기업으로부터 후원을 받았고 이해 충돌에 대해 명확하게 밝히지 않았다. 하지만 가바가 적은 양이라도 혈액뇌장벽을 통과할 여지는 분명히 있으므로 먹는 효과가 전혀 근거가 없다고 말할 수는 없다.

가바 연구는 아직도 활발히 진행 중이다. 아직까지 설치류 실험 외에는 가바가 뇌에 흡수된다는 뚜렷한 증거가 없고 임상 실험의 결과도 논문마다 엇갈리지만 그래도 뇌전증과 무도증의 치료제로서 여전히 희망을 걸어볼 만하다. 현재 국내에서는 가바와 분자 구조가 비슷한 가바펜틴Gabapentin, 프레가발린Pregabalin 등의 약물이 뇌전증과 신경병증성 통증에 사용되고 있고 가바 수용체와 결합하여 긴장을 완화하고 수면을 유도하는 생약성분인 길초근Valerian Root and Rhizome도 불면증 환자에게 좋은 치료제가 되고 있다. 길초근을 주성분으로 한 약은 일반의약품이라서 처방전 없이 약국에서 구입할 수 있다.

성장기와 가바

가바가 주목을 받는 또 다른 이유가 있다. 바로 성장기의 뇌발달에 가바가 매우 중요한 역할을 하기 때문이다.

가바는 뇌에서 억제성 신경 전달 물질로 작용하지만 초기에는 오히려 흥분성 물질로 출발한다. 미성숙한 신경세포에는 염소 음이온의 농도가 매우 높고 염소 이온의 수송체transporter가 부족하다. 이로 인해 시냅스 주변의 환경이 거꾸로 형성되어 가바가 전달될 때 과분극hyperpolarization •세포막 안의 전위가 원래보다 떨어지는 현상이 아닌 탈분극depolarization •세포막 안의 전위가 원래보다 상승하는 현상을 일으킨다.

또한 미성숙 신경세포에는 주요 흥분성 신경 전달 물질인 글루타메이트가 거의 없다. 태아와 신생아의 뇌회로가 발달하려면 흥분성 신경 전달 물질이 시냅스를 빠르게 활성화시키는 작업이 필요한데 글루타메이트가 없기 때문에 가바가 이 역할을 대신하는 것으로 볼 수 있다. 뇌과학자들은 너무 강력한 흥분성 물질인 글루타메이트는 뇌에 부담이 되기 때문에 초기에는 가바에게 그 역할을 맡긴 것으로 추측한다.[167]

이렇게 흥분성 신경 전달 물질로 뒤바뀐 가바는 황무지 같은 뇌에 시냅스를 활발하게 구축하면서 신경전구세포neural progenitor cell •신경계의 여러 가지 세포를 생산할 수 있는 전구세포의 증식, 이동, 분화를 촉진한다. 뇌신경과학자들이 '거대 과분극 포텐셜(전위)'Giant depolarizing potential이라고 부르는 초기 뇌 발달 현상을 가바가 주도한다고 말해도 과언이 아니다.

가바와 글루타메이트의 균형

가바가 흥분성에서 억제성으로 바뀌고 나면 그와 짝을 이루는 흥분성 신경 전달 물질의 역할이 중요해진다. 바로 글루타메이트이다. 글루타메이트는 몸 안에서 자연 생성되는 아미노산이자 척추동물의 신경계에서 가장 풍부한 흥분성 신경 전달 물질이다. 가바 합성 과정에 필요한 전구체이지만 가바와 완전히 반대 작용을 한다.

신경회로가 올바르게 작동하려면 흥분과 억제 사이의 균형이 매우 중요하다. 만약 성장기에 이 균형이 제대로 형성되지 않으면 여러 발달질환과 뇌질환이 나타날 수 있다. 이 균형의 가장 중요한 결정 인자가 바로 가바와 글루타메이트의 균형이다. 가바가 부족하면 불안, 수면 장애, 뇌전증, 무도증, ADHA, 자폐 스펙트럼 장애 등이 나타나고 너무 넘치면 무기력, 우울, 호흡곤란 등이 나타난다. 글루타메이트가 제대로 작동하지 않으면 조현병, 치매와 같은 여러 행동장애가 나타난다. 가바와 글루타메이트의 균형은 안정적인 뇌파, 기분 조절, 행동, 사고력, 정서, 감정 처리 등에 두루 관여하므로 이 균형을 획득하는 것은 한 사람의 인생에서 매우 중요한 일이다.

아동기와 청소년기는 이 균형이 만들어지는 결정적 시기다. 이 시기 아이들은 여러 새로운 경험을 하면서 자신만의 독특한 뇌회로를 만들어간다. 불필요한 연결은 끊어버리고 필요한 연결은 강화한다. 그래야 뇌가 최소한의 에너지로 효율적으로 작동하기 때문이다. 이러한 회로의 연결과 차단은 시각 정보를 분석하는 후두엽occipital lobe ·대뇌피질의 가장 뒤쪽 영역에서 시작하여 점점 앞쪽으로 진행된다. 모든 감각이 모이고 언어, 감정, 논리적 사고를 담당하는 전두엽frontal lobe ·대뇌피질의 가장 앞쪽 영역이 가장 늦게 발달한다. 아동과 청소년이 판단이 미숙하고 충동적으로 행동하고 감정을 주체하지 못하는 것은 뇌가 여전히 회로를 확장하며 발달 중이기 때문이다. 그래서 이 시기 긍정적인 경험을 많이 하고 논리적 사고를 기르고 감정을 다스리는 훈련을 해야 안정적으로 행동하는 성인으로 자라게 된다. 이것을 가바와 글루타메이트의 균형, 혹은 흥분 뉴런과 억제 뉴런 균형을 획득하는 과정이라 표현해도 크게 무리가 없을 것이다.

가바가 부족한 아이는 쉽게 흥분한다

흥분 뉴런과 억제 뉴런의 균형을 만드는 데에는 가바의 양이 큰 영향을 끼친다. 뇌전증을 앓는 아동의 뇌척수액 가바 농도는 정상 아동의 농도보다 훨씬 낮다.[168] 신경생리학에서는 이미 뇌전증을 가바 억제 시스템의 부재로 인한 비정상적인 신경흥분 증상으로 받아들인다.[169] 불안, 우울증, 조현병 등의 정신 질환은 억제성 신경신호 전달이 잘 이루어지지 않기 때문이라는 연구 결과도 쌓이고 있다.[170 171 172]

그래서 부모는 아이가 성장기에 흥분-억제 균형이 잘 발달하고 있는지 관심을 기울여야 한다. 필요하다면 가바 농도를 측정해보아야 한다. 가바 농도 측정은 몇몇 바이오 전문기업들이 개발한 테스트 키트test kit를 이용해야 하고 비용도 높다. 특별히 결핍이 의심되는 이상 증상이 없다면 테스트를 해야 할 필요는 없다. 하지만 만약 아이가 지나치다 싶을 정도로 흥분을 잘 하고 화를 참지 못한다면 가바 부족으로 인한 증상이 아닌지 한 번쯤 의심해 보고 검사를 받아야 한다.

Info Box 1 잘 흥분하는 자녀를 위해 부모가 해야 할 일

아이가 정서적으로 안정된 사람으로 성장하게 하려면 아동기와 청소년기의 경험이 절대적으로 중요하다. 부모는 아이에게 삶의 환경이자 가장 밀접한 경험의 대상이다. 그만큼 부모가 아이를 어떻게 양육하느냐가 아이의 뇌 발달에 지대한 영향을 끼친다. 아이의 흥분-억제 균형이 잘 발달하게 하려면 부모로서 어떤 노력을 해야 하는지 다음의 열 가지 방법을 차근히 숙지해 보자.

1. 아이가 놀이, 운동, 취미 등으로 즐거운 시간을 갖도록 격려한다.
2. 의젓하고 어른스러운 행동, 선하고 예의 바른 행동을 하면 적극 칭찬하고 보상한다.
3. 위험한 행동을 하려는 욕구를 새로운 경험을 하는 바람직한 방향으로 이끌어준다.
4. 감정을 건강하게 표현하는 방법을 가르친다. 특히 분노, 불안 등을 스스로 다스리는 방법을 찾도록 유도한다. 운동, 노래, 악기 연주, 음악감상, 영화감상, 책 읽기, 글 쓰기 등 아이가 자신에게 맞는 방법을 스스로 찾아가도록 돕는다.
5. 문제 해결 과정을 대화로 알려준다. 어떤 선택을 했을 때 그에 따라오는 과정과 결과에 대해 논리적으로 알려준다.
6. 꼭 지켜야 하는 생활 규칙, 행동 규범 등을 정해준다. 규칙적인 습관과

규범이 뇌의 행동 패턴을 만들게 된다.

7. 미래에 대해 긍정적인 이야기를 나눈다.

8. 서로의 기억과 감정을 나누는 시간을 자주 갖는다. 감정을 말로 잘 표현할 수 있도록 격려한다.

9. 다른 사람들의 다양한 삶의 방식과 사고방식에 대해 이야기를 나눈다. 타인의 삶을 존중하고 공감하는 능력을 길러준다.

10. 하루 8시간 이상 충분히 잠을 자게 한다. 수면 패턴은 흥분-억제 균형을 만드는 데에 중요한 역할을 한다. 충분한 수면을 취하지 못한 아이는 충동성, 스트레스, 불안, 우울, 과격한 행동을 할 확률이 훨씬 높다.

청소년에게 가바가 미치는 영향

2022년 미국 브라운 대학교와 독일 레겐스부르크 대학교 공동 연구팀이 재미있는 연구 결과를 발표했다. 이들은 8~11세의 아동 56명과 18~35세 성인 56명을 모집하여 '시각적 지각 학습'visual perceptual learning·이미지의 패턴이나 공통점, 차이점 등을 찾아내는 학습법을 시키고 그 과정을 기능적자기공명영상fMRI·Functional magnetic Resonance Imaging으로 촬영했다. 이들이 찾아내려고 한 것은 시각피질(후두엽)에서 아동과 성인 간의 가바 농도의 차이였다. 아이들의 가바 농도는 패턴을 학습하고 문제를 풀기까지 계속 빠르게 상승하는 것을 볼 수 있었다. 반면에 성인들의 가바 농도는 처음부터 끝까지 일정했다. 또한 성인들은 한 문제를 풀고 다음 패턴을 학습할 때 이미 풀었던 문제에 사로잡혀 집중하지 못하는 모습을 보였다. 반면에 아이들은 곧바로 다음 패턴을 학습하는 데에 집중했다. 아이들이 성인에 비해 새로운 지식을 훨씬 빠르게 흡수하고 집중력도 훨씬 뛰어난 이유가 가바 농도 때문일 수도 있다는 가설을 증명한 것이다.[173]

아동기의 가바 농도가 수학점수와 관련이 있다는 연구도 있다. 2021년 영국·미국·프랑스의 심리학자들이 한 팀을 이루어 수학문제를 푸는 능력과 가바와 글루타메이트 농도 사이의 관련성을 연구했다. 그 결과 글루타메이트 농도가 높을수록 아동의 수학점수가 낮고, 가바의 농도가 높을수록 아동의 수학점수가 높은 것으로 나타났다.[174]

학습능력 향상 이외에도 부모들이 가바에 열광하는 이유가 하나 더 있다. 바로 가바의 성장호르몬 분비 촉진 효과다.

성장호르몬 분비는 시상하부에서 분비되는 성장호르몬방출호르몬과 성장호르몬억제호르몬에 의해 조절된다. 시상하부는 다수의 신경전달 물질이 분비되는 곳이므로 성장호르몬도 당연히 신경 전달 물질의 영향을 받는다. 특히 가바는 뇌하수체 신경세포에서도 분비되기 때문에 성장호르몬에 직접적인 영향을 끼칠 수 있다. 예를 들어 가바의 분비를 억제한다거나 시냅스 전달을 차단한다거나, 가바와 유사한 약물을 투여하면 성장호르몬 분비에 변화가 일어나는 것이 여러 동물 실험에서 확인되었다.[175] [176] [177] 하지만 그 결과는 일정한 패턴이 있는 것이 아니라 약물의 작용 부위와 호르몬 환경에 따라 다양하게 난다.

또한 가바는 긴장을 완화하여 깊은 수면을 유도한다는 점에서 성장호르몬 분비를 도울 수 있다. 성장호르몬은 안구 운동이 없는 비렘수면, 꿈을 꾸지 않는 깊은 수면을 할 때에 가장 많이 분비된다. 가바가 잘 분비되면 그만큼 인체가 잘 이완되어 깊은 수면을 할 확률이 높아지므로 성장호르몬 분비에 어느 정도 관여한다고 볼 수 있다.

아이에게 가바를 먹여볼까?

가바 농도가 높을수록 아이의 학습 능력이 높아지고 성장호르몬 분비에 도움이 되는 것이 사실이라면 아마도 이런 생각이 들 것이다. 내 아이에게도 가바를 먹여볼까?

사실 뇌전증이나 ADHD, 심한 불안증과 조현병 등 가바 부족을 의심해볼 만한 증상이 없다면 아이의 가바 수치는 정상 범위일 것이고 굳이 가바를 먹여야 할 필요는 없다. 가바가 몸의 컨디션에 따라서 일시적으로 떨어지거나 상승할 수 있는데 이것은 인체의 자율조절 시스템에 의해 스스로 회복한다. 비타민처럼 인체가 스스로 합성할 수 없는 물질은 우리가 신경을 써서 섭취해야 하지만 호르몬과 신경 전달 물질은 그럴 필요가 없다. 휴식과 잠을 충분히 취하고 규칙적으로 생활하고 스트레스를 잘 풀면서 건강한 식생활을 한다면 가바 수치에 대해서는 크게 걱정하지 않아도 된다.

그럼에도 불구하고 아이에게 가바를 먹이고 싶다면 어떤 증상에 먹이면 좋은지, 어느 정도의 효과를 기대할 수 있는지 정확한 정보가 필요할 것이다. 가바는 체내에서 생산되는 천연 아미노산이라서 먹는 것으로 인한 부작용은 드물다. 충돌하는 약물도 보고된 바 없다. 섭취를 해도 뇌로 흡수되는 양은 매우 적기 때문에 과잉 섭취를 걱정해야 할 정도는 아니다. 다만 장기 섭취의 안전성에 대해서는 충분히 검증되지 않았다. 아이의 가바 영양제 보충을 고려 중인 사람들에게 아래 정리한 내용이 도움이 되길 바란다.

1. ADHD, 충동조절, 분노조절

ADHD, 즉 주의력결핍 과잉행동장애Attention-deficit/hyper-activity disorder는 아동의 3~5%에게 나타나는 발달장애다. ADHD 아동은 산만하고 충동성이 강하며 과잉행동을 보인다. 주로 도파민과 노르에프네프린 신경전달 시스템이 부족한 것과 관련이 있지만 가바와의 관련성도 제기되고 있다. 가장 신뢰할만한 연구는 ADHD 아동에게서 '피질내 짧은 간격 억제현상'short-interval intercortical inhibition이 감소한 것을 발견한 연구다. 이것은 약 1~7밀리세컨드ms · 1000분의 1초의 간격으로 뇌를 자극했을 때 나타나는 억제 현상을 측정하는 것으로 가바 수용체에 의해 매개된다. 이것이 감소했다는 것은 가바가 ADHD와 관련이 있다는 뜻이 된다.[178]

하지만 가바 복용이 ADHD에 도움이 된다는 뚜렷한 연구 결과는 없다. 아이에게 가바를 복용시킨 부모들에게서 긍정적인 후기가 나오고 있는 정도다. 가바 복용이 스트레스 상황에서 뇌의 알파파를 증가시킨다는 연구 결과가 존재하므로[179] 이러한 후기가 전혀 근거가 없다고 말할 수는 없다. 단, 가바 복용은 보조적 수단일 뿐이고 반드시 효과가 있다고 말할 수 없으므로 반드시 전문의에게 진단을 받아 증상을 조절할 수 있는 약물을 처방 받아야 한다.

2. 집중력과 학습능력 향상

위에 소개한 몇 가지 연구에서 알 수 있듯이 학습능력이 높은 아이들은 가바 농도가 높게 나타난다. 하지만 학습 능력이 높은 아이들에게서 가바 농도가 높게 나타나는 것과 가바 복용이 학습능력을 정말로 높이는지는 별개의 문제다.

2008년 일본 연구진은 100밀리그램의 가바를 복용한 아이들이 플라시보를 복용한 아이들보다 수학시험에서 20% 더 높은 점수를 내고 타액에서 측정된 스트레스 호르몬의 수치도 더 낮았다는 연구 결과를 발표했다. 연구 결과를 그대로 믿는다면 가바 섭취가 집중력과 학습능력을 높이고 불안을 다스려 스트레스를 덜 받게 해준다고 해석할 수 있다. 그러나 이 연구는 가바 제품을 생산하는 제약회사의 의뢰 하에 진행된 것이기 때문에 신뢰성이 높지 않다.[180]

가바가 풍부한 초콜릿을 복용한 아이들이 산술 문제를 더 잘 풀고 스트레스도 덜 받는다는 연구 결과[181]와 가바를 복용한 사람들에게서 알파파 감소율이 훨씬 적었다는 연구 결과[182] 역시 이해충돌 문제를 배제할 수 없다.

따라서 아이의 성적이 오를 것을 기대하고 가바를 복용시킨다면 실망할 확률이 높다. 성적보다는 집중력이 조금 향상되고 차분해지는 정도로 기대를 낮추어야 한다.

3. 수면의 질 향상

가바는 신경세포의 활성을 억제하는 물질이기 때문에 몸을 이완시켜 수면을 유도하는 효과가 있다. 이 원리를 이용하여 개발된 수면제가 바로 대중에게 익숙한 졸피뎀zolpidem과 트리아졸람triazolam이다. 이 성분들은 가바 수용체와 결합하여 중추신경의 흥분을 억제하여 잠이 들게 한다. 의존성이 꽤 높은 향정신성의약품이기 때문에 의사의 처방하에 신중하게 복용해야 한다.

그렇다면 가바를 직접 복용하는 것으로도 수면 효과를 얻을 수 있을까? 효과를 보았다는 사용 후기는 수없이 많지만 사실 과학적 근거는 부족하다. 섭취한 가바가 혈액뇌장벽을 뚫고 신경세포로 흡수되는지 의문이기 때문이다. 설사 흡수된다 해도 반감기가 짧아서 7시간 이상의 긴 수면을 유지하기 어렵다.

하지만 희망을 걸어볼 만한 연구 결과도 있다. 2018년 한국 연구팀은 40명의 불면증 환자에게 매일 300mg의 가바를 4주 동안 섭취하게 했다. 그러자 잠들기까지 걸리는 시간이 실험 전 13.4분에서 실험 후 5.7분으로 절반 이상 줄었다. 참가자들이 직접 느낀 수면의 질도 크게 상승했다.[183]

만약 아이가 심각한 수면 장애나 불면증에 시달린다면 반드시 진단을 받아 전문의약품의 도움을 받아야 한다. 하지만 그 정도는 아니고 아이가 잠을 너무 늦게 자려고 한다거나 밤에 잠을 못 자서 낮에 조는 일이 많은 정도라면 가바 보충제를 시도해볼 수 있다. 가바 복용이 정말로 수면의 질을 높인다는 보장은 없으나 긴장을 완화하고 몸을 이완시켜 수면에 어느 정도는 도움을 받을 수 있다고 기대할 수 있다.

4. 성장호르몬과 근육 부스터

가바가 성장호르몬 분비를 촉진해서 키와 근육을 키우는 데에 도움이 된다는 연구 결과가 있다. 2008년의 한 연구는 평소 근력운동을 하는 18~30세 성인 남성 11명에게 가바 3그램 또는 플라시보를 섭취하게 한 후 휴식을 취하거나 근력운동을 하게 했다. 이후 혈중 성장호르몬의 수치를 검사해보니 가바 섭취 후 휴식을 한 사람들은 성장호르몬 수치가 400% 가까이 올라갔다. 또한 가바 섭취 후 근력 운동을 한 사람들은 플라시보 섭취 후 근력 운동을 한 사람들보다 성장호르몬 수치가 200% 높았다.[184]

가바 섭취 후 근력 운동이 성장호르몬 분비는 물론 제지방량fat-free mass·체중에서 체지방량을 뺀 무게을 증가시켰다는 연구 결과도 있다. 24명의 건강한 남성들을 두 그룹으로 나눠 한쪽 그룹에는 유청단백질whey protein만 먹게 하고 다른 그룹에는 유청단백질과 함께 가바를 먹게 했다. 주 2회 고강도의 근력 운동도 병행했다. 12주 후, 유청단백질과 가바를 함께 먹은 그룹에서 성장호르몬이 크게 상승했고 제지방량도 크게 증가했다.[185]

하지만 이런 연구는 수가 많지 않고 규모도 작고 기업의 이해관계가 얽힌 연구라서 더 많은 검증이 필요하다. 앞서 언급했던 것처럼 가바는 뇌로 좀처럼 흡수되지 않는다. 가바가 함유된 음식이나 영양제를 많이 먹는다고 해서 그것이 전부 뇌에서 신경 전달 물질로 작용하는 것은 아니다.

다만 아주 조금이나마 뇌로 흡수될 가능성을 배제할 수 없고, 그렇게 흡수된 가바가 몸을 이완시켜 수면에 도움을 줄 수 있다. 꼭 복용시키고 싶다면 성장호르몬에 대한 기대보다는 긴장완화, 몸의 이완 등에 약간의 도움을 받을 수 있다는 마음으로 시도해보기 바란다.

Info Box 2 가바 영양제 선택 가이드

가바는 대체로 기능성 인증 없이 일반식품으로 유통된다. '개별인정형 원료'(기존에 등록된 원료가 아닌 새로운 원료에 대해 식약처로부터 개별적으로 기능성과 안전성을 인정받는 것)로 '수면 질 개선 기능성' 인증을 받아 건강기능식품으로 출시한 곳도 있는데 아주 소수일 뿐이다. 하루 섭취량은 100~1,500밀리그램으로 다양하게 제시하며 가바 하나만으로 이루어진 단일 성분 영양제도 있지만 나이아신, 타트체리, L-테아닌, 트립토판 등 다른 영양성분과 함께 배합한 제품도 많다. 가바 영양제를 선택할 때 고려해야 할 사항들을 정리해보았다.

1. 함량

가바는 의약성분이 아닌 식품으로 취급되며 체내에 존재하는 아미노산이라서 대체로 안전하다. 하루 권장 섭취량은 공식적으로 설정되어 있지 않다. 미국약전USP·United Sates Pharmacopeia에서 발표한 안전성 리뷰에 의하면 4일 동안 매일 최대 18그램까지 먹어도 심각한 부작용이 없으며 장기적으로는 12주 동안 매일 120밀리그램을 먹어도 안전하다고 한다. 쥐나 개를 상대로 한 동물 실험에서는 체중 1킬로그램당 1그램까지 먹어도 건강에 문제가 없었다.[186]

가바는 체내에서 스스로 합성해 내는 신경 전달 물질이기 때문에 엄청난 양을 보충해줄 필요는 없다. 보통 논문에서 사용한 양은 긴장 완화, 수면 개선이 하루 100~300밀리그램이고 성장호르몬이 1~3그램이다. 따라서 처음 복용을 시작할 때에는 하루 100~300밀리그램 정도로 시작하고 좀 더 필요하면 300~750밀리그램, 750~1,500밀리그램도 고려해볼 수 있다.

2. 품질

가바 영양제를 검색해 보면 유산균 발효가바임을 강조하는 제품들이 상당히 많다. 가바는 합성가바가 있고 천연발효를 통해 만든 가바가 있다. 천연발효인 '파마가바'PharmaGABA를 개발한 업체는 한국과 일본의 합작기업이다. 김치발효 유산균인 락토바실러스 힐가르디*Lactobacillus hilgardii*를 이용하여 만든 가바인데 업체의 주장에 따르면 합성가바보다 가바 수용체와의 결합률이 높아 효과가 더 좋다고 한다.

그러나 가바의 규격만 잘 지킨다면 합성이냐 천연이냐의 구분은 의미가 없다. 우리나라에는 아직까지 식품과 약전에서의 가바 규격이 없지만 미국약전USP은 이미 규격을 정해 놓았다. 이에 따르면 순도는 98% 이상,

총불순물은 2% 이하, 염화물은 0.05%까지, 황은 0.03%까지 허용한다. 유통되는 모든 가바가 이 규격을 따르고 있으므로 가바의 품질을 따지는 데에 괜한 에너지를 낭비하지 않기 바란다.

3. 배합

가바 영양제는 단일 성분으로도 나오지만 개발 목적에 따라 여러 다른 성분과 함께 배합하여 나오기도 한다. 긴장 완화, 스트레스 완화를 위해 개발된 제품에는 L-테아닌L-theanine, 트립토판tryptophan, 락티움Lactium, 세인트존스워트St. John's wort 등이 함께 들어있고, 수면 개선을 위한 제품에는 나이아신Niacin, 니코틴산Nicontinic Acid, 비타민B3, 타트체리Tart Cherry 등이 들어있다. 집중력 향상, 활력 증진을 표방하는 제품에는 L-아르기닌L-arginine, 비타민D, 비타민B 복합체 등이 함께 들어있다. 복용 목적에 따라서 편하게 선택하면 된다.

4. 복용 방법

가바는 흡수가 빠른 물질이다. 한 연구에 의하면 가바는 섭취 후 30분~1시간이면 혈액에서 측정되며 5시간이면 수치가 반감한다.[187] 따라서 낮에 긴장 완화 목적으로 복용한다면 100~450밀리그램의 저용량 제품을 선택해서 몇 번에 걸쳐 나눠서 먹는 것이 좋다. 분말을 물에 타서 조금씩 마시는 방식으로 개발된 제품도 좋은 선택이다. 밤에 수면을 위해 복용한다면 잠자리에 들기 한 시간 전에 복용하고 되도록 천천히 흡수되는 제형을 고르는 것이 좋다. 보통 정제형보다는 젤리형이 조금 천천히 흡수되는 것으로 알려져 있다.

5. 주의 사항

가바 복용은 혈압을 떨어뜨릴 수 있다. 따라서 혈압강하제를 복용하는 사람이 가바를 추가로 복용할 경우 저혈압 위험이 있다. 가바는 대체로 부작용 위험이 없지만 한꺼번에 많은 양을 복용하면 간혹 메스꺼움이나 목이 타는 듯한 감각을 느낄 수 있다. 시간이 지나면 점차 사라진다. 장시간 복용에 따른 안전성은 검증되지 않았으므로 3개월 이상의 연속 복용은 삼가는 것이 좋겠다. 또 임산부와 수유기 여성은 안전성이 입증되지 않았으므로 복용하지 말아야 한다.

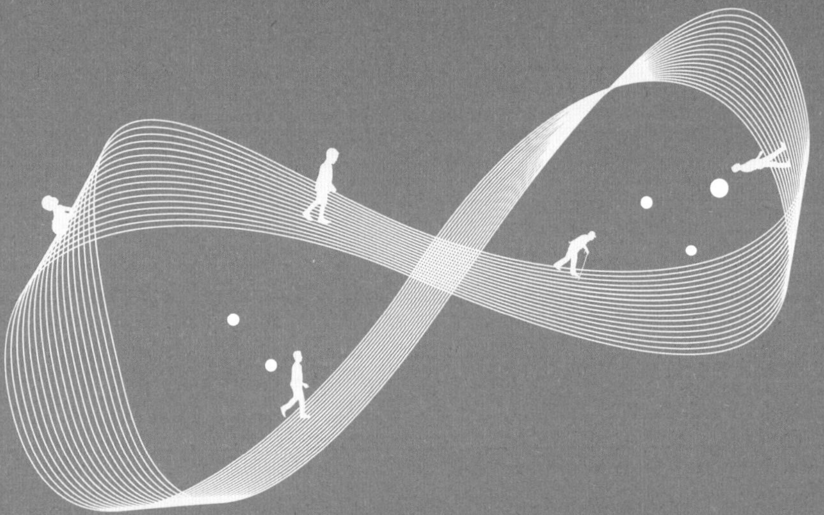

3부 성숙(20~30대)

울고 웃고 사랑하라

1장

도파민

Dopamine

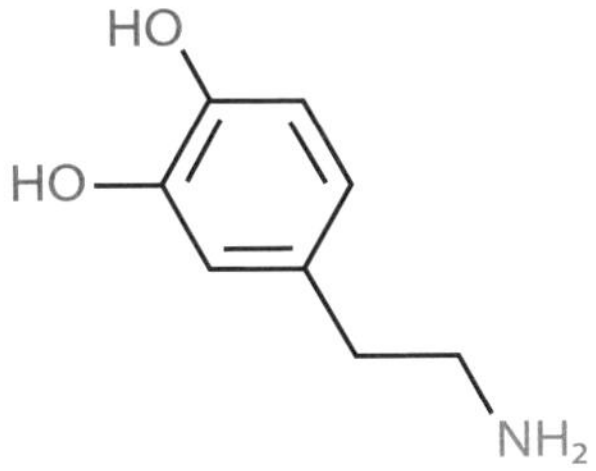

카테콜아민catecholamoine과의 화학 물질. 카테콜 구조에 하나의 아민amine이 에칠ethyl 사슬로 붙어 있다. 분자량 153의 작은 물질이다. 뇌에서 분비되는 신경 전달 물질로 결합하는 수용체에 따라 흥분성으로 작용하기도 하고 억제성으로 작용하기도 한다. 또한 G-단백질 수용체와 결합하여 다른 여러 신경 전달 물질의 양을 조절하는 변조성 신경 전달 물질이기도 하다. 근육의 정상적 움직임을 조절하는 신경학적 역할도 하지만 의욕, 흥미, 실행, 보상 욕구 등 감정을 조절하는 역할도 한다. 보통 혈액 1밀리리터당 0~30피코그램pg, 또는 0~195.8피몰pmol을 정상 범위로 본다. 소변을 통한 하루 검출량은 65~400마이크로그램μg이다.

20~30대의 20년은 인간이 육체적으로 뿐만 아니라 정신적으로 성

숙하는 시기다. 이 시기에 우리는 진로를 정하고 사회생활을 시작하여 수많은 새로운 경험을 한다. 사랑, 이별, 배신, 결혼, 임신, 양육 그리고 일에서의 도전과 성취, 좌절, 실패와 성공의 경험을 쌓는다. 가장 고통스러운 경험을 하지만 한편으로는 가장 화려하고 아름다운 시절이기도 하다. 이 시기에 가장 왕성하게 활약하는 호르몬 혹은 신경 전달 물질로는 도파민, 옥시토신, 세로토닌, 그리고 노르에피네프린과 에피네프린을 꼽을 수 있다.

20대에게 가장 필요한 호르몬 - 도파민

20대에 겪는 가장 큰 사건은 아마도 성인이 된다는 사실일 것이다. 20대가 되면서 우리는 육체적으로 정신적으로, 그리고 법적으로 성인임을 인정받는다. 대학에 진학하거나 사회생활을 시작하고 평생 무얼 하며 살아야 할지 고민의 시간을 갖는다. 새로운 사람을 만나 인맥을 넓히고 새로운 경험에 도전한다. 용기와 패기, 도전, 인내, 끈기, 노력 등이 가장 필요한 시기. 이 시기에 가장 필요한 호르몬은 무엇일까? 필자의 머리에는 단 하나의 호르몬이 떠오른다. 바로 도파민이다.

도파민은 호르몬이자 중추신경계에 작용하는 신경 전달 물질이다. 호르몬으로서의 도파민은 프로락틴prolactin·젖분비호르몬의 분비를 억제하여 성욕을 증가시키고, 장점막을 보호하며, 혈관을 확장시키고 심장을 수축시킨다. 림프구의 활동을 증가시켜 면역계의 항상성을 유지하는 역할도 한다.

하지만 도파민의 진짜 매력은 호르몬보다도 신경 전달 물질에 있다. 신경 전달 물질로서의 도파민은 우선적으로 운동에 관여한다. 근육의 정상적인 움직임, 팔다리의 의식적인 운동에 도파민 신경신호가 작용한다. 만약 이 신경세포가 소실되어 도파민 신호전달이 끊기면 근육이 경직되고 팔다리 움직임이 둔화된다. 결국 온몸이 마비된 채 남은 인생을 살아야 한다. 이것이 바로 치매 다음으로 흔한 퇴행성 뇌질환인 파킨슨병Parkinson's Disease이다.

또 다른 기능은 '보상 시스템'reward system이다. 이것이야말로 신경과학자, 심리학자, 행동과학자, 정신의학자 등 수많은 학자들을 매료시키는 도파민의 핵심 기능이다. 인간이 어떻게 생존에 유리한 행동을 강화하고 불리한 행동을 피하는지, 원하는 목적을 이루기 위해 감정을 어떻게 사용하는지, 그 비밀의 열쇠가 보상 시스템에 있기 때문이다. 식욕, 성욕과 같은 아주 기본적인 욕구를 충족하는 것부터 애정, 우정, 사랑, 자아실현, 사회적 성공, 성취, 희생에 이르기까지, 다양한 인간의 선택과 행동을 설명해주는 핵심 키워드가 바로 보상 시스템이다.

쥐 실험에서 '보상 영역'을 발견하다

도파민이 처음 알려진 것은 1953년 한 동물 실험을 통해서다. 하버드의 두 대학원생이 쥐의 특정 뇌 영역에 전극을 이식하고 미로에 집어넣은 후 특정 장소에 갈 때마다 전류를 흘리는 실험을 했다. 전극을 이식한 부위가 고통을 유발하는 '처벌 중추'이기 때문에 두 사람은 당연히 쥐가 그 장소로 돌아가는 걸 싫어하게 될 거라고 예측했다. 그런데 이상하게도 쥐는 계속 다시 돌아가서 전기 자극을 받고 싶어했다. 마치 그 자극을 즐기는 것처럼!

알고 보니 이들이 전극을 이식한 곳은 처벌 중추에서 살짝 빗겨 나간 '중격 영역'septal area이었다. 두 사람은 실험을 반복한 후 뇌에 보상을 제공하는 부위가 있고 쥐가 이 보상을 얻기 위해 같은 장소로 돌아가는 행동을 반복적으로 한다는 내용의 논문을 발표했다.[188]

이들은 몇 년에 걸쳐 비슷한 실험을 계속했다. 놀랍게도 쥐는 먹이를 얻는 일차적 보상보다도 뇌의 보상 영역을 직접적으로 자극 받는 것을 더 좋아했다. 심지어 쥐들을 24시간 동안 굶긴 후 먹이를 얻을 수 있는 레버와 뇌 자극 레버 중 선택하게 하자 쥐들은 아무런 망설임 없이 뇌 자극 레버를 눌렀다. 심지어 한 시간에 무려 2,000번이나 레버를 누른 쥐도 있었다. 연구자가 실험을 중단하지 않았다면 아마도 쥐는 굶어 죽었을 것이다![189]

쥐를 이토록 집착하게 만든 '보상'reward이란 무엇일까? 단순히 쾌감이라고 생각할 수 있지만 이것은 쾌감과는 다르다. 정말로 어떤 짜릿한 육체적 감각이 발생하는 것이 아니라 원하는 것을 얻었을 때 기쁨, 환희, 희열과 같은 감정이 밀려오는 것을 뜻한다. 육체적 쾌감보다는 '해냈다!'는 만족감, 성취감, 의기양양함, 이런 감정이 바로 보상이다.

쥐 실험이 발표되고 몇 년 후 보상 영역에서 분비되는 화학물질의

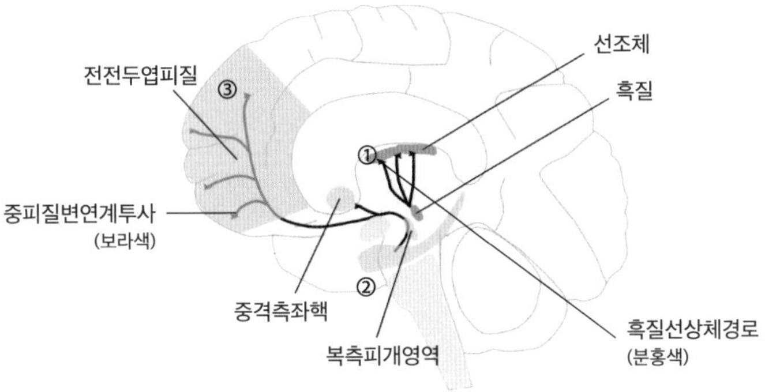

도파민의 3가지 회로

①흑질-선조체 회로 : 운동신경, 균형감각에 관여하는 회로.
이 부위의 도파민 세포가 소실되면 파킨슨병이 발생한다.
②중뇌-변연계 회로 : 즐거움과 보상 추구에 관여하는 회로.
동기부여, 학습, 목표설정을 하고 심하면 중독을 초래한다.
③중뇌-대뇌피질 회로 : 인지력, 기억력, 주의집중, 정서적 행동,
감정조절, 학습 등의 기능을 수행한다.
출처 : 위키피디아

핵심이 도파민이고 이것이 인간의 뇌에서도 똑같이 분비된다는 것을 알게 되었다. 도파민 보상 시스템의 발견은 뇌신경학뿐만 아니라 심리학, 행동과학 등에서 엄청난 사건이었다. 이것으로 동물과 인간의 많은 행동이 설명되기 때문이다. 동물이 먹이를 얻기 위한 습성을 어떻게 발달시키는지, 짝짓기를 위해 왜 구애를 하고 위험한 행동을 무릅쓰는지, 인간이 왜 어려운 목표를 정하고 그걸 이루기 위해 갖은 노력을 다 하는지, 이 모든 것이 뇌에서 분비되는 화학물질 때문이라는 건 정말 충격적인 진실이다. 이러한 보상 체계를 인간뿐만 아니라 동물과 식물까지 갖고 있다는 건 생명의 생존에 이것이 필수라는 걸 의미한다. 갖은 노력을 다 해서 마침내 원하는 것을 얻었을 때 뇌를 가득 채우는 기쁨과 만족이 주

어지지 않는다면 생명은 살아갈 노력을 하지 않을 것이다.

실제로 도파민 신경을 차단하여 쥐의 뇌에서 모든 도파민을 고갈시키면 쥐는 더 이상 음식을 찾아다니지 않는다. 심지어 음식이 옆에 놓여 있어도 먹으려 하지 않는다. 이때 쥐의 혀에 설탕을 넣어주면 쥐가 맛있어 하며 먹는다. 맛있다는 걸 느끼는 감각은 그대로 살아있다. 그러나 설탕을 더 먹으려고 어떤 행동을 한다거나 먹이를 찾아내려는 노력은 전혀 하지 않는다. 도파민이 사라지면 의욕도, 적극적인 행동도 모두 사라져버린다.[190]

보상 시스템의 핵심은 학습과 강화!

보상 시스템이 중요한 이유는 보상을 얻기 위해서는 노력을 해야 하기 때문이다. 앞에 소개한 쥐 실험에서 쥐들은 뇌 자극을 얻기 위해 복잡한 미로를 헤매며 뇌 자극을 얻을 수 있는 장소로 돌아갔다. 그리고 실험을 거듭할수록 가장 단거리로 빠르게 장소를 찾아냈다.

과학자들은 이것을 '학습'learning과 '강화'reinforcement라고 표현한다. 보상이 동기부여가 되어 보상을 얻기 위한 행동을 학습하게 하고 그것을 반복하며 강화하는 것을 뜻한다.

예를 들어 아기는 큰 소리로 울면 부모가 달려와서 젖을 준다는 걸 학습하고 배가 고플 때마다 운다. 방긋방긋 귀엽게 웃으면 엄마와 아빠가 더 예뻐해준다는 것도 학습하고 애교를 부리는 행동을 강화한다. 아이들은 어떤 행위로 어른들의 칭찬을 들으면 그 행위에 더 몰두한다. 시험에서 좋은 성적을 거두거나, 스포츠 경기에서 메달을 따거나, 새로운 기술을 배웠을 때 느끼는 기쁨. 그 기분 좋은 상태를 다시 얻기 위해서 무엇을 해야 하는지 학습하고 행동에 나서는 것이 보상 시스템의 핵심이다.

필자가 왜 도파민을 20대에 꼭 필요한 호르몬으로 꼽았는지 이제 이해할 수 있을 것이다. 삶은 노력하고 성취하고 보상을 받는 과정의 반복이다. 도파민 보상 시스템이 잘 발달한 사람은 원하는 것을 얻기 위해 더 노력할 것이고, 반복적인 학습을 통해 그 행동을 강화할 것이다. 더 적극적으로 도전하고 행동에 나설 것이다. 모두 사회에 막 발을 내딛는 젊은이에게 특히 중요한 자질이다.

도파민이 높을수록 긍정적이고 외향적이다!

실제로 도파민 분비가 높을수록 성격이 더 긍정적이라는 것을 증명한 실험이 있다. 1994년 코넬대학교의 신경생리학자 리처드 드퓨Richard Depue는 도파민과 성격의 상관관계를 알기 위한 실험을 설계했다. 먼저 그는 10여 명의 지원자를 모집하여 성격 테스트를 실시했다. 그 후 이들의 도파민 분비를 높이기 위해 널리 알려진 리탈린Ritalin·중추신경계에 흥분을 유도하는 암페타민류 약물을 투여했다. 이후 이들의 도파민 시스템이 얼마나 활성화되는지를 혈액의 프로락틴 수치와 눈 깜빡임 횟수로 측정했다. 도파민이 증가하면 프로락틴 분비가 낮아지고 인체가 흥분상태가 되어 눈을 자주 깜빡이게 된다는 점을 이용한 것이다.

그 결과 성격 테스트에서 긍정적 기질이 강하게 나타난 사람일수록 리탈린에 더 쉽게 반응하고 눈 깜빡임이 더 많이 증가하는 것을 확인할 수 있었다. 신경 전달 물질이 성격에 관여할 것이라는 과학자들의 추측이 이 실험을 통해 처음으로 증명된 것이다.[191]

도파민이 외향적 성격과 관련이 있다는 것을 증명한 실험도 있다. 2006년 독일 마르부르크 필리프대학교Philipps-Universität Marburg 심리학과 연구팀은 성격이 내향적인 사람들과 외향적인 사람들을 분류한 후 도파민 수용체 길항제antagonist·한 약물의 효과를 감소 또는 상쇄시키는 약물를 투여했다. 그 상태에서 이들에게 엔백N-back 게임을 하게 하고 뇌파를 측정했다. 엔백 게임이란 일종의 기억력 테스트로 패턴 없이 나열되는 도형이나 숫자 등을 기억하여 N번째 정보가 제시된 정보와 일치하는지 안 하는지를 맞추는 일종의 뇌 스트레스 게임이다. 실험 결과 외향성이 강한 사람일수록 뇌파가 길항제에 더 강하게 반응하고 엔백 게임의 반응 속도가 느려지는 것을 볼 수 있었다. 길항제에 강하게 반응한다는 것은 도파민 수용체가 많이 존재한다는 것이므로 도파민과 외향성의 상관관계를 어느 정도 증명한다고 볼 수 있다.[192]

이처럼 도파민은 긍정의 호르몬이자 적극적인 행동의 호르몬이다. 심지어 성공하려면 도파민 분비를 높이라고 주장하는 자기계발 강사들도 있다. 성공한 사람들이 정말로 도파민 분비가 높은지 아닌지는 알 수 없으나 도파민 분비가 높으면 좀 더 외향적이고 적극적이고 긍정적인 것은 사실이므로 성공에 도움이 될 거라고 추측할 수는 있다. 그런 점에서 필자는 도파민을 20대 청년에게 가장 필요한 호르몬, 도전과 용기의 호르몬이라고 칭하고 싶다. 20대에 뇌의 건강한 도파민 시스템을 잘 발달시키면 더 많은 일에 도전하여 경험을 쌓을 수 있다. 이 경험이 평생의 자산이 되어 삶을 더 풍요롭게 만들 것이다.

도파민의 다양한 기능			
신체적 효과 호르몬으로서의 기능		감정 및 행동 관련 효과 신경 전달 물질로서의 기능	
소화	위와 장운동을 감소시키고 장점막을 보호한다.	운동	근육의 움직임, 팔다리의 의식적 운동. 도파민을 분비하는 신경세포가 파괴되면 운동장애가 생긴다.
여성 건강	프로락틴의 분비를 억제한다.	기분	긍정적 마인드, 자신감
심장	심장을 수축시켜 심장박동율을 상승시킨다.	행동	적극적 계획, 행동 돌입
간	나트륨 배설, 소변 배출을 증가시킨다.	집중력	목표에 집중. 도파민이 부족하면 ADHD가 발생한다.
췌장	인슐린 분비량을 감소시킨다.	학습과 습관	쾌감을 얻기 위해 무엇을 해야 하는지를 학습하고 그 행동을 반복하는 습관을 만든다.
혈관	노르에피네프린 분비 억제. 혈관 확장	기억력	기억을 구축하고 강화하려면 전두엽 해마에 도파민 수용체의 자극이 필요하다.
면역계	림프구 활동 감소	인지 능력	핵심 파악. 의사결정, 문제 해결 능력.

도파민 중독

도파민이 긍정의 호르몬이고 도전과 용기의 호르몬이라고 말했지만 사실 도파민에는 함정이 있다. 바로 중독이다.

앞서 소개한 쥐 실험에서 쥐들이 식음을 전폐하고 보상 버튼을 눌렀던 것을 기억할 것이다. 원래 보상 시스템은 생존에 유리한 행동을 강화하기 위해 발달한 것이다. 물, 먹이, 번식, 안전한 보금자리 등, 살아가는 데에 필요한 것들을 확보하는 일을 최우선으로 생각해야 한다. 그런데 쥐들이 굶어 죽어가는데도 먹이를 마다하고 보상 버튼을 눌렀다는 건 뭔가 잘못되었다는 것을 뜻한다. 죽음을 불사하고 쾌감에 탐닉하는 쥐들. 쥐들은 도파민에 중독된 것이다!

아주 가까운 예로 게임 중독을 들 수 있다. 많은 사람들이 게임을 취미로 즐기지만 사실 게임은 보상 중추를 자극하도록 아주 정교하게 설계된 프로그램이다. 아이템을 획득했을 때의 쾌감, 레벨이 올라갔을 때의 희열은 도파민 분비를 마구 자극한다. 그만큼 게임은 중독되기 쉽다. 게임에 심하게 중독된 사람들은 생활을 내팽개친다. 제대로 먹지도 씻지도 않고 게임만 한다. 심지어 게임을 하느라 아이를 방치하여 굶겨 죽인 엄마가 뉴스에 보도된 적이 있다.

음식 중독, 알코올 중독, 약물 중독, 도박 중독, SNS 중독, 스마트폰 중독 등도 정도의 차이는 있지만 원리는 똑같다. 원래 보상은 노력해서 어렵게 쟁취해야 하는 것인데 이런 것들은 단지 먹고 마시는 것으로써, 혹은 키보드를 두드리고 마우스를 클릭하는 것으로써 너무나 쉽게 보상의 쾌감을 선사한다. 사회에 나가 경쟁자들과 싸워 이겨야 할 필요도 없고 노력해야 할 필요도 없으니 이 쉬운 보상에 많은 사람들이 탐닉하게 된다.

따라서 도파민은 양면에 칼날이 있는 위험한 호르몬이다. 긍정적으로 작용하면 적극적인 행동, 성취, 성공으로 향하지만 부정적으로 작용하면 쾌락 추구, 탐닉, 중독으로 향한다. 20대의 매우 예민한 시기, 자칫 잘못하면 자신도 모르게 부정적인 방향으로 보상 시스템을 키울 수 있다.

쾌감이 클수록 내성이 생긴다

도파민 중독은 남의 일이 아니다. 나에게도 충분히 일어날 수 있는 일이다. 따라서 도파민 보상 시스템이 어떻게 도전과 성취가 아닌 중독으로 가게 되는지 좀 더 자세히 알아 둘 필요가 있다.

도파민은 보상을 제공하고 우리는 그 보상을 통해 쾌감을 느끼면서 행동을 강화한다. 행동이 강화되면 강화될수록 우리는 더 큰 보상을 기대한다. 예를 들어 반에서 1등을 하는 쾌감을 충분히 맛본 아이는 이제 1등이 시시하게 느껴진다. 그래서 전교 1등을 꿈꾸게 된다. 전교 1등을 해 본 아이는 전국 1등을 목표로 하게 된다. 같은 보상으로는 만족할 수 없기에 더욱 큰 목표를 꿈꾸게 된다.

게임도 마찬가지다. 처음 게임을 할 때에는 간단하게 점수를 올리는 것으로 충분한 희열을 느낀다. 하지만 점점 그것만으로는 부족하다. 더 많은 아이템을 획득하고 더 많은 적을 무찌르고 더 강한 캐릭터가 되어야 비슷한 강도의 희열을 느낄 수 있다.

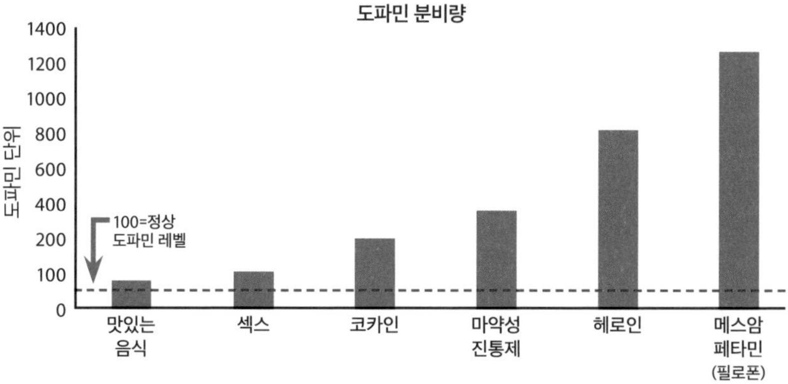

약물 중독이 무서운 이유

맛있는 음식을 먹어서 얻을 수 있는 보상이 150이라면 섹스는 200 정도다. 그런데 코카인을 흡입하면 이것의 2~3배에 달하는 쾌감을 쉽게 얻을 수 있다. 특히 필로폰이 주는 쾌감은 맛있는 음식의 10배에 이른다. 뇌는 적응력이 탁월해서 높은 강도의 도파민에 쉽게 적응한다. 그 결과 일상에서 얻는 자연적인 보상으로는 도저히 만족할 수 없는 중독의 상태가 된다.

출처 : Citrus County Chronicle

그런데 게임이 건강한 도전과 다른 점이 있다. 건강한 도전은 실패해도 마음을 추스르고 다시 도전하거나 목표를 재설정할 수 있다. 하지만 게임은 곧바로 극심한 고통에 사로잡힌다. 보상의 쾌감이 컸던 만큼 보상이 주어지지 않는 상태가 너무나 고통스럽다. 고통에서 벗어나는 방법은 단 한 가지밖에 없다. 즉, 보상을 얻을 수 있는 행위에 더욱 탐닉하는 것, 의존dependence과 남용abuse을 강화하는 것뿐이다. 바로 이것이 중독addiction의 상태다.

이렇게 중독의 상태에 빠지는 이유는 뇌가 일반적인 도파민 분비에 내성tolerance이 생겼기 때문이다. 건강한 사람은 가족과 맛있는 음식을 먹거나, 연인과 즐거운 데이트를 하거나, 팀 과제를 잘 해내서 좋은 결과를 내는 것으로 충분한 기쁨을 느낀다. 여기서 좀 더 발전하면 자격증을 취득하거나, 대기업 취업에 성공하는 등 더 높은 목표를 이루는 것으로 행복을 느낄 수 있다. 그런데 게임, 알코올, 약물 등이 무서운 이유는 훨씬 많은 도파민을 너무나 쉽게 얻어낸다는 데에 있다. 노력을 통해 얻는 양의 2~3배, 심지어 10배 이상의 도파민을 분비하여 뇌가 강렬한 쾌감에 사로잡히게 된다. 이러한 경험이 반복되면 뇌는 더 이상 일상에서의 평범한 일에서 행복을 느끼지 못하게 된다. 행복을 느끼지 못하는 차원이 아니라 그 상태가 너무나 괴롭고 고통스럽다. 고통에서 벗어나는 유일한 방법은 중독된 물질이나 행위를 강화하는 것뿐이다. 게임을 더 많이 하거나 술을 더 많이 마시거나 계속 더 높은 용량의 약물에 취해야 한다.

고장 난 뇌

뇌의 도파민 보상 시스템은 생명체 안에 살고자 하는 의지를 불어넣기 위해 만들어진 고도의 신경회로다. 그런데 어떤 물질이나 행위에 중독이 되었다는 것은 이 시스템이 망가졌다는 뜻이다. 단지 보상 회로만 망가진 것이 아니라 보상 회로가 담당하는 모든 기능, 즉 인지력, 판단력, 기억력, 감정조절, 행동조절, 심지어 운동신경과 감각까지 망가졌다고 보아야 한다.

그래서 중독은 단순한 증상이 아니다. 치료가 필요한 질환이다. 실제로 중독에 빠진 뇌는 정상 뇌와 상당한 차이가 있다. 양전자방출 단층

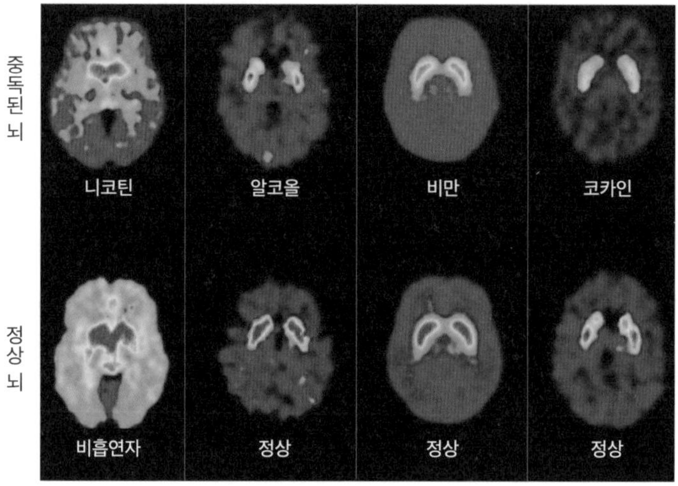

중독된 뇌 vs. 정상 뇌

양전자방출 단층촬영을 통해 뇌의 중독 상태를 확인할 수 있다.
무엇인가에 중독된 뇌는 선조체(striatum) 부위가 파란 색에 가깝고 붉은 부위의 면적이 적은 것을 볼 수 있다. 이것은 도파민 수송체나 수용체, 혹은 분해효소의 양이 지나치게 높은 도파민 분비에 맞춰 줄어든 것을 의미한다.
출처 : 위키피디아

촬영PET 뇌 사진을 보면 정상 뇌는 도파민 회로 중 하나인 선조체striatum 부위에 도파민 수송체와 수용체가 상당량이 존재한다. 그러나 무엇인가에 중독된 뇌는 이것들이 매우 적다. 중독 증상이 심할수록 도파민 수송체와 수용체는 거의 고갈되다시피 한다. 그만큼 많은 양의 도파민에 지속적으로 노출되어 도파민 회로가 고장 난 상태라고 말할 수 있다.

또한 중독된 뇌는 신진대사가 떨어진다. 포도당의 신진대사를 관찰하는 PET 사진에서 정상 뇌는 모든 부위가 활성화되어 있지만 중독된 뇌는 상당 부위에서 활동이 멈춘 것을 볼 수 있다.

Info Box 2 중독을 일으키는 대표적 요인 5

중독에 취약한 사람이 따로 있을까? 중독은 살아온 배경이나 나이, 성별, 교육 수준, 지능 등을 가리지 않고 발생한다. 중독의 징후나 증상, 중독된 대상 역시 너무나 다양해서 규칙을 찾아내기 어렵다. 하지만 그래도 사람들을 중독에 취약하게 만드는 요인은 분명히 있다. 중독을 일으키는 대표적인 요인을 소개한다.

1. 정신 질환

양극성장애bipolar disorder, 우울증 등의 정신 질환을 앓는 사람들은 혼란과 괴로움을 잊기 위해 알코올과 약물에 쉽게 의존한다. 그런데 이미 정신 질환으로 뇌가 나약해진 상태이기 때문에 알코올이나 약물 등에 훨씬 빠르게 반응하고 내성이 쉽게 일어난다. 중독이 심해지면 정신 질환도 심해져서 더 우울해지고 의욕이 없어지는 악순환에 빠지게 된다.

2. 부정적 성격

힘든 일이 생겼을 때 이것을 부정적으로 받아들이는 사람일수록 알코올이나 약물에 취약하다. 하버드대 심리학과가 진행한 실험에서 성격 테스트에서 부정적인 성향을 보인 사람들 중 암페타민amphetamine · 중추신경 흥분제로 도파민 분비 촉진제로 작용 감수성이 강한 사람들은 평소에 술을 자주 마시고 폭음을 하는 회수가 잦은 것으로 나타났다.[193] 슬픔, 분노, 스트레스가 많은 사람들이 문제를 회피하기 위해 술을 자주 찾으면서 그 습관이 강화되어 중독에 빠지는 것으로도 볼 수 있다.

3. 중독자에 노출된 환경

미국립보건원National Institutes of Health의 자료에 따르면 알코올이나 약물 중독자 부모 아래 자란 아이가 성인이 된 후 중독자가 될 위험이 일반 인구에 비해 45~79% 높아진다고 한다. 이것이 환경에 의한 영향인지 혹은 유전자의 영향인지는 명확히 구분하기 어렵다. 하지만 부모뿐만 아니라 중독자 친구를 사귀거나 중독자가 많은 커뮤니티에 속해도 중독자가 될 확률이 높아지는 것을 볼 때 환경의 영향이 더 크다고 볼 수 있다.

4. 건강한 보상 경험의 부족

도파민 보상 시스템은 건강한 보상 경험을 쌓을수록 건강하게 발달한다. 열심히 일한 후 듣는 칭찬, 고된 노동을 마치고 집으로 돌아와서 먹는 가족과의 따뜻한 저녁 식사, 오랜만에 만난 친구와의 즐거운 대화, 직장에서의 승진, 사업에서의 성공 등 일상에서 즐거움을 느끼고 풍부한 성취 경험을 해야 도파민 회로가 건강하게 발달한다. 발달 과정에서 이러한 보상 경험이 부족하면 성격이 어둡고 부정적이 되어 작은 일에서 행복을 느끼지 못하고 성취를 위해 노력하기보다는 회피하는 성향을 갖게 된다.

5. 지나친 가난과 지나친 부유함

가난은 그 자체로 스트레스다. 가난한 상태는 자존감을 무너뜨리고 가망이 없다는 부정적인 감정을 불어넣는다. 또한 가난하면 험한 일을 하게 되고 건강을 돌볼 여유가 없어 육체적으로도 약해진다. 그래서 가난한 사람들은 술과 약물에 빠질 확률이 다소 높다.

그런데 놀라운 것은 너무 부자여도 중독에 빠질 확률이 높다는 것이다. 지나친 부유함은 모든 것이 넘치도록 주어지는 환경을 뜻한다. 이로 인해 평범한 즐거움에 만족할 수 없게 되고 술, 섹스, 마약 등에 쉽게 빠지게 된다. 돈으로 모든 것을 해결할 수 있다는 자신감 때문에 주변의 조언에도 귀를 기울이지 않고 자신이 중독에 빠졌다는 사실도 부인한다. 이로 인해 인생이 파멸로 향하게 된다.

중독에 빠지지 않는 법

20~30대는 많은 도전과 경험을 하고 성취해야 할 시기다. 좋은 친구를 사귀고 연애와 결혼도 하고, 자신의 분야에서 능력을 인정 받아 튼튼한 기반을 갖춰야 한다. 이렇게 중요한 시기를 무엇인가에 중독된 채로 보낸다면 인생 전체가 어긋나게 된다. 소중한 사람들과 함께 할 시간, 자기 개발과 노력에 쏟아야 할 시간을 게임이나 도박, 술과 약물로 허비한다면 이후의 삶이 좋을 수가 없다.

문제는 과거와 달리 중독에 빠질만한 요소가 우리 주변에 널려 있다는 것이다. 잦은 술자리, 값싸고 쉽게 구할 수 있는 다양한 종류의 술, 휴대폰만 펼치면 언제든 할 수 있는 게임과 쇼핑, SNS, 유튜브, 영화, 드라마 등등, 현실에서 도피할 수 있는 오락거리가 너무나 많다. 확실하게 규칙을 정하고 경계하지 않으면 너무나 쉽게 중독된다. 중독에 빠지지 않기 위한 마음가짐과 생활 수칙을 정리해보았다.

첫째, 중독에 빠질 만한 것들을 멀리한다. 미국립약물중독연구소National Institute on Drug Abuse는 중독에 빠지지 않는 가장 좋은 방법은 중독을 초래하는 것들로부터 거리를 두는 것이라고 말한다. 이렇게 거리를 두기 위해서는 어려서부터의 교육이 가장 중요하다. 교육을 통해 중독이 초래하는 위험과 그 결과에 대해 충분히 인지한 사람은 그렇지 않은 사람보다 유혹에 단호하게 대처한다. 이들은 스스로 게임을 하지 않거나 줄이는 방법을 선택하고 지나친 알코올 섭취를 삼가며 약물을 권하는 사람에게 거절 의사를 분명히 한다. 쉽게 주어지는 것일수록 치러야 할 대가가 크므로 아예 빠지지 않도록 미리부터 멀리하는 단호한 태도가 필요하다.

둘째, 중독의 징후를 감지하라. 매일 밤 가볍게 맥주 한 캔을 마시는 것을 중독이라고 생각하지는 않을 것이다. 하지만 맥주 한 캔이 두세 캔으로 늘고, 심지어 너무 많이 마셔 다음 날 회사 생활에 지장을 줄 정도가 되면 중독이 시작된 것이다. 내일 중요한 발표를 앞두고도 맥주를 마시고 있다면 이미 심각한 중독 상태다. 꼭 고주망태가 되도록 마시고 알코올이 없이는 살아갈 수 없을 지경이 되어야 중독인 것이 아니다.

습관으로 자리 잡아 멈추기 어렵고 스스로 컨트롤이 되지 않으면 중독이다. 이 밖에도 술 때문에 약속을 자꾸 어기고 중요한 관계를 소홀히 하고 변명거리를 찾고 있다면 중독이 된 것이다. 주변에서 이런 지적을 한다면 곧바로 받아들이고 문제 행동을 멈춰야 한다.

셋째, 만족 지연을 훈련하라. 만족 지연delayed gratification이란 국내에서도 엄청난 판매고를 올린 〈마시멜로 이야기〉don't Eat The Marshmallow Yet!를 통해 잘 알려진 심리학 개념이다. 4~6세 아이들에게 마시멜로를 하나씩 나눠주며 15분 동안 먹지 않으면 하나를 더 준다고 했을 때 전체의 30%만이 먹고 싶은 유혹을 참고 기다리는 데 성공했다. 16년 후 후속 연구에서 마시멜로 하나를 더 받았던 아이들은 참지 않고 마시멜로를 먹었던 아이들에 비해 대학수학능력평가시험SAT 점수가 평균 210점이나 높은 것으로 나타났다. 또한 기다리지 않고 마시멜로를 먹은 아이들은 학교에서 문제를 일으켜 정학을 당한 비율이 크게 높았다고 한다.[194 195]

책에서는 만족 지연 능력을 성공할 확률과 연관시켰지만, 이 실험이 가지는 진짜 의의는 만족을 지연시키는 기술에 있다. 마시멜로 하나를 더 받기 위해 눈앞의 마시멜로를 먹지 않은 아이들은 15분 동안 노래를 부르거나, 친구와 놀이를 하거나, 책을 읽는 등 다른 일에 몰두하는 모습을 보였다. 더 높은 보상을 얻기 위해 기다리면서 그 시간을 다른 일에 유용하게 사용하는 모습을 보여준 것이다.

이것은 우리가 어떤 쾌락을 강하게 원할 때 당장 그것을 충족시키는 대신에 다른 일에 몰두함으로써 더 큰 성취를 할 수 있다는 것을 알려준다. 만족을 지연시킨 아이들이 SAT에서 더 좋은 성적을 낸 것도 지연을 선택한 결정 그 자체보다도 기다리면서 그 시간을 더 의미 있는 일에 투자했기 때문인지도 모른다. 당장 얻을 수 있는 보상의 유혹을 뿌리치고 음악을 듣거나 책을 읽거나 내일을 준비하며 보내는 시간이 많아질수록 인생은 성공에 가까워진다는 점을 명심하자.

넷째, 주기적으로 도파민 단식을 한다. 현대인을 중독에 빠뜨리는 가장 큰 유혹은 술도 마약도 아닌 디지털 기기다. 늘 들고 다니는 스마트폰은 우리를 쉽게 무엇인가에 중독되게 만든다. 하루 종일 의미 없는 유튜브 영상을 본다거나, 끊임없이 SNS를 들여다본다거나, 필요도 없는 물건을 구경하고 사면서 시간을 보내게 한다. 이렇게 미디어 의존을 통한 중독 현상이 광범위하게 발생하면서 등장한 개념이 도파민 단식dopamine fasting이다.

도파민 단식이란 사실 먼저 등장한 디지털 디톡스digital detox와 크게 다르지 않다. 디지털 기기의 사용을 전면적으로 중단하고 혼자만의 시간을 많이 갖는 것이다. 단순히 스마트폰을 꺼버리고 혼자 여행을 가는 방식도 있지만 스마트폰뿐만 아니라 TV, 라디오, 친구와의 만남, 데이트 등을 일절 하지 않고 너무 맛있는 음식을 배불리 먹지도 않고, 재미있는 책도 읽지 않고, 즐거운 대화도 하지 않는 극단적인 방식도 있다. 이렇게 극단적으로 도파민 분비를 고갈시키면 자극에 내성이 생긴 도파민 회로가 정상으로 돌아온다는 논리다.

사실 의학적으로 볼 때 이런 금욕적인 시간을 보낸다고 해서 도파민 분비가 고갈되는 것은 아니다. 도파민은 생존을 위한 필수 신경 전달 물질이므로 뇌에서 정상 범위로 분비되어야 한다. 또한 지나친 금욕이 반드시 도파민 회로의 회복에 도움이 된다고 말할 수도 없다. 스마트폰을 끄는 대신 여행이나 운동, 독서, 가족과의 즐거운 외식 등 다른 소소한 즐거움을 추구하는 것은 오히려 뇌 건강에 도움이 된다. 중요한 것은 일상의 작은 것을 즐길 수 있는 여유와 자신을 들여다보는 고요한 시간이다. 바쁜 와중에도 이 두 가지를 틈틈이 챙기며 산다면 건강한 도파민 회로를 유지할 수 있다.

사랑에 빠질 때 도파민이 하는 일

인생에서 우리가 경험하는 여러 감정 중에서 가장 강렬한 감정은 사랑일 것이다. 첫 만남의 설렘부터 서로를 알아가는 시기의 묘한 줄다리기, 애틋함, 소중함, 그리고 육체적 끌림과 충동, 집착까지. 사랑이라는 삶의 이벤트 안에는 인간이 경험할 수 있는 모든 뜨거운 감정들이 다 있다. 그런데 여기에도 도파민이라는 신경 전달 물질이 상당히 중요한 역할을 한다.

쾌감이라는 보상을 얻는 데에 작용하는 도파민이 어째서 사랑에 관여할까? 사랑이 단순히 성적 이끌림, 성욕이라면 도파민이 필요 없을 것이다. 성욕은 성호르몬만으로도 충분히 작동하기 때문이다. 사랑은 한 사람에 대한 지속적인 관심과 애정을 뜻한다. 좋아하는 사람과 함께 할 때 얻는 쾌감은 그 사람의 마음을 얻기 위한 구애의 행동으로 이어지고 그것은 학습-동기부여-보상의 시스템을 구축하게 된다. 사랑하는 사람이 목표가 되고 그 사람의 몸과 마음을 얻는 것이 보상이 되는 것이다.

도파민이 사랑에 관여한다는 것은 동물 행동 연구를 통해 잘 알려져 있다. 원래 동물은 일부일처가 드물다. 마음에 드는 짝을 만나면 열심히 구애를 하긴 하지만 같은 상대에게 긴 시간 공을 들이지는 않으며 한 상대에게만 헌신하지 않는다. 그런데 미국 중서부에 사는 초원들쥐prairie vole는 암컷과 수컷이 한번 짝을 맺으면 평생을 함께 한다. 이들은 서로 성적 파트너일 뿐만 아니라 의지하고 위해주는 사회적 관계를 맺는다. 심지어 암컷이 죽어도 수컷은 다른 짝을 찾지 않고 남은 생을 혼자 살아간다.

과학자들은 초원들쥐의 이러한 일부일처 습성에 도파민의 보상-학습 체계가 관여한다는 것을 밝혀냈다. 우선 초원들쥐의 뇌 속 화학물질을 분석해 보니 다른 설치류에 비해 도파민과 옥시토신 수용체가 훨씬 밀집한 채 존재하는 것을 확인할 수 있었다.[196 197] 또한 이들은 새로운 이성을 만나는 것보다 원래의 짝과 함께 보내는 시간을 선호하고 새끼를 돌보는 데에 함께 공을 들이는 것을 볼 수 있었다. 함께 보내는 시간을 즐거워하고 그것을 계속 추구하는 전형적인 학습-동기부여-보상 행동을 보여주는 것이다.[198] 그런데 이때 암컷의 뇌에 도파민 차단제를 주입하면 수컷과의 유대는 깨져버린다. 이후 다시 도파민을 활성화하면 암컷은 가장 가까이에 있는 새로운 수컷과 사랑에 빠진다.[199]

사랑도 보상 시스템이다

초원들쥐의 일부일처 습성이 도파민에서 기인한다는 사실이 알려진 후 인간의 사랑에도 도파민이 관여한다는 걸 증명하려는 시도가 이어졌다.

2005년 미국 뉴욕주립대 스토니브룩stony Brook 연구팀은 사랑에 깊이 빠진 17명의 남녀를 모집하여 연인의 사진과 그냥 아는 사람의 사진을 교차로 보여주었다. 이 과정을 자기공명영상으로 촬영한 결과, 연인의 사진을 볼 때에 도파민 회로 영역이 더 많이 활성화되는 것을 볼 수 있었다.[200]

2015년 일본 연구팀은 사랑에 빠진 10명의 남녀에게 '사귀고 있는 연인의 사진'과 '이성이지만 그냥 친구인 사이인 사람의 사진'을 보여주면서 분비된 도파민의 양을 측정했다. 도파민의 양은 도파민 수용체 길항제인 랙클로프라이드Raclopride를 투여하여 양전자단층촬영술Positron emission tomography로 측정했다. 그 결과 이성 친구의 사진보다 연인의 사진을 볼 때에 뇌의 보상 회로가 훨씬 활발하게 작동하고 도파민 분비량이 높아지는 것이 확인되었다.[201]

이러한 연구 결과는 결국 사랑도 학습이고 습관이며 보상이라는 사실을 알려준다. 사랑이 보상 시스템이라는 사실을 받아들이면 많은 의문점이 해소된다. 왜 우리가 한 사람의 짝을 찾아 헤매는지, 삼각관계나 신분의 차이처럼 사랑을 방해하는 장애물이 생기면 왜 더 사랑이 불타오르는지, 사랑하는 사람을 위해서라면 왜 기꺼이 자신을 희생하는지, 도파민 보상 회로의 원리를 대입하면 쉽게 설명된다. 사랑이 주는 희열, 뜨거운 감정이 마약처럼 우리를 중독시키고 마약만큼이나 큰 쾌락을 주기 때문이다.

그래서 우리는 사랑을 위해서라면 무엇이든 불사한다. 연인을 위해서 산을 넘고 강을 헤엄칠 수 있는 무모함, 불에 뛰어들고 바다에 몸을 던지는 용기를 발휘할 수 있는 이유는 사랑 자체가 보상이기 때문이다. 사랑하는 사람을 위해서라면 무엇이든 하는 행위, 사랑하는 사람이 나로 인해 행복해지는 것 자체가 사랑에 빠진 사람에게 주어지는 가장 큰 보상인 것이다. 도파민 보상 시스템이 없다면 사랑의 위대함도 숭고함도 결코 완성될 수 없을 것이다.

도파민은 바람둥이 호르몬?

사랑이 계속 유지되려면 도파민이 필요하다. 그런데 한 가지 문제가 있다. 도파민은 똑같은 보상 경험이 반복되면 쾌감이 줄어든다. 물론 도파민의 쾌감이 줄어든다고 해서 무조건 사랑이 식는다는 뜻은 아니다. 사랑은 계속되지만 처음의 불타오르던 열정은 사라진다. 심리학계는 열정이 지속되는 시간을 길어야 2~3년 정도로 본다. 이 시기가 지나면 같은 이성에게 더 이상 설렘과 열정이 느껴지지 않게 되고 쾌감을 원하는 도파민은 새로운 이성에게 끌린다.

하지만 그렇다고 누구나 다 바람을 피지는 않는다. 열정은 사라졌지만 대신 끈끈한 애착과 유대, 안정감이 주어지기 때문이다. 또한 바람을 피는 것은 비윤리적이며 상대에게 상처를 준다는 것을 잘 알기 때문에 의식적으로 바람을 피지 않으려고 노력한다. 새로운 이성에게 끌리지만 가까이 다가가지는 않는다.

그런데 이런 노력을 아예 하지 않거나 노력을 해도 실패하는 사람들이 있다. 소수이긴 하지만 병적으로 반복해서 바람을 피우는 사람도 있다. 대체 이들의 뇌에서는 무슨 일이 일어나고 있는 것일까?

과학자들은 바람둥이의 뇌에도 신경 전달 물질이 관여할 것이라는 가정하에 여러 가지 연구를 했다. 역시 가장 의심스러운 물질은 도파민이다. 2005년 미국 메이요Mayo 클리닉 신경학과는 파킨슨병으로 도파민 작용제를 처방 받은 환자 15명 중 14명에게서 과잉 성욕hypersexuality 증상이 나타났다고 보고했다.[202] 2007년 미국 텍사스 사우스웨스턴Texas Southwestern 의대 신경학과도 파킨슨병으로 도파민 작용제를 처방 받은 300명의 환자 중 25명이 성 충동이 높아졌다고 발표했다.[203]

과학자들은 특히 도파민 D4 수용체를 의심한다. 도파민과 이 수용체와 결합이 너무 왕성하면 아동이 ADHD가 될 확률이 높아지고 알코올이나 담배 중독, 위험한 투사, 도박 등 짜릿한 모험을 좇는 행동도 높아진다.

2010년 미국 뉴욕주립대 연구팀은 181명의 젊은 남녀를 모집하여 연애 경험과 성생활에 대한 이력을 조사하고 이들의 구강세포를 채취하여 도파민 D4 수용체의 유전자 형태를 분석했다. 그 결과 D4 수용체의 7R 대립형질이 한 번 이상 반복되는 긴 유전자를 가진 그룹이 전체의 24%를 차지했고 이들이 성적으로 훨씬 자유분방한 생활을 해온 것으로 나타났다. 7R 대립형질이 없는 짧은 유전자를 가진 그룹은 이른바 '원나잇스탠드'one night stand·하룻밤 섹스상대 경험이 24%였지만 긴 유전자를 가진 그룹은 45%에 달했다. 외도 경험도 짧은 유전자 그룹은 22%였지만 긴 유전자 그룹은 50%에 달했다.[204]

2016년 몇 명의 인류학자들이 팀을 꾸려 이 문제를 파고들어가 보았다. 총 254명의 젊은 남녀를 조사한 결과, D4 수용체에 7R 대립형질이 반복적으로 있는 사람들은 다양한 성 경험에 더 적극적인 관심이 있는 것으로 나타났다.[205]

이런 연구 결과들로 볼 때 도파민이 인간의 바람기에 영향을 미치는 것은 어느 정도 사실이라고 보아야 한다. 하지만 한편으로 이 연구들은 바람기가 높은 D4 수용체 유전자를 가졌다 해도 이들의 절반 정도는 외도를 하지 않는다는 것을 알려준다. 도파민이 바람을 필 확률을 조금 높이는 것은 사실이나 도파민이 모든 것을 결정하지는 않는다. 최종 선택은 개인이 하는 것이며 여기에는 신경 전달 물질 외에도 성호르몬, 배우자와의 관계, 윤리 의식, 심리 상태 등등 많은 것이 영향을 끼친다. 바람기 유전자를 가졌다는 것이 불륜에 면죄부가 될 수는 없다.

열정적 사랑에서 안정적 사랑으로

도파민이 바람을 피울 확률을 높인다면 한 가지 의문이 들 것이다. 더 이상 미칠 것 같은 열정이 느껴지지 않을 때, 사랑을 어떻게 유지할 수 있을까? 간단하다. 도파민이 계속 분비되도록 노력해야 한다. 실제로 사랑을 잘 유지하는 커플들은 도파민이 연애 초기 못지 않게 많이 분비된다. 2020년 미국 연구팀은 막 결혼한 성인 19명에게 배우자에 대한 애정에 점수를 매기게 한 후, 배우자의 사진과 아는 사람의 사진을 교차로 보여주며 자기공명영상으로 뇌를 촬영했다. 그리고 1년 후 또 한 번 애정 점수를 매기게 하고 뇌를 촬영하면서 이번에는 타액을 채취하여 유전자 분석을 했다. 그 결과, 첫 실험과 두 번째 실험의 애정 점수에 차이가 없을수록 도파민 영역이 배우자의 사진에 더 활발하게 반응하는 것을 볼 수 있었다. 또한 유전자 분석에서 옥시토신, 바소프레신, 도파민 관련 유전자가 활성화되어 있을수록 애정도가 잘 유지되었고 도파민 영역도 활발하게 작동했다.[206]

2012년 뉴욕주립대 스토니브룩 캠퍼스 심리학과 연구팀은 20년 이상 결혼생활을 잘 유지해온 남녀 17명에게 배우자의 사진과 아주 잘 아는 사람, 친한 사람, 잘 모르는 사람의 사진을 교차로 보여주며 뇌의 활동을 자기공명영상으로 촬영했다. 그 결과 배우자의 사진을 볼 때 연애 초기 커플이 보여주는 것과 똑같이 복측피개영역ventral tegmental area과 배측선조체dorsal striatum가 활성화되는 것을 확인할 수 있었다. 이는 오랜 결혼생활에도 불구하고 서로를 바라볼 때 도파민 회로가 여전히 작동하는 것을 말해준다. 특히 배우자와 매우 친밀하고 로맨틱한 관계를 맺고 있다고 응답한 사람일수록 활성도가 높았다.[207]

사랑이 오래 유지되는 커플에서 발견된 특이한 점은 불안이 없다는 것이다. 연애 초기의 뇌는 도파민 영역도 활발하지만 불안과 스트레스 영역도 몹시 활발하다. 열정이 강한 만큼 고통과 스트레스도 크기 때문이다. 하지만 위에 소개한 연구에서 오래된 커플의 뇌에서는 불안이 없고 안정과 평화가 있는 것을 볼 수 있다. 우리의 뇌는 짜릿한 쾌락을 추구하지만 그 이상으로 안정감도 추구한다는 것을 알 수 있다.

도파민 분비를 높게 유지하는 법

그렇다면 어떻게 도파민 분비를 높게 유지할 수 있을까? 신경 전달 물질이 우리의 감정과 행동을 컨트롤하지만 우리 역시 의식적인 노력과 행동을 통해 신경 전달 물질을 컨트롤할 수 있다.

서문에서도 소개한 생물인류학자 헬렌 피셔Hellen Fisher 박사는 도파민 보상 회로가 고대인의 뇌에도 존재한 원시 회로라고 말한다. 전 세계 160여 곳 중 140여 곳에서 열렬한 사랑의 문화가 존재해 왔다고 한다. 그만큼 사랑은 전인류적이며 언제 어디에나 존재하는 감정이다. 피셔 박사는 수천 명을 대상으로 한 설문조사에서 대부분 평생을 함께 할 짝을 찾기를 원했고 현재의 파트너와 헤어지길 원하지 않았다. 사랑의 유지가 어렵다 해도 대다수가 이를 갈망하고 노력하고 있음을 알 수 있다.

그렇다면 사랑을 오래 유지하기 위해 무엇을 할 수 있을까? 피셔 박사가 권하는 것은 네 가지로 정리된다.

첫째, 섹스를 자주 주기적으로 하라. 왕성하게 섹스하는 커플일수록 관계가 단단하다. 섹스야말로 각종 호르몬과 신경 전달 물질의 분비를 촉진하는 최고의 방법이다. 테스토스테론 분비를 촉진하여 성욕을 높여주고 옥시토신을 분비하여 애착의 감정을 높여준다. 또한 성적으로 흥분하면 도파민 분비 역시 높아진다. 주기적이고 왕성한 섹스는 서로에 대한 로맨틱한 감정을 자극하여 관계의 열정을 오래 지속시킨다.

둘째, 끊임없이 데이트를 하라. 결혼을 했다고 해서 데이트를 멈춰서는 안 된다. 일상에서 손잡고 산책하거나 드라마를 보는 등 둘만의 다정한 시간을 가져 보자. 멋진 곳에서 새로운 음식을 먹고, 낯선 도시를 여행하고 공원에서 자전거를 타거나 춤을 배우는 등 새로운 경험을 해야 한다. 친숙함 속에 새로움이 있을 때 상대에 대한 열정이 피어난다.

셋째, 생각과 아이디어를 나누라. 서로의 생각을 나누고 이야기하는 시간을 많이 가져야 한다. 어떤 책을 읽는지, 무슨 음악을 듣는지, 최근 본 영화의 어떤 점이 좋았는지, 정치와 사회, 경제에 대해 어떤 문제의식을 갖고 있는지, 늘 대화하며 생각을 나누고 토론해야 한다. 서로 부딪치고 비판하고 동감하고 배우면서 관계의 긴장을 높일 수 있다. 이것이 가능하려면 본인 스스로 정체되지 않고 열린 사고를 가져야 하며 자기계발을 위해 노력해야 한다.

넷째, 매일 상대방을 예쁜 말로 칭찬하라. 칭찬은 고래도 춤추게 한다. 외모에 대한 찬사나 상대방의 지능에 대해 똑똑하다, 대단하다 하며 감탄하는 것 역시 언제나 통한다. 상대의 배려에 감동과 고마움을 표시하는 것도 반드시 필요하다. 칭찬은 자존감을 높이고 스트레스 호르몬인 코르티솔의 분비를 낮추어 면역력을 높인다. 서로 예쁜 말로 칭찬하면 할수록 아름답고 건강하게 나이 들 수 있다.

2장

옥시토신

Oxytocin

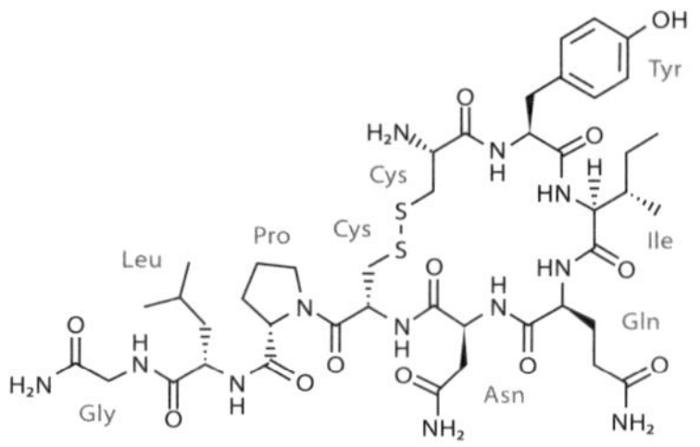

분자량이 1,007에 이르는 펩타이드 호르몬이다. 시상하부의 시삭상핵supraoptic nucleus과 실방핵paraventricular nucleus에서 만들어진 후 뇌하수체 후엽의 축삭말단에 있는 헤링체herring bodies에 저장되었다가 혈액으로 흘러나온다. 실온에서 백색 가루 형태이며 물과 부탄올에 잘 녹는다. 약물로 사용했을 때 정맥주사로 주입하면 1~6분 후에 농도가 반감되고 비강으로 주입하면 2시간 후에 반감된다. 남성보다 여성에게서 더 많이 분비되며 많이 분비될수록 더 분비를 촉진하는 포지티브 되먹임 구조를 갖고 있다.

부모가 아이를 사랑하는 감정은 우리에겐 너무나 당연한 것이다. 엄마 아빠가 되면 아이를 사랑하는 감정이 본능적으로 생길 것이라고 생각한다. 출산 전 태교를 하며 아이에 대한 사랑을 키워 나가고 출산 직후 아이와 첫만남을 가지는 순간부터 벅찬 사랑을 느낄 것이라는 것이 우리가 갖고 있는 모성애에 대한 생각이다.

그러나 실제로는 다르다. 1980년에 발표된 논문에 따르면 초산 여성의 40%와 두 번째 출산을 마친 여성의 25%가 처음 아기를 품에 안았을 때 아무런 감정을 못 느꼈다고 한다. 특히 분만을 유발하기 위해 인공양막 파열술을 받았거나 매우 고통스럽고 긴 진통을 겪었거나 메페리딘 meperidine 진통제를 투여 받은 산모들이 모성애를 잘 느끼지 못했다. 다행히 일주일 안에 대부분의 산모가 모성애를 느끼기 시작했지만 산후우울증이 있는 엄마들은 3개월이 지나도 아이에게 관심을 느끼지 못했고 심지어 아이가 싫다고 대답한 산모도 있었다.[208]

출산 직후 모성애를 느끼지 못하는 여성의 사례는 생각보다 많다. 두 건의 관련 연구를 보면 출산 2주 후 조사에서 아이와 유대감을 느끼지 못하는 엄마가 7.1%이고[209], 출산 12주 후 조사에서는 8.9%로 나타났다.[210] 또 다른 연구에서는 아이에게 심한 분노를 느낀다는 엄마가 8.3%에 이르렀다. 원치 않은 임신, 임신 중 태아와의 교감 부족 등이 관련이 있는 것으로 나타났다.[211]

모성애를 느끼지 못할 때 가장 당황스러운 사람은 엄마 자신이다. 우는 아이에게 젖을 물리고 싶은 마음도, 돌보고 싶은 마음도 들지 않을 때 스스로 죄책감에 휩싸인다. 심리학자들은 이 여성들이 모성애를 느끼지 못하는 이유를 주로 어린 시절 엄마와의 관계나 대인관계, 경제적 상황 등에서 찾으려고 했다. 물론 이러한 심리적 원인도 큰 영향을 끼치지만 이들이 한 가지 간과한 것이 있다. 바로 감정과 행동을 유발하는 신경 전달 물질의 작용이다. 생리학적 관점에서 볼 때, 과연 이 여성들의 뇌에서는 무슨 일이 벌어지고 있는 걸까?

모성애를 일으키는 뇌 속의 화학물질 — 옥시토신

1979년 발표된 한 논문이 과학계를 뒤흔들었다. 한 번도 새끼를 낳아본 적이 없는 처녀 쥐들의 뇌에 옥시토신 0.4마이크로그램μg을 주입하자 그중 42%가 완전한 엄마 쥐로 바뀌었다. 이들은 갑자기 둥지를 짓기 시작했고 한 번도 본 적이 없는 새끼 쥐를 둥지로 데려와 핥고 보듬으며 정성스럽게 돌보았다. 이것은 바소프레신이나 식염수를 주입받은 쥐에게서는 볼 수 없는 행동이었다. 부분적으로 엄마 쥐의 행동을 보여준 쥐들 역시 옥시토신을 주입받은 경우가 식염수나 바소프레신을 주입받은 경우보다 훨씬 높았다.[212]

옥시토신이 뇌에서 모성의 감정을 일으킨다는 것은 당시로서는 엄청난 발견이었다. 옥시토신은 호르몬 중에서 비교적 일찍 발견된 물질이다. 1900년대 초에 이 물질이 분만 시 자궁 수축과 분만 이후 젖분비에 관여한다는 것이 밝혀졌고 1920년대에 이 물질을 시상하부 조직으로부터 분리해내는데 성공했다. 이것이 9개의 아미노산이 결합된 펩타이드라는 것을 밝혀내고 합성에 성공한 것은 1950년대다. 합성에 성공한 과학자는 그 공로로 노벨상을 받았다. 하지만 처녀 쥐 논문이 발표된 1979년까지만 해도 이것이 모성의 감정과 관련이 있을 줄은 아무도 몰랐다. 모성은 주로 여성호르몬인 에스트로겐과 프로게스테론, 젖분비 호르몬인 프로락틴을 중심으로 연구해왔기 때문이다.

이후로 과학자들은 옥시토신 연구에 박차를 가했다. 1987년의 연구에서는 막 출산을 마친 위스타쥐Wistar rat의 뇌에 옥시토신 억제제를 투여하자 둥지를 만들고 새끼를 옮기고 핥는 등 엄마로서 해야 할 일들이 현저히 지연되는 현상을 보였다. 심지어 6마리 중 2마리는 한 시간이 지나도록 새끼를 들어올릴 생각조차 하지 않았다. 이것은 식염수를 투여받은 쥐들이 모두 10분 내에 둥지를 만들고 새끼들을 둥지로 옮긴 것과 대조적이다.[213]

그리고 2011년, 또 하나의 놀라운 연구가 발표되었다. 처녀 쥐에게 옥시토신을 단 한 차례 주입하자 뇌가 엄마 쥐의 뇌로 완전히 재프로그래밍되었다는 것이다. 주입 전에는 새끼의 울음소리에 전혀 무관심하고 심지어 귀찮다는 듯 새끼를 짓밟기까지 했던 처녀 쥐가 옥시토신을 주입받은 후 엄마 쥐로 돌변하여 우는 새끼를 입으로 부드럽게 들어올리고 정성스럽게 돌보기 시작했다. 뇌에서도 변화가 관찰되었다. 처음에는 새끼의 울음소리에 불규칙한 반응을 보이던 뇌세포가 점차 질서 정연한 엄마 쥐의 뇌 패턴으로 변화하는 것을 볼 수 있었다.[214]

모성애 부족은 옥시토신 부족?

그렇다면 출산 후 몇 주가 지나도록 아기에게 아무런 감정을 느끼지 못하는 엄마들은 무엇이 문제인 걸까? 선천적으로 옥시토신이 부족한 것일까?

옥시토신이 정말로 부족한지 아닌지는 관련 연구가 없기 때문에 알 수 없다. 하지만 옥시토신이 부족하기 때문이라고 가정할 때 왜 부족한지 그 원인에 대해서는 여러 분석이 있다.[215]

첫째는 임신 중에 아이와 충분히 교감하지 않고 아이가 태어난 후의 삶을 상상하지 않은 엄마일수록 모성애가 부족하다는 분석이다. 옥시토신 분비는 임신이나 출산이라는 사건만으로 훌쩍 상승하지 않는다. 지속적인 교감, 서로 연결되어 있다는 감정, 태아를 자신이 돌봐야 할 별개의 생명체로 진지하게 느낄 때 옥시토신 분비가 상승한다. 임신기에 어떤 이유로든 태아와 적극적으로 교감하지 않은 엄마들은 아이가 태어났을 때 옥시토신 분비가 여전히 낮은 상태일 확률이 높다. 이런 엄마들에게 아기는 자신과 상관없는 생명체, 갑자기 나타나 울고 있는 정체 모를 아기로 여겨진다.

둘째는 출산이 계획했던 대로 진행되지 않았을 때 모성애가 유예된다고 한다. 수 시간에 이르는 끔찍한 산통을 겪은 여성, 자연 분만을 꿈꿨는데 제왕절개를 할 수밖에 없었던 여성, 진통제에 취해 아이를 낳는 순간을 기억하지 못하는 여성 등에게서 모성애가 늦게 나타나는 것을 볼 수 있다.

셋째는 출산 후 몸이 아파서 꽤 오랜 기간 아이와 떨어져 지낸 여성들의 경우다. 임신 중 태교를 열심히 했어도 출산 후 오랜 기간 아이를 보지 못했던 여성들은 아이와 연결돼 있다는 감정을 느끼지 못한다. 아무리 직접 낳았다 해도 지속적인 접촉과 교류가 없으면 옥시토신 분비가 낮아질 수 있다는 걸 알 수 있다.

다행히 이러한 현상은 본격적인 육아에 들어가 아이와 함께 보내는 시간이 많아지면 점차 사라진다. 진정한 모성애는 날마다 아이를 먹이고 씻기고 돌보면서 시작되고 점점 커지게 된다. 또한 아이가 자라면서 엄마와 눈을 맞추고 방긋방긋 웃고, 안기고 뽀뽀하고 옹알이를 하면서 엄마의 모성애는 극에 달한다.

이러한 분석은 모성애는 저절로 주어지는 것이 아니라 시간을 통해 쌓아 나가는 것임을 알려준다. 옥시토신이 선천적으로 얼마나 분비되느냐가 모성애를 결정하는 것이 아니라, 엄마가 아이와 어떤 관계를 맺느냐, 서로 얼마나 많은 시간을 보내고 교감하느냐가 옥시토신 분비량을 결정한다고 볼 수 있다.

모성애는 배울 수도 있다

그러나 모성애를 갖기 위해서 꼭 엄마가 되어야 하는 것은 아니다. 2021년의 연구를 보면 단지 처녀 쥐를 새끼를 돌보는 엄마 쥐와 함께 우리 안에 넣어두는 것만으로도 행동이 바뀌었기 때문이다. 엄마 쥐가 새끼를 핥고 보호하는 모습을 지켜본 처녀 쥐는 조금씩 엄마 쥐 옆에서 양육을 돕기 시작했고 뇌에서 활발하게 옥시토신을 분비하기 시작했다. 이것은 모성애가 꼭 엄마가 아니어도 분비되며 후천적으로 습득될 수 있다는 뜻이다.[216]

이와 같은 변화는 아이를 돌보는 아빠와 할아버지, 할머니, 심지어 보모에게서도 나타난다. 아이와 함께 보내는 시간이 많을수록 옥시토신 분비량이 늘어나고 아이에 대한 애정도 높아진다. 또한 동성애자 아빠들이 아이와 시간을 함께 보낼 때 분비되는 옥시토신 수치가 이성애자 아빠들의 수치와 다를 것이 없고[217], 위탁모에서 분비되는 옥시토신 수치도 친엄마의 옥시토신 수치와 다를 것이 없다.[218]

이러한 결과는 모성애가 후천적 교육과 양육의 경험으로 충분히 획득될 수 있으며 엄마나 아빠의 전유물이 아니라는 것을 알려준다. 또 다른 관점에서 보자면, 반드시 생물학적으로 연결되어야만 옥시토신이 분비되는 것이 아니라는 뜻이기도 하다. 지속적으로 교감하며 애정을 쏟으면 누구나 모성애를 습득하고 키울 수 있다.

Info Box 1 Q&A로 알아보는 옥시토신 기본 지식

Q1. 옥시토신은 어디에서 만들어지고 분비될까?

옥시토신은 뇌의 시상하부 내의 상피핵supraoptic nuclei과 부심실핵paraventricular nucleus에서 만들어져 뇌하수체후엽의 축삭말단axon terminals에 있는 헤링체

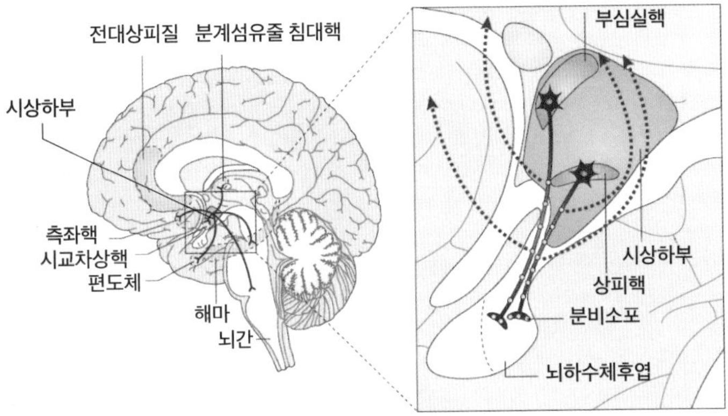

옥시토신 분비 경로

옥시토신은 시상하부 내의 상피핵과 부심실핵에서 만들어져
뇌하수체후엽에 저장되었다가 혈액으로 방출된다.
출처 : Nature Review /Neuroscience

Herring bodies에 저장되었다가 혈액으로 방출된다. 옥시토신의 분비량은 시상하부에 있는 옥시토신 세포의 전기적 활동에 의해 조절된다.

뇌 이외에도 여러 조직에서 옥시토신이 발견된다. 여성의 경우는 황체와 태반에서, 남성의 경우는 고환의 라이디히Leydig 세포에서 발견된다. 그리고 남녀 모두 망막, 부신, 흉선, 췌장 등에서 옥시토신을 발견할 수 있다. 이렇게 중추신경 외에서 발견되는 옥시토신의 양은 뇌에서 분비되는 양의 1,000분의 1 정도에 불과하며 어떤 역할을 하는지 아직 잘 모른다.

Q2. 옥시토신은 호르몬일까 신경 전달 물질일까?

옥시토신은 호르몬으로도 작용하고 신경 전달 물질로도 작용한다. 호르몬으로서의 옥시토신은 여성이 분만을 할 때 자궁을 수축하게 하여 고통을 덜어주고 아기가 젖을 빠는 순간 시상하부로 그 자극을 전달하여 젖 분비를 촉진시킨다. 또한 남녀 모두 성 관계시 옥시토신 분비가 높아져 쾌감과 오르가슴을 올려준다는 연구 결과도 있다.[219][220] 이 밖에도 옥시토신은 에피네프린(아드레날린), 코르티솔, 바소프레신의 분비 조절에 관여하여 인체의 항상성을 유지시킨다. 2012년의 논문은 옥시토신이 식욕을 억제하는 데에도 관여한다고 말한다. 실제로 유전자 이상으로 폭식을 하고 비만이 되는 프레더윌리 증후군 환자들의 뇌에는 옥시토신 뉴런이 존재하지 않는다.[221]

신경 전달 물질로서의 옥시토신은 모성애, 끈끈한 부부애, 공동체 의식, 신뢰, 애착, 공감 능력 등과 관련이 있다. 한편으로는 이러한 애착이 보호 본능으로 작용하여 외부에 적이 생겼을 때 시기와 질투, 불안과 공포의 감정을 만들어 내기도 한다. 옥시토신을 투여받으면 표정을 통해 사람들의 감정 상태를 더 잘 읽어내고 특히 공포와 불안의 감정을 읽어내는 능력이 상승한다는 연구 결과도 있다.[222]

이 밖에도 옥시토신은 항우울제와 유사한 기능이 있다. 특히 성 관계 후 행복감을 느끼는 데에 옥시토신이 크게 작용한다. 이러한 작용은 남성보다 여성에서 두드러지게 나타나는데 그 이유는 성호르몬의 차이에 있다. 에스트로겐은 시상하부에서 옥시토신의 분비를 높이고 편도체에서 옥시토신 수용체와의 결합을 촉진한다. 반면에 테스토스테론은 오히려 옥시토신 분비를 억제한다. 남성호르몬이 옥시토신의 분비를 억제하는 것은 진화론적으로 설득력이 있다. 사냥과 전쟁 등, 남성이 종족 보존을 위해 해야 하는 잔혹한 일들을 잘 해내게 하려면 공감 능력을 증폭시키는 옥시토신을 억제할 필요가 있었을 것이다.

Q3. 옥시토신 분비는 어떻게 조절될까?

옥시토신은 분비를 통해 유발된 행동이 분비를 더욱 촉진하는 포지티브 피드백positive feedback 방식으로 작동한다. 예를 들어 분만 시 자궁이 수축되면 옥시토신이 분비되고, 분비된 옥시토신에 의해 자궁이 수축되면 옥시토신이 더욱 분비된다. 이런 방식으로 자궁 수축이 매우 강하게 일어나서 산모는 고통을 덜게 된다.

수유에서도 똑같은 현상이 일어난다. 아기가 엄마의 젖꼭지를 빨면 옥시토신 분비가 촉진되고, 이것이 모유 분비를 촉진한다. 아기가 젖꼭지를 빠는 동안 옥시토신의 분비량은 계속 늘어난다. 오직 아기가 젖을 빨기를 멈춰야 옥시토신 분비도 멈춘다.

Q4. 옥시토신 과다나 부족은 어떤 증상을 초래할까?

옥시토신 과다나 부족에 대해서는 아직까지 충분이 규명되지 않았다. 지금까지 밝혀진 바에 의하면 옥시토신 과다 분비가 남성들의 전립선 비대증에 약간 관련이 있을 수 있고[223], 사람들의 표정과 감정에 더 예민하게

반응하게 만들다고 한다.[224]

옥시토신 부족으로 인한 증상 역시 아직 잘 알지 못한다. 현재로서는 이것이 우울증과 관련이 있고 자폐 스펙트럼과도 관련이 있는 것으로 보인다. 옥시토신 수용체 유전자에 기형이 발생하면 자폐가 생긴다는 것을 증명한 연구 결과가 있으며[225] 또 이 유전자가 비정상적으로 메틸화methylated·수소 원자가 메틸기로 치환되는 반응 되었을 때 자폐가 발생한다는 연구 결과도 있다.[226] 또 옥시토신이 부족한 여성은 산후 젖 분비가 잘 되지 않아 수유가 어려울 수 있다.

Q5. 옥시토신은 의료적으로 어떻게 이용되고 있나?

국내에서 허가된 옥시토신 의약품은 자궁 수축 주사제가 유일하다. 이 주사제는 분만을 촉진하거나 분만 후 출혈을 멈추는 용도로 산부인과에서 사용한다. 근육 혹은 정맥을 통해 주사한다. 산모에 따라 구토, 느린 심장 박동 등을 겪을 수 있고, 갑작스러운 자궁 수축으로 자궁이 파열되거나 태아가 충격을 받을 수도 있으므로 조심스럽게 처방해야 한다.

반대로 자궁 수축을 막아서 조산을 예방하는 데에 옥시토신 수용체 억제제인 아토시반atosiban이 사용된다. 주로 임신 24~33주 차에 조산 기미가 있을 때 처방하며 큰 부작용은 없는 것으로 알려져 있다.

해외에서는 과거에 옥시토신 주사제를 수유가 어려운 산모에게 처방하는 경우도 있었으나 효과가 없어서 더 이상 사용되지 않는다.

국내에서는 허가되지 않았으나 해외에서는 비강을 통해 주입하는 스프레이 형식의 옥시토신이 처방 의약품으로 사용된다. 원래 사용 목적은 자궁 수축이지만 의료 현장에서는 우울증, 불안장애, 대인기피증, 자폐, 조현병, 식욕 억제, 외상후 스트레스장애, 중독 등에도 이용되고 있다.

이 중 우울증, 불안장애, 대인기피증, 식욕 억제, 중독 등에는 약간 효과가 있는 것으로 보인다. 특히 알코올이나 담배, 약물을 끊었을 때 겪는 금단 증상을 완화하는 데에 옥시토신이 꽤 효과가 있다.

가장 기대를 모았던 자폐는 사람들과의 눈맞춤이 늘어난다든가 대화에 집중하는 시간이 늘어나는 등 일부 긍정적인 효과가 있으나 오히려 과잉행동을 유발하고 자위 같은 성적 행동을 하는 등의 부정적 효과도 나타난다. 이런 부작용 때문에 옥시토신을 자폐 치료에 이용하는 사례는 크게 확산되지 않았다.

해외에는 의약품이 아닌 보조 식품으로 유통되는 옥시토신 스프레이도 있다. 전문의약품 스프레이가 옥시토신 50 IU international unit · 효능을 나타내는 국제단위로 옥시토신은 1.67마이크로그램을 1 IU로 한다 또는 100 IU로 나오는데 비해 보조식품 스프레이는 10~20 IU로 양이 매우 적다. 이 정도 양으로 코를 통해 중추신경으로 옥시토신을 전달하기는 어렵다. 양이 적어서 부작용도 거의 없지만 효과에 대한 기대도 하지 말아야 한다.

부부의 사랑에도 옥시토신이 필요하다

사랑에 빠지는 데는 도파민이 필요하지만 사랑을 오래 지속하는 데는 옥시토신이 필요하다. 2013년 이스라엘 바일란bar Ilan 대학 연구팀이 밝혀낸 사실이다.

연구팀은 사귄 지 3개월 된 60쌍의 커플을 모집하여 뇌의 옥시토신 농도를 측정했다. 6개월 후 이 커플들에게 다시 연락을 취했을 때 옥시토신 농도가 높았던 커플은 여전히 함께 사귀고 있었지만 그렇지 않은 커플들은 이미 헤어진 상태였다. 연애 초기에 옥시토신이 얼마나 많이 분비되느냐가 사랑의 유효 기간에 영향을 끼친다고 볼 수 있다. 또한 계속 사귀고 있는 커플들은 싱글 남녀에게서는 볼 수 없는 높은 옥시토신 수치를 안정적으로 유지하고 있었다. 이 커플들은 대화 도중 서로 눈을 마주치며 미소를 짓거나 부드럽게 만지는 등의 다정한 행동을 훨씬 많이 했다.[227]

옥시토신은 엄마로 하여금 모성본능을 갖게 하고 아이와 엄마의 유대를 만드는 호르몬으로 알려져 왔다. 그러나 동물 실험을 통해 옥시토신이 부모 자식 간의 사랑뿐만 아니라 끈끈한 부부애에도 관여하는 것이 밝혀졌다. 앞서 도파민에서 언급했던 초원들쥐 연구가 대표적이다.

포유류 중 일부일처를 하는 종은 단 3%뿐이다. 그 희귀한 3%에 해당하는 종이 초원들쥐다. 과학자들은 초기에는 초원들쥐의 도파민 회로에 집중했지만 점차 도파민만으로는 설명할 수 없는 행동을 보게 되었다. 이들이 단 한 번의 짝짓기에 성공한 후 다른 암컷이나 수컷을 거들떠보지도 않는 이유는 무엇일까? 단지 함께 있는 것만이 아니라 서로의 감정을 살피고 상대방이 스트레스를 받으면 같이 스트레스를 받고 몸을 비비며 위로하는 다정한 행동을 보이는 이유는 무엇일까? 이러한 친밀한 결속은 도파민 보상 회로만으로는 설명할 수 없다.

이에 대한 해답을 찾기 위해 1992년 미국립정신 건강연구소National Institute of mental Health 신경생리학 연구팀이 조사에 나섰다. 이들은 평생 일편단심으로 사는 초원들쥐와 또 다른 일편단심 종인 소나무들쥐pine vole, 그리고 평생 수많은 상대와 짝짓기를 하는 바람둥이 종인 목초지들쥐meadow vole와 산악들쥐montane vole의 뇌를 비교해 보았다. 그 결과 일편단심 쥐들은 뇌의 변연전피질prelimbic cortex과 측좌핵nucleus accumbens, 시상Thalamus, 편도체amygdala 등에 풍부한 옥시토신 수용체를 갖고 있었다. 반면에 바람둥이 쥐들은 옥시토신 수용체가 매우 적었으며 좁은 부위에 한정되어 있는 것을 볼 수 있었다.[228]

옥시토신 보상 회로

일편단심 쥐들이 갖고 있는 옥시토신 수용체가 다량으로 분포되어 있는 곳은 보상 회로였다. 그렇다면 옥시토신 역시 보상 회로의 일부가 아닐까?

앞서 도파민을 위주로 보상 시스템을 설명했지만 사실 보상 시스템에는 도파민 외에도 글루타메이트, 가바, 에피네프린, 바소프레신, 세로토닌 등 여러 신경 전달 물질이 복잡하게 얽혀 있다. 이 물질들이 흥분과 억제의 전기 신호를 다양하게 변주하면서 우리 마음에 여러 욕망과 쾌감, 만족과 기쁨의 감정을 만들어낸다.

도파민이 주는 보상이 생존과 번식에 유리한 행동을 했을 때 얻는 쾌감이라면 옥시토신이 주는 보상은 조금 다르다. 옥시토신은 사랑하는 사람과의 친밀한 교류, 결속, 유대에서 오는 따뜻함과 안정감, 신뢰를 보상으로 여긴다. 도파민이 물리적 혹은 육체적 보상을 통해 쾌감을 느낀다면, 옥시토신은 사회적 보상을 통해 쾌감을 느낀다고 말할 수 있다.

여자들이 사랑을 느낄 때 상대방을 꼭 끌어안고 싶은 충동을 느끼는 것, 사랑하는 사람과 함께 시간을 보내고 몸을 만지고 키스를 하고 싶은 것도 옥시토신이 만들어내는 욕망이다. 대상이 다를 뿐, 이것은 엄마가 아이를 돌보면서 기쁨을 느끼는 것과 크게 다르지 않다. 그래서 남녀가 변함없이 오래 사랑을 유지하려면 마치 서로를 아이처럼 귀여워하고 보살피고 싶은 마음이 필요하다. 도파민의 열정적인 사랑은 길어야 2~3년 안에 식어버리지만 옥시토신의 아가페Agape적인 사랑은 영원하기 때문이다.

남성의 바람기를 잠재우다

옥시토신이 바람기를 억제하여 부부애를 유지하는 데에 기여한다는 주장도 있다. 일부일처로 사는 마모셋Marmoset 원숭이에게는 '프로(8)-OT' 라고 하는 변형 옥시토신이 분비된다. 이것은 8번째 아미노산이 프롤린proline 으로 대체된 옥시토신으로 포유류가 갖고 있는 또 다른 변형인 '류(8)-OT'와 구조적으로 다르다. 미국 네브라스카Nebraska 대학 연구팀은 마모셋 원숭이 커플을 네 그룹으로 나누어 뇌에 각각 프로(8)-OT와 류(8)-OT, 식염수, 옥시토신 차단제를 주입하고 처음 보는 매력적인 이성 마모셋을 만나게 한 후 행동의 차이를 비교하는 실험을 진행했다. 그 결과 프로(8)-OT를 주입받은 마모셋들은 다른 물질을 주입받은 마모셋들에 비해 정조를 지키는 비율이 훨씬 높았다. 재미있는 것은 정조를 지키는 방식에 암컷과 수컷의 차이가 있었다. 암컷들은 낯선 수컷을 외면하고 남편 옆에 붙어서 다정한 행동을 했지만, 수컷들은 낯선 암컷은 물론 부인 암컷으로부터도 멀리 떨어져서 혼자 시간을 보내는 방식으로 정조를 지켰다.[229]

인간을 대상으로 한 연구에서도 비슷한 결과가 나왔다. 독일 본Bonn 대학 연구팀은 현재 아무도 사귀지 않는 싱글 남성과 한 여성과 사귀거나 결혼 중인 남성들의 콧속에 옥시토신을 분사한 후 매우 매력적인 여성을 소개하고 단둘이 있게 했다. 결과는 두 그룹이 크게 달랐다. 낯선 여성을 매력적으로 느끼고 친절하게 대한 것은 똑같았지만 여자 친구나 배우자가 있는 남성들은 싱글 남성에 비해 낯선 여성으로부터 10~15센티미터 더 떨어진 거리를 유지했다. 이것은 옥시토신이 충만한 남성들은 스스로 매력적인 여성들과 거리를 둠으로써 한 여성에게 더 충실할 수 있다는 것을 말해 준다.[230]

옥시토신을 흡입한 남성들의 보상 회로가 연인 혹은 배우자의 사진에 더 활발하게 반응한다는 연구 결과도 있다. 남성들의 코에 옥시토신을 분사한 후 연인 혹은 배우자의 사진과 낯선 여성의 사진, 그냥 잘 아는 여자의 사진 등을 교차해서 보여주자 뇌의 보상 회로가 연인과 배우자의 사진에 강하게 반응하는 것을 자기공명영상을 통해 확인할 수 있었다. 낯선 여성이나 친숙한 여성보다 현재 깊게 사귀고 있는 여성에게서 보상 욕구를 느낀다는 것은 남성의 보상 회로를 활성화시키는 데에 단순한 육체적 매력이나 친숙함뿐만 아니라 깊은 유대감도 큰 역할을 한다는 것을 의미한다. 또한 옥시토신 분비가 연인에게 느끼는 사랑의 감정을 증폭시켜 보상 가치를 높여준다고도 해석할 수 있다.[231]

옥시토신을 사랑의 묘약으로?

그렇다면 사랑이 식어가는 커플에게 옥시토신을 주입하면 관계를 되살리는 데에 도움이 되지 않을까? 옥시토신이 서로에게 좀 더 집중하게 하고, 공감 능력을 높이고[232], 눈 맞춤 회수를 늘리고[233], 대화 도중 서로를 공격하는 언행을 덜 하게 만든다[234]는 여러 연구 결과를 볼 때 이 호르몬을 잘 활용하면 무너져가는 관계를 살릴 수 있을 것 같다. 여러 과학자와 의학자가 이 가능성을 타진했지만, 결과는 뚜렷하지 않다. 경우에 따라, 그리고 사람에 따라 너무나 다양한 반응이 나오기 때문이다.

2009년 이스라엘 하이파Haifa 대학 심리학 팀이 진행한 연구에서 옥시토신을 흡입하고 머니 게임을 한 사람들은 플라시보를 흡입한 사람들보다 질투와 시기의 감정을 더 강하게 느끼는 것으로 나타났다. 심지어 상대방이 더 많은 돈을 잃으면 내심 고소하게 여겼다. 이것은 옥시토신이 공감 능력을 높여준다는 기존의 연구 결과와 상충한다.[235]

옥시토신이 낯선 사람에 대한 공격성을 오히려 높인다는 연구 결과도 있다. 옥시토신을 흡입하고 게임에 임한 사람들은 낯선 사람에 대한 경계심과 공격성이 오히려 더 높아졌다. 상대방의 신분이 공개되었을 때에는 경계 수위가 조금 낮아졌다.[236]

여성의 옥시토신 분비가 너무 높으면 오히려 불안이 높아지고 상대를 원망하고 미워하는 마음이 커진다는 연구 결과도 있다. 미국 마이애미Miami 대학 연구팀이 연인과 심한 불화를 겪은 여성들의 옥시토신 수치를 조사했더니 놀랍게도 일반 여성들의 수치보다 월등히 높았고 심한 불안과 원망에 사로잡혀 있었다.[237]

또 다른 연구에서는 남자들이 플라시보를 흡입했을 때보다 옥시토신을 흡입했을 때 어린 시절 어머니와의 관계에 대해 더 감정적으로 이야기하는 것을 볼 수 있었다. 살뜰한 보살핌을 받았던 남성은 어머니를 더 따뜻하게 묘사했고, 그렇지 못한 남성은 어머니를 더 매정한 사람으로 묘사했다.[238]

이러한 연구 결과로 볼 때 옥시토신이 커플의 사랑을 되살리는 데에 반드시 긍정적으로 작용할 것이라고 볼 수는 없다. 만약 커플 사이에 악감정이 이미 크게 자리잡았다면 오히려 그 감정을 강화할 수도 있다. 옥시토신이 사랑의 감정만 강화하는 것이 아니라 원망과 미움, 고통의 기억 역시 강화하기 때문이다. 또한 옥시토신 분비량은 사람에 따라 관계가 악화되었을 때 오히려 증폭될 수 있다. 이런 경우 옥시토신 보충은 역효과를 낳는다.

따라서 커플의 관계 회복을 위해 옥시토신을 사용하는 것은 시기상조다. 어떤 상황에서 어떤 사람에게 어떤 용량으로 사용할 때 좋은 효과를 내는지 광범위한 연구가 필요하다. 유전적 요인이나 정신 질환, 신경 질환 등 옥시토신이 부정적으로 작용하는 모든 요인을 파악해야 하고 최적의 효과를 내는 타이밍, 용량, 심리상담 병행 여부 등에 대해서도 프로토콜을 만들어야 한다.

또한 윤리적인 면도 고민해야 한다. 과연 옥시토신으로 감정을 조절하여 관계를 유지하는 것이 윤리적일까? 옥시토신으로 인해 변화된 신경신호가 소모적인 관계, 굳이 지속할 필요가 없는 관계를 지속하도록 만든다면 두 사람을 더 오래 고통받게 하는 것이 된다. 또한 이것은 건강상의 위험을 초래하는 것일 수도 있다. 고통스러운 관계는 심각한 질병만큼이나 건강에 해롭기 때문이다.

호르몬이 우리의 감정을 만들어내는 것은 어쩔 수 없지만 호르몬에 의존하여 감정을 의도적으로 바꾸려고 해서는 안 된다. 복잡한 관계의 문제를 호르몬으로 해결하기보다는 행동으로 노력하는 것이 바람직하다. 행동이 건강하게 바뀌면 호르몬도 건강하게 바뀐다.

일상에서 옥시토신 분비를 자연스럽게 높이는 방법에는 무엇이 있을까?

첫째, 옥시토신은 피부가 피부에 맞닿는 감각신경의 자극을 통해 분비된다. 따라서 사랑하는 사람과의 포옹, 애무, 섹스야말로 옥시토신 분비를 높이는 가장 확실한 방법이다. 특히 여성은 오르가슴을 느끼는 순간 옥시토신 분비가 절정에 이른다. 과학자들은 옥시토신이 분만 시 자궁 수축에 관여하는 것과 섹스 시 오르가슴을 강화하는 것에 인과관계가 있다고 여긴다. 실제로 일부 여성은 분만 도중 오르가슴과 비슷한 쾌감을 느끼기도 한다. 오르가슴이 힘겨운 임신과 출산에 대한 보상이라 보는 견해도 있다.

둘째, 자녀와의 포옹, 가족과 친밀하게 몸을 밀착하는 시간을 가지는 것도 옥시토신 분비를 높인다. 아기에게 젖을 물리면서 서로 눈을 마주치는 것은 엄마에게도 아기에도 굉장한 옥시토신 회로 자극 효과가 있다.[239]

셋째, 반려동물과 몸을 맞대고 끌어안고 눈을 마주치는 것도 좋은 효과가 있다. 반려동물의 사진을 바라볼 때 주인의 옥시토신 보상 회로가 다른 동물의 사진을 볼 때보다 더 활성화된다는 연구 결과가 있다.[240] 옥시토신을 흡입한 개들은 주인을 쳐다보는 시간이 더 길어진다는 연구 결과도 있다. 늑대는 인간 조련사와 절대로 눈을 마주치지 않는데 이는 옥시토신을 흡입시켜도 마찬가지다. 아마도 늑대에게는 옥시토신 수용체가 부족하기 때문일 거라고 추측한다.[241]

넷째, 마사지를 받는다. 2012년 미국 캘리포니아대 샌디에고병원 피부과 팀이 진행한 연구에서 15분간 등 마사지를 받은 65명의 그룹은 그냥 휴식을 취한 30명의 그룹에 비해 혈중 옥시토신 수치가 상승하고 부신피질자극호르몬과 산화질소, 베타엔도르핀의 수치는 감소했다.[242] 몇 년 후 비슷하게 진행된 또 다른 연구에서 이번에는 마사지를 한 사람의 옥시토신 수치도 상승하는 것으로 나타났다.[243] 커플끼리 서로 마사지를 해 주는 것이 결혼 생활의 갈등을 완화해 준다는 연구 결과도 있다.[244]

다섯째, 좋은 음악을 들을 때 마음 가득 행복을 느낀 경험이 있을 것이다. 자기공명영상으로 음악을 듣는 뇌를 촬영하면 도파민, 옥시토신, 세로토닌, 에피네프린 등의 보상 회로가 활성화되는 것을 볼 수 있다. 합창을 하면 이러한 행복감이 더욱 극대화된다는 주장이 있는데 옥시토신과의 관련성은 아직 연구가 더 필요하다.

여섯째, 비타민C를 충분히 섭취한다. 옥시토신은 옥시토신 유전자OTX gene가 여러 번 가수 분해하며 생성되는데 마지막 가수 분해에 비타민C가 필요하다. 자궁, 고환, 안구, 부신, 태반, 흉선thymus, 췌장 등 옥시토신이나 옥시토신 전구체가 발견되는 조직에서는 반드시 비타민C도 발견된다.

일곱째, 스스로 즐거운 일을 한다. 친구와 만나서 수다 떨기, 연인이나 가족과 함께 음식을 준비하고 맛있게 먹기, 요가, 춤, 등산, 낚시 등 재미를 느끼는 활동을 하면 옥시토신 분비가 상승한다. 옥시토신과 관련한 모든 과학문헌은 인간의 행복은 사회적 성공이나 부보다도 사랑하는 사람들과 많은 시간을 보내고 삶의 즐거움을 나누는 것에 있다는 걸 알려준다.

3장

세로토닌

Serotonin

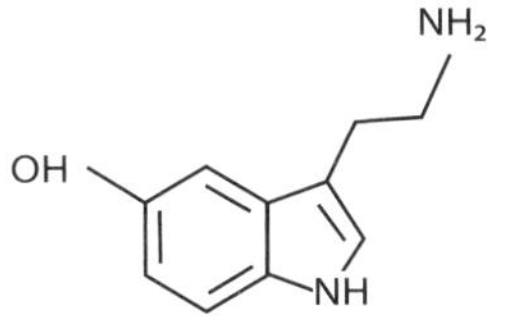

$C_{10}H_{12}N_2O$

트립토판tryptophan으로부터 생합성되는 신경 전달 물질이다. 방향족 고리aromatic ring와 아미노기amono group가 2개의 탄소사슬을 통해 연결된 구조를 갖는 모노아민이다. 멜라토닌을 합성하는 데 꼭 필요한 전구체이기도 하다. 15개의 수용체와 결합하여 호르몬으로서의 생리적 기능과 신경 전달 물질로서의 기능을 수행한다. 심혈관의 정상적 기능, 장 운동, 방광 조절 등에 관여하며 도파민, 옥시토신, 노르에피네프린과 함께 감정과 행동을 조절하는 역할을 한다. 분자량 176의 작은 물질로 백색 가루 형태를 띠며 물에 약간 녹는다. 보통 혈액 1밀리리터당 50~200 나노그램, 혹은 혈액 1리터당 0.28~1.14마이크로몰μmol이 검출되는 것을 정상범위로 본다.

아침에 일어났는데 몸이 개운하지 않고 왠지 기분이 나쁠 때가 있다. 일시적 증상이라면 괜찮지만 몇 주 이상 지속된다면 한번쯤 생각해보아야 한다. 혹시 나의 세로토닌 수치가 낮은 것이 아닐까?

세로토닌은 뇌간의 정중면에 있는 솔기핵raphe nuclei에서 분비되는 신경 전달 물질이다. 감정, 기분, 행동, 기억, 식욕 등을 조절하는데 특히 행복한 감정을 일으키는 물질로 잘 알려져 있다. 그래서 세로토닌이 정상적으로 분비되면 어떤 상황에서도 중심을 잡고 살아갈 의지와 웃을 여유를 가질 수 있다. 반면에 세로토닌이 부족하면 매사에 의욕이 없고 우울해지게 된다. 심지어 세로토닌 분비량이 적어질수록 자살할 가능성이 높아진다는 연구 결과도 있다.[245]

세로토닌이 부족해질 때 가장 먼저 생기는 증상은 기분이 침체되는 것이다. 우울증까지는 아니지만 뭔가 기운이 나지 않고 의욕이 생기지 않을 수 있다. 특히 아침에는 유독 심해져서 별것도 아닌 일에 화가 치밀어 오를 수 있다. 왜 아침에 유독 심해지는지는 걸까? 그 이유는 서캐디언리듬circadian rhythm ·태양이 뜨고 지는 시각에 맞춰 잠을 자고 일어나고 활동하도록 설계된 생명체 몸 안의 생체 시계에 영향을 끼치는 멜라토닌 분비가 세로토닌과 불가분의 관계이기 때문이다.

서캐디언리듬, 세로토닌, 멜라토닌

세로토닌은 멜라토닌의 전구체다. 음식을 통해 단백질을 섭취하면 이것이 여러 아미노산으로 분해되어 체내 곳곳에 사용된다. 그중 하나가 트립토판이다. 뇌는 트립토판을 곳곳에 저장해 두었다가 낮에 눈을 통해 햇빛이 들어오면 이것을 분해·합성하여 세로토닌을 만들어낸다. 이후 밤이 되면 뇌 중앙에 있는 송과선pineal gland이 세로토닌을 가져다가 멜라토닌으로 합성해낸다.

그래서 서캐디언리듬을 건강하게 유지하기 위해서는 몇 가지 조건이 필요하다. 음식을 통한 충분한 아미노산 섭취, 햇빛을 받는 야외 활동, 그리고 이를 통한 충분한 세로토닌 생산이다. 이 세 가지가 충족되지 않으면 멜라토닌이 제대로 생산되지 않아 서캐디언리듬이 깨지게 된다. 서캐디언리듬이 깨지면 질 나쁜 수면, 부족한 수면으로 이어지고 이것이 만성적인 피로를 부르고 세로토닌 수치를 계속 떨어뜨리게 된다.

특히 아침은 공복 상태가 오래 이어진 때라 트립토판이 부족해서 세로토닌 수치가 더 떨어지게 된다. 이 상태에서 수면까지 부족하거나 깊게 자지 못했다면 기분이 더 나빠지게 된다. 이때 배우자나 가족이 옆에서 무슨 말을 하면 별것도 아닌 일에 짜증이 폭발할 가능성이 높다.

세로토닌이 뇌에서 얼마나 중요한 역할을 하는지는 '간헐적 폭발장애'intermittent explosive disorder라는 질병을 통해서도 알 수 있다. 간헐적 폭발장애는 충동조절장애impulse control disorder의 일종이다. 이것은 충동을 해소하기 위해 절도, 도박, 방화, 쇼핑, 자해, 폭식 등 여러 이상 행동을 하는 증상을 뜻하는데 간헐적 폭발장애는 폭발적으로 화를 내는 방식으로 충동을 해소한다. 아무 전조도 없이 갑자기 매우 공격적인 방식으로 폭발하기 때문에 주변에 위협이 된다. 분노를 표출하는 방식이 매우 폭력적이고 파괴적이어서 통제하기 어렵고 살인이 일어나는 경우도 적지 않다.

간헐적 폭발장애는 보통 사춘기부터 시작되어 점점 심해져 만성 질환이 된다. 미국의 통계를 보면 청소년 정신과 입원 환자 중 간헐적 폭발장애 환자가 12.7%에 이르고 남녀 비율이 2:1로 남성의 발병율이 높다.[246] 높은 안드로겐 수치와 선천적인 호르몬 이상, 특히 세로토닌 부족이 원인으로 꼽힌다. 세로토닌 분비가 부족하면 충동 조절에 문제가 생기고 공격성이 높아진다는 여러 연구 결과가 있다.[247][248]세로토닌 분비를 높이는 약과 함께 여러 신경 안정제를 함께 복용하며 심리치료를 병행해야 하는데 환자 스스로 자신이 아프다는 걸 인정하지 않으려 해서 치료가 쉽지 않다.

간헐적 폭발장애는 뇌에서 미량 분비되는 화학물질의 균형이 우리의 일상을 지키는 데에 얼마나 중요한지 새삼 깨닫게 해준다. 사람들은 분노, 충동 등의 감정이 교육이나 학습, 인간의 의지를 통해 충분히 조절될 수 있다고 쉽게 생각한다. 하지만 어떤 사람들에겐 의지가 아니라 치료가 필요하다. 본인이나 주변의 도움으로도 해결되지 않는 정신적 문제가 있다면 반드시 의사의 진찰을 받아야 한다.

뇌의 지휘자 세로토닌

세로토닌은 뇌에서 분비되는 모든 신경 전달 물질 중에서 가장 미스터리한 물질일 것이다. 1935년 장을 수축시키는 물질로 처음 알려진 이후 수많은 과학자들이 이 물질을 연구했다. 덕분에 많은 것을 알게 되었지만 알면 알수록 모르는 것이 더 많아진다. 그나마 확실한 것은 세로토닌이 멜라토닌 생성과 생체 리듬에 관여한다는 것, 부족하면 우울증이 생긴다는 것, 도파민, 옥시토신과 더불어 보상 시스템에 관여한다는 것이다. 세로토닌은 수면, 체온 조절, 학습, 기억, 인지 능력, 사회성, 성 관계, 수유, 운동 동작, 기분 조절, 식욕 등 정신과 육체의 건강에 관한 거의 모든 것에 영향을 끼친다. 한 가지 물질이 어떻게 이렇게 광범위한 기능을 해내는지, 그 생리학적 원리에 대해 우리는 아는 것이 별로 없다.

생리학자들은 세로토닌을 생산해내는 솔기핵에 관심을 갖는다. 솔기핵은 뇌간brainstem 가운데에 위치하는데 수많은 종의 동물에 존재하며 자기자극self stimulation 물질을 분비하는 가장 막강한 뇌 기관이다. 이 작은 영역에서 분비되는 신경 전달 물질이 중뇌midbrain의 신경섬유를 거쳐 전뇌forebrain의 구석구석에 전달된다. 솔기핵의 신경세포에서 분비되는 물질이 뇌를 거의 다 지배한다 해도 과언이 아니다. 수면 조절, 체온 조절, 기억력, 인지력, 식욕, 감정 조절 등 세로토닌이 관여한다고 알려진 뇌의 모든 기능은 결국 솔기핵이 맡고 있는 기능이다. 세로토닌이 뇌를 지휘한다고 흔히 말하는데 정확히 말하면 솔기핵이 뇌를 지휘한다고 말할 수 있다.

솔기핵이 뇌를 지휘한다는 사실은 세로토닌 회로의 그림을 보면 실감할 수 있다. 도파민 보상 회로나 옥시토신 회로는 대뇌의 일부와 중간뇌에만 작용하지만 세로토닌 회로는 대뇌, 중간뇌, 소뇌 등 뇌의 거의

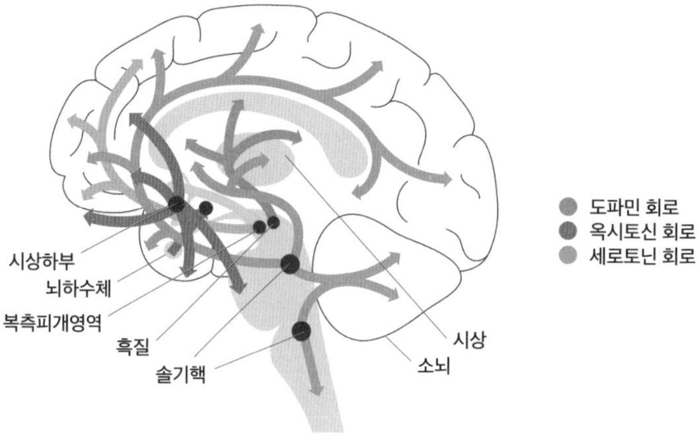

도파민, 옥시토신, 세로토닌 회로 비교

출처 : Science Photo Gallery (저자 일부 변형)

전체를 돌며 작용한다. 특히 골수medulla와 소뇌cerebellum를 넘어 척수spinal cord까지 연결되는 회로는 세로토닌이 사지의 움직임과 운동신경에도 큰 영향을 준다는 걸 알려준다.

세로토닌이 부족한 남자는 성욕이 높다?

세로토닌의 기능 중 가장 흥미로운 것은 성 생활에 미치는 영향이다. 성 생활은 성호르몬, 도파민, 옥시토신, 노르에피네프린, 세로토닌 등이 함께 영향을 미치는데 도파민과 성호르몬이 성욕을 높이는 역할을 한다면 세로토닌은 성욕을 억제하는 역할을 한다. 쉽게 말하자면 도파민은 섹스를 시작하게 만들고, 세로토닌은 섹스 후 만족감과 행복감을 느끼게 하여 섹스 생각이 더 이상 안 나게 만든다. 원만한 성 생활을 위해 이 두 가지는 반드시 필요하다.

특히 세로토닌은 여성보다 남성의 성에 더 많이 관여한다. 일반적으로 여성들은 세로토닌 수치가 낮으면 성욕이 감소한다. 그런데 남성의 경우는 오히려 성욕이 늘어난다. 세로토닌 수치가 낮으면 섹스 후 포만감을 주는 신호가 부족해서 성욕을 조절하지 못하는 것으로 추측한다. 그렇다고 세로토닌이 많다고 좋은 것도 아니다. 너무 많으면 성욕이 감소하고, 발기가 안 될 수 있고, 사정이 너무 빨리 되거나 지연될 수도 있다. 우울증 진단을 받고 '선택적 세로토닌 재흡수 저해제'Selective Serotonin Reuptake Inhibitors를 처방 받은 남성들 중 이러한 성기능 장애를 경험하는 경우가 종종 있다. 이 약이 뇌 속 세로토닌의 수치를 높여 나타나는 여러 부작용 중 하나다.

세로토닌과 섹스와의 관계가 이렇게 복잡한 이유는 어떤 수용체와 결합하느냐에 따라 다양한 효과를 내기 때문이다. 세로토닌은 수용체에 따라 흥분성 신경 전달 물질이 되기도 하고 억제성 신경 전달 물질이 되기도 한다.(흥분성과 억제성 신경 전달 물질에 대해서는 1장의 가바 편을 참고하기 바란다.) 보통 뇌에서는 억제성으로 작용하여 흥분을 가라앉히고 평온한 마음을 만드는데 이것은 성욕의 억제를 의미한다. 하지만 일부는 흥분성 수용체와 결합하여 발기를 돕고 오르가슴에 잘 도달하도록 해준다. 이런 복잡한 메커니즘은 세로토신 하나만으로 결정되는 것이 아니라 다른 여러 호르몬과 신경 전달 물질의 복합 작용으로 결정된다.

세로토닌이 성적 취향에 관여한다는 연구 결과도 있다. 뇌에 세로토닌을 제거한 수컷 쥐는 암·수컷을 가리지 않고 짝짓기 시도를 한다. 세로토닌을 다시 주사하면 원래대로 돌아가서 암컷 쥐에게만 짝짓기 신호를 보낸다.[249] 수컷 쥐와 토끼에게 트립토판이 전혀 없는 음식을 먹이자 수컷에게 올라타는 동성애적 행동을 보였다는 오래된 연구 결과도 있다.[250]

하지만 이런 연구 결과를 그대로 받아들이긴 어렵다. 이미 말한 것처럼 성 생활은 너무나 다양하고 복잡한 변수에 의해 영향을 받기 때문이다. 우리가 중요하게 받아들여야 하는 것은 세로토닌의 균형이 그만큼 우리의 정신과 건강, 성생활에 지대한 영향을 끼친다는 것이고 균형을 유지하기 위해 노력해야 한다는 것이다. 세로토닌 수치를 인위적으로 높이는 약을 복용하지 않는 한 실생활에서 세로토닌이 과다 분비될 확률은 높지 않다. 오히려 스트레스, 과로, 수면 부족, 야외 활동 부족, 힘든 인간관계 등에 시달려서 세로토닌 분비가 감소할 확률이 높으므로 스트레스를 즉각즉각 해소할 수 있는 자신만의 방법을 찾아 기분을 전환하려고 의도적으로 노력해야 한다.

세로토닌으로 체중 감량?

세로토닌은 식욕을 억제하는 효과로도 잘 알려져 있다. 도파민 보상 회로는 배가 고플 때 우리를 적극적으로 먹게 하고, 세로토닌 회로는 포만감이 느껴지면 먹는 것을 멈추게 한다. 만약 배가 부른데 멈추지 못하고 계속 먹는다면 두 가지를 의심할 수 있다. 도파민에 내성이 생겨 맛이 주는 쾌감에 중독된 것일 수 있고, 혹은 세로토닌이 제대로 분비되지 않아 식욕을 제어하지 못하는 것일 수 있다.

세로토닌이 식욕에 관여한다는 것은 우울증 환자들을 통해서도 알 수 있다. 미국 질병통제예방센터의 2005~2010년 국민건강영양조사에 의하면 전체 성인 인구의 7.2%가 우울증을 앓고 있는데, 이들의 43%가 비만이라고 한다.[251] 또한 비만인 사람은 건강한 사람보다 우울증에 걸릴 확률이 55%가 더 높다는 연구 결과도 있다.[252] 세로토닌 부족이 우울증을 초래하고 이로 인해 식욕 조절 능력이 떨어져 비만으로 이어진다고 볼 수 있다.

그렇다면 세로토닌 분비를 인위적으로 높이는 것이 체중 감량에 효과가 있을까? 우울증으로 '선택적 세로토닌 재흡수 저해제'를 처방받은 사람들 중에는 식욕이 바로 잡히면서 체중에 변화가 오는 경우가 많다. 이에 착안하여 우울증 여부와 상관없이 이 약을 살 빠지는 약으로 처방하는 의사들이 있다. 하지만 연구 결과를 보면 초기 한 달 사이에 살이 빠지는 효과가 있긴 하지만 1킬로그램 안팎에 불과하며 장기적으로 복용했을 때는 체중의 변화가 거의 없는 것으로 나온다.[253] 오히려 이 약의 알려진 부작용인 졸음, 멍한 상태, 두통, 소화불량, 설사 등에 시달려 생활이 불편해질 수 있다. 우울증이면서 과체중인 환자들에게는 이 약이 두 증상 모두에 도움이 되겠지만 우울증이 없는 사람이 단지 살을 빼기 위한 이유로 복용하는 것은 위험하다. 아울러 식욕 조절에 문제가 있다면 약에 기대기보다 아침 산책, 충분한 야외 활동, 운동, 즐거운 취미 활동 등으로 극복하는 것이 바람직하다.

Info Box 1 우울증 약 '프로작'

약에 대해 잘 모르는 사람도 '프로작' Prozac이라는 약 이름을 한번쯤 들어보았을 것이다. 우울증 치료제인 프로작은 세로토닌의 재흡수를 억제해서 뇌의 세로토닌 수치를 인위적으로 높이는 약이다.

원래 세로토닌은 한 번 분비된 후 재활용을 위해 곧바로 재흡수된다. 뇌에 머무는 것은 고작 몇 분이라서 길게 효과를 내지 못한다. 프로작은 이러한 재흡수 과정을 차단해서 세로토닌이 뇌에 더 오래 머물고 뒤에 분비되는 세로토닌과 합쳐져 고농도로 쌓일 수 있게 해준다. 특히 다른 신경전달 물질 말고 세로토닌만 선택적으로 재흡수를 방해하기 때문에 효과가 더욱 좋다. 그래서 프로작과 같은 약물을 '선택적 세로토닌 재흡수 저해제' selective serotonin reuptake inhibitor라고 부른다. 국내에서는 '플로옥세틴캡슐', '플루작캡슐', '플루세틴캡슐' 등의 이름으로 다양한 복제약이 처방되고 있다.

프로작 외에 졸로푸트 Zoloft, 팍실 Paxil, 렉사프로 Lexapro, 듀미록스 Dumirox 등도 흔히 처방되는 '선택적 세로토닌 재흡수 저해제'다. 모두 우울증뿐만 아니라 불안장애, 공황장애, 강박장애 등에 처방되고 의사 임의로 조루나 다이어트 약으로도 처방된다. 이 약의 부작용 중 하나가 사정을 지연시키는 것이라서 조루에 도움이 된다는 것인데 사정을 지연시키는 효과가 있을 수는 있지만 오히려 성욕이 감퇴하거나 발기가 안 되는 부작용이 생기기 때문에 조루 치료제로 사용하는 건 바람직하지 않다. 다이어트 효과 역시 이론만 거창할 뿐 실질적인 체중 감량 효과는 크지 않으며 오히려 졸음, 무기력 등의 문제를 겪을 수 있다.

'선택적 세로토닌 재흡수 저해제'는 과용하면 세로토닌 증후군을 초래하고 심하면 사망에 이를 수도 있으므로 각별히 조심해야 한다. 세로토닌 증후군이란 뇌에 세로토닌이 재흡수되지 않고 계속 쌓여 양이 너무 많아져 생기는 증상이다. 심박수가 증가하고 고열, 발한, 동공 확장, 발작, 설사 등이 나타난다. 다른 우울증 약도 세로토닌 분비에 영향을 줄 수 있으므로 병용하려면 반드시 의사의 지시를 따라야 한다. 특히 시중에 심신의 안정을 다스려주는 건강보조식품으로 '성 요한의 풀'St. John's Wort이 흔히 판매되는데 '선택적 세로토닌 재흡수 저해제'를 처방 받은 사람은 절대로 먹어서는 안 된다.

중요한 것은 세로토닌 부족이 우울증 원인의 전부는 아니라는 것이다. 우울증은 신경 전달 물질의 불균형이나 환자의 기질적 취약에서 비롯되는 것이 아니라 환자가 처한 개인적 상황, 현실 문제 등이 깊은 슬픔이나 불안을 초래하여 시작하는 것이기 때문에 약을 먹는다고 다 해결할 수는 없다. 약으로 증상을 개선하되 심리치료도 함께 받아 현실적 문제들을 받아들이고 직면할 힘을 회복해야 한다.

위와 장에 제2의 뇌가 있다?

세로토닌이 뇌 전체를 지휘하지만 사실 뇌에서 분비되는 세로토닌은 인체가 분비하는 전체 세로토닌의 1~2% 정도밖에 되지 않는다. 세로토닌은 피부의 메르켈세포Merkel cell·피부에 닿는 질감, 압력 등의 감각을 인지하여 뇌로 전달하는 상피세포에서도 분비되고 폐의 신경내분비세포neuroendocrine와 혀에 있는 미각 수용체세포에서도 분비된다. 약 8%는 혈소판에 저장되어 혈관을 수축시키는 데 쓰인다.

전체 세로토닌의 80~90%를 분비하는 곳은 위장관이다. 뇌에서 분비되는 신경 전달 물질이 왜 위장관에서 분비되는 것일까? 이를 이해하기 위해서는 자율신경계의 한 갈래이면서 독립적 신경계로 기능하는 장신경계enteric nervous system를 알아야 한다.

장신경계란 식도부터 항문까지 이어지는 위장관에 존재하는 신경계를 뜻한다. 위장관에는 1~5억개에 달하는 신경세포가 분포하여 여러 화학물질을 분비한다. 과거에는 이것을 단순히 소화액이나 소화효소가 분비되는 자율신경계의 일부로만 간주했으나 점점 그 이상의 독립적 기능이 있다는 걸 알게 되었다. 마치 자체적인 데이터 처리 장치가 있는 것처럼 위장관 스스로 음식의 종류를 판단하고 음식에 따라 다른 화학물질을 분비하고 소화 속도와 소화액 분비 속도를 조절한다는 것이 밝혀진 것이다.[254]

우리 몸을 지휘하는 것은 뇌다. 뇌가 중추신경계의 총사령관으로서 자율신경계를 관리한다. 숨쉬기, 심장 박동, 순환 등 우리의 의지와 상관없이 작동하는 모든 신경계가 자율신경계다. 소화 역시 자율신경계로 우리가 신경 쓰지 않아도 알아서 작동하며 중추신경계의 지배를 받는다. 그런데 소화를 뇌의 지배에만 맡겨 두면 평상시에는 괜찮지만 생존이 위험한 상황에서는 치명적일 수 있다. 뇌가 소화와 관련된 모든 활동을 무시할 수 있기 때문이다. 즉, 배고픔을 무시하도록 식욕을 없애고 소화운동을 정지시키는 등, 뇌 위주의 초비상체제로 돌입할 수 있다. 동물에게 먹는 것은 생존이 걸린 문제이기 때문에 뇌에게 이것을 온전히 맡겨 두는 건 위험하다. 그래서 동물은 중추신경의 지배에서 벗어나는 장신경계를 별도로 진화시켰다는 이론이 성립한다.

사실 정확히 따지면 중추신경계보다 장신경계가 먼저다. 해파리, 해삼과 같은 하등 동물에게는 뇌가 없다. 뇌는 없지만 소화관이 있고 평생 먹이 활동에 모든 것을 쏟아붓는다. 뇌는 이후 더 진화된 동물에게 생겨난 새로운 기관이다. 위험을 감지하면 숨어야 하고 적을 만나면 공격을 해야 하고 번식을 위해 짝짓기를 해야 하는 동물에겐 외부 정보를 모으고 현명한 판단을 내릴 고도의 사고체계가 필요하다. 그래서 별도로 진화된 것이 뇌와 중추신경계다. 장신경계를 기본으로 만들고 중추신경계는 이후에 만들어졌다고 보아야 한다.

장이 '제2의 뇌'로 불리는 이유

과학자들은 장신경계를 '제2의 뇌'the second brain 혹은 '복부 두뇌'stomach brain

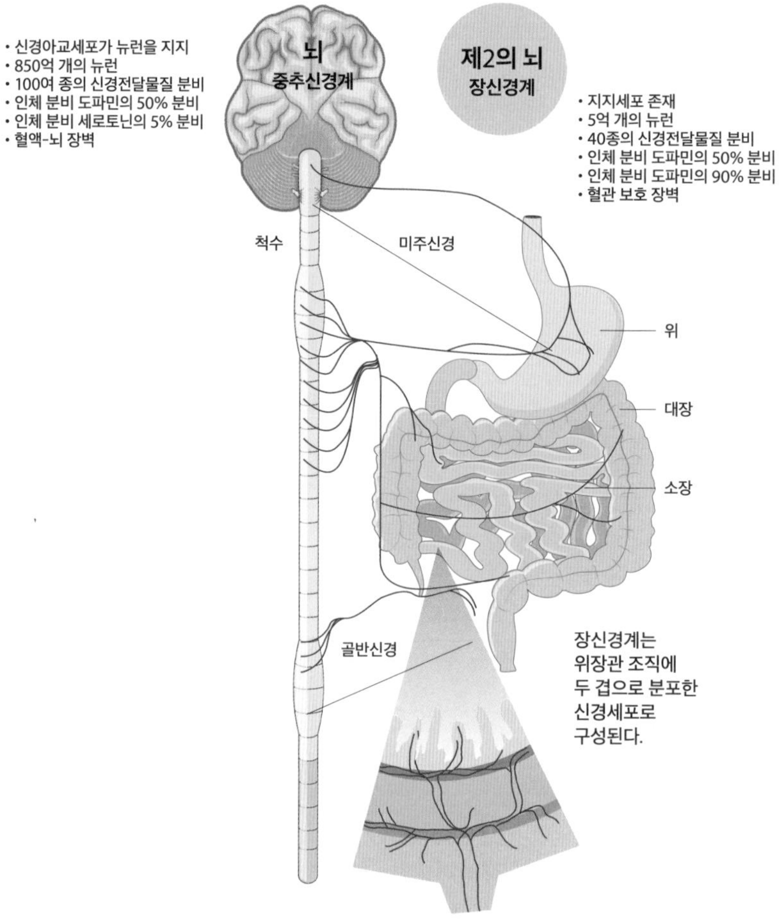

중추신경계 vs. 장신경계

출처 : "Gut instincts: The secrets of your second brain", <New Scientist>, 2012

라고 부른다. 왜냐하면 평소에는 중추신경의 통제하에 있지만 뇌와 복부의 연결 채널인 미주신경을 절단해도 스스로 알아서 활동을 하기 때문이다. 장신경계에는 원심성(뇌의 신호를 말초신경을 통해 근육으로 전달하는 기능) 신경세포와 구심성(말초의 조직과 기관에서 얻은 신호를 뇌로 전달하는 기능) 신경세포가 있는데 이 두 가지 세포를 다 제거해서 중추신경으로부터의 신호입력을 완전히 끊어도 장신경계 스스로 멀쩡하게 소화활동을 하고 심지어 신경계 전체를 통합하는 역할까지 해낸다. 장의 연동운동, 소화 효소 분비, 40개가 넘는 신경 전달 물질의 분비 등을 뇌의 명령 없이도 완벽하게 해낸다. 과연 복부 두뇌라고 인정하지 않을 수 없다!

뇌와 복부 두뇌는 공통점이 많다. 우선 복부 두뇌에서 분비하는 신경 전달 물질은 뇌에서 분비하는 신경 전달 물질과 완전히 동일하다. 세로토닌, 도파민, 옥시토신, 가바, 아세틸콜린, 노르에피네프린 등이 모두 뇌에서도 위와 장에서도 분비된다. 특히 도파민은 위와 장에서 인체가 분비하는 양의 50%를, 세로토닌은 80~90%를 분비한다. 뇌에 신경아교세포glial cell가 있는 것과 마찬가지로 위장관에도 비슷한 지지세포들이 있다는 점, 뇌의 '혈액-뇌 장벽'처럼 위장관에도 모세혈관을 둘러싼 보호장벽이 있다는 점은 뇌와 위와 장이 진화의 과정에서 같은 세포에서 분화된 것이 아닐까 생각하게 한다.

스트레스를 받으면 배가 아픈 이유

위와 장이 제2의 뇌라는 사실을 실제로 느끼는 사람들이 있다. 조금만 신경 쓸 일이 생기면 구토를 하거나, 소화가 안 되고 설사나 변비, 복통에 시달리는 사람들이다. 병원에 가면 십중팔구 과민대장증후군irritable bowel syndrome이라는 진단을 받는다.

꽤 오랫동안 의사들은 과민대장증후군이 뇌에서 받은 스트레스의 결과라고 생각해 왔다. 하지만 2000년 이후로 그 반대일 수도 있다는 연구 결과가 계속 발표되고 있다. 즉, 위와 장이 먼저 스트레스를 받아 구토나 설사 등을 하고 이후 뇌가 그 신호를 전달받는다는 것이다. 혹은 뇌와 위와 장에서 동시에 스트레스를 받고 서로 신호를 전달할 수도 있다.

과민대장증후군은 위장관의 세로토닌 수치와도 관련이 있다. 위와 장에서 세로토닌의 역할은 위장관을 수축시켜 장의 연동 운동을 활성화시키는 것이다. 스트레스로 복부 두뇌의 신경세포가 과도한 자극을 받으면 세로토닌이 너무 적게 분비되거나 많이 분비될 수 있다. 세로토닌 수치가 너무 낮으면 연동 운동이 부족해서 변비를 일으키고, 너무 높으면 연동 운동이 너무 격해져서 설사와 복통이 일어나게 된다.[255]

이에 착안하여 개발된 약이 있다. 세로토닌 수용체의 활동을 억제하여 위장관의 세로토닌 수치를 낮추는 약이다. '라모세트론염산염'ramosetron hydrochloride이 주성분으로 원래는 암 환자들이 겪는 구토 증상을 완화하는 데에 쓰였는데 저용량으로 복용하면 설사형 과민대장증후군에 꽤 도움이 된다.

장이 나쁜 사람은 우울증을 조심하라

그런데 스트레스로 복부 두뇌에서 세로토닌이 균형을 잃을 때 뇌에서는 오히려 세로토닌이 감소한다. 뇌는 스트레스를 받으면 세로토닌 분비를 줄이기 때문이다. 이로 인해 과민대장증후군 환자들이 조심해야 할 것이 있다. 바로 우울증이다.

2023년 미국 미주리 의과대학 연구팀이 미국 전역에서 과민대장증후군 치료를 받은 환자 120여 만 명의 진료기록을 분석한 결과 38%가 불안장애를 함께 앓았고 27%가 우울증을 함께 겪은 것으로 밝혀졌다. 이것은 일반 성인이 불안장애나 우울증을 겪을 확률의 2배 이상이다.[256]

이란 바볼Babol 의과대학팀이 분석한 결과도 비슷하다. 이들은 전 세계에서 발표된 과민대장증후군과 정신 질환 관련 논문 총 73건을 분석했는데 과민대장증후군 환자 중 불안 증세가 약간 있는 경우는 39%, 심한 경우는 23%에 달했고, 우울증이 약간 있는 경우는 약 29%, 심한 경우는 23%에 달했다. 이는 건강한 성인 인구에게서 나타나는 발병률의 3배에 이르는 수치라고 한다.[257]

만약 우울증과 과민대장증후군을 함께 앓고 있다면 약물을 처방받을 때 의사에게 반드시 알려야 한다. 우울증에 처방하는 '선택적 세로토닌 재흡수 저해제'가 과민대장증후군을 악화시킬 수 있고, 또 과민대장증후군에 처방하는 라모세트론염산염을 '선택적 세로토닌 재흡수 저해제'와 함께 복용하면 세로토닌 증후군을 초래할 수 있기 때문이다. 이런 경우는 신경정신과와 대장항문과를 연계하여 치료를 받는 것이 안전하다.

'장-뇌 축'과 세로토닌

뇌와 위와 장의 관계를 설명해 주는 또 하나의 생리학 이론이 있다. 바로 '장-뇌 축'gut-brain axis이론이다.

'장-뇌 축'은 생리학자들이 신경계를 발견하기 훨씬 이전에 발견했다. 처음 밝혀낸 것은 '파블로프의 개 실험'으로 잘 알려진 이반 파블로프Ivan Pavlov이다. 조건 반사 이론을 발견하기 훨씬 전인 1904년, 그는 동물의 소화과정 연구에 전념하고 있었다. 소화액이 분비되는 과정을 알고 싶었던 그는 개의 식도와 위에 구멍을 뚫었다. 이 방법으로 먹은 음식을 위로 보내지 않고 몸 밖으로 나오게 하고 동시에 위에 뚫은 구멍을 통해 분비되는 위액을 채취할 수 있다. 놀랍게도 음식이 위에 도달하지 않았는데도 소화액은 그대로 분비되었다. 음식을 씹는 순간 뇌에서 위로 소화액을 분비하라고 명령을 내리는 채널이 있다는 것이 처음으로 증명된 것이다.

1980년대에 뇌 영상 촬영기술이 발전하면서 이 축의 신호전달이 뇌에서 위와 장으로만 흐르는 것이 아니라 쌍방향이라는 것이 밝혀졌다. 소화관이 팽창하면 뇌가 이에 반응하여 주요 경로가 활성화되는 것이 영상을 통해 확인된 것이다. 특히 과민대장증후군 환자의 경우는 이러한 반응이 더 격렬하게 일어나는 것이 관찰되었다.[258]

장내 세균이 뇌에 신호를 보낸다?

2004년 일본에서 '장-뇌 축'을 증명하는 또 하나의 기념비적인 연구 결과가 발표되었다. 이번에는 거꾸로 장의 미생물군이 뇌에 어떤 영향을 주는지 알아보았다. 장에 세균이 전혀 없는 무균 쥐와 특정 균만 제거한 쥐, 그리고 단일 균만 가진 쥐에게 억제 스트레스restraint stress·쥐를 금망으로 고정해서 위점막에 얕은 궤양을 유발시키는 실험법를 가하자 무균 쥐에게서 부신피질자극호르몬과 부신피질호르몬의 수치가 가장 높게 치솟았다. 또한 무균 쥐는 특정균만 제거한 쥐에 비해 피질과 해마에서 분비되는 '뇌 유래 신경영양인자'Brain-derived neurotrophic factor·뇌신경세포의 발생과 성장, 기능 유지에 관여하는 아미노산 119개로 만들어진 단백질의 수치가 현저히 낮았다. 이것은 장내 세균이 균형 있게 발달하지 않으면 정신적인 문제는 물론 뇌 발달과 기능 유지에 큰 문제가 생길 수 있다는 뜻으로 해석된다.[259]

장과 뇌가 서로 신호를 보내며 소통하는 데 미생물만 사용하는 것이 아니다. 미생물이 면역세포를 자극하여 분비하게 하는 사이토카인cytokine, 미생물이 다당류를 분해하여 만들어내는 지방산, 그리고 위장벽의 신경세포가 분비하는 40여 가지 신경 전달 물질과 호르몬 역시 뇌에 전달되는 신호에 영향을 미친다.

특히 세로토닌은 앞서 과민대장증후군과 간헐적 폭발장애에서 언급한 것처럼 우울증을 비롯한 여러 신경 질환과 밀접한 관계가 있다. 장-뇌 축의 미생물군과 세로토닌의 불균형이 알츠하이머, 자폐 스펙트럼 장애, 다발성 경화증, 파킨슨병과도 관련이 있다는 연구 결과가 속속

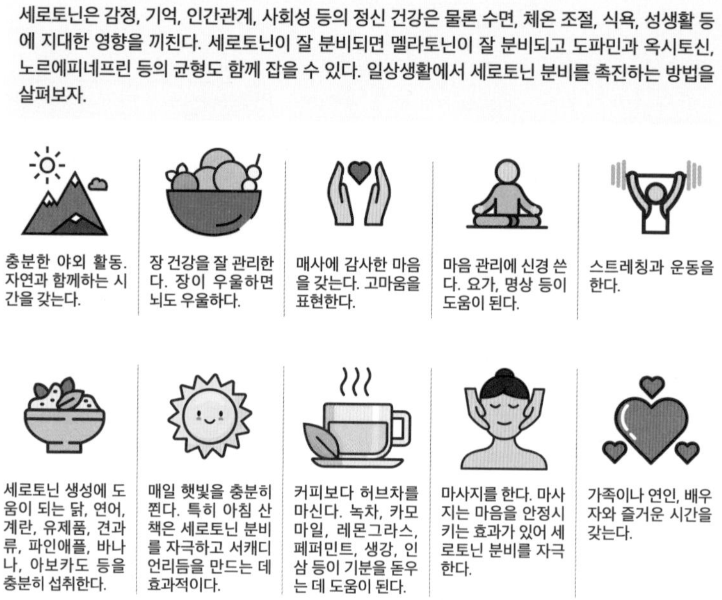
세로토닌은 감정, 기억, 인간관계, 사회성 등의 정신 건강은 물론 수면, 체온 조절, 식욕, 성생활 등에 지대한 영향을 끼친다. 세로토닌이 잘 분비되면 멜라토닌이 잘 분비되고 도파민과 옥시토신, 노르에피네프린 등의 균형도 함께 잡을 수 있다. 일상생활에서 세로토닌 분비를 촉진하는 방법을 살펴보자.
충분한 야외 활동. 자연과 함께하는 시간을 갖는다.
장 건강을 잘 관리한다. 장이 우울하면 뇌도 우울하다.
매사에 감사한 마음을 갖는다. 고마움을 표현한다.
마음 관리에 신경 쓴다. 요가, 명상 등이 도움이 된다.
스트레칭과 운동을 한다.
세로토닌 생성에 도움이 되는 닭, 연어, 계란, 유제품, 견과류, 파인애플, 바나나, 아보카도 등을 충분히 섭취한다.
매일 햇빛을 충분히 쬔다. 특히 아침 산책은 세로토닌 분비를 자극하고 서캐디언리듬을 만드는 데 효과적이다.
커피보다 허브차를 마신다. 녹차, 카모마일, 레몬그라스, 페퍼민트, 생강, 인삼 등이 기분을 돋우는 데 도움이 된다.
마사지를 한다. 마사지는 마음을 안정시키는 효과가 있어 세로토닌 분비를 자극한다.
가족이나 연인, 배우자와 즐거운 시간을 갖는다.

세로토닌 분비를 높이는 방법

그림 출처 : Mind Journal

발표되고 있다.[260 261 262]

영어 표현 중에 'have the gut to do something'이라는 표현이 있다. 직역하면 "뭔가를 해낼 위와 장이 있다"는 뜻인데 위험한 일을 해낼 용기나 배짱이 있다는 뜻으로 쓰인다. 또한 본능적 직감을 느낄 때에도 'have a gut feeling'(위와 장에 느낌이 있다)이라고 말한다. 어쩌면 사람들은 복부에도 뇌가 있다는 것을 아주 오래전부터 몸으로 느껴온 것인지도 모른다.

4장

노르에피네프린 & 에피네프린

Norepinephrine & Epinephrine

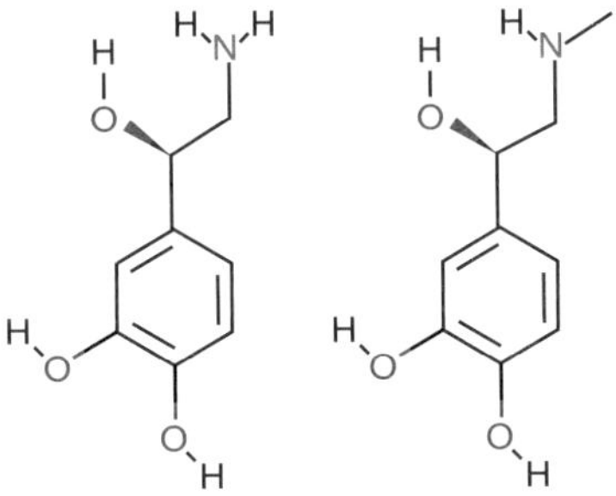

부신 수질에서 분비되는 호르몬이자 뇌에서 합성되는 신경 전달 물질이다. 각각 노르아드레날린, 아드레날린이라는 이름으로도 불린다. 티로신으로부터 합성되는 카테콜아민으로 에피네프린은 질소 원자에 메틸기가 달려 있는 것이 다르고 노르에피네프린은 메틸기가 수소 원자로 치환된 것이 다르다. 체내에서 도파민으로부터 노르에피네프린이 합성되고, 노르에피네프린으로부터 에피네프린이 합성된다. 두 물질 모두 혈당을 높이고, 심박수와 심근수축력을 높인다. 각각 분자량 169, 183의 작은 물질이며 백색에서 약간 노란색의 가루 결정체다.

20~30대 젊은 나이에 새치가 심하면 스트레스가 이만저만이 아닐 것이다. 그런데 최근의 데이터를 보면 젊은 새치 인구가 부쩍 늘고 있는

것 같다. 2018년 서울아산병원과 서울대병원의 공동 논문에 따르면 건강검진을 받은 20대 남녀의 36.4%가 새치로 고민 중이었다고 한다.[263]

젊은 나이에 새치가 심해지는 원인으로 우리는 흔히 스트레스를 떠올린다. 프랑스 국왕 루이 16세의 아내 마리 앙투아네트는 붉은 기가 있는 금발 머리였다. 그런데 처형을 앞두고 하룻밤 만에 머리카락이 새하얗게 변했다는 이야기가 전설처럼 전해 내려온다. 번지 점핑bungee jumping을 하고 난 후 극심한 스트레스로 머리가 하얗게 변했다는 사람들의 이야기도 종종 들을 수 있다. 이 밖에도 심각한 사건이나 사고, 가까운 사람과의 이별, 이혼, 죽음 등을 경험한 사람은 단시간에 머리가 하얗게 샌다는 이야기를 많이 듣는다.

사실 모공 밖으로 이미 나온 머리카락은 염색을 하지 않는 한 색이 변하지 않는다. 그러니 하루만에 머리가 새하얘졌다는 말은 거짓이다. 하지만 심한 스트레스가 새로 자라는 머리를 단시간에 하얗게 만들 수 있다는 건 어느 정도 증명된 사실이다.

2020년 하버드대 연구진은 쥐를 대상으로 털의 색을 까맣게 만드는 멜라닌세포 증식과 스트레스의 상관관계를 연구했다. 연구진은 쥐에 엄청난 스트레스를 주기 위해 부신을 절제하고, 일부 신경과 세포를 제거하고, 특히 멜라닌세포의 줄기세포에서 스트레스 호르몬인 에피네프린epinephrine 관련 수용체를 모두 무효화했다. 그러자 쥐에게서 일제히 하얀 털이 올라오는 것을 확인할 수 있었다. 스트레스가 교감 신경을 활성화하고 이로 인해 노르에피네프린norepinephrine이 폭발적으로 방출되고, 이어서 멜라닌세포가 비이상적인 속도로 빠르게 분화하고 증식하여 결

국 고갈돼 버린 것이라고 해석할 수 있다.[264]

2021년 미국 콜럼비아대 연구진도 비슷한 연구 결과를 내놓았다. 이번에는 인간의 머리카락을 시간 단위로 분할하여 각 조각에서 멜라닌 색소의 양을 분석했다. 그 결과 색소의 양이 줄었다 늘었다를 반복하는 패턴을 볼 수 있었다. 이 패턴을 머리카락 제공자의 스트레스 상황과 비교하자 거의 일치했다. 즉, 스트레스가 높았던 시기는 색소가 감소했고, 스트레스가 줄었던 시기는 색소가 늘었다.[265]

스트레스는 머리카락 색만 변하게 하는 것이 아니다. 위에 소개한 서울아산병원과 서울대병원의 연구에서 새치가 있는 20대는 새치가 없는 20대 그룹에 비해 허리둘레가 더 굵고, 혈압과 공복혈당이 더 높고, 혈중 고밀도콜레스테롤은 더 낮은 것으로 나타났다. 그리고 이러한 증상이 두 가지 이상이 겹치는 사람은 이른 나이에 새치가 생길 확률이 1.7배 더 높았다. 즉, 복부비만이면서 혈당이 높은 사람이나 혈압과 혈당이 모두 높은 사람은 그렇지 않은 사람에 비해 20대에 새치로 고민하게 될 확률이 1.7배 더 높다는 뜻이다.

스트레스 호르몬 에피네프린

스트레스가 이렇게 몸에 나쁜 영향을 끼치지만 사실 우리 몸에서 스트레스 호르몬이 분비되는 이유는 스트레스를 잘 다루기 위해서다. 스트레스를 받는다는 건 불안과 두려움이 생긴다는 것이다. 만약 이 상태가 지속된다면 우리는 모두 현실을 감당하지 못하고 그 자리에서 주저앉을 것이다. 다행히도 불안과 두려움이 생길 때 신장 위에 있는 내분비 기관인 부신에서 에피네프린이라는 호르몬이 분비된다. 이 호르몬이 분비되면 팔다리 근육에 힘이 생기고 눈이 밝아지고 머리가 맑아진다. 이 에너지 덕분에 우리는 힘을 내서 스트레스에 대항할 수 있다.

아마도 우리는 에피네프린보다 아드레날린adrenaline이라는 이름에 더 친숙할 것이다. 보통 유럽에서는 아드레날린이라고 부르고 미국은 에피네프린이라고 부른다. 아드레날린이 더 친숙하긴 하지만 세계보건기구가 정한 국제일반명international nonproprietary name이 에피네프린이고 학문 분야에서도 이 명칭을 사용하므로 필자도 이 책에서 에피네프린이라는 명칭으로 부르겠다.

에피네프린이 분비되면 순식간에 혈압이 높아지고 동공이 확장되고 심장이 빠르게 뛰면서 흥분한다. 팔다리로 피가 빠르게 공급되면서 근육에 힘이 솟는다. 이렇게 갑자기 에피네프린이 쏟아지듯 분비되는 것을 '에피네프린 러시'rush라고 부른다. 에피네프린 러시 덕분에 우리는 두려움 생길 때 오히려 평소보다 훨씬 강해진다. 그리고 판단한다. 파이트 오얼 플라이트?Fight or Flight? 싸울 것인가, 도망칠 것인가? 이것이 투쟁fight해야 할 상황인지, 아니면 도피flight해야 할 상황인지, 순식간에 판단하고 실행에 옮기게 해주는 것이 에피네프린 호르몬의 역할이다.

아마 다들 이런 이야기를 들어본 적이 있을 것이다. 자동차에 깔린 아이를 구하기 위해 엄마가 자동차를 들어 올렸다는 이야기, 전쟁터에서 군인이 어깨에 총을 맞았는지도 모르고 전우들을 구하며 끝까지 싸

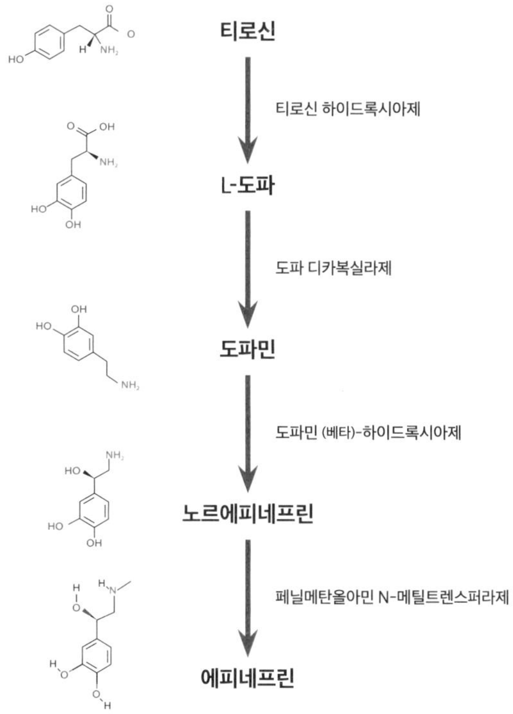

노르에피네프린과 에피네프린의 합성 과정

출처 : "α-synuclein enfolds tyrosine hydroxylase and dopamine ß-hydroxylase, potentially reducing dopamine and norepinephrine synthesis", Lehre & Rheinstein, <Journal of Proteins and Proteomics>, 2022 (저자 일부 수정)

웠다는 이야기, 격투기 챔피언이 경기 중 피투성이가 되도록 맞으면서도 고통을 전혀 느끼지 못했다는 이야기, 산에서 맹수를 만났을 때 올림픽 육상 선수보다 더 빠른 속도로 뛰어서 피했다는 이야기…. 모두 에피네프린 덕분이다. 에피네프린은 이렇게 순식간에 팔다리 근육으로 혈액을 보내어 강한 힘을 발휘하게 하고 혈액의 포도당 농도를 높여 뇌로 빠르게 전달한다. 동시에 고통을 인식하는 기능을 정지시켜 싸움에 집중하게 해준다. 그야말로 온몸을 위기에 대항하는 비상체제로 전환해준다.

뇌의 각성제 노르에피네프린

그렇다면 노르에피네프린은 무엇일까? 노르에피네프린은 에피네프린의 전구체이면서 똑같이 부신 수질에서 분비되는 호르몬이다. 이 둘은 똑같이 스트레스 호르몬의 기능을 하지만 약간의 차이가 있다. 우선 부신 수질에서는 노르에피네프린보다 에피네프린의 분비가 훨씬 우세하다. 대신에 교감신경 말단에서는 노르에피네프린이 우세하다. 이 둘은 뇌에서도 합성되는데 뇌에서 에피네프린의 역할은 크지 않고 주로 생리적 효과를 낸다면 노르에피네프린의 효과는 매우 크고 정신적인 효과까지 낸다. 즉, 인지 능력 강화, 주의력 강화, 기억력 강화 등, 정신이 번쩍 뜨이고 머리가 맑아지는 각성제와 같은 효과를 낸다. 노르에피네프린은 도파민으로부터 합성되기 때문에 도파민이 많이 분비될 때 노르에피네프린도 많이 분비된다. 목표가 생겨서 의욕이 샘솟을 때 정신이 맑아지고 힘이 솟구치는 것은 도파민 보상 회로가 활성화되면서 노르에피네프린도 함께 치솟기 때문이다.

스트레스에 시달릴 때 우리 몸에서 이런 물질이 분비되는 것은 축복이다. 이 물질들이 분비되지 않는다면 인간은 삶의 여러 문제들을 견디며 이겨낼 힘을 얻지 못할 것이기 때문이다. 하지만 한편으로 스트레스 상황이 종료된 후에는 호르몬 수치가 제자리로 돌아가면서 긴장이 확 풀리고 몸에 힘이 빠지게 된다. 에너지를 너무 많이 소모한 만큼 극도로 피곤함을 느끼고 두통과 근육통이 밀려온다. 이런 일을 자주 반복하게 되면 그만큼 몸에 무리가 가게 된다. 스트레스가 새치는 물론 당뇨, 고혈압, 심혈관 질환을 유발하고 비만을 초래하는 것은 스트레스에 대항한 호르몬들이 남기고 간 상처라고 볼 수 있다.

에피네프린과 노르에피네프린 비교(저자 작성)		
	에피네프린(아드레날린)	노르에피네프린(노르아드레날린)
분비 기관	• 부신 수질(전체 분비량의 80%) • 교감신경의 신경종말에서 소량 분비 • 뇌의 연수에서 소량 합성	• 부신 수질(전체 분비량의 20%) • 교감신경의 신경종말에서 다량 분비 • 뇌간의 청반에서 합성
결합 수용체의 종류	α 1, 2 수용체와 β 1~3수용체에 결합	α 1, 2 수용체와 β 1~3수용체에 주로 결합
심장에 미치는 효과	훨씬 강력	덜 강력
혈관에 미치는 효과	혈관수축 골격근육과 간의 혈관 확장	• 혈관수축에만 관여 • 더 강력한 효과
뇌에 미치는 효과	• 제한적 • 뇌에서 합성되기는 하나 주로 호르몬으로 작용	• 강력한 각성효과 • 호르몬이기는 하지만 주로 신경전달 물질로 작용

Info Box 1 또 다른 스트레스 호르몬 코르티솔

에피네프린과 함께 꼭 언급해야 할 스트레스 호르몬이 있다. 바로 코르티솔cortisol이다. 코르티솔은 스트레스 상황에서 분비되는 스테로이드계 호르몬이다. 맞서 싸워야 하거나 피해야 할 상황이 생겼을 때, 시상하부는 빠르게 부신피질자극호르몬 방출호르몬corticotropin-releasing hormone을 분비하여 뇌하수체로 보낸다. 그러면 뇌하수체 전엽에서 부신피질자극호르몬adrenocorticotropic hormone이 분비되어 혈액으로 나온다. 이 호르몬이 부신에 이르면 부신피질에서는 코르티솔이 분비되고, 부신 수질에서는 에피네프린이 분비된다. 두 호르몬은 함께 힘을 합쳐 혈관을 수축시키고 심장 박동을 높이고 동공을 확장시킨다. 탄수화물을 빠르게 대사시켜 뇌로 포도당을 올려 보낸다.

에피네프린과 코르티솔은 거의 기능이 같다. 그런데 왜 에피네프린 하나만으로는 부족해서 코르티솔까지 분비되는 것일까? 그 이유는 코르티솔이 에피네프린의 분비를 낮추는 역할까지 하기 때문이다.

코르티솔은 수치가 낮아지면 시상하부에서 수치를 높이는 호르몬을 방출하고, 수치가 높아지면 수치를 높이는 호르몬을 억제하는 네거티브 되먹임 구조로 조절된다. 반면에 에피네프린은 수치를 조절하는 별도의 시스템이 없다. 하지만 코르티솔의 수치를 높이는 과정이 에피네프린의 수치를 높이는 결과를 낳고, 코르티솔의 수치를 낮추는 과정이 에피네프린의 수치를 낮추는 결과를 낳기 때문에 결과적으로 코르티솔이 에피네프린

스트레스 대응 시스템

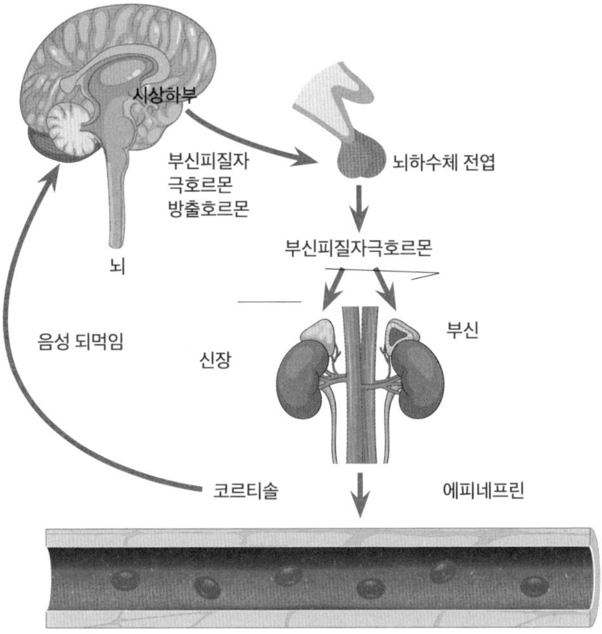

코르티솔과 에피네프린의 분비 원리

출처 : VectorStock.com (저자 일부 수정)

수치를 조절하는 효과를 갖는다.

코르티솔은 스트레스 호르몬의 역할 이외에도 다양한 기능을 한다. 탄수화물은 물론 단백질과 지방의 신진대사를 돕고, 혈액의 나트륨 농도를 조절하고, 임신 30~32주에 다량으로 분비되어 태아의 폐가 완성되는 데에 중요한 역할을 한다.

무엇보다 코르티솔은 스테로이드계 호르몬이라서 체내에서 항염증제로 작용한다. 세포 내의 당질코르티코이드 수용체와 결합하여 염증을 유발하는 단백질의 표출을 억제하고 염증을 억제하는 단백질의 표출을 높이는 역할을 한다. 그래서 면역체계가 건강하게 작동하려면 적당량의 코르티솔이 반드시 필요하다.

하지만 스트레스로 인해 코르티솔 분비가 지속적으로 높아지면 지나친 항염증 작용으로 내성이 생겨 면역체계가 망가지게 된다. 스테로이드 약물을 남용하면 내성이 생겨 스테로이드가 잘 듣지 않고 알레르기와 염증이 더 심해지는 것과 같은 원리다. 아울러 혈당도 계속 높은 상태가 되어 인슐린 저항성이 발생하고 피로, 무기력, 당뇨 등으로 몸과 마음이 병들게 된다. 젊을 때부터 운동, 휴식 등으로 스트레스를 잘 해소하고 관리해야 이런 증상이 나타나는 것을 막거나 늦출 수 있다.

아드레날린 정키 (feat. 엔도르핀)

에피네프린과 노르에피네프린은 스트레스 상황이나 위험이 발생했을 때 신체에 강력한 파워를 불어넣는다. 심장은 쿵쿵 뛰고 팔다리 근육이 불끈거리고 머리가 맑아지고 눈이 커져서 사물이 더 또렷이 보인다. 이러한 흥분과 각성의 상태를 선천적으로 좋아하는 사람들이 있다. 위험을 추구하는 성향을 가진 사람들, 신나고 즐거운 일을 찾는 사람들, 따분한 건 조금도 못 참는 사람들이 바로 그런 사람들이다. 이들은 스노우보딩, 스카이다이빙, 산악자전거, 번지점핑 등의 익스트림 스포츠를 즐기고, 안정된 관계보다 위험하고 짜릿한 관계를 좋아한다. 이렇게 일부러 위험을 찾아다니는 사람을 '아드레날린 정키'adrenaline junkie라고 부른다. 아드레날린 정키란 에피네프린 혹은 노르에피네프린 중독자를 뜻하는 말이다.

앞서 중독을 설명할 때 도파민을 위주로 설명했지만 다른 여러 호르몬과 신경 전달 물질도 중독에 관여한다. 예를 들어 우리 몸에 내재하는 마약이라고 불리는 엔도르핀endorphin도 중독과 관련이 있다. 엔도르핀 역시 스트레스 호르몬이다. 엄청난 육체적 고통이 수반되는 일을 수행할 때 부신에서 에피네프린과 노르에피네프린이 만들어져 온몸에 강한 파워를 공급한다면, 뇌에서는 엔도르핀이 만들어져 고통을 잊게 만든다. 고통을 잊는 정도가 아니라 하늘을 나는 것 같은 황홀경을 선사해준다. 엔도르핀의 진통효과는 모르핀의 100배에 이르고 황홀감도 더 크다. 엔도르핀이라는 이름도 '몸속에 존재하는 모르핀morphine'이라는 의미다.

엔도르핀이 주는 황홀경을 경험하려면 육체를 극단으로 몰아가야 한다. 예를 들어 42.195킬로미터의 마라톤을 완주하려면 보통 남자는 2시간 이상, 여자는 2시간30분 이상을 달려야 한다. 심장이 조이고 숨이 멈출 것 같은 고통을 어떻게 참을까 싶지만, 마라톤 선수들은 잘 참는다. 아니, 즐긴다. 빠르면 30분, 적어도 1~2시간 사이에 '러너스 하이'runner's high가 찾아오기 때문이다. '러너스 하이'란 마라톤 선수들에게 찾아오는 엔도르핀 황홀경을 뜻하는 용어다.

많은 운동 중독자들이 '러너스 하이' 중독자들이다. 엔도르핀은 일상에서는 행복감과 기분 좋은 상태를 만들어주는 좋은 호르몬이지만 운동 중독자들에겐 위험할 수 있다. 몸이 아픈데도 불구하고 심하게 운동을 하고 회복할 시간도 주지 않은 채 계속 운동을 해서 몸을 망가뜨리기 때문이다. 근육 파열, 골절 등의 부상은 물론 지나친 흥분 상태로 심장에 과도한 부담을 주어 수면 부족, 불안, 빈맥 등 각종 증상이 나타나게 된다. 하지만 그럼에도 불구하고 엔도르핀 황홀경을 맛보기 위해 계속 운동을 해서 몸을 더 망치는 악순환이 반복된다.

그런데 필자가 에피네프린 정키를 설명하다 갑자기 엔도르핀을 소개하는 이유는 뭘까? 사실 엔도로핀과 에피네프린은 먼 친척 같은 관계다. 뇌에는 부신피질호르몬 전구단백질preopiomelanocortin이라는 분자량이 아주 큰 단백질이 있다. 이것이 몇 조각으로 갈라져서 엔도르핀과 부신피질자극호르몬이 만들어진다. 부신피질자극호르몬은 부신으로 가서 에피네프린을 분비하게 한다. 엔도르핀과 에피네프린은 완전히 다른 호르몬으로 기능하지만 같은 단백질에서 파생했다고 볼 수 있다.

또한 중독과 가장 관련이 깊은 도파민은 노르에피네프린의 전구체다. 보상 회로를 형성하는 도파민, 스트레스 호르몬인 노르에피네프린과 에피네프린, 진통 호르몬인 엔도르핀이 모두 중독과 관련이 있는 것은 결코 우연이 아니다.

엔도르핀 중독 Vs. 에피네프린 중독

그렇다면 엔도르핀 중독과 에피네프린 중독은 어떻게 다를까? 엔도르핀 중독이 육체를 고통의 한계로 몰아서 마약 같은 황홀경에 탐닉하는 것이라면, 에피네프린 중독은 고통과는 상관이 없다. 고통은 빼고 위험과 스릴, 공포, 짜릿함을 느낄 수 있는 활동과 경험을 추구하는 것이다.

외신에서 가끔 듣는 번지점핑 중독자들이 좋은 예일 것이다. 번지점핑은 40미터 이상의 고공에서 떨어지는 체험 스포츠다. 목숨을 지켜주는 것은 몸에 묶인 로프 한 줄이 전부다. 번지점핑 중독자들은 죽을지도 모르는 이 모험을 틈만 나면 한다. 공포와 함께 분비되는 에피네프린의 짜릿함에 중독되었기 때문이다.

그런데 의학에서 에피네프린 중독은 그렇게 중요하게 다루지 않는다. 엔도르핀 중독은 마약 중독에 버금가는 심각한 문제로 보지만 에피네프린 중독은 심각한 의료적 상황이 아니기 때문이다. 위험을 추구하다 크게 다칠 수는 있지만, 위험 추구 자체는 병이 아니다. '아드레날린 정키'라는 용어조차도 병명이 아니다. 위험을 추구하는 사람을 뜻하는 관용어로 딱히 부정적인 어감이 들어있지도 않다.

그래서 에피네프린 중독에 대해서는 의학보다 심리학에서 더 관심을 갖고 있다. 2013년 발표된 연구를 보면 에피네프린 중독은 타고난 성향과 큰 관련이 있다고 한다. 프랑스 오르세 대학교 연구팀이 익스트림 스포츠를 즐기는 남성 302명의 성격유형을 검사를 한 결과, 이들은 강한 외향성extraversion을 가졌고 규범 존중과 충동 통제, 계획 실행성을 뜻하는 컨션서스니스conscientiousness가 매우 낮은 자들이었다. 여기에 충동성, 쾌락추구성, 불안도 등을 알려주는 심리학의 지표인 뉴로티시즘neuroticism 지수까지 매우 높은 경우가 많았다. 외향적이면서 충동적이고 통제와 규범을 싫어하고 쾌락을 추구하는 사람이 모험가이고 이들이 바로 '아드레날린 정키'다.[266]

하지만 의료적 상황이 아니라고 해서 문제가 아니라고 말할 수는 없다. 건강에 특별히 해를 끼치지는 않지만 위험추구 성향이 과도하면 그것이 사회생활과 인간관계에 영향을 끼치기 때문이다. 또한 위험을 추구하며 살던 사람이 그 행동을 멈추면 중독자가 약을 끊었을 때와 똑같은 금단증상에 시달린다는 연구 결과가 있다. 암벽 등반을 하는 8명의 남성에게 암벽 등반을 멈추게 하자 이들은 암벽 등반을 하고 싶은 충동에 휩싸였으며 안절부절 못하거나 버럭 화를 내는 등의 부정적 행동이 나타났다. 이러한 증상은 암벽 등반을 오래 해 온 사람일수록 더 심했다.[267]

위험 추구 성향을 가진 사람에겐 익스트림 스포츠가 오히려 긍정적인 발산이 될 수 있다는 주장도 있다. 이런 사람들을 평범한 일상에 가두면 자동차를 과속으로 몬다든지, 의도적으로 사람들과 싸운다든지, 위험하고 공격적 행동으로 자신과 타인의 안전을 위협할 수 있기 때문이다. 익스트림 스포츠를 통해 에피네프린 러시를 충분히 즐기는 것이 긴장과 스트레스, 불안 등을 다스리고 충동성을 조절하는 이들만의 방법이 될 수 있다.[268]

단, 반드시 균형을 잡아야 한다. 만약 익스트림 스포츠에 빠져 평일에 일에 집중할 수 없고 심지어 업무 약속을 어기고 익스트림 스포츠를 하러 갈 정도라면 이미 균형이 깨진 것이다. 이런 상태를 인지했다면 스스로 바로잡으려고 노력하고 혼자 힘으로 어렵다면 정신과 진료도 고려해야 한다. 요가, 필라테스, 스트레칭 등으로 근육의 긴장을 풀어주고 마사지, 족욕, 반신욕 등으로 몸과 마음을 이완할 필요가 있다.

심장이 뛴다 - 에피네프린의 의학적 활용

〈아드레날린 24〉라는 영화에 대해 들은 적이 있다. 킬러가 직업인 주인공은 어느 날 눈을 뜨니 의문의 주사를 맞은 상태였고 한 시간 내에 심장이 멈출 거라는 경고 메시지를 받는다. 그때부터 주인공은 심장이 멈추지 않게 하기 위해 별짓을 다한다. 악당들과 싸움을 하고 춤을 추고 편의점에서 권총 강도 짓을 해서 레드불을 잔뜩 마신다. 결국 심장을 뛰게 하려면 에피네프린이 필요하다는 것을 알게 된다. 그는 병원에서 의사를 협박하여 에피네프린 주사를 맞는 데 성공한다.

심장이 멈췄을 때 에피네프린을 주사하는 것은 의료 현장에서 흔히 행해진다. 멈춘 심장을 다시 뛰게 하는 데에는 전기 충격을 가하는 물리적인 방법이 있고, 에피네프린을 주사하는 화학적 방법이 있다. 에피네프린 주사는 혈관을 압박하여 순식간에 심장으로 혈액을 보내는 방식으로 멈춘 심장을 뛰게 만든다.

이 외에도 천식 발작으로 호흡이 곤란하거나, 알레르기로 아나필락시스 쇼크Anaphylactic shock 상태에 빠지거나, 말벌, 뱀 등에 물려 발작 상태에 빠졌을 때에도 에피네프린을 사용한다. 이러한 과민성 쇼크 상태는 비강, 혀, 기도 등 모든 호흡 통로를 퉁퉁 붓게 만들어 질식 상태로 만드는데 이때 에피네프린을 투여하면 기도가 확장되어 숨 쉬기가 가능해진다.

또 유아에게 간혹 발생하는 급성 폐쇄성 후두염에도 에피네프린이 사용된다. 급성 폐쇄성 후두염이란 바이러스나 세균이 후두점막에 침투해서 후두가 잔뜩 부어올라 호흡곤란이 발생하는 질환이다. 에피네프린을 분무해서 호흡기로 마시게 하면 기도가 넓어져서 제대로 호흡하게 해 준다.

에피네프린은 호르몬이지만 맹독성 약물

이와 같은 극적인 효과 때문에 에피네프린은 드라마와 영화에 자주 등장한다. 앞에 언급했던 아드레날린 24 외에도 수없이 많다. 필자가 인상 깊게 보았던 드라마 〈용팔이〉에서도 주인공이 경찰에 쫓기다가 한강 다리에서 뛰어내리기 전에 심장마비를 방지하기 위해 허벅지에 에피네프린을 찌르는 장면이 있었다. 또 영화 〈1987〉에서 남영동 대공분실에 불려온 의사 오연상이 박종철의 심장이 멈춰 있는 것을 확인하고 재빨리 심장에 에피네프린을 주사하는 장면이 나온다. 박종철은 고문으로 이미 사망한 터라 에피네프린 주사도 그를 살리지 못했다.

이렇게 활발하게 사용하지만 에피네프린은 맹독성 약물이다. 반수치사량인 LD50Lethal Dose 50이 체중 1킬로그램 당 4밀리그램에 불과하다. 보통 정지한 심장을 살릴 때 투여하는 양이 0.2~0.5밀리그램 정도다. 실제로 에피네프린 때문에 의료사고가 나는 경우도 있고 이것을 이용하여 살인을 저지른 사례도 있다. 생명을 구하는 약물이지만 생명을 앗아갈 수도 있는 약물이다. 또한 이렇게 아슬아슬하고 위험한 화학물질이 우리 몸 안에서 분비되는 천연물질이라는 점도 꼭 기억해 두자.

노르에피네프린의 의학적 활용

에피네프린과 마찬가지로 노르에피네프린도 의료에 다양하게 활용된다. 특히 노르에피네프린은 뇌에 강력한 각성효과를 내기 때문에 이것을 강화하거나 억제하는 방식으로 다양한 약물이 사용되고 있다.

코카인cocaine과 메틸페니데이트methylpenidate가 대표적이다. 이 둘은 체내에서 노르에피네프린 재흡수 저해제norepinephrine reuptake inhibitor로 작용하여 우울증 치료에 사용된다. 노르에피네프린이 분해되는 것을 지연시켜 뇌에 노르에피네프린이 머무는 시간을 더 길게 만들어 기분을 상승시키는 원리다. 노르에피네프린과 더불어 세로토닌까지 함께 재흡수를 억제하는 '세로토닌-노르에피네프린 재흡수 저해제'serotonin-norepinephrine reuptake inhibitors 계열의 약물이 있는데 뇌를 맑게 하는 것은 물론 행복감까지 주기 때문에 효과가 더욱 좋다.

암페타민amphetamine도 비슷하다. 이 약물은 그 자체로 도파민 및 노르에피네프린과 비슷한 효과를 내면서 이 두 호르몬의 재흡수를 억제하는 효과까지 낸다. 또한 시냅스 내의 신경 전달 물질 수송체의 방향을 바꿔서 신경계 전체에 카테콜아민 신호량을 대폭 늘린다. 그야말로 뇌 전체에 도파민과 노르에피네프린과 에피네프린이 넘쳐 흘러 의욕과 의지가 충만한 상태가 된다. 이러한 효과 덕분에 우울증은 물론 ADHD 환자에게 사용하고, 기면증narcolepty·충분한 잠을 취했음에도 불구하고 참기 어려울 정도로 잠이 오는 수면질환, 비만, 만성통증 등에도 사용한다. 특히 ADHD에 암페타민을 사용하면 뇌의 비정상적 발달을 억제하고 지능, 집중력이 높아져서 정상적인 사회생활을 할 확률이 훨씬 높아진다.[269] [270] 장기 사용에도 큰 부작용이 없다는 연구 결과가 있고 특히 어린 나이부터 치료를 시작해야 효과가 좋다고 한다.[271]

노르에피네프린을 억제하는 방식으로 작용하는 약물도 있다. 베타β 수용체와의 결합을 차단하는 약물은 녹내장, 편두통, 그리고 여러 심혈관 질환에 사용되고, 알파α 수용체와의 결합을 차단하는 약물은 진정 효과가 있어서 외과 수술 시의 마취 강화제, 약물이나 알코올 의존증 치료제로 사용된다.

에피네프린과 노르에피네프린이 의학에서 활용되는 방식을 들여다보면 삶과 죽음은 가까이 연결돼 있다는 생각이 든다. 아드레날린이 솟구칠 때 우리는 그 어느 때보다도 살아 있음을 느끼지만, 사실은 죽음에 한 발짝 더 가까워진다. 빠르게 뛰는 심장은 삶을 의미하지만, 그 자체로 생명을 소모하는 것이기 때문이다. 열심히 살아가는 행위 자체가 죽음으로 향하는 길이라는 것이 삶의 아이러니로 다가온다.

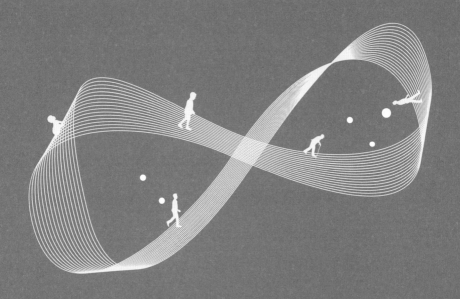

4부 웰에이징(40~50대)

내 몸의 미래를 대비하라

1장

코르티솔

Cortisol

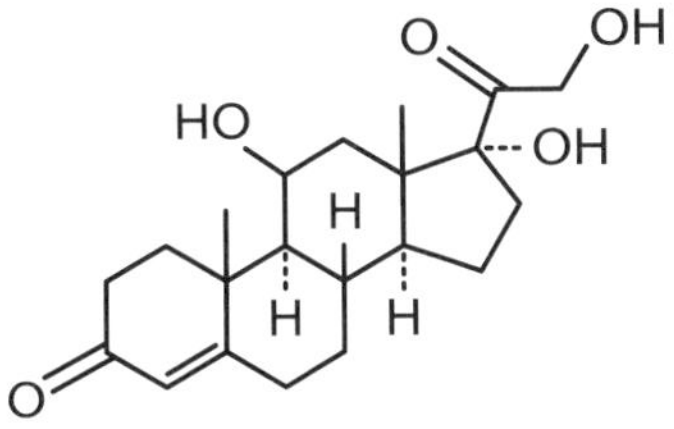

부신피질에서 분비되는 스트레스 호르몬. 17개의 탄소가 맞닿아 3개의 사이클로헥산6각형 고리와 1개의 사이클로펜탄5각형 고리를 이루는 전형적인 스테로이드 핵steroid nucleus을 가진 호르몬이다. 포도당glucose의 대사를 조절하고 부신피질adrenal cortex에서 분비되며 스테로이드steroid의 분자 구조를 지녀서 당질코르티코이드 glucocorticoid로 분류된다. 백색 가루 결정체로 냄새는 없으며 맛은 쓰다. 물에는 잘 녹지 않고 에탄올, 프로필렌글라이콜, 아황산에 잘 녹는다. 분자량은 362이다. 혈중 정상 코르티솔 수치는 아침 8시 채취한 샘플 기준 혈액 1데시리터㎗ 당 5~25마이크로그램㎍이다.

40~50대는 많은 것을 성취하고 안정된 지위와 부, 성공을 누리는 시기다. 하지만 잘못된 생활 습관과 식습관, 누적된 스트레스, 과로 등

으로 호르몬 밸런스가 무너지고 본격적인 노화가 시작되는 시기이기도 하다. 사회적으로는 가장 왕성하게 활동해야 할 시기이지만 육체적으로는 생물학적 노화를 실감하고 비만, 고혈압, 심장 질환, 당뇨 등의 성인병이 시작된다. 이 시기를 어떻게 보내느냐가 노후 생활의 질을 결정한다고 해도 과언이 아니다. 거스릴 수 없는 변화지만 결국 '잘 나이 드는 지혜well-aging'가 관건이다. 가장 중요한 호르몬으로는 코르티솔, 갑상선 호르몬, 인슐린, 그렐린, 렙틴 등을 꼽을 수 있다.

스트레스가 내 몸을 공격하다

1910~1930년대, 미국 하버드 의대 신경외과 교수인 하비 쿠싱Harvey Cushing은 이상한 증상을 보이는 일련의 환자들을 맡게 되었다. 이 환자들은 모두 짧은 기간에 체중이 급격히 불어난 것을 호소했다. 또한 얼굴이 둥글게 부풀어오르고 상체에 지방이 잔뜩 붙었는데 팔과 다리는 앙상했다. 피부에 멍이 잘 들고 살이 찐 부위에 보라색으로 긴 튼살이 생기고 여드름, 색소 침착 등의 피부 문제도 있었다. 이런 증상을 보이는 환자들은 남자도 있었지만 여자가 월등히 많았다. 일부 여자 환자들은 얼굴과 가슴에 남자처럼 길게 털이 자란 경우도 있었다.

외모의 변화에 더해 이들이 겪고 있는 공통적인 문제가 있었다. 높은 혈당과 혈압, 약해진 심장, 성욕 감퇴, 그리고 남성의 경우는 무정자증, 여성의 경우는 무월경과 불임이었다.

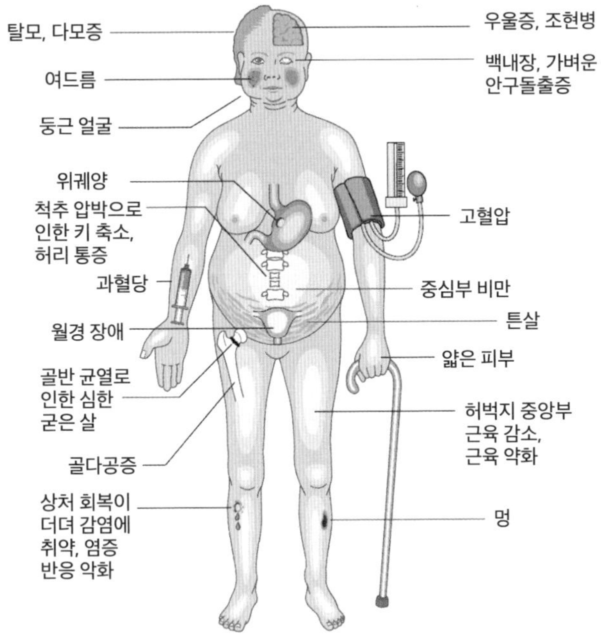

쿠싱증후군의 증상

출처 : Davidsons Essentials of Medicine

도대체 원인이 무엇일까? 쿠싱은 뇌하수체나 부신의 분비샘에 종양이 증식하여 어떤 화학물질을 비상적으로 많이 분비하는 것이 원인일 거라고 추측했다. 쿠싱은 이 질환에 '다多분비샘증후군'polygrandular syndrome 이라는 이름을 붙였다. 하나의 분비샘 기능이 망가졌을 때 다른 분비샘들에서 연쇄적으로 기능의 변화가 일어난다는 의미를 담은 것이었다.[272]

쿠싱이 연구했던 이 질환을 지금 우리는 '쿠싱증후군'Cushing Syndrome 이라고 부른다. 쿠싱의 추측대로 이 병은 뇌하수체나 부신에 생긴 종양에 의해 특정 화학물질이 과다 분비되어 생기는 증상이다. 그 특정 화학물질이 바로 코르티솔cortisol, 흔히 스테로이드 호르몬이라고 불리는 물질이다.

코르티솔로 스트레스 상황을 이겨낸다

코르티솔은 우리 몸이 스트레스 상황에 처했을 때 그것에 잘 대처하기 위해 분비되는 호르몬이다. 스트레스 상황이란 위험 혹은 도전의 상황을 뜻한다. 위험이라면 빨리 도망가야 하고 도전이라면 용기 있게 맞서야 한다. 심리학에서는 이것을 '투쟁 혹은 도피 상황'fight-or-flight situation이라고 부른다.

문제는 투쟁 혹은 도피 상황이 발생하면 마음에 불안과 두려움이 생긴다는 것이다. 이 상태로는 몸에 기운이 빠지고 정신이 흐려져서 제대로 대처할 수 없다. 시상하부는 이 상황을 빠르게 인지해서 재빨리 몸을 변화시킨다. 싸우거나 도망칠 수 있도록 온몸에 에너지를 솟구치게 만든다.

먼저 시상하부는 부신피질자극호르몬 방출호르몬corticotropin-releasing hormone을 분비하여 뇌하수체로 보낸다. 그러면 뇌하수체 전엽에서 부신피질자극호르몬adrenocorticotropic hormone이 분비된다. 이것이 혈액을 타고 부신에 이르면 부신피질에서 코르티솔을 분비한다. 코르티솔은 순식간에 동공을 확장시키고, 혈관을 수축시키고, 심장을 마구 뛰게 하여 팔다리로 혈액을 보낸다. 탄수화물을 빠르게 대사시켜 포도당을 뇌로 올려 보낸다. 덕분에 몸에 힘이 솟구치고 정신이 번쩍 나서 우리는 스트레스에 대항할 힘을 얻는다.

더불어 에피네프린(아드레날린)도 분비된다. 에피네프린 역시 부신피질자극호르몬에 의해 분비되는 스트레스 호르몬이다. 이 호르몬도 코르티솔과 똑같이 즉각적으로 심장을 빠르게 뛰게 하고 혈관을 수축시켜 팔다리로 혈액을 보낸다. 이 두 호르몬 덕분에 투쟁 혹은 도피 상황에서 인간은 괴력을 발휘한다. 숲에서 곰을 만났을 때 엄청난 속도로 도망쳐 목숨을 건졌다는 사람들의 이야기는 결코 운이 아니다. 스트레스 호르몬은 응급 상황에서 우리를 지켜주는 비장의 무기와 같다.

코르티솔이 너무 많이 분비되면 면역력이 약해진다

코르티솔은 우리가 스트레스에 잘 대항하게 해주는 고마운 호르몬이다. 그런데 한 가지 함정이 있다. 스트레스가 생긴다는 것은 몸에 염증이 생긴다는 것과 같은 뜻이다. 왜냐하면 스트레스에 대항하는 동안에는 몸에 에너지를 공급하는 것이 최우선이라서 면역체계가 일시적으로 억제되기 때문이다. 즉, 평소에는 몸에 균이나 바이러스가 침투하면 림프구가 재빨리 인식하고 항체를 내보내지만 스트레스 상황에서는 이런 시스템이 작동하지 않는다. 대신에 코르티솔 같은 스테로이드 호르몬이 부신에서 뿜어져 나오면서 염증을 대신 처리한다. 코르티솔이 스트레스에 대항하면서 동시에 항염증 효과를 내기 때문이다.

1970~1980년대에 발표된 여러 연구를 보면 스테로이드는 그 자체로 면역 시스템에 관여하는 것을 알 수 있다. 스테로이드가 정상적인 림프구의 증식을 억제하면서 염증유발성 사이토카인cytokine·면역조절 단백질의 발현을 차단하고 항염증성 사이토카인의 발현을 강화한다.[273] 이렇게 스스로 항염 효과를 내지만 동시에 면역 시스템 자체에 염증을 일으켜 면역 기능을 악화시키는 효과를 내기도 한다.[274] 한 동물연구에 의하면 코르티솔 수치가 높은 쥐는 갑작스러운 스트레스를 겪은 후 항염증 인자가 줄어들고 프로스타글란딘 E2Prostaglandin E2가 높아지는 것으로 나타난다. 프로스타글란딘 E2는 T세포의 신호와 분화를 억눌러 염증을 촉진하는 신호분자다.[275]

결국 스트레스가 지속적으로 발생하면 코르티솔 분비가 높아지고 이것이 면역 시스템을 악화시켜 염증에 취약한 상태를 초래한다. 한동안은 스트레스와 싸워주는 코르티솔이 염증까지 해결해줘서 문제가 없는 것처럼 보이지만 코르티솔이 분비되면 분비될수록 면역 시스템이 나빠지기 때문에 결국에는 몸 곳곳에 염증이 발생하여 감당할 수 없는 지경에 이르게 된다. 심장과 혈관이 가장 먼저 영향을 받고 소화기계, 신경계로 이어지게 된다. 이것이 바로 스테로이드 호르몬의 무서운 부작용이다.

쿠싱증후군은 최악의 시나리오

사실 현실에서는 스트레스 때문에 쿠싱증후군이 발병할 정도로 코르티솔 분비가 높아지는 경우는 없다. 쿠싱증후군의 발병 원인은 알 수 없는 이유로 뇌하수체 혹은 부신에 종양이 자라서다. 아주 드물지만 폐와 유방에 발생한 암세포가 부신피질 자극 호르몬을 분비하여 쿠싱증후군이 발생하는 경우도 있다. 이렇게 내분비 기관에 종양이 생기면 종양세포가 증식하면서 호르몬 분비량이 치솟게 된다. 종양의 증식 속도에 따라 증상이 몇 개월만에 심해질 수도 있고 몇 년에 걸쳐 서서히 진행될 수도 있다. 보통 종양을 수술로 제거하거나 방사선으로 없애면 2~18개월 사이에 모든 증상이 사라지고 외모도 정상으로 회복된다.

종양 이외에 한 가지 원인이 또 있다. 바로 스테로이드 약물의 장기 복용이다. 알레르기, 비염, 천식, 아토피 피부염, 류마티스 관절염, 루프스lupus 등은 염증을 다스리기 위해 스테로이드를 사용할 수밖에 없다. 보통은 용량과 투여기한을 제한하여 사용하기 때문에 큰 문제가 없지만, 내성이 생겨 약물이 듣지 않는 경우 고용량을 장기간 투여할 수밖에 없다. 이로 인해 점점 살이 찌고 얼굴이 둥글게 변하고 피부가 붉고 약해진다. 약 복용을 중단하면 증상이 곧 사라지지만 원래의 질환을 다스릴 대체 치료제를 찾지 못하면 다시 스테로이드에 기대야 한다는 딜레마가 있다.

쿠싱증후군은 인구 백만 명당 유럽은 1~2명, 미국은 6~8명 정도 발생하는 희귀질환이다. 종양과 암, 만성 질환으로 인한 스테로이드 장기 복용이 아니라면 쿠싱증후군이 발생할 확률은 매우 낮다. 하지만 우리가 쿠싱증후군에 주목해야 할 이유는 이것이 과도한 스트레스가 지속되면 우리 몸에 어떤 일이 일어나는지 최악의 시나리오를 알려주기 때문이다. 40~50대에 이르러 비만, 고혈압, 심장 질환, 당뇨 등이 폭발적으로 증가하는 첫 번째 원인은 뭐니뭐니 해도 누적된 스트레스다. 스트레스가 호르몬 분비에 영향을 끼치고, 염증을 증가시키고, 면역 시스템을 악화시켜 비만, 당뇨, 고혈압 등이 연쇄적으로 일어나게 된다.

코르티솔이 피부 노화도 촉진한다

또한 스트레스는 노화와도 관련이 있다. 쿠싱증후군 환자들은 피부가 얇고 탄력이 없다. 튼살이 자줏빛으로 심하게 나타나는 것도, 멍이 잘 드는 것도 콜라겐이 다 빠져나가서 피부가 너무 얇아졌기 때문이다. 이렇게 피부가 약해지는 이유는 높은 코르티솔 분비가 노화를 촉진하기 때문이다.

코르티솔은 스트레스 상황에서 탄수화물을 빠른 속도로 분해해서 혈당을 높인다. 이렇게 혈당을 높여 놓으면 빠르게 에너지가 생기는 장점이 있지만 '당화반응'glycation 도 발생하게 된다. 당화반응이란 포도당이 깨끗하게 대사되지 않고 찌꺼기처럼 남아서 인체 조직 곳곳에 결합하는 현상을 뜻한다. 주로 혈관, 근육 등 단백질과 지질이 많은 조직에 결합한다. 피부도 단백질로 이루어진 조직이니 피부에도 결합한다. 이렇게 결합된 당은 피부의 단백질 구조를 변화시켜 고유의 기능을 잃게 만든다. 피부는 아미노산 합성을 통해 콜라겐을 생성해야 탄탄한 구조를 유지하는데 당화반응이 일어난 피부세포는 이런 기능이 둔화된다. 게다가 콜라겐에도 당이 달라붙어 조직을 뻣뻣하게 만든다. 결국 피부는 점차 탄력을 잃고 얇아지고 거칠어진다. 주름과 잡티가 많이 생기고 건조하고 칙칙하고 예민한 피부로 바뀌게 된다. 나이보다 10년 이상 늙어 보이는 노화된 피부가 되는 것이다.

염증도 노화의 주범이다. 세포는 염증이 생기고 치유되는 과정에서 노화한다. 염증이 반복되면 노화도 거듭된다. 노화된 세포는 스스로 염증인자를 만들어내고 그것이 또 노화를 촉진한다. 코르티솔은 면역시스템의 작동을 억누르고 면역세포에 염증을 만들기 때문에 노화가 더욱 가속화된다.

코르티솔이 당뇨까지 부른다!

이 외에도 코르티솔이 노화를 부추기는 요인이 한 가지 더 있다. 바로 혈당을 낮추기 위해 분비되는 인슐린이다. 코르티솔이 혈당을 높이면 이것을 다시 정상 혈당으로 돌리기 위해 췌장에서 인슐린이 분비된다. 인슐린은 포도당을 글리코겐glycogen 으로 바꾸어 세포로 흡수시켜 에너지원으로 사용하게 해준다. 그런데 인슐린이 너무 많이 분비되면 세포의 에너지 대사가 촉진되는 만큼 성장과 분열이 너무 빨라져서 노화를 촉진하게 된다.

세포 속 DNA 말단부에는 텔로미어teltelome라는 유전정보를 담은 DNA 조각이 있다. 이 조각은 세포가 분열할 때마다 조금씩 짧아진다. 텔로미어가 짧아진다는 것은 유전정보가 점차 사라져서 세포의 복제와 재생이 어려워진다는 뜻이다. 원래는 자연적인 수명의 속도로 짧아지지만 인슐린처럼 신진대사를 빠르게 높이는 물질이 분비되면 훨씬 빠른 속도로 더 자주 분열해서 수명이 더 빨리 짧아지게 된다. 다른 말로 더 빨리 늙는다고 표현할 수 있다.[276]

이러한 노화의 상태를 우리는 당뇨병 환자들에게서 확인할 수 있다. 미국 하버드 의대가 발표한 논문에 따르면 2형 당뇨를 앓는 사람들은 당뇨가 아닌 사람들보다 생체 나이biological age·건강 상태와 노화의 정도를 반영하여 평가한 나이에서 실제 나이를 뺀 값이 평균 12.02년 많았고, 1형 당뇨를 앓는 사람들은 16.32년 많은 것으로 나타났다. 나이가 들수록 당뇨가 심해지고 이로 인해 생체 나이와 실제 나이의 차이가 더 심하게 벌어지는 것을 볼 수 있었다.[277]

스스로의 노력으로 호르몬을 지켜야 할 때!

쿠싱증후군 환자들이 고혈당에 시달리다가 당뇨가 되고, 혈관과 심장, 소화기계, 신경계가 모두 악화되고, 피부까지 점점 생기를 잃어가는 것은 결국 노화의 현상이다. 노화는 죽음의 과정이므로 죽음에 더 가까워지는 것이라고도 말할 수 있다. 물론 쿠싱증후군은 종양이 만들어내는 희귀병이고 얼마든지 치료할 수 있다. 다만 우리는 이 희귀병을 통해 스트레스를 방치하면 우리에게 어떤 일이 일어나는지 그 최악의 시나리오를 볼 수 있다.

우리가 중요하게 받아들여야 하는 것은 호르몬의 양면성이다. 호르몬은 일상을 지켜주는 소중한 화학물질이다. 우리는 모두 호르몬의 힘으로 20~30대를 버텨냈다. 하지만 40대부터는 더 이상 호르몬이 우리를 지켜주지 않는다. 스스로 생활을 잘 관리하고 스트레스를 잘 물리쳐서 호르몬을 지켜내야 한다. 내가 내 호르몬을 지키지 않으면 호르몬이 나를 공격하기 시작할 것이다.

Info Box 1 코르티솔의 정상 vs. 비정상 분비 패턴

코르티솔은 스트레스 호르몬이지만 꼭 스트레스 상황에서만 분비되는 것은 아니다. 늘 일정량이 분비되어 신체에 에너지를 주고 에스트로겐, 테스토스테론, 갑상선 호르몬 등의 정상적 작동에도 영향을 준다.

최적의 코르티솔 분비는 아침에는 살짝 높고 오후부터 저녁까지 완만하게 줄어드는 양상이다. 마치 아침에 먹은 약이 서서히 녹아서 잠을 잘 시간 즈음에는 소멸되는 서방형徐放錠 · slow release 캡슐과 같은 패턴이 가장 좋다. 스트레스 상황에서 조금씩 높아질 수 있지만 전체적으로는 이러한 패턴을 유지하는 것이 바람직하다.

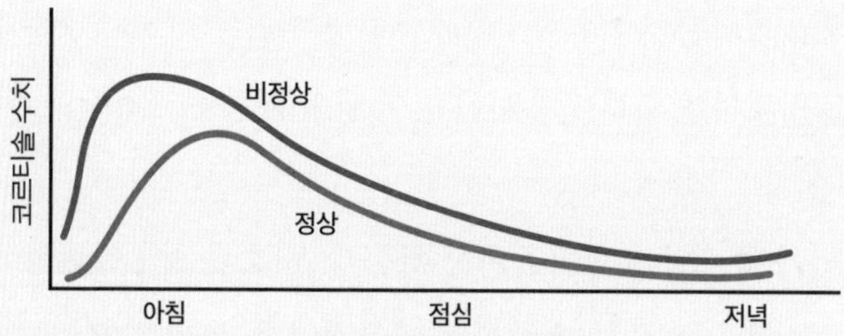

그런데 만성 스트레스에 시달리면 코르티솔 패턴이 여러 형태로 변하게 된다. 비정상적인 패턴이 장기적으로 이어지면 에스트로겐, 테스토스테론, 갑상선 호르몬 분비가 엉망이 되고 뇌에서 분비되는 신경 전달 물질인 세로토닌, 도파민, 옥시토신이 고갈된다. 고혈당으로 혈관과 심장 건강이 위협을 받고 급격히 살이 찌며 잠을 잘 자지 못하게 된다. 잘못된 코르티솔 패턴에는 다음과 같은 4가지 타입이 있다.

① 새벽형 코르티솔 패턴

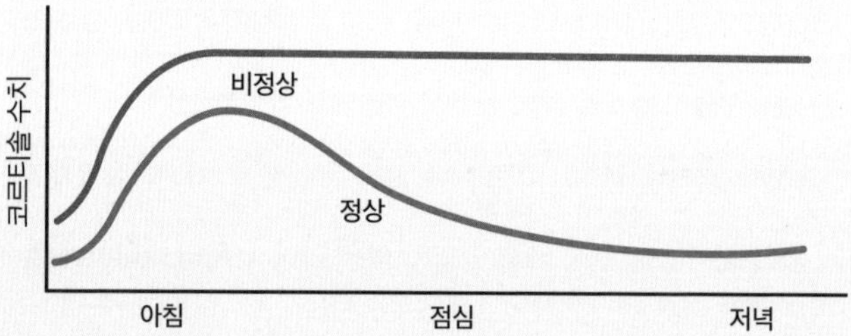

정상적인 코르티솔 분비는 새벽 3시경에 가장 낮고 동이 틀 무렵부터 증가하여 아침 8시경에 가장 높다. 그런데 새벽형은 동이 트기도 전에 코르

티솔 분비가 매우 높아져서 일찍 잠에서 깨게 된다. 이 경우 늘 잠을 덜 자고 일어나기 때문에 컨디션이 좋지 않다. 아침마다 예민해져서 화를 잘 내고 점심 시간이 오기도 전에 에너지가 바닥이 난다. 업무 때문에 밤을 새우는 일이 많거나 스트레스로 잠을 이루지 못하는 날이 반복되면 이런 패턴으로 바뀔 수 있다. 수면 주기를 정상으로 돌리는 것이 시급하다.

② 하루 온종일형 코르티솔 패턴

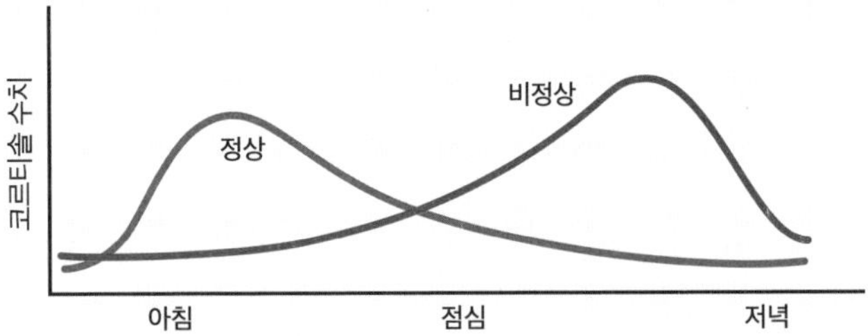

아침에 높이 치솟은 코르티솔 분비가 낮아지지 않고 계속 스파이크spike·급등 상태를 유지하는 패턴이다. 업무에 대한 높은 긴장과 스트레스, 지나친 양의 커피 섭취, 탄수화물 섭취 부족 등이 이런 패턴을 초래할 수 있다. 코르티솔이 이렇게 높은 상태에서는 늘 무엇인가에 쫓기는 기분이 든다. 체력이 바닥이 나서 기운이 없는데도 계속 들떠서 돌아다니고 말을 많이 하는 등의 과잉 행동을 보인다. 커피를 그만 마시고 가만히 앉아서 휴식하는 시간이 필요하다. 또한 식사 때마다 탄수화물을 적당히 섭취할 필요가 있다. 탄수화물이 공급되면 혈당이 올라가고 이로 인해 인슐린이 분비된다. 코르티솔의 목적은 혈당을 높이는 것이기 때문에 이렇게 탄수화물을 섭취해서 혈당과 인슐린 분비를 높이면 코르티솔 분비를 낮추는 효과가 있다.[278]

③ 저녁형 코르티솔 패턴

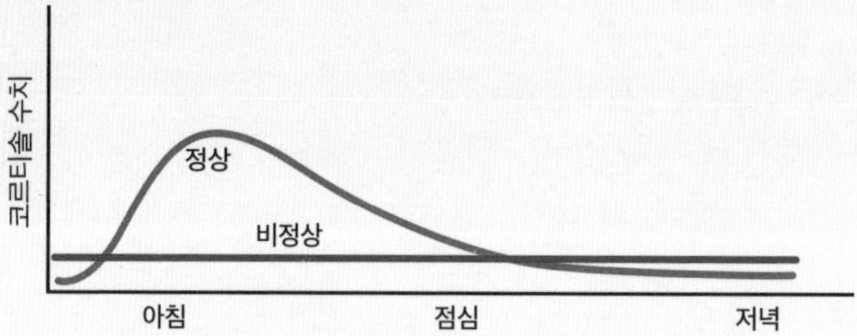

코르티솔 패턴이 좌우로 뒤바뀌어서 저녁에 가장 높게 분비되는 패턴이다. 코르티솔이 가장 낮게 분비되어야 할 저녁 9시경에 오히려 가장 높게 분비된다. 이런 경우 저녁이 되면 오히려 정신이 맑고 또렷해서 좀처럼 잠이 오지 않는다. 밤 늦게까지 TV를 보거나 뭔가를 분주하게 하면서 시간을 보내게 된다. 이로 인해 밤에 깨어 있고 낮에 자야 해서 정상적인 사회생활이 어렵다.

저녁형 패턴을 정상 패턴으로 돌리기 위해서는 서캐디언리듬에 따라 아침에 햇빛을 보고 저녁에 잠을 자는 수면 주기를 회복해야 한다. 또한 저녁에 헬스장에서 운동을 과격하게 한다거나, 사람들과 만나 술을 마시거나 춤을 추는 등의 활동을 삼가는 것이 좋다. 저녁에는 차분히 혼자만의 시간을 가지거나 요가, 스트레칭 등을 하며 몸과 마음의 긴장을 풀어야 한다.

④ 바닥형 코르티솔 패턴

코르티솔이 바닥으로 떨어진 상태에서 회복하지 못하는 패턴이다. 이것은 부신에서 코르티솔의 생산을 중단한 것으로 너무 많은 코르티솔 분비로 인한 부신의 기능 저하가 원인일 수 있다. 과로, 장기간의 스트레스, 장기간의 수면 부족, 휴식 부족이 이런 패턴을 초래한다. 부신에서 적당한 코르티솔이 분비되지 않으면 아무리 쉬고 잠을 자도 몸이 늘 피곤하다. 강도 높은 운동이나 고카페인 음료를 마시면 번쩍 기운이 나지만 오래 가지 않는다. 자신도 모르게 자꾸 졸고 업무 중에 잠을 잔다면 코르티솔 수치를 의심해보아야 한다.

코르티솔과 성기능

쿠싱증후군에서 한 가지 더 짚어야 할 것이 있다. 쿠싱증후군 환자들은 턱과 목이 굵어지고 살이 찐다. 정수리에서는 탈모가 일어나는데 얼굴과 가슴, 다리에는 털이 난다. 피부가 심한 지성이 되고 여드름이 나기도 한다. 쿠싱증후군은 여성에게 훨씬 많이 발생하기 때문에 외모가 이렇게 바뀌면 다들 충격을 받고 괴로워한다.

굵고 큰 턱, 얼굴, 가슴, 다리의 털, 과잉 피지로 인한 심한 지성피부, 여드름 등은 모두 남성적 외모의 특징이다. 외모뿐만이 아니다. 목소리가 남자처럼 저음으로 바뀌고 생리가 멈추고 임신이 어려워진다. 여성으로서의 성적 매력과 성기능이 사라지는 것이다.

남자 환자들에게도 비슷한 일이 일어난다. 외모가 여성처럼 바뀌지는 않지만 성욕이 사라지고 발기가 잘 안 된다. 심하면 무정자증, 불임으로 발전한다.

쿠싱증후군은 이처럼 남녀 모두의 성기능을 악화시킨다. 남녀의 증상에 차이가 있긴 하지만 코르티솔 과다가 성기능에 악영향을 주는 것은 분명하다. 바꿔서 말하자면, 스트레스 호르몬이 과도하게 분비되면 성기능이 악화된다고 말할 수 있다.

코르티솔이 왜 성기능에 영향을 끼치는 걸까? 그 원인은 코르티솔과 남성호르몬이 분자적으로 비슷하다는 것, 그리고 둘 다 부신에서 분비된다는 점에서 찾아볼 수 있다.

스테로이드의 진짜 의미

코르티솔과 남성호르몬은 분자 구조에 공통점이 있다. 둘 다 스테로이드 구조를 갖고 있다. 사실 스테로이드는 특정 화학물질을 일컫는 것이 아니라 3개의 6각 탄소고리사이클로헥산·cyclohexane와 1개의 5각 탄소고리사이클로펜탄·cyclopentane가 포함된 분자를 총칭하는 용어다. 성호르몬인 테스토스

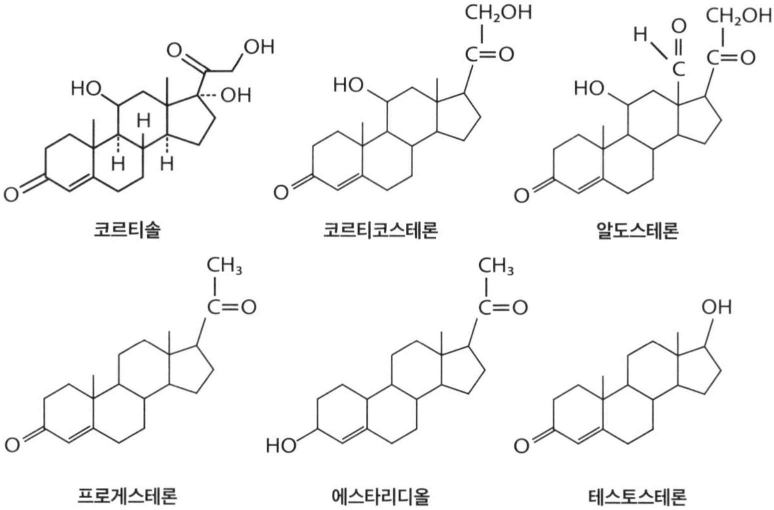

스테로이드의 다양한 종류

스테로이드는 6각 탄소고리 3개와 5각 탄소고리 1개가 맞물려 있는 분자를 포함한 화학물질을 총칭한다. 당질코르티코이드, 무기질코르티코이드, 여러 종류의 성호르몬이 스테로이드에 해당한다.

테론, 에스트라디올, 프로게스테론, 담즙산으로 알려진 콜릭산cholic acid이 모두 스테로이드다. 코르티솔과 같은 당질코르티코이드와 알도스테론aldosterone과 같은 무기질코르티코이드mineral corticoid도 스테로이드다. 스테로이드의 종류가 이렇게 많고 기능도 다양하지만 항염작용으로 잘 알려진 코르티솔이 병원 처방 약물로 흔히 쓰이기 때문에 대중에게는 이것을 편의상 스테로이드라고 칭하는 것이다.

아나볼릭 스테로이드 vs. 카타볼릭 스테로이드

스테로이드 중에서 남성호르몬인 테스토스테론은 '아나볼릭 스테로이드'anabolic steroid로 분류된다. '아나볼릭'이란 포도당, 아미노산 등의 작은 단위가 결합하여 탄수화물, 단백질을 이루면서 큰 조직으로 성장하는 것을 의미한다. 그래서 아나볼릭 스테로이드란 세포를 성장시키고 조직을 키우는 기능을 가진 스테로이드를 뜻한다. 단백질을 합성해서 뼈를 키우고 근육을 불리는 남성호르몬이 대표적인 아나볼릭 스테로이드다.

아나볼릭 스테로이드의 반대 개념이 '카타볼릭 스테로이드'catabolic steroid다. 즉, 빠르게 소화하여 큰 분자를 작은 분자로 분해하는 스테로이드를 뜻한다. 탄수화물을 빠르게 포도당으로 분해하는 코르티솔, 코르

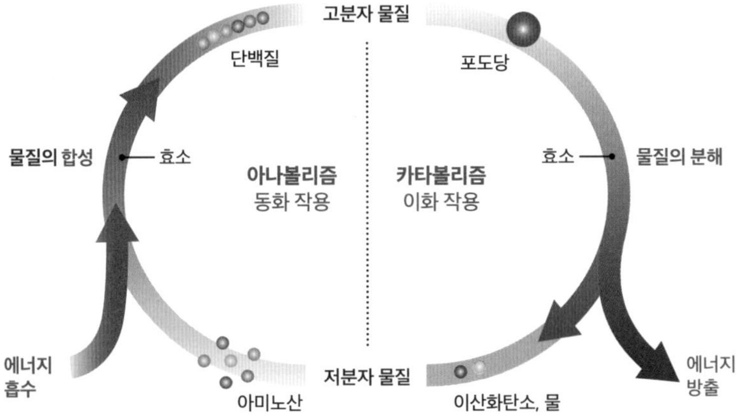

아나볼릭과 카타볼릭

생명체 내에서 일어나는 물질의 분해와 합성 과정은 아나볼릭(동화)과 카타볼릭(이화)으로 나뉜다. 이 과정에 스테로이드 호르몬이 중요한 역할을 한다.

출처 : 두산백과

티코스테론 등의 당질코르티코이드가 카타볼릭 스테로이드다.

아나볼릭을 우리말로는 '같은 물질로 합친다'는 의미로 '동화'同化라고 하고 카타볼릭을 '다르게 분해한다'는 의미로 '이화'異化라고 한다. 동화와 이화는 신진대사metabolism의 기본이다. 이 두 가지 작용이 합쳐져야 에너지를 만들어내고 소비하는 생명활동이 가능하다. 그런 의미에서 동화에 관여하는 테스토스테론과 이화에 관여하는 코르티솔이 생명활동의 기본이라고 말할 수 있다. 생명활동의 기본 중에는 섹스도 있으니, 이 두 물질이 성기능에 영향을 주는 것은 당연한 이치다.

스테로이드로 근육을 얻지만 성기능을 잃는다

아나볼릭 스테로이드는 약물로 개발해서 다양한 질환에 치료제로 사용된다. 남성호르몬이 부족해서 발육이 부진한 청소년이나, 남성호르몬 감소로 골밀도가 현저히 떨어진 노인, 갱년기 이후 골다공증이 발생한 여성들에게도 아나볼릭 스테로이드 치료가 도움이 된다.

그런데 아나볼릭 스테로이드를 엉뚱한 용도에 사용하는 사람들이 있다. 바로 근육을 키우려는 보디빌더들, 더 높은 기량을 내고 싶은 스포츠 선수들이다. 아나볼릭 스테로이드를 사용하면 똑같이 운동을 해도 단기간에 엄청난 근육과 파워가 생기기 때문에 상당히 많은 사람들이 이런 유혹에 빠진다. 하지만 약물을 통해 기량을 높이는 것은 스포츠 정신에 위배되며 건강상으로도 큰 위험을 초래하기 때문에 올림픽을 비롯하여 대부분의 스포츠 게임은 아나볼릭 스테로이드의 사용을 금지하고 있다. 국내에서도 병원 처방 이외에는 불법이지만 안타깝게도 상당수의 보디빌더들이 암암리에 사용하고 있다.

아나볼릭 스테로이드가 초래하는 건강상의 위험은 어떤 것일까? 아나볼릭 스테로이드를 고용량으로 장기간 사용한 남자들은 엄청나게 큰 근육을 가질 수 있지만 그 대가로 고환이 작아지고 정자 생산이 중단된다. 외부에서 남성호르몬이 인위적으로 들어오니까 스스로 남성호르몬 분비를 중단하기 때문이다. 또한 남성호르몬 중단으로 에스트로겐이 작용하여 가슴이 여성처럼 발달하기도 한다. 이와 더불어 피부가 심하게 지성이 되고 여드름이 심해지고 지방간, 심장병, 뇌졸중, 전립선 비대증, 전립선암 등의 발병률이 높아진다. 겉으로 보기에는 근육이 불끈불끈한 파워풀한 외모로 보이지만 실제로는 종합병원이나 다름없다.

여성들은 외모가 점점 남성화된다. 몸 전체에 털이 나고 목소리가 남성처럼 저음이 된다. 생리가 멈추고 유방위축, 자궁위축, 음핵비대증이 나타난다. 근육이 너무 빨리 커져서 몸 곳곳에 튼살이 생기고 안드로겐성 탈모 증상에 시달릴 수 있다.

그렇다면 카타볼릭 스테로이드의 부작용은 무엇일까? 쿠싱증후군이 바로 카타볼릭 스테로이드의 부작용을 고스란히 보여준다. 살이 많이 찌고 얼굴이 둥글게 부풀어오르고 고혈당, 심혈관 질환에 시달린다. 아나볼릭 스테로이드의 부작용과 차이가 있지만 한편으로는 탈모, 다모증, 심한 지성피부 등 여성의 외모가 남성화되고 남녀 모두에서 성기능이 악화되는 것은 같다. 이것은 코르티솔이 어떤 이유에서인지 남성호르몬처럼 작용하거나, 혹은 남성호르몬의 분비를 자극하는 것으로 해석할 수 있다.

동물 실험에서 드러난 코르티솔의 남성화

코르티솔이 성에 영향을 끼치는 것은 여러 동물 실험을 통해 증명되었다. 2005년 캐나다 사이먼프레이저Simon Fraser 대학의 생물학과 연구팀은 임신한 암컷 흰점찌르레기Sturnus vulgaris들의 코르티솔 수치를 인위적으로 높인 후 어떤 새끼들이 태어나는지 1년 동안 관찰했다. 그 결과 수컷들은 부화 전에 상당히 많이 죽어버려서 암컷 새끼의 개체 수가 훨씬 많아졌다. 그나마 태어난 수컷들은 성장 속도가 매우 느리고 몸집이 작았다.[279]

어미가 받는 스트레스가 아예 태아의 성 결정에 영향을 미친다는 연구 결과도 있다. 2009년 호주 시드니 대학교 연구팀이 발표한 논문에 따르면 코르티코스테론corticosterone·동물에서 주로 발견되는 스트레스 호르몬에 노출된 재키드래곤jacky dragon·도마뱀의 일종의 알은 부화 속도가 느려지고 암컷이 더 많이 태어났다. 반면에 둥지도마뱀nesting lizard, Bassiana duperreyi은 코르티코스테론으로 인해 부화 속도가 더 빨라졌고 수컷이 더 많이 태어났다.[280]

2011년 미국 오클라호마Oklahoma 대학교 동물학 연구팀은 암컷 모기물고기mosquitofish, Gambusia affinis에 고용량의 스트레스 호르몬을 투여한 후 외모와 행동의 변화를 관찰했다. 그 결과 암컷 모기물고기의 항문 쪽 지느러미가 수컷처럼 길쭉한 모양으로 바뀌었고 다른 암컷과 짝짓기를 시도하는 모습을 관찰할 수 있었다. 이것은 스트레스 호르몬이 직접적으로 암컷의 생식기에 영향을 초래하고 성정체성까지 바꿀 수 있다는 걸 시사한다.[281]

스트레스가 여성의 테스토스테론 수치를 높이고 남성의 테스토스테론 수치를 낮춘다

쿠싱증후군 환자들의 혈중 테스토스테론 수치를 검사해보면 남성과 여성이 다른 양상을 보인다. 1977년의 연구를 보면 쿠싱증후군을 가진 여성 환자들은 모두 테스토스테론 수치가 정상보다 높았고, 남성환자들은 모두 테스토스테론 수치가 정상보다 낮았다. 여성 환자들은 무월경과 다모증의 증상을 보였고, 남성환자들은 상당수가 성욕감퇴와 발기부전을 호소했다.[282]

어째서 여성의 테스토스테론 수치는 높아지고 남성의 테스토스테론 수치는 낮아지는 걸까? 과도한 코르티솔 분비가 왜 여자의 남성화와 남자의 불임을 초래하는지 알려면 이 질문에 대한 대답을 찾는 것이 핵심이다.

과학자들이 의심하는 것은 부신이다. 여성에게 부신은 자궁과 더불어 테스토스테론의 주요 생산 기관이다. 반면에 남성은 주로 고환에

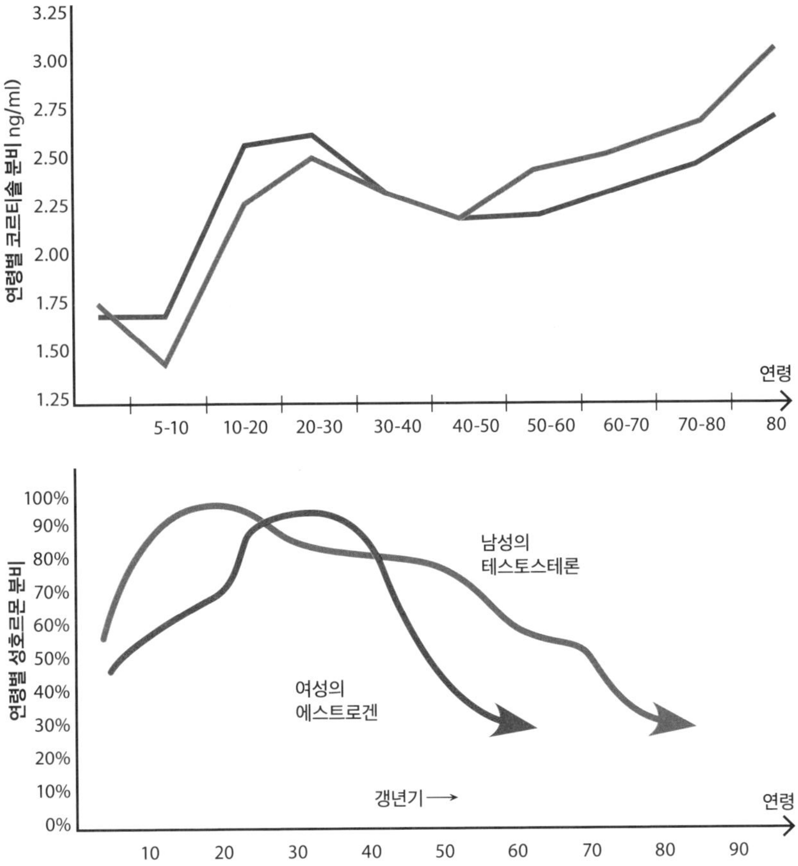

연령별 코스티솔 분비 vs. 성호르몬 분비

출처 : 위 weilab.com, 아래 Pure Velvet Extracts

서 테스토스테론을 생산하고 부신에서 생산하는 양은 적다. 뇌하수체 종양에 의해 부신피질자극호르몬이 과다하게 생산되면 여성은 코르티솔뿐만 아니라 부신피질에서 생산되는 모든 호르몬의 분비가 높아져 테스토스테론 수치가 올라간다. 반면에 남성은 부신피질이 자극을 받아도 생식샘에서 워낙 많은 테스토스테론을 만들어내기 때문에 전체 테스토스테론 수치에 영향을 받지 않는다. 오히려 코르티솔의 직접적 영향을 받아 인체의 여러 기능이 저하되면서 테스토스테론이 감소하게 된다.

따라서 쿠싱증후군에서 관찰되는 여성의 남성화는 부신피질자극호르몬 과다로 인한 코르티솔과 남성호르몬의 동반상승이 원인이고, 남성의 성기능 악화는 코르티솔의 직접적 작용으로 인한 남성호르몬의 감소가 원인이라고 볼 수 있다.

또 다른 원인도 있다. 쿠싱증후군으로 인해 불어난 지방세포와 피부세포가 약한 안드로겐을 강력한 안드로겐으로 변환시킬 가능성도 배제할 수 없다. 피부세포, 특히 피지샘 내에 있는 피지분비세포는 디하이드로에피안드로스테론dehydroepiandrosterone·이하 DHEA이나 안드로스텐다이온androstenedione과 같은 안드로겐을 테스토스테론과 DHT로 전환시킨다.[283] 지방세포 역시 효소의 작용에 의해 안드로스텐다이온을 테스토스테론으로 효과적으로 전환시킨다.[284] 이로 인해 남녀 모두 피지 분비량이 많아지고 여드름이 폭발한다. 여성의 경우 이것이 혈액으로도 유입하여 남성호르몬 수치를 상승시킬 수 있다

스트레스와 중년의 성기능 저하

필자가 쿠싱증후군이라는 극단적인 사례를 들어 성기능에 대해 설명한 이유는 스트레스가 그만큼 무섭다는 말을 하기 위해서다. 성기능 저하

는 중년부터 시작되는 성호르몬의 감소로 인해 자연스럽게 일어나는 현상이기도 하지만 스트레스에 의해 더욱 빠르게 저하된다. 만성 스트레스로 인한 높은 코르티솔 분비는 남성에겐 남성호르몬의 분비를 저하시키고 여성에겐 여러 호르몬 분비에 교란을 일으켜 갱년기를 더욱 앞당긴다. 여기에 스트레스로 인한 비만, 당뇨, 고혈압, 고지혈, 심장 질환 등이 겹쳐지면 성기능뿐만 아니라 중년의 건강 전체가 위협을 받게 된다.

실제로 연령별 코르티솔 분비 그래프와 연령별 성호르몬 분비 그래프는 완전히 반대다. 코르티솔 분비는 40대를 기준으로 높이 상승하고, 성호르몬은 40대를 기준으로 가파르게 하락한다. 코르티솔의 상승과 성호르몬의 하락은 '노화'라는 말로도 설명할 수 있지만 '생식 기능의 쇠퇴'로도 설명할 수 있다. 생명체의 생식 기능이 사라져간다는 것은 죽음에 가까이 다가가고 있다는 뜻이다. 그런 의미에서 성기능은 생명체의 건강 상태를 알아볼 수 있는 척도라고 할 수 있다.

중년 이후의 성기능 저하는 자연의 섭리이므로 막을 수 없다. 그러나 스트레스를 잘 관리한다면 급격한 저하를 막을 수 있으며 인체에 큰 충격을 주지 않고 갱년기에 서서히 연착륙할 수 있다. 바쁜 생활 중에도 머리를 비우는 시간을 수시로 가져야 한다. 특히 살이 찌지 않도록 유의하고, 담배를 멀리하고, 술을 줄이고, 잠을 잘 자야 스트레스를 줄일 수 있다. 스트레스를 줄인다는 것은 코르티솔 분비가 과잉이 되지 않도록 관리한다는 의미이기도 하다. 그리고 이것은 웬만한 일에는 흔들리지 않는 단단한 정신과 육체를 만드는 것이기도 하다.

공자는 40세에 불혹不惑하였고 50세에 지천명知天命하였다. 40세부터 세상의 유혹에 넘어가지 않았고 50세부터는 하늘의 명령, 즉 우주의 보편적 원리를 이해했다는 뜻이다. 필자는 이 표현이 건강관리에도 딱 들어맞는다고 생각한다. 40대부터는 술, 담배, 식탐 등 무절제한 생활 습관을 철저히 멈추고 마음을 잘 다스려야 한다. 너무 화내지도 너무 기뻐하지도 말고 평정한 상태를 유지해야 한다. 그리고 우주의 섭리대로 편안하게 나이를 먹어야 한다. 40·50대를 현명하고 알차게 보내면 훨씬 건강하고 풍요로운 노후를 맞이할 수 있을 것이다.

40·50대, 탈모가 시작됐다!

나이를 먹는다는 생각을 그다지 하지 않다가 갑자기 노화를 느끼는 순간이 온다. 층계를 오르기가 부쩍 힘들 때, 파란불이 깜빡이는데 포기하고 다음 신호를 기다릴 때, 앉아 있다 일어나면서 자신도 모르게 신음 소리를 낼 때 등이 대표적이다. 그리고 아마 다들 공감할 것이다. 어느 날 머리를 감고 수건으로 터는데 머리카락이 후드득 떨어진다. 거울을 보니 정수리가 훤하다. 중년의 최대 고민, 탈모가 시작된 것이다.

탈모의 가장 큰 원인은 유전이다. 남성호르몬인 안드로겐 수용체 유전자androgen receptor gene가 가장 크게 관여하고, 모발 성장을 저해하는 단백질인 '프로스타글란딘 D2'prostaglandin D2의 합성에 관여하는 20p11 유전자와, 모낭의 성장에 관여하는 FOXC1 유전자가 탈모를 일으킨다. 이러한 유전자는 남성 인구의 50% 이상이 갖고 있다. 여성 인구도 상당히 많이 갖고 있지만 남성은 부모 양쪽 중 한쪽에서만 물려받아도 형질이 나타나는 우성유전dominant inheritance인 반면 여성은 부모 모두에게서 물려받아야 나타나는 열성유전recessive inheritance이다. 그래서 여성에게 탈모가 나타나는 확률은 20~30% 정도다.[285]

탈모 유전자가 언제, 어떤 형태로, 어느 정도로 발현되는지는 개인에 따라 다르다. 보통 남성 탈모 인구의 25% 정도는 20~30대에 시작한다. 50대에는 전체 탈모 인구의 50%가 탈모가 된다. 여성의 경우는 대부분 40~50대에 탈모가 시작된다.[286] 머리가 빠지는 형태는 남녀에 차이가 있다. 남자들은 앞머리가 M자 형태로 빠지거나 정수리가 빠지면서 전체적으로 대머리가 되는 형태이고, 여자들은 정수리가 빠지지만 헤어라인은 잘 유지되는 편이고 대머리로 발전하지는 않는다.

이러한 유전성 안드로겐성 탈모가 전체 탈모의 80%를 차지한다. 나머지 20%는 원형탈모증과 휴지기성 탈모증이 차지한다. 원형탈모증Alopecia areata은 모발이 원형으로 빠지는 증상으로 심한 스트레스나 면역 이상이 원인이다. 휴지기성 탈모증Telogen effluvium은 모발이 생장 기간을 다 채우지 못하고 휴지기 상태로 이행하여 탈락되는 증상으로 엄청난 스트레스가 원인이다. 당연히 스트레스 호르몬인 코르티솔이 큰 영향을 끼친다.

스트레스가 머리를 빠지게 하는 이유

스트레스가 왜 머리카락을 빠지게 하는 걸까? 과도한 스트레스로 인해 코르티솔 수치가 올라가면 신체는 에너지를 만드는 데 집중하느라 다른 활동을 억누르게 된다. 모발의 생장도 이에 해당한다. 모발은 모유두母乳頭·모낭 안쪽에 있는 털을 키우는 기관의 활동 상태에 따라 성장기anagen, 퇴화기catagen, 휴지기telogen를 반복한다. 성장기란 모발이 굵고 튼튼하게 자라는 시기로 남성은 3~5년, 여성은 4~6년 정도를 유지한다. 퇴화기는 모유두가 축소하여 모발이 성장을 종료하고 멈춰 있는 시기로 30~45일 정도가 지속된다. 휴지기는 모유두가 활동을 멈추고 모발을 두피에 머무르게 하는 시기로 4~5개월 지속된다. 휴지기가 끝나면 모발은 빠지고 모유두는 다시 성장기로 들어간다.

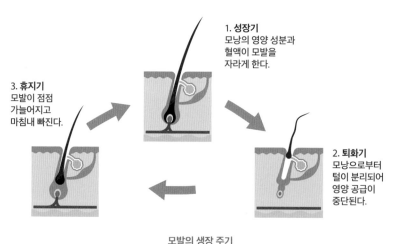

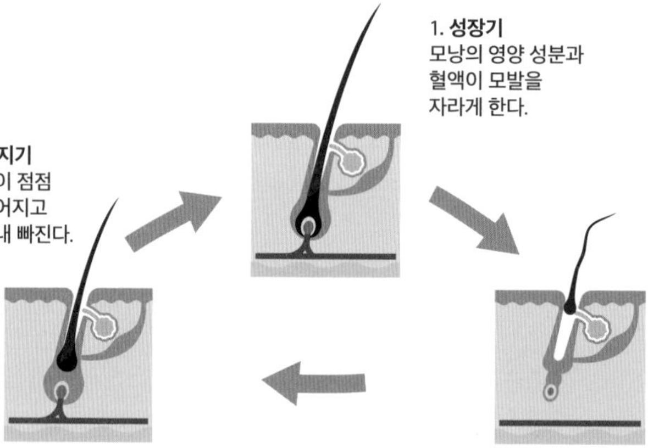

모발의 생장 주기

출처 : richfeel.com

코르티솔이 과도하게 분비되면 모유두가 활동을 멈추고 이로 인해 모발의 상당 수가 급격히 휴지기로 이행하게 된다. 이로 인해 머리카락이 우수수 빠지는 탈모 증상이 나타난다.[287]

스트레스가 탈모를 유발하는 경로는 이 외에도 또 있다. 코르티솔, 에피네프린 등 스트레스 호르몬의 분비가 높아지면 다른 호르몬에 영향을 준다. 특히 테스토스테론과 에스트로겐 등 성호르몬이 영향을 많이 받는다. 성호르몬의 급격한 감소나 증가는 탈모를 유발할 수 있다.

또한 코르티솔은 체내 염증과 산화 스트레스를 높여 모낭의 환경을 악화시킨다. 특히 원형탈모증의 경우는 코르티솔이 유발하는 염증성 사이토카인의 분비, 그리고 염증으로 인한 T세포의 지나친 활동이 직접적인 원인이라는 연구 결과가 있다.[288]

머리숱을 지키려면 스트레스를 관리하라!

굳이 탈모라는 병리학적 증상이 아니어도 우리는 대체로 나이를 먹으면서 머리카락이 가늘어지고 머리숱이 줄어든다. 이것은 유전자와 상관없이 모든 사람에게 일어나는 일이다. 노화와 더불어 나타나는 머리숱의 감소는 모유두가 휴지기가 끝난 후 다시 성장기로 들어가지 않고 활동을 멈추기 때문이다. 젊은 시절에는 하루 50~100개의 머리카락이 빠져도 다시 50~100개의 머리카락이 새로 나기 때문에 일정한 숱을 유지할 수 있다. 하지만 나이가 들면 빠지는 머리카락 수는 그대로인데 새로 나는 머리카락은 점점 감소한다. 휴지기에 들어가는 모유두가 점점 많아지고 성장기로 들어가는 모유두는 점점 줄어드는 것이다.

이것도 당연히 코르티솔과 관련이 있다. 2021년 하버드대 연구팀은 쥐의 부신을 제거하여 스트레스 호르몬의 분비를 차단한 후 털의 생장에 어떤 영향을 미치는지 연구했다. 놀랍게도 부신을 제거한 쥐는 털의 생장 주기가 매우 빨라졌다. 또한 부신을 제거하지 않은 정상 쥐들은 나이가 들면서 모낭을 만들어내는 줄기세포의 기능이 점점 약화되었지만 부신을 제거한 쥐들은 줄기세포가 모낭을 계속 만들어내어 평생 빽빽한 털을 유지했다. 이어서 연구팀은 스트레스 호르몬이 어떤 방식으로 줄기세포에 영향을 주는지 밝혀냈다. 모낭의 줄기세포를 활성화하려면 GAS6라는 유전자가 필요한데, 스트레스 호르몬이 이 유전자에 작용해서 모낭으로의 전달을 막는 것이었다. 연구팀이 이 유전자를 쥐의 모낭에 인위적으로 전달하자 탈모가 멈추고 쥐들의 모발 성장이 정상으로 회복되었다.[289]

이러한 결과는 나이가 들면 어쩔 수 없이 머리숱이 줄어든다는 뜻이기도 하지만 한편으로는 우리가 스트레스만 잘 관리해도 머리숱을 좀 더 오래 지킬 수 있다는 뜻이기도 하다. 스트레스를 완전히 없앨 수는 없지만 좀 더 편안한 마음으로 받아들이고 건강한 방식으로 해소한다면 검고 풍성한 머리를 좀 더 오래 유지할 수 있을 것이다.

Info Box 2 머리숱을 좀 더 오래 지키는 방법

1. 스트레스를 잘 푼다. 산책, 독서, 운동, 그림 그리기, 음악 듣기, 요리하기, 여행 등으로 스트레스를 풀어낸다. 스트레스가 쌓이지 않도록 일상 속에서 그때그때 스트레스를 푸는 자신만의 방법을 찾는다.

2. 목욕, 족욕, 명상, 마사지, 스트레칭 등으로 몸을 느슨하게 푸는 시간을 자주 갖는다.

3. 담배를 끊고 술을 절제한다. 담배와 술은 산화 스트레스를 일으키고 면역 기능을 악화시켜 모낭에 직접적 영향을 준다.

4. 모발 성장에 필요한 단백질, 오메가-3, 비타민B, C, D가 함유된 식품을 충분히 섭취한다. 비오틴비타민 B7, 맥주효모, 판토텐산, 아연, 셀레늄 등이 함유된 시중의 건강기능식품을 먹는 것도 좋은 방법이다. 약국에서 판매하는 탈모 치료제에는 약용효모와 판토텐산칼슘, 케라틴 등이 들어있다.

5. 본인의 두피 타입에 맞는 샴푸로 두피를 청결하게 관리한다. 너무 잦은 샴푸는 두피를 건조하게 하여 탈모를 일으킨다. 반대로 머리를 감지 않고 며칠씩 방치하는 것도 탈모의 원인이 될 수 있다.

6. 드라이, 고데기 등 너무 강한 열로 두피를 자극하지 않는다.

7. 헤어젤, 무스, 스프레이 등 스타일링 제품을 사용한 후에는 반드시 깨끗이 샴푸한다.

8. 퍼머넌트 시술, 염색 시술 등을 너무 자주 하지 않는다.

9. 두피를 마사지한다. 2019년의 연구에 따르면 탈모 증상이 있는 340명

에게 두피 마사지 비디오를 주고 6개월 동안 매일 따라하게 하자 시험자의 68.9%가 머리카락이 덜 빠지고 머리숱이 늘었다.[290] 마사지 방법은 매일 5분 동안 손가락 끝이나 두피 마사지 도구로 두피 전체를 적당한 압력으로 꾹꾹 누르는 것이다. 별로 어렵지도 않고 돈이 들지도 않으므로 꾸준히 실천해보자.

2장

갑상선 호르몬

Thyroid hormone

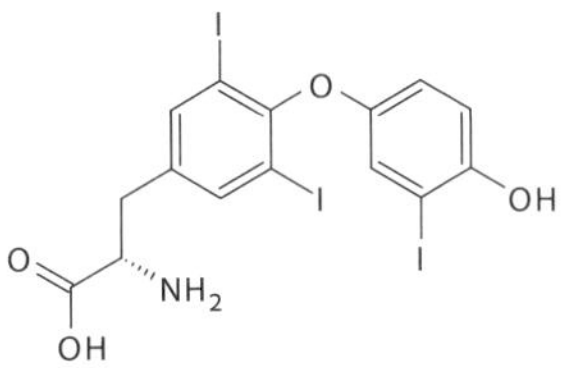

티록신

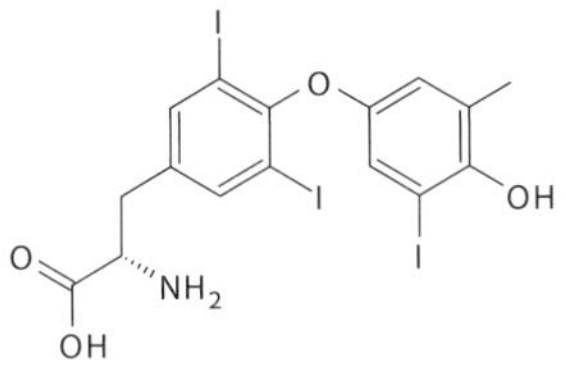

삼요오드티로닌

아미노산인 티로신tyrosine 분자 2개에 요오드iodine가 공유결합된 화학물질. 단백질과 탄수화물이 공유결합한 당단백질glycoprotein이다. 결합된 요오드의 개수에 따라 T4티록신·thyroxine가 되거나 T3삼요오드티로닌·triiodothyronine가 된다. 물에는 잘 녹지 않아 혈중 단백질과 결합하여 체내 곳곳으로 이동한다. T3의 분자량은 651, T4의 분자량은 777이다. 정상 농도 범위는 T3가 혈액 1데시리터dℓ 당 71~161 나노그램ng, 유리 T4Free T4가 0.8~1.7 나노그램, 갑상선자극호르몬 수치가 혈액 1밀리미터 당 0.86~4.69 마이크로IUmcIU이다.

코로나 바이러스가 전 세계를 강타했던 2020~2022년, 내분비학계 최대의 이슈는 이 바이러스로 인한 갑상선 질환의 증가였다. 꽤 많은 사람들이 감염에서 회복되는 과정에서 갑상선중독발작이나 비갑상선 질환증후군, 갑상선기능 저하증, 갑상샘염 등의 합병증이 발생했다. 우리나라뿐만 아니라 전 세계에서 여러 사례들이 보고되어서 학계에 비상이 걸리고 여러 논문 발표와 심포지엄이 이어졌다. 급기야 미국 임상내분비학회American Association of Clinical Endocrinology는 치료 기간 중 갑상선 기능에 문제가 발견된 경우 퇴원 6주 후 갑상선기능검사를 시행하라는 권고안을 내놓았다.

코로나 바이러스가 왜 갑상선 기능에 영향을 주었을까? 갑상선은 갑상선 호르몬을 분비하는 기관이다. 인간뿐 아니라 척추동물은 모두 갑상선을 갖고 있고 대부분의 무척추동물도 갑상선 호르몬을 합성할 수 있다. 심지어 연체동물이나 극피동물과 같은 원시 생명체에게서도 갑상선 호르몬 메커니즘이 발견된다. 그만큼 생명의 탄생과 더불어 진화한 아주 오래된 호르몬이며 생명 유지에 필수적인 호르몬이라고 말할 수 있다.

갑상선 호르몬이 없으면 세포는 죽는다

갑상선 호르몬이 하는 역할은 대단하다. 이 호르몬은 인체의 거의 모든 세포에 작용하여 에너지를 만들어낸다. 세포가 에너지를 만들어내기 위해서는 미토콘드리아에서 아데노신3인산adenosine triphosphate·이하 ATP이라는 화학물질을 끊임없이 합성하고 소비해야 하는데 갑상선 호르몬이 미토콘드리아의 생성을 촉진하는 역할을 한다. 세포는 미토콘드리아가 생산하는 ATP가 없으면 죽고 미토콘드리아는 갑상선 호르몬이 없으면 제대로 만들어지지 않는다. 한마디로 갑상선 호르몬이 없으면 생명은 유지될 수 없다. 겨우 가로 4~5센티미터, 세로 1~2센티미터밖에 되지 않는 작은 기관이지만 우리 생명의 열쇠를 쥐고 있다고 말해도 과언이 아니다.

갑상선 호르몬은 세포에 직접 작용하여 에너지를 만들어내고 탄수화물, 단백질, 지방의 대사를 조절한다. 우리가 소비하는 기초대사량의 대부분이 갑상선 호르몬에 의해 조절된다. 또 외부 기온이 떨어지면 세포에서 영양소를 활발히 분해하여 열을 발생시키고 체온을 조절하는 일도 한다. 우리가 의식하지 않아도 신체의 모든 세포와 조직이 열심히 일을 하고 있는 것은 갑상선 호르몬 덕분이다.

갑상선은 면역세포에 가장 취약하다

그런데 갑상선이 취약한 것이 있다. 바로 면역세포의 공격이다. 원래 면역세포는 바이러스, 세균, 독과 같은 외부 침입자만 공격해야 한다. 그런데 무슨 이유에서인지 갑상선 자체를 공격 대상으로 여길 때가 있다. 갑상선을 공격하기로 마음먹은 면역세포는 공격할 무기를 잔뜩 만들어낸다. 그것이 바로 항체antibody다. 면역세포가 만들어낸 항체는 갑상선을 공격하여 염증을 일으키는데, 이 염증으로 인해 갑상선 호르몬이 과다하게 만들어질 수도 있고 심하게 줄어들 수도 있다. 과다하게 만들어지면 갑상선기능항진증이 나타나고, 줄어들면 갑상선기능 저하증이 나타난다.

갑상선기능항진증과 갑상선기능 저하증은 결국 면역세포가 스스로를 공격하는 자가면역질환이다. 이것이 자가면역질환이라는 것을 상기하면 왜 코로나19 환자들에게 이 질환이 유달리 많이 발생했는지 이해하기 쉽다. 코로나 바이러스는 주로 후두부과 기관지, 폐를 공격한다. 갑상선도 이 부위에 있기 때문에 함께 공격을 당한다. 바이러스가 몸에 들어오면 면역세포는 항체를 만들어내는 데 총력을 기울인다. 이때 바이러스와 싸우는 항체뿐만 아니라 갑상선과 싸우는 항체까지 다량으로 만들어질 수 있다. 또한 면역세포가 바이러스에 공격을 퍼부면서 갑상선에 많은 염증이 나고 상처를 입혔을 가능성도 있다.

치료를 위해 사용된 하이드로코르티손hydrocortisone·코르티솔 호르몬의 의약품 형태 스테로이드제가 영향을 미쳤을 수도 있다. 스테로이드제는 염증을 억누르는 효과가 좋아서 코로나 환자들에게 흔히 사용되었다. 치료 기간 동안에는 큰 문제가 없었지만 치료가 끝난 후 스테로이드의 부작용으로 면역세포의 활동이 폭발적으로 증가하면서 갑상선 질환을 일으켰을 수 있다.

팬데믹 이후 갑상선 환자 수 급등!

코로나 감염 후의 갑상선 기능 저하가 환자들의 사망에 직접적 원인일 수 있다는 주장도 있다. 중국 둥지병원Tonggji Hospital 의료진이 발표한 보고서에 따르면 코로나 감염으로 사망한 환자들은 회복한 환자들에 비해 갑상선자극호르몬thyroid-stimulating hormone과 유리 T3triiodothyronine·삼요오드티로닌, 갑상선 호르몬의 한 종류 수치가 현저히 낮았다.[291] 중국 항저우 제일부속병원 의료진도 코로나 중증환자와 사망 환자들의 갑상선자극호르몬과 T3 수치가 경증 환자들에 비해 심각하게 낮았다고 보고했다.[292]

파키스탄 라왈핀디Rawalpindi 심장병연구소가 발표한 논문에 따르면 코로나 감염 후 갑상선 기능 장애를 보인 환자들의 상당수가 감염에서 회복한 후에도 갑상선 기능이 정상으로 돌아오지 않았다고 한다.[293] 2021년 우리나라의 갑상선장애 환자가 전년도에 비해 10% 가까이 증가한 것도 팬데믹pandemic의 영향일 수 있다. 이는 같은 해 모든 질환의 증가율 중에서 심장 질환과 더불어 가장 높은 증가율이다.

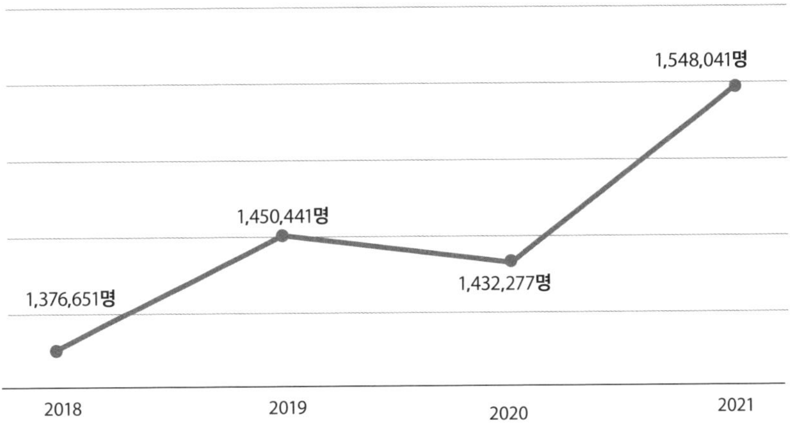

갑상선장애 연도별 환자 수 추이

출처 :건강보험심사평가원 의료 통계 정보

너무 당연해서 소중한지 모른다!

사람들은 건강할 때에는 갑상선에 관심을 갖지 않는다. 갑상선 호르몬이 무슨 역할을 하는지 정확히 모르며 설명해주어도 잘 이해하지 못한다. 세포의 에너지대사, 기초대사, 체온조절, 이런 것들은 우리가 신경쓰지 않아도 너무나 당연히 이루어지는 것이고 이런 것 때문에 불편을 경험한 적이 없기 때문에 개념이 분명하게 다가오지 않는 것이다.

하지만 막상 갑상선에 문제가 생기면 다들 깨닫는다. 당연하게 여겼던 것이 사실은 너무나 소중한 것이었고 그것을 잃어버린 것이 몸에 얼마나 큰 변화를 야기하는지 그제야 알게 된다. 갑상선 관련 질환은 대부분 완치가 없기에 남은 생애 동안 계속 약으로 관리하며 살아야 한다.

미국 갑상선협회American Thyroid Association의 자료에 의하면 미국 전체 인구의 12%가 인생의 어느 시점에 갑상선 질환을 앓게 된다고 한다.[294] 아마 우리나라도 비슷할 것이다. 발병 연령은 20~30대가 가장 많고, 40~60대에도 환자 수가 꾸준히 증가한다. 면역 이상이라는 것 이외에는 왜 발병하는지 원인을 모르니 예방하는 방법도 없다. 누구에게나 발병할 수 있으므로 나에게도 일어날 수 있는 일이라는 사실을 받아들이고 주기적으로 갑상선 기능검사를 받아 조기에 발견하는 것이 최선이다.

Info Box 1 갑상선 호르몬 분비 시스템

갑상선 호르몬의 분비는 '시상하부-뇌하수체-갑상선 축' Hypothalamus-Pituitary-Thyroid Axis에 의해 조절된다. 인체에 갑상선 호르몬이 필요해지면 시상하부에서 이를 인식하고 '갑상선자극호르몬 방출호르몬' thyrotropin-releasing hormone을 분비하여 뇌하수체로 보낸다. 그러면 뇌하수체는 '갑상선자극호르몬' thyroid-stimulating hormone을 분비하여 갑상선으로 보낸다. 곧이어 갑상선의 여포세포가 아미노산인 티로신tyrosine으로 갑상선 호르몬을 합성해낸다. 이때 반드시 필요한 것이 요오드iodine 분자다. 갑상선은 음식을 통해 들어온 요오드를 혈장보다 30~40배 높은 농도로 저장해 놓았다가 호르몬 합성에 사용한다. 티로신에 요오드 분자 3개가 결합하면 T3triiodothyronine·삼요오드티로닌가 만들어지고, 4개가 결합하면 T4thyroxine·티록신가 만들어진다. 합성되는 양은 T4가 월등히 많지만 호르몬으로서의 생리활성은 T3가 3~5배 더 높다. T3는 T4가 탈요오드화 효소인 5'디아이오디나아제5' Deiodinase를 만나 요오드 분자 하나가 떨어지면서 생성된다. 이때 반드시 필요한 또 하나의 영양소가 셀레늄selenium이다. 셀레늄이 탈요오드화 효소를 활성화시켜야 T4에서 T3로의 전환이 가능하다.

한편 T4의 일부는 코르티솔의 영향을 받아 요오드 위치가 거꾸로인 rT3reverse T3로 전환된다. rT3도 갑상선 호르몬이긴 하지만 생리활성은 거의 없다. 갑상선 호르몬의 전체 분비량 중 T4는 90%, T3는 9%, rT3는 0.9%정도를 차지한다.

T4

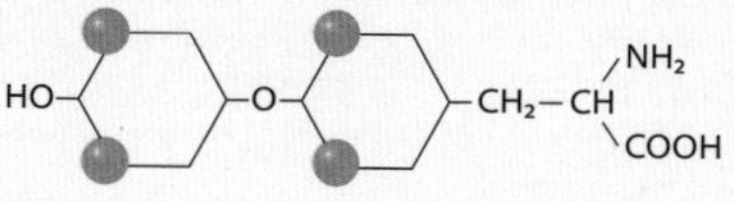

티로신에 요오드 분자가 4개 결합한 형태. 전체 갑상선호르몬 분비량의 90%를 차지하지만 생리 활성도는 떨어진다.

T3

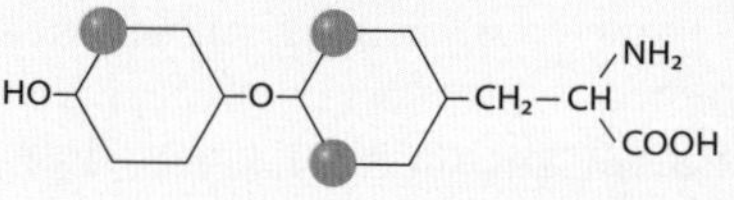

티로신에 요오드 분자가 3개 결합한 형태. T4에서 요오드 분자 하나가 떨어지면서 생성된다. 전체 분비량의 9% 정도를 차지하지만 호르몬으로서의 생리 활성도는 T4의 3~5배에 이른다.

RT3

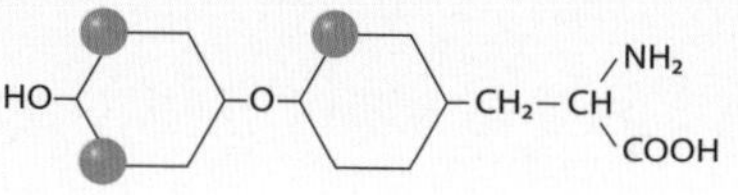

코르티솔의 영향으로 T4의 요오드 위치가 거꾸로 전환되면서 생성된다. 생리 활성은 거의 없다. 전체 분비량 중 0.9% 정도를 차지한다.

갑상선호르몬의 3가지 종류

출처 : "Temperature Regulated by the Thyroid System", WilsonsTemperatureSyndrome.com

갑상선 호르몬은 혈중 티로신결합 글로불린globulin・단순단백질 중 물에 잘 용해되지 않는 불용성 단백질의 총칭과 결합하거나 알부민과 결합하여 신체 구석구석으로 배달된다. 충분히 배달되어 혈중 갑상선 호르몬의 농도가 높아지면 이 정보가 시상하부로 되먹임된다. 그러면 시상하부는 '갑상선자극호르몬 방출호르몬'의 분비를 낮춘다.

갑상선 호르몬은 인체의 모든 세포에 필요하다. 정상적인 세포대사, 에너지 생성, 성장, 발육에 갑상선 호르몬이 반드시 필요하다. 특히 태아와 신생아에겐 뇌와 조직의 성장에 필수라서 이 시기 산모의 갑상선에 문제가 있거나 요오드가 제대로 공급되지 않으면 심각한 손상이 올 수 있다.

갑상선 호르몬은 생명 유지의 기본 조건이기 때문에 각국 정부는 요오드 부족이 발생하지 않도록 국민보건 차원에서 접근하고 있다. 요오드 섭취가 부족한 나라들은 소금에 요오드를 첨가하거나 수돗물에 첨가한다. 우리나라는 요오드가 풍부하게 함유된 해조류와 유제품 섭취가 많은 국가라서 별도의 조치는 없지만 요오드 과잉 섭취가 되지 않도록 질병관리청이 지속적으로 모니터링하고 있다.

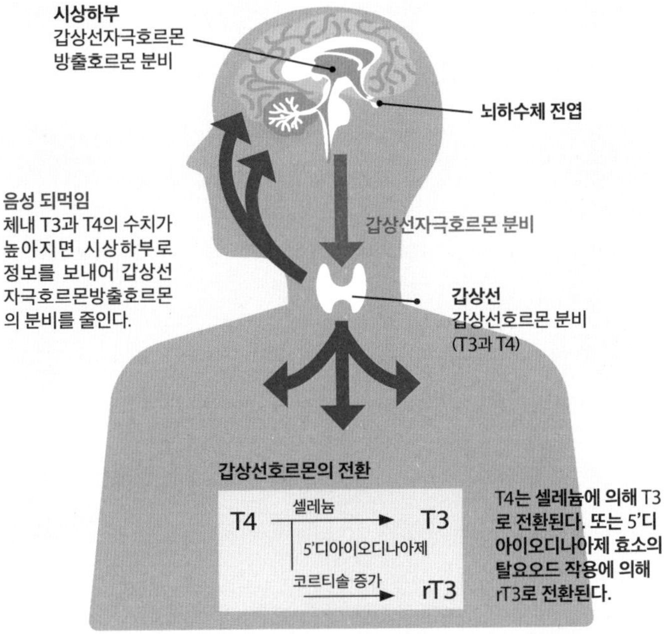

시상하부-뇌하수체-갑상선 축

갑상선 질환은 여성을 노린다

앞서 소개했던 미국갑상선협회의 자료에 따르면 여성은 남성보다 갑상선 질환이 발생할 확률이 5~8배 높다. 미국 여성 8명 중 1명은 생애 어느 시기에 갑상선 질환을 앓게 된다고 한다.

우리나라의 통계 역시 전체 갑상선 환자의 80%가 여성이다. 갑상선기능 저하증, 갑상선기능항진증, 갑상선암 등 주요 갑상선 질환에서도 여성 환자가 70~83%를 차지한다.

갑상선 질환은 왜 여성에게 더 많이 발생하는 걸까? 가장 큰 이유는 여성의 면역반응이 남성보다 더 예민하기 때문이다. 여성은 생리적으로 남성보다 바이러스와 균, 독에 더 강하게 반응하도록 설계돼 있다. 여성의 X염색체는 남성의 Y염색체보다 사이즈가 훨씬 크다. 그만큼 Y염색체의 16~18배에 이르는 800~900개의 유전자를 갖고 있다. 이 중에는 면역계를 조절하는 유전자와 면역에 영향을 미치는 유전자가 많아서 남성보다 훨씬 다양하고 예민한 면역반응을 보인다. 또한 유전자가 많은 만큼 다음 세대로 내려가면서 돌연변이를 일으킬 확률도 높기 때문에 면역계 이상을 갖고 태어나는 여성의 수도 점점 많아진다. 여성의 자가면역질환 발병률이 남성의 2~5배에 이르는 이유는 여성에겐 이러한 X염색체가 2개나 있기 때문이다.[295]

성호르몬 분비의 차이도 여성의 자가면역질환 발병률을 높인다. 갑상선 질환의 대다수를 차지하는 갑상선기능 저하증과 갑상선기능항진증은 폐경 전후인 40~50대에 대폭 증가한다. 20대에 피크를 찍은 후

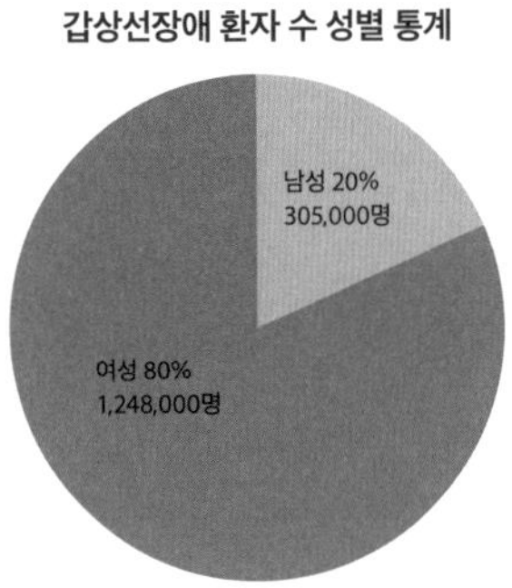

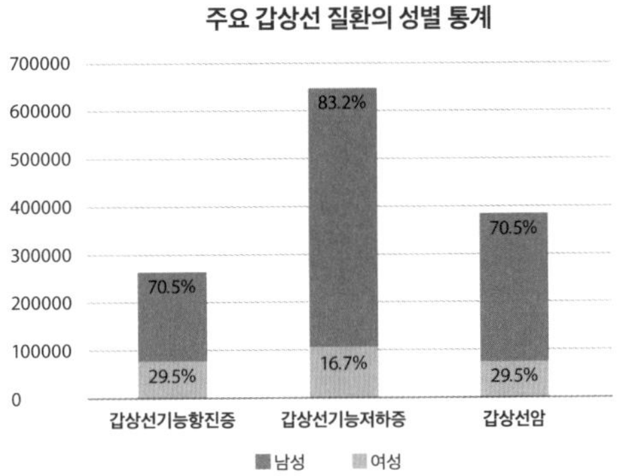

출처: 건강보험심사평가원 2021년 통계를 바탕으로 저자 작성

서서히 감소하는 남성호르몬과 달리 여성호르몬은 폐경을 앞두고 곤두박질치기 때문에 인체에 미치는 충격이 크다. 여성호르몬이 감소하면 다른 여러 호르몬이 영향을 받아 갑상선 기능에도 영향을 끼친다.

특히 갑상선암은 우리나라가 전 세계 1위일 정도로 발병률이 높고 80% 이상이 여성 환자다. 유방암과 함께 우리나라 여성 암의 1, 2위를 다투는 것이 갑상선암이다. 이 역시 폐경 전후로 가장 많이 발생하기 때문에 여성호르몬을 의심할 수밖에 없다. 다만 갑상선암과 여성호르몬의 상관관계를 연구한 논문을 보면 경구피임약을 복용하거나 폐경 전후로 여성호르몬 치료를 받는다고 해서 갑상선암 발병률이 크게 높아지지는 않는다.[296] 성호르몬 하나만으로는 설명할 수 없기에 유전, 면역기능 이상, 가족력, 기타 환경적 요인이 복합적으로 작용할 것이라고 추측한다.

갑상선기능 저하증 vs. 갑상선기능항진증

2021년 기준 우리나라의 갑상선 질환 여성 환자 수는 약 125만 명이다. 그중 43%가 갑상선기능 저하증 환자이고 15%가 갑상선기능항진증 환자다. 두 질환을 합치면 전체 여성 갑상선 질환의 70% 가까이를 차지한다.

여성에게 이렇게 흔히 발생하는 갑상선기능 저하증과 갑상선기능항진증은 어떤 질병일까? 갑상선기능 저하증은 갑상선의 기능이 저하되어 갑상선 호르몬의 분비량이 현저히 모자란 병이다. 이 호르몬이 부족해지면 세포가 에너지를 만들어내지 못해 신진대사가 매우 느려진다. 모든 조직이 제대로 작동하지 않으니 몸이 계속 피곤하고 무기력하다. 심장이 느리게 뛰고 추위를 심하게 타고 식욕이 사라진다. 그런데 별로 먹지는 않는데 살이 계속 찐다. 영양분이 신진대사에 제대로 활용되지 못하니 지방으로 축적돼서 살이 찌는 것이다. 피부 진피층에 단백질이 쌓여 피부가 붓고 단단해지는 점액부종myxedema이 생기기도 한다.

갑상선기능항진증은 반대로 갑상선이 갑상선 호르몬을 너무 많이 분비하는 병이다. 호르몬이 너무 많으니 신진대사 속도가 빨라진다. 심장도 빨리 뛰고 몸에 열이 나서 땀을 많이 흘린다. 허기가 져서 열심히 먹는데 살이 계속 빠진다.

일부 환자들에겐 갑상선안병증thyroid eye disease이 나타나기도 한다. 안구 안쪽의 지방조직이 부풀어오르고 근육이 확대되면서 그 압력으로 눈이 앞으로 돌출되는 증상이다. 결막부종, 안구건조 등을 동반하는

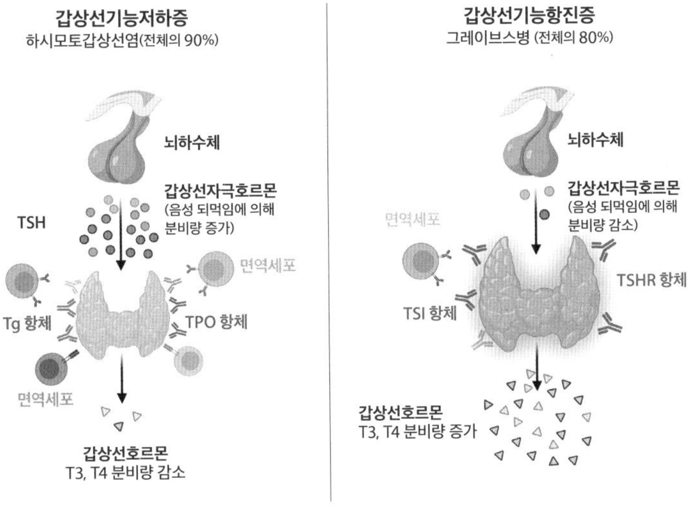

갑상선기능저하증과 갑상선기능항진증

출처: Autoimmune thyroid disease as a cost of physiological autoimmune surveillance", Milo et al., <Trends in Immunology>, 2023

데 심하면 시신경이 눌려 실명이 될 수도 있다. 돌출 정도가 심하면 갑상선 호르몬 수치를 바로잡아도 눈이 원래의 모양으로 돌아오지 않을 수 있다. 이럴 때에는 안와감압술이라는 외과수술로 눈을 안으로 넣어주어야 한다.

앞서 언급한 대로 갑상선기능 저하증과 기능항진증의 가장 큰 원인은 면역세포의 공격이다. 기능 저하증은 면역세포가 Tg thyroglobulin나 TPO thyroid peroxidase antibody·갑상선과산화효소 항체를 만들어 갑상선을 공격한다. 이 두 항체는 갑상선의 기능을 저하시켜 T3와 T4의 분비량을 줄어들게 한다. 이러한 자가면역질환에 의한 갑상선기능 저하증을 '하시모토갑상선염'Hashimoto's thyroiditis이라고 칭하는데 전체 갑상선기능 저하증의 90%

를 차지한다. 나머지 10%는 갑상선에 실제로 바이러스가 침투하여 발생하는 염증, 요오드 부족, 방사선 노출로 인한 갑상선 기능이상 등이 차지한다.

기능항진증을 유발하는 항체는 TSIthyroid-stimulating immunoglobulin·갑상선자극면역글로불린와 TSHRthyroid-stimulating Hormone receptor·갑상선자극호르몬수용체이다. TSI는 화학적으로 갑상선자극호르몬처럼 작용해서 갑상선으로 하여금 더 많은 양의 T3와 T4를 분비하게 만들고, TSHR은 T3와 T4의 수용체처럼 작용해서 갑상선 호르몬의 작용을 증폭시킨다. 이렇게 항체의 공격으로 인한 갑상선기능항진증을 '그레이브스병'Graves' disease이라고 부르며 전체 갑상선기능항진증의 80%를 차지한다. 나머지는 염증, 결절(종양 또는 샘종 등의 덩어리) 등으로 인한 기능항진이 차지한다.

완치는 없다

갑상선기능 저하증과 기능항진증은 조기에만 발견한다면 큰 부작용 없이 치료할 수 있다. 다만 완치의 개념이 없기 때문에 평생 약을 복용해야 하고 정기적으로 갑상선 호르몬 수치를 검사하여 약의 용량이나 치료 방식을 조정해야 한다.

갑상선기능 저하증은 갑상선 호르몬 제제를 복용하면 모든 증상이 멈추고 정상 생활로 복귀할 수 있다. 보통 T4를 합성한 레보티록신levothyroxine 제제를 사용한다. 문제는 이 약을 복용하면 갑자기 기초대사가 늘어나서 심장병, 고혈압, 당뇨, 부신피질기능부전, 뇌하수체기능부전 환자에게 쇼크를 일으킬 수 있다. 40대 이상의 환자들에게 레보티록신을 처방할 때는 기저질환 여부를 꼼꼼히 살펴 약물 간의 상호작용을 고려해야 한다. 예를 들어 당뇨병 환자라면 레보티록신 복용과 더불어 당뇨병 치료제의 용량을 늘려야 할 수 있다.

갑상선기능항진증은 저하증에 비해 치료가 조금 까다로운 편이다. 호르몬 수치를 낮추려면 항갑상선제를 복용해야 하는데 대부분 잘 듣지만 환자에 따라 효과가 없을 수도 있고 간기능 장애 등의 부작용이 있을 수 있다. 이런 경우는 방사성 요오드를 경구 투여하여 갑상선 세포를 일부 파괴하거나 외과수술로 갑상선의 일부 혹은 전부를 제거해야 한다. 이후 호르몬 수치가 정상으로 돌아오면 다행이지만 호르몬을 분비할 갑상선 세포가 너무 없어서 갑상선기능 저하증으로 바뀔 수 있다. 이렇게 되면 평생 레보티록신을 복용하여 갑상선 호르몬을 보충해주어야 한다.

갑상선암, 과잉진단을 조심해라?

갑상선암은 짝수 해마다 발표되는 국가암등록통계에서 계속 우리나라 여성 암의 1, 2위, 남성 암의 6위를 차지한다. 그만큼 우리나라의 갑상선암 발병률은 세계 최고다. 2020년 자료 기준, 인구 10만 명당 환자 수가 57명으로 세계 평균인 6.6명에 비해 10배가 넘는다.

한국인의 이러한 높은 갑상선암 발병률을 무엇으로 설명할 수 있을까? 한국과 인종도 같고 식문화도 비슷한 일본이나 중국과 비교해도 우리의 발병률은 지나치게 높다. 일본의 갑상선암 발병률은 2014년 기준 인구 10만 명당 9명이고[297], 중국은 2015년 기준 9.61명이다.[298]

2014년 한국의 연세대 보건대학원 연구팀이 이에 대한 실마리를 제공했다. 한국의 갑상선암 발병률이 증가하기 시작한 것은 1999년부터다. 그해 6.4명이었던 발병률은 10년 후 40.7명으로 6.4배 증가했다. 그런데 연구진이 진단된 케이스를 살펴본 결과 이 시기 늘어난 갑상선암의 94.4%가 2센티미터 미만이었다. 요약병기(암이 본래 발생한 부위에서 퍼져 있는 정도를 나타내는 기준) 분류에서도 증가한 갑상선암의 35.5%가 종양이 갑상선을 벗어나지 않은 '국한병기'였고, 61.6%는 종양이 갑상선 피막을 뚫고 나가거나 림프절에 전이되기는 했지만 다른 장기는 침범하지 않은 '국소병기'였다. 나머지 약 3%만이 멀리 떨어진 장기로 전이된 '원격병기'였다.[299]

이러한 분석 결과는 대폭 늘어난 갑상선암 케이스의 상당수가 심각한 암으로 발전하지 않은 '무해한 암'이었다는 것을 알려준다. 이렇게 크기가 작고 전이되지 않은 암은 갑상선 기능에 큰 영향을 미치지 않기 때문에 환자들 역시 자각증상을 느끼지 않는다.

자각증상이 없는데 왜 진단을 받은 걸까? 사실 문제의 시작은 이것 때문이다. 1999년부터 갑상선암 발병률이 드라마틱하게 높아진 이유는 그해부터 '국가 무료 암 검진 사업'이 시작되었기 때문이다. 이 사업은 초기에는 대상자가 한정적이었지만 점점 검진 대상을 늘려 2005년부터 전 국민으로 확대되었다. 물론 무료 암 검진은 위암, 간암, 대장암, 유방

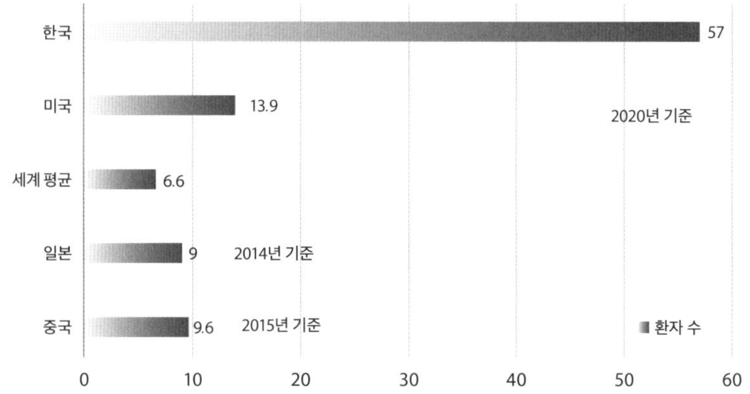

갑상선암 발병률(인구 10만명 당 환자 수)

출처: 각국의 가장 최근 데이터를 바탕으로 저자 작성

암, 자궁경부암, 폐암에 국한된 것이라서 갑상선암은 해당되지 않는다. 하지만 많은 병원들이 비용을 조금 추가하면 갑상선암까지 검사할 수 있다고 환자들을 설득했다. 갑상선암은 초음파로 간단하게 검사가 가능하고 비용도 부담스럽지 않기 때문에 병원에게도 환자에게도 좋은 일이었다. 문제는 초음파검사 장비가 너무 좋다 보니 1센티미터 이하의 아주 작은 종양까지 발견하고 조직검사를 하고 암을 확진하는 사례가 늘어난 것이다.

우리나라뿐만이 아니다. 캐나다, 이탈리아, 프랑스, 스위스, 미국, 호주 등도 비슷한 시기에 갑상선암이 크게 증가했다. 이 나라들은 현재 16~27명 정도의 발병률을 보인다. 의료 선진국일수록 검사가 활발해서 발병률이 높아졌다고 볼 수 있다.

발병률은 느는데 사망률은 똑같다?

갑상선암이 증가한 이유가 지나친 검사 때문이라는 가장 확실한 증거는 예나 지금이나 변함없이 유지되는 갑상선암 사망률이다. 대부분의 주요 암은 발병률이 높아질수록 사망률도 높아진다. 조기발견과 획기적 치료법이 도입되면 사망률이 감소할 수 있지만 대체로 발병률에 비례하는 패턴을 보인다. 그런데 갑상선암은 유독 발병률은 가파르게 증가하는데 사망률은 그대로다.

2020년 글로벌 통계에서 인구 10만 명당 갑상선암 환자 수는 여성이 10.1명, 남성이 3.1명으로 크게 차이가 난다. 하지만 사망자 수는 여성은 0.5명, 남성은 0.3명으로 큰 차이가 없다.[300] 우리나라 역시 2020년 보건복지부 자료 기준 남녀 합산 발병률이 인구 10만 명당 57명이지만 사망자 수는 1990년대부터 2020년대인 지금까지 줄곧 0.5명 이하다. 5년 생존율은 90년대 92~93%에서 지금은 98~99%에 이르고, 10년 생존율은 90년대 87~88%에서 지금은 97%에 이른다. 발병률이 이렇게 높은데 사망자 수가 계속 최저를 유지하고 심지어 생존율이 점점 100%에 가까워지는 암은 갑상선암이 유일하다.[301]

이러한 한국의 사례는 불필요한 과잉진단과 과잉치료의 예로 외국에서도 흔히 인용된다. 2014년 미국 다트머스Dartmouth 의대 교수이자 암전문의인 길버트 웰치Gilbert Welch는 뉴욕타임스에 칼럼을 기고했다. 이 칼럼에서 그는 한국의 높은 갑상선암 발병률은 실질적인 암의 확산이 아니라 '진단의 확산'epidemic of diagnosis이라며, 갑상선암은 과거 기증된 시

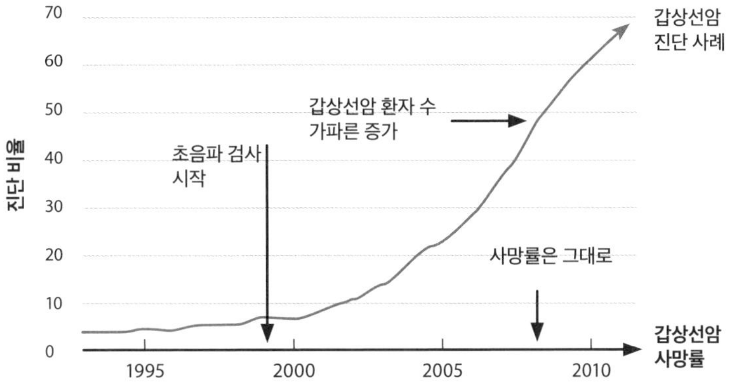

한국의 갑상선암 과잉진단에 대한 비판

출처: 영국 암연구소 홈페이지에 실린 글

"Overdiagnosis: when finding cancer can do more harm than good", Just, Cancer News, Cancer Research UK, 2018

체를 대상으로 한 연구에서 거의 없는 사람이 없을 정도로 흔히 발견되고 대부분 무해한데 한국에서는 국가의 주요 암으로 취급된다고 비판했다.[302]

영국의 비영리 암연구기관인 영국암연구소Cancer Research UK 도 2018년 한국의 갑상선암 과잉진단에 대해 분석한 글을 홈페이지를 통해 발표했다. 1990년대 후반에 비해 발병률이 10배나 증가했지만 사망자 수는 그대로인 것은 과잉검사 때문이라며 "그다지 발견될 필요도, 치료할 필요도 없는 무해한 암이 조기검진으로 너무 많이 발견된 케이스"라고 결론을 내렸다.[303]

조기검진보다 과잉 반응이 문제

사실 조기검진의 중요성은 아무리 강조해도 지나침이 없다. 갑상선암도 전체 10년 생존율은 97%이지만 3기 환자들의 10년 생존율은 60~70%이고, 4기 환자들은 50% 미만이다. 갑상선암은 자각증상이 없는 경우가 많기 때문에 검진을 계속 미루다가 치료 시기를 놓칠 수 있다.

오히려 잘못된 것은 조기검진 자체가 아니라 검진 결과에 대한 과민반응이다. 겨우 몇 밀리미터밖에 안 되는 작은 결절까지 일일이 조직검사를 해서 암인지 아닌지 가릴 필요는 없다. 종양의 크기가 1센티미터 미만이고 증상도 전혀 없다면 시간을 두고 지켜보는 태도가 필요하다. 6개월 간격으로 초음파검사를 하면서 크기가 자라는지 관찰하고 크기가 실제로 커지면 그때 조직검사를 해도 늦지 않다.

그리고 조직검사로 암 진단을 받았다 해도 곧바로 수술할 필요가 없다. 크기가 크지 않고, 위치가 나쁘지 않고, 전이가 되지 않은 상태라면 좀 더 지켜봐도 된다. 보통 암 진단을 받은 환자들은 암세포가 몸에 자라고 있다는 사실에 겁을 먹어 빨리 떼어내고 싶어하는 심리가 크다. 하지만 일찍 수술하는 것이나 진행을 확인한 후에 수술하는 것이나 생존율에 차이가 없다.

또한 75세 이상의 고령층이라면 단지 암이 있는지 없는지 알아보려는 의도로 갑상선암 검사를 받을 필요는 없다고 필자는 생각한다. 암 검진의 목적은 암을 일찍 발견해서 조기에 치료하여 기대수명을 채우는 데에 있다. 한국인의 평균 기대수명이 2021년 기준 83.6세이니 75세까지 갑상선에 문제가 없었다면 나머지 8~9년도 문제없이 살 수 있다. 오히려 고령층은 갑상선암을 진단받고 수술하는 과정에서 건강이 심하게 악화될 수 있다. 기대 여명이 10년 이하라면 굳이 암 검진을 해서 또 다른 병을 만들지 말고 식사와 운동으로 몸을 잘 관리하며 남은 여생을 편하게 보내는 것이 낫다. 갑상선암뿐만 아니라 유방암, 대장암, 전립선암도 마찬가지다.

갑상선암은 착한 암?

과잉검사와 과잉진단이 더 걱정스러운 이유는 이것이 사실을 왜곡할 수 있기 때문이다. 갑상선암이 너무 흔하게 진단되는데 비해 증상이 심하지 않고 생존율도 높다 보니 시중에 "갑상선암은 착한 암"이라는 말이 널리 퍼져 있다. 이 말을 믿고 검사를 미루다가 암이 3, 4기로 진행된 상태에서 병원에 오는 사람이 늘고 있다고 한다.

과연 갑상선암은 착한 암일까? 결코 사실이 아니다.

갑상선암에는 보통 유두암, 여포암, 수질암, 미분화암(역형성암)의 4가지 유형이 있다. 가장 흔한 유형은 유두암으로 우리나라 갑상선암의 80~90% 정도를 차지한다. 유두암은 1센티미터 미만이고 전이가 없다면 곧바로 수술하지 않고 지켜보아도 된다. 사이즈가 커지거나 전이가 관찰되면 수술을 해야 하는데 거의 대부분 재발 없이 완치된다. 하지만 조기검진을 미루다가 3, 4기까지 진행되면 림프절을 타고 멀리 떨어진

곳까지 전이되어 수술이 복잡해진다. 3기와 4기의 10년 생존율은 각각 84%, 40%이다. 소위 착한 암이라고 결코 안심해서는 안 된다.

여포암은 약 10% 정도를 차지하는데 유두암보다 좀 더 공격적이고 혈류를 타고 돌아 전이도 잘 된다. 전이를 막으려면 갑상선을 최대한 많이 제거하고 방사성 요오드 치료도 받아야 한다. 대부분 완치되기는 하지만 10년~20년 후에 재발할 수도 있기 때문에 3~5년에 한 번씩 검사를 해야 한다.

수질암은 유전자 돌연변이로 인해 발생하는 희귀한 암이다. 갑상선에 자란 암세포가 칼시토닌clacitonin이라는 혈중 칼슘농도 조절 호르몬을 분비하는 것이 특징이다. 전체 갑상선암 중에 약 4%를 차지하는데 다른 내분비샘 종양이나 암과 함께 발생하는 경우가 많아서 증상이 다양하고 치료가 까다롭다. 수질암은 쉽게 전이되기 때문에 발견 즉시 갑상선을 완전히 제거해야 한다. 림프절로도 혈액으로도 전이되기 때문에 제때 제거하지 않으면 간, 폐, 뼈까지 전이될 수 있다. 완치율은 60~70% 정도다.

미분화암은 2% 미만으로 발생하는 희귀암이긴 하지만 모든 갑상선암 중에 가장 위험한 암이다. 유전자 돌연변이에 의한 것으로, 암세포가 매우 빨리 성장하고 몸 전체로 퍼져서 진단과 동시에 4기 판정을 받는다. 수술을 받아도 예후가 좋지 않아 1년 내에 사망하는 사람이 80%에 이른다. 만약 미분화암 진단을 받았는데 75세 이상의 고령이라면 수술보다는 증상을 편안하게 덜어주는 치료를 받는 것이 낫다.

다만 미분화암이라도 조금이라도 조기에 발견한다면 생존기간이

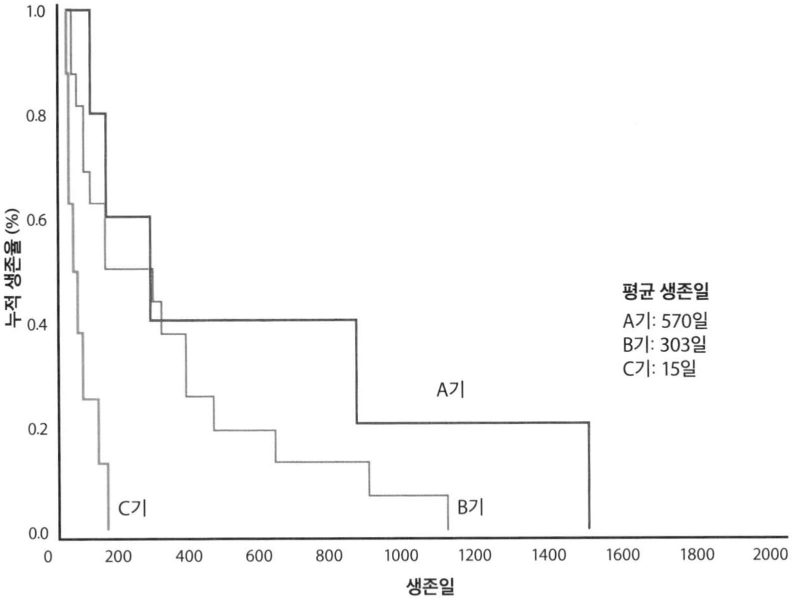

갑상선 미분화암의 병기별 생존율

출처: Anaplastic thyroid cancer: Multimodal treatment results", Asian et al., <Ecancer Medical Science>, 2014

늘어난다. 미분화암은 발견 즉시 4기 판정을 받지만 그 안에서도 A, B, C로 병기를 나눈다. 멕시코국립암연구소Mexico Instituto National de Cancerologia의 통계에 따르면 C기에서 발견하여 수술을 하면 환자들의 평균 생존일이 15일에 불과하지만 B기에서는 303일, A기에서는 570일을 생존하는 것으로 나타난다.[304]

조기검진이 그래서 중요하다. 갑상선암이 착한 암이라는 소리를 믿고 검사를 미룬다면 가장 치명적인 암을 조금이라도 일찍 발견할 기회를 놓칠 수 있다.

Info Box 2 갑상선암 수술 후 관리

갑상선암 수술을 받고 나면 그때부터 삶의 많은 것들이 달라지게 된다. 신체 변화에 적응하는 시기도 필요하고 재발을 막기 위한 추가 치료도 필요하며 호르몬 조절을 위한 치료와 관리는 평생 계속되어야 한다. 어떤 변화가 있고 어떤 치료와 관리를 해야 하는지 자세히 알아보자.

◆ 수술 후 조직검사

갑상선암은 수술 후 병원 측에서 정확한 조직검사를 해서 병기를 파악하여 환자에게 통지해준다. 대한갑상선학회의 분류 지침에 따라 환자를 저위험군, 중간위험군, 고위험군으로 나눈다. 어느 그룹에 속하느냐에 따라 방사성 요오드 치료 여부가 결정되고 추적관찰의 빈도와 강도도 결정된다.[305]

- 저위험군: 1) 국소 또는 원격 전이가 없고, 2) 수술로 육안적 병소가 모두 제거되었으며, 3) 주위 조직으로의 침윤이 없고, 4) 나쁜 예후를 갖는 조직형이 아니며, 5) 방사성 요오드 잔여갑상선제거술 이후에 시행한 첫 번째 치료 후 전신스캔에서 갑상선 부위thyroid bed 외에는 섭취가 없는 경우.
- 중간위험군: 1) 수술 후 병리조직검사에서 갑상선 주위 연조직으로 현미경적 침윤 소견이 있거나, 2) 중앙 림프절의 전이가 있거나, 첫 번째 방사성 요오드 잔여갑상선제거술 후 전신스캔에서 갑

상선 부위 이외의 섭취가 있는 경우, 3) 원발 종양이 나쁜 예후를 갖는 조직형이거나, 혈관 침범 소견이 있는 경우.

- 고위험군: 1) 종양이 육안적으로 주위 조직을 침범하였거나, 2) 종양을 완전히 제거하지 못하였거나, 3) 원격전이가 있는 경우 또는 4) 방사성 요오드 전신스캔 소견에 비하여 혈중 티로글로불린 농도가 높은 경우.

◆ **방사성 요오드 치료**

갑상선 세포는 갑상선 호르몬을 만들기 위해 반드시 요오드를 필요로 한다. 이에 착안하여 방사능을 내는 요오드(동위원소)를 투여하여 수술로 미처 제거하지 못한 암세포를 파괴하는 치료법이 개발되었다. 암세포가 요오드와 결합하면 요오드가 방사능을 내서 암세포를 파괴하는 원리다. 1940년대부터 지금까지 꾸준히 치료에 사용되어온 만큼 효과와 안전성이 입증되었다.

방사성 요오드 치료가 필요한 경우는 중간 또는 고위험군 환자로 원격전이가 있거나, 갑상선 주위 조직으로 종양 침윤이 있거나, 종양의 크기가 4센티미터를 초과할 때다. 혹은 종양의 크기가 1~4센티미터이더라도 림프절 전이가 있거나, 종양이 여러 개가 발견된 중간 혹은 고위험군 환자라면 치료를 받아야 한다.

투여 방법은 알약 형태의 방사성 요오드제를 직접 섭취하는 것이다. 섭취 순간부터 방사능에 노출되는 것이기 때문에 병원에 2~3일 입원하여 격리된 상태에서 받아야 한다. 사람과 접촉하면 방사능을 옮길 수 있으므로 가족과의 면회도 금지된다. 치료가 효과적이려면 섭취한 방사성 요오드가 남아 있는 암세포와 최대한 많이 결합해야 하므로 입원 2~3주 전부터 저요오드 식이요법을 하여 암세포가 요오드를 갈구하는 상태로 만들어 놓아야 한다. 천일염이 함유된 음식, 해조류, 생선류, 어패류 섭취를 삼가야 한다.

◆ 갑상선자극호르몬 억제치료

갑상선암 중 가장 흔한 유두암과 여포암의 세포에는 갑상선자극호르몬TSH 수용체가 있다. 뇌하수체에서 이 호르몬을 분비하면 수용체와 결합하게 되고 이로 인해 암세포가 증가할 수 있다. 이를 막기 위해서는 TSH를 과량으로 투여하여 뇌하수체에서의 분비를 억제하는 치료가 필요하다. 이 치료는 저위험군에는 불필요하고 중간위험군과 고위험군 환자 중 TSH 분비가 높고 재발 위험이 높은 환자에게만 시행한다.

◆ 추적관찰(혈중 티로글로불린 검사와 초음파검사)

갑상선암 환자들은 수술 후 주기적으로 혈액검사와 초음파검사를 받아야 한다. 혈액검사는 혈중 티로글로불린thyroglobulin 수치를 확인하는 것이 목적이다. 티로글로불린은 갑상선의 여포에서 생성되는 단백질인데 TSH

의 자극에 의해 혈액으로 분비된다. 이 수치가 높다는 것은 암세포가 증가했다는 것을 의미하여 재발 가능성을 살피는데 좋은 지표가 된다. 저위험군 환자들은 12개월마다, 중간위험군과 고위험군은 6개월마다 혈액검사를 하는 것이 좋다.

수술 후 첫 초음파검사는 모든 환자가 6~12개월 사이에 받아야 한다. 이후부터는 전이와 재발 가능성, 티로글로불린 수치를 보며 판단할 수 있다. 매년 정기적으로 검사를 받는 것이 가장 이상적이다. 환자에 따라 목 부위에만 국한하여 초음파검사를 할 수도 있고, 재발 위험이 클 경우에는 전신스캔을 해야 한다.

◆ 갑상선 호르몬 관리

갑상선암 수술은 갑상선의 전부 혹은 절반을 제거하는 수술이라서 갑상선 호르몬 분비량이 줄어들거나 완전히 사라지게 된다. 암수술을 받고 나면 모두 갑상선기능 저하증이 되는 것이라고 보아야 한다. 절반만 제거한 경우는 잠시 호르몬제를 복용하며 경과를 보다가 운이 좋으면 끊을 수도 있다. 하지만 전부를 제거한 경우는 평생 호르몬제를 먹어야 한다.

우리나라 환자들이 처방 받는 약은 주로 씬지로이드정Synthyroid Tab과 씬지록시신정Synthyroxine Tab이다. 공식 성분명은 레보티록신levothyroxine으로 갑상선 호르몬인 T4를 합성해낸 형태다. 갑상선 호르몬은 모자라면 기능 저하증을 부르고 넘치면 기능항진증을 부르기 때문에 혈액검사를 통해 환자

개개인의 정확한 복용량을 찾아내는 것이 중요하다. 6~12개월 간격으로 혈액검사를 해서 호르몬 수치에 변동이 오면 용량을 줄이거나 높이는 등의 조절을 해야 한다. 특히 임신, 출산, 폐경은 신체에 큰 변화를 낳으므로 반드시 병원에 가서 호르몬 수치를 체크하기 바란다. 용량만 잘 조절하며 먹는다면 부작용 없이 평생 건강하게 살 수 있다.

◆ 식단 및 생활 관리

인터넷을 보면 갑상선암 수술 후 피해야 할 음식과 재발을 방지하기 위해 꼭 먹어야 할 음식을 알려주는 콘텐츠들이 많이 있다. 피해야 할 음식으로는 주로 요오드가 많이 함유된 해조류, 나트륨이 많이 함유된 가공식품, 단백질이 풍부한 콩류 및 콩 가공식품 등이 언급되고 먹어야 할 음식으로는 신선한 과일과 야채, 통곡류 등이 언급된다.

하지만 과학적으로는 재발방지에 좋은 음식이나 꼭 피해야 할 음식은 없다. 요오드가 암세포를 키운다는 논리로 해조류를 피하라는 말이 있지만, 해조류 섭취와 갑상선암 재발은 서로 관련이 없다. 다만 방사성 요오드 치료를 받을 때에 한하여 치료 전 2~3주 동안 저요오드식을 해야 한다.

가공식품과 단백질 역시 마찬가지다. 가공식품과 단백질이 알레르기의 위험을 높여 면역기능에 영향을 주면 갑상선도 영향을 받을 것이라는 논리이지만, 알레르기가 없는 사람이 미리 겁을 먹어 음식의 종류를 제한할 필요는 없다. 어느 한쪽으로 치우치지 않은 건강한 식생활을 하는 것으로 충분하다.

보통 흡연과 담배는 암 발생 위험을 높이지만 갑상선암은 큰 관련이 없는 것으로 나타난다. 2020년 한국의 삼성병원 연구진이 갑상선암환자들의 흡연과 음주 습관을 분석한 결과 흡연자들이 비흡연자들보다 갑상선암에 걸릴 위험이 36% 낮고 음주 역시 많이 마시는 사람이 위험이 더 낮은 것으로 나타났다.[306] 하지만 이 결과를 액면 그대로 받아들여서는 안 된다. 한국의 경우는 워낙 여성 환자들이 많고 중노년층이 많아서 벌어진 착시라고 보아야 한다. 실제로는 흡연과 음주가 직접적으로 갑상선암의 발병률을 높인다고 볼 수는 없지만 다른 암과 기타 질병의 위험을 높이는 것은 확실하므로 절제하는 것이 건강상의 이득이 훨씬 많다.

단, 비만은 갑상선암과 관련이 있다. 2013년 한국 아산병원 연구진이 갑상선 초음파검사를 받은 1만5,000여 명의 데이터를 분석한 결과, 최종적으로 암진단을 받은 사람은 267명이었으며 그중 여성 환자들에게서 체질량지수BMI와 암 발생의 상관관계가 뚜렷하게 나타났다. 갑상선암 여성 환자들은 정상 여성들보다 비만인 경우가 많았다. 남성 환자들에게서는 이런 상관관계가 나타나지 않았다.[307]

미국 뉴올리언스New Orleans 툴레인Tulane 의대 연구팀도 2,400만 명에 이르는 의료 데이터를 분석한 결과 여성이 과체중이거나 비만일 경우 갑상선암이 발생할 확률이 높아진다고 발표했다. 또한 남녀 모두 체중이 증가하면 발병 위험이 높아지고, 체중을 빼면 발병 위험이 낮아진다고 발표했다.[308] 갑상선암 환자들은 무엇보다 살이 찌지 않아야 하고 적정 체중 이상이라면 살을 빼는 것이 재발을 막는 가장 좋은 방법이다.

3장

인슐린

Insulin

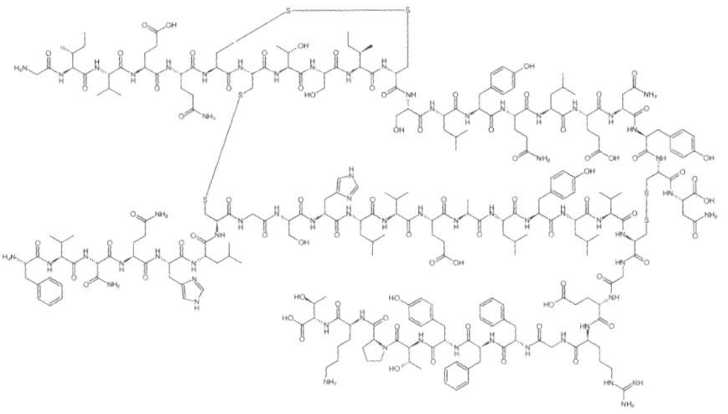

췌장의 베타세포에서 분비되어 혈당을 낮추는 호르몬이다. A-체인이라 불리는 펩타이드와 B-체인이라 불리는 펩타이드가 두 개의 이황화물disulfide로 연결된 형태로 총 아미노산이 51개에 이르고 분자량은 5,784에 이른다. 모든 호르몬 중에 분자량이 가장 크고 복잡하다. 체내에서 생산될 때에는 분자가 6개가 결합된 헥사머hexamer 형태였다가 단량체인 모노머monomer로 분해되어 생체활성을 갖는다. 백색 결정체 형태이고 물에 잘 녹고 희석된 무기산 용액에도 잘 녹는다. 알코올과 클로로포름, 에테르에서는 잘 녹지 않는다.

인슐린insulin은 혈당을 내리는 호르몬이다. 음식을 섭취하여 혈중 포도당 농도가 높아지면 췌장의 베타세포β-cell에서 이것을 인지하여 인

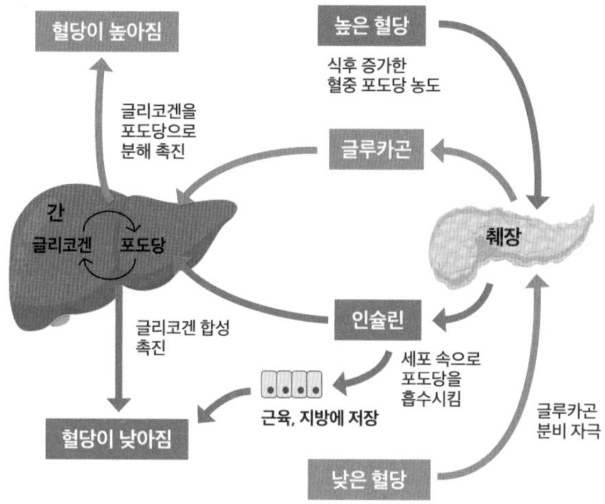

혈당 조절 메커니즘

출처: "Regulation of Blood Glucose", www.atrainceu.come

슐린을 분비한다. 인슐린은 혈액 속의 포도당을 간과 근육으로 흡수시켜 글리코겐으로 바꾸는 일을 한다. 이로 인해 혈당이 내려가고 활동에 필요한 에너지를 저장하게 된다.

인슐린의 반대 역할을 하는 호르몬은 글루카곤glucagon이다. 공복이 오래 지속되어 혈당이 너무 낮아지면 췌장의 알파세포α-cell에서 글루카곤을 분비한다. 글루카곤은 간으로 가서 저장해둔 글리코겐을 포도당으로 바꾼다. 포도당이 혈액으로 나오면 혈당이 올라간다.

정상인은 혈액에 늘 적당량의 당이 있고 이를 분해하기 위한 인슐린도 적당량 분비된다. 이렇게 분비되는 인슐린을 '기저 인슐린'basal insulin이라고 한다. 또 정상인은 식사 후 혈당이 올라갈 때마다 이를 분해하기 위해 높은 양의 인슐린을 분비한다. 이것을 '식후 인슐린'mealtime insulin이

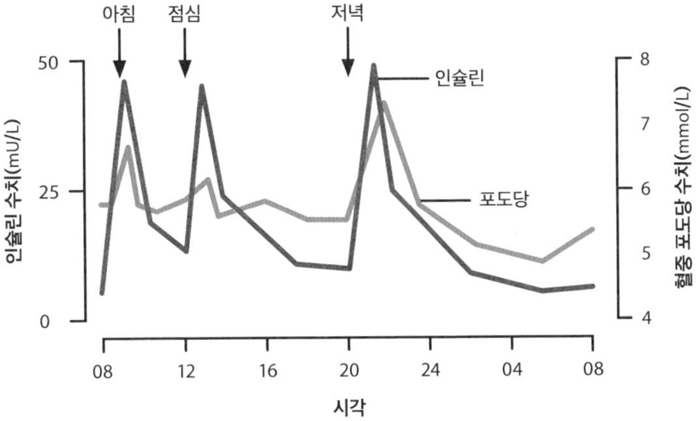

정상인의 하루 포도당 수치와 인슐린 분비 패턴

출처: "Normal Physiology of Insulin Secretion and Action", <Handbook of Diabetes, 4th Edition>, Bilous and Donnelly, Wiley-Blackwell

라고 한다. 그래서 정상적인 인슐린 분비 패턴은 일정한 기저 인슐린을 유지하면서 식사 후 혈중 포도당이 높아질 때마다 높이 치솟는 형태다.

그런데 어떤 사람들은 인슐린이 췌장에서 잘 안 만들어지거나 만들어져도 어떤 이유에서인지 잘 활용되지 못한다. 이것이 바로 그 유명한 당뇨병diabetes이다. 당뇨병 환자들은 인슐린이 제 역할을 하지 못하기 때문에 혈당이 높이 치솟고 분해되지 못한 포도당이 온몸을 돌면서 피를 끈적끈적하게 만든다. 이로 인해 혈관에 염증이 생기고 좁아지거나 막혀서 전신에 걸쳐 여러 가지 합병증을 낳게 된다. 망막병증(막망의 순환장애로 시력이 저하되는 병), 심근경색, 신부전증, 뇌졸중, 당뇨발 등이 대표적이다.

당뇨병은 유전적 소인도 있지만 식습관과 생활 습관, 그리고 노화와도 관련이 깊다. 그래서 나이가 들수록 당뇨 발병률이 높아진다. 우리

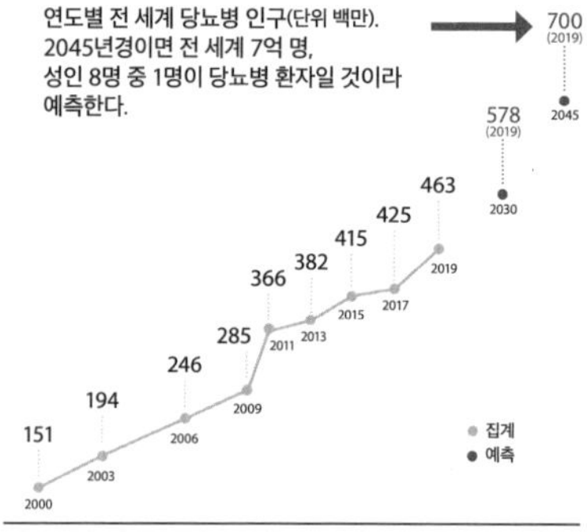

2045년 전 세계 당뇨 인구

출처: 국제당뇨연맹

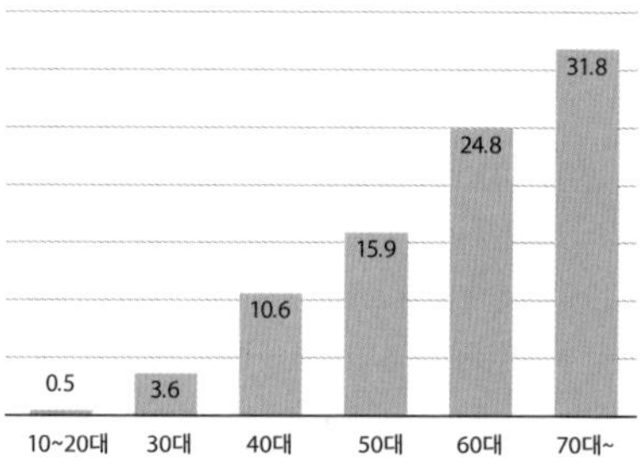

연령대별 당뇨 발병률(%)

출처: 질병관리청 국민건강영양조사 2021년(저자 작성)

나라의 경우 30대의 발병률은 3~4% 정도이지만 40대에 이르면 11%, 50대에 이르면 16%, 70세 이상이 되면 32%가 당뇨가 된다. 2020년 기준 한국의 당뇨병 환자 수는 605만 명 정도다. 하지만 앞으로 곧 당뇨가 될 당뇨전단계 인구가 약 1,600만 명이라고 하니 인구의 3분의 1 이상이 당뇨를 앓거나 당뇨의 위험을 안고 살아가고 있다.[309]

당뇨병 환자가 늘고 있는 것은 세계적인 추세이기도 하다. 국제당뇨연맹International Diabetes Federation은 현재 20~79세 세계 성인 인구의 10.5%가 당뇨이고 이 추세대로라면 2045년경이면 전 세계 7억 명, 성인 8명 중 1명이 당뇨병 환자가 될 것이라고 예측한다. 바야흐로 당뇨 팬데믹 시대가 되었다고 해도 과언이 아니다.

1형 당뇨병과 2형 당뇨병

인슐린이 하는 일은 사실 매우 단순하다. 인슐린은 화학적으로 신호전달cell-signaling 단백질이다. 혈당이 높은 환경이 되면 자연스럽게 혈액으로 흘러나와서 마치 열쇠가 열쇠구멍에 들어가듯이 세포 표면의 수용체와 결합한다. 이것을 신호로 세포의 포도당 출입문이 활짝 열린다. 곧바로 포도당을 운반하는 GLUT 수송 단백질들이 몰려와서 포도당을 안전하게 세포 안으로 옮긴다.

건강한 사람의 몸에서는 인슐린의 이런 작용이 끊임없이 일어난다. 하지만 어떤 사람들은 인슐린이 아예 안 만들어져서 포도당 출입문을 열 수가 없다. 또 어떤 사람들은 인슐린이 만들어지긴 하는데 수용체와 인슐린이 서로 반응하지 않아서 문이 열리지 않는다. 인슐린이 아예 안 만들어지는 것이 1형 당뇨병이고, 만들어지긴 하는데 문을 못 여는 것이 2형 당뇨병이다.

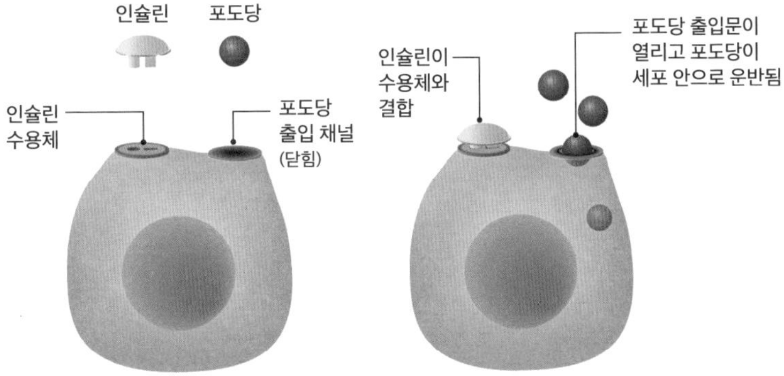

인슐린의 작용 방식

출처: "Insulin's Role in the Human Body", News-Medical.Net, 2023

둘 중 더 무서운 것은 당연히 1형 당뇨병이다. 유전적 요인이 가장 커서 막을 수도 없고 관리도 어렵다. 보통 소아기와 청소년기에 발병하는데, 심한 케톤산증(고혈당으로 소변에 케톤산이 쌓이는 증상)으로 혼수상태를 경험하고서야 알게 되는 경우가 많다. 이 지경이 되었다는 건 실제 발병은 훨씬 전이라는 뜻이다.

1형 당뇨병은 백혈구가 췌장의 베타세포를 공격하는 자가면역질환이다. 발견했을 때에는 이미 베타세포가 거의 다 파괴된 상태여서 인슐린이 거의 또는 전혀 없는 상태다. 평생 복부주사 혹은 인슐린 펌프로 인슐린을 투여해야 하고 탄수화물을 제한하는 식이요법을 해야 한다. 하지만 투여하는 인슐린 용량과 섭취하는 탄수화물의 양을 정확히 일치시키기 어렵고 환자들의 나이가 어리기 때문에 식욕을 조절하지 못할 때가 많다. 이로 인해 고혈당 혼수로 병원에 실려가거나 저혈당 쇼크가 와서 사망하는 경우가 종종 있다.

2형 당뇨병은 워낙 흔해서 나이 들면 당연히 얻게 되는 훈장 취급을 받는다. 하지만 결코 쉬운 병이 아니다. 인슐린 저항성을 낮춰주는 약을 잘 복용하고, 탄수화물을 제한하는 식사를 실천하고, 운동을 열심히 하면 관리할 수 있다고 하지만, 그렇게 관리하는 것이 말처럼 쉽지 않다. 나이가 들수록 췌장의 기능이 악화되면서 저항성은 점점 심해지고, 체력이 약해져서 식사와 운동 관리가 어려워진다. 보통 발병으로부터 10년 정도가 지나면 당뇨병성 망막변증이 나타나고 이후로 심혈관질환, 신장질환, 신경손상, 뇌혈관질환, 족부질환(당뇨발) 등의 합병증이 하나씩 나타나게 된다.

2형 당뇨병 역시 저혈당이 가장 위험하다. 저혈당은 혈당 수치가 혈액 1데시리터당 70mg 이하로 떨어지는 상태를 뜻하는데 발한, 떨림, 정신적 혼란, 발작뿐만 아니라 실신, 사망까지 초래할 수 있다. 건강한 사람이라면 혈당이 정상 이하로 떨어질 때마다 췌장의 알파 세포가 글루카곤을 조금씩 분비해서 혈당을 제자리로 올린다. 하지만 당뇨병 환자는 혈당을 분해하기 위해 복용 혹은 투여하는 약물 자체가 글루카곤 분비를 막는 역할을 한다. 이로 인해 높아지는 혈당을 내릴 수는 있지만 떨어지는 혈당을 올리지는 못한다. 저혈당은 엄청난 응급상황이므로 당

1형 당뇨	2형 당뇨
· 아동~청소년기에 갑작스럽게 발병 · 우리나라 전체 당뇨 인구의 약 2%(해외는 5~10%) · 인슐린을 분비하는 췌장의 베타세포가 면역세포의 공격으로 일부 혹은 전부 파괴된 상태(자가면역질환) · 저혈당, 당뇨병성 케톤산증 등 응급 상황 유발 · 어린 환자가 스스로 병을 잘 관리하고 성인으로 건강하게 성장하게 하는 것이 치료 목표	· 40대부터 크게 증가하여 65세 이상에서 약 30% 발병 · 식습관, 생활습관, 비만, 노화가 가장 큰 발병 요인 · 높은 혈당으로 혈관이 막혀 각종 합병증 발생 · 약물로 인한 저혈당 수시 발생 · 합병증 발생 시기를 늦추는 것이 치료 목표

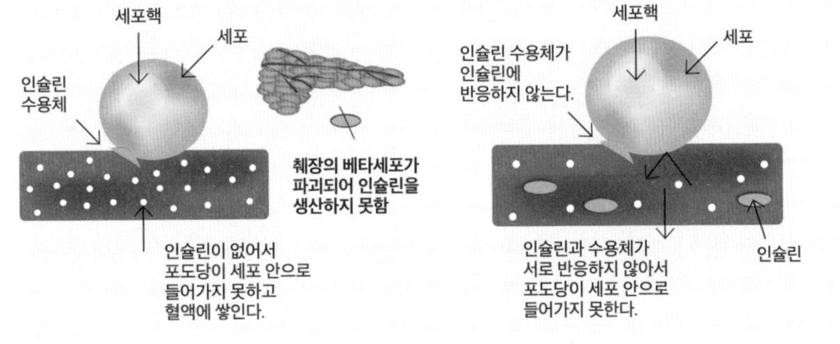
세포핵
세포
인슐린 수용체
췌장의 베타세포가 파괴되어 인슐린을 생산하지 못함
인슐린이 없어서 포도당이 세포 안으로 들어가지 못하고 혈액에 쌓인다.
세포핵
세포
인슐린 수용체가 인슐린에 반응하지 않는다.
인슐린과 수용체가 서로 반응하지 않아서 포도당이 세포 안으로 들어가지 못한다.
인슐린

출처: 내용 정리 저자

뇨병 환자들은 저혈당에 대비해서 사탕 같은 것을 늘 휴대하고 조금이라도 어지럽거나 부들부들 떨리는 증상이 나타나면 곧바로 섭취해야 한다. 혼자 힘으로 당을 섭취하기조차 어려운 상황일 때에는 주변에 도움을 요청해서 콜라나 오렌지주스 같은 당 함량이 높은 음료를 마셔야 한다. 코에 분사하는 글루카곤 스프레이를 휴대하는 방법도 있다.

당뇨병이 수명을 줄인다!

한국은 OECD 국가 중 당뇨병 사망률이 다섯 번째로 높다. 인구 10만 명당 당뇨병 사망률이 OECD 평균은 22.8명인데 한국은 32.3명이다. 노령 인구가 워낙 많은 이유도 있겠지만 관리가 그만큼 어렵고, 합병증이 심각하다고 볼 수 있다.

당뇨에 걸리면 기대수명을 채우지 못하고 일찍 죽는다는 연구 결과도 속속 발표되고 있다. 2010년 영국의 자선단체 '당뇨UK'Diabetes UK의 보고서에 따르면 2형 당뇨병 환자들은 당뇨병이 없는 사람들에 비해 평균 수명이 최대 10년 줄어든다고 한다.[310]

2016년 미국 질병통제예방센터Centers for Deases Control and Prevention 연구진이 50세 이상의 성인 2만 명의 데이터를 바탕으로 연구한 결과에 따르면 당뇨병이 있는 사람은 당뇨병이 없는 사람보다 4.6년 일찍 죽는다고 한다. 또한 당뇨병 환자들에겐 일상생활 수행능력 장애가 6~7년 일찍 발생하고 장애인으로 보내는 시간도 1~2년 더 길다고 한다.[311]

당뇨병이 언제 발병했느냐에 따라, 그리고 어느 나라에 사느냐에 따라 수명이 달라진다는 연구 결과도 있다. 현재 50세인 미국인이 30세에 발병했다면 당뇨병이 없는 사람보다 14년 일찍 죽고, 40세에 발병했다면 10년 일찍 죽고, 50세에 발병했다면 6년 일찍 죽는다. 미국인을 영국인으로 바꾸면 수명이 30세 발병은 13년, 40세 발병은 9년, 50세 발병은 5년 일찍 죽는 것으로 바뀐다.[312] 발병 시기가 빠를수록 합병증이 일찍 오고 수명이 짧아진다고 해석할 수 있다. 또한 미국은 영국에 비해 탄수화물 섭취가 많고 과식하는 문화가 많아 당뇨병 관리가 좀 더 어려운 국가라고 볼 수 있다.

당뇨병 환자가 오래 사는 법

당뇨병 환자에게 나쁜 소식만 있는 것은 아니다. 2022년 미국의 여러 당뇨 전문가가 참여한 당뇨병과 수명에 관한 대규모 연구에 의하면 당뇨병 환자들은 다음의 4가지 건강 지표를 바로잡는 것만으로도 수명을 평균 3년, 최대 10년 이상 늘릴 수 있는 것으로 나타났다.[313]

1. 체질량지수Body Mass Index·BMI

몸무게를 키의 제곱으로 나눈 수치로 비만도를 측정하는 기준으로 사용된다. 세계보건기구 기준으로 18.5 이하는 저체중, 18.5~25는 정상, 25~30은 과체중, 30~35는 1단계 비만, 35~40는 2단계 비만, 40 이상은

3단계 비만으로 분류한다.

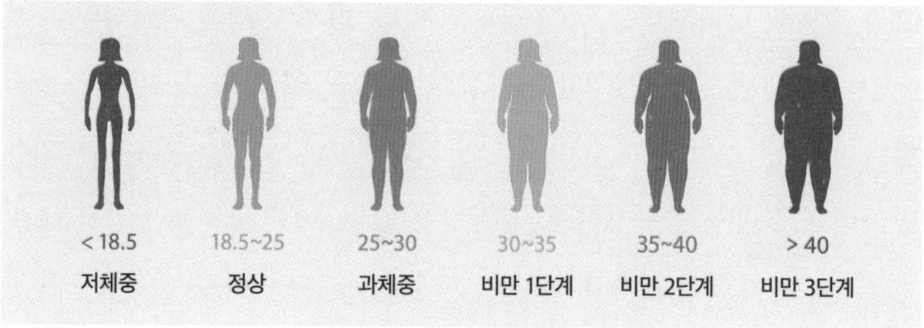

체질량 지수 Body Mass Index

출처: beatxp.com

2. 당화혈색소 수치 Hemoglobin AC1

적혈구 내에 있는 혈색소의 일부가 혈중 포도당과 얼마나 결합되어 있는지를 나타내는 수치. 최근 3개월 간의 평균 혈당을 유추할 수 있는 지표다. 5.6이하는 정상, 5.7~6.4는 당뇨병 전 단계, 6.4 이상은 당뇨병을 뜻한다.

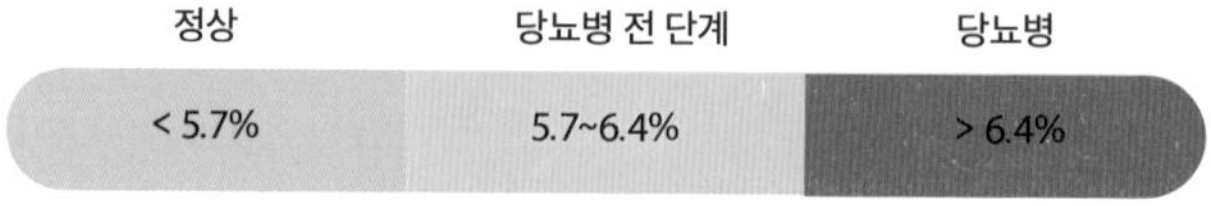

당화혈색소 수치(Hemoglobin AC1)

출처: www.elo.health

3. 저밀도 지단백 콜레스테롤 수치low-density lipoprotein cholesterol

LDL 콜레스테롤은 말초조직으로 콜레스테롤을 운반하는 역할을 하는데 혈관벽에 너무 많이 쌓이면 동맥경화의 원인이 된다. 당뇨병 환자가 이 수치가 높으면 혈관질환이 발생할 위험이 높아진다. 이상적인 수치는 혈액 1데시리터당 100밀리그램 이하이지만 100~129까지를 정상으로 본다. 130~159는 주의가 필요하고 160 이상부터는 위험하다.

4. 최대혈압systolic blood pressure

심장의 수축과 이완에 따라 혈압이 변동할 때의 최고치. 보통 이완기diastolic 혈압은 80mmHg 이하, 수축기 혈압은 120mmHg 이하를 정상으로 본다. 혈관 건강이 안 좋을수록 이완기와 수축기 혈압이 모두 높아지고 차이도 심하게 벌어진다. 혈압을 판단하는 기준은 다음의 그림과 같다.

이 연구 결과에 따르면 BMI가 3단계 비만에 해당하는 당뇨병 환자에 비해 1단계 비만 당뇨병 환자는 2년을 더 오래 살고, 과체중 당뇨병 환자는 2.9년을 더 오래 살고, 정상 체중은 3.9년을 더 오래 산다. 체중을 정상으로 줄이는 것만으로도 수명을 4년 가까이 연장할 수 있다는 뜻이다.

최대혈압 역시 고혈압 2기인 당뇨병 환자에 비해 한 단계씩 줄일수록 각각 1년, 1.5년, 1.9년을 더 오래 산다. 혈압을 정상 범위로 관리하면 수명을 2년 가까이 연장할 수 있다.

또한 LDL 콜레스테롤 수치를 최저 수준으로 관리하면 이 수치가

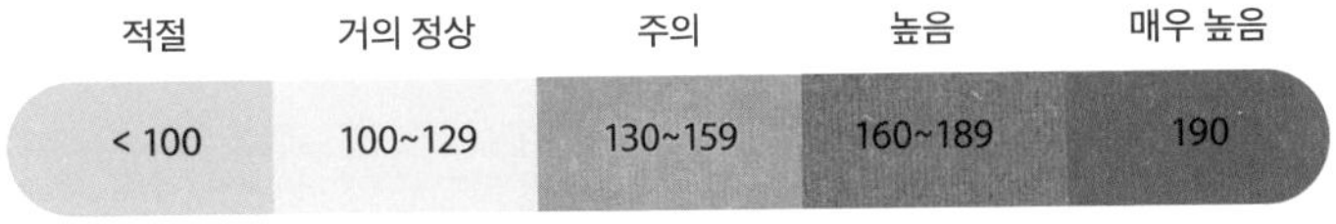

LDL 콜레스테롤 수치 기준(mg/dl)

출처: 저자 작성

혈압 건강 판정 기준			
분류	수축기 최대치		이완기 최대치
정상	<120	&	<80
주의	120-129	&	<80
고혈압 전단계	130-139	or	80-89
고혈압 1기	140+	or	90+
고혈압 2기	160+	&/	100+

매우 높은 당뇨병 환자보다 0.9년을 오래 살 수 있다.

당화혈색소 수치는 평균 9.9를 기록한 최악의 환자 그룹에서 그 아래 그룹인 7.7로 줄이는 것만으로도 3.4년을 더 살 수 있다. 그 아래 그룹인 6.8년으로 줄이면 0.5년을 더 살 수 있다. 하지만 그 이상 줄이는 것은 수명을 연장하는 데에는 큰 영향을 미치지 않는 것으로 나타났다. 결과적으로 당화혈색소를 6.8 이하로 관리하면 3.9년, 즉 4년 가까이 수명을 연장할 수 있다.

만약 이 4가지 지표를 모두 다 정상으로 관리하면 모두 다 관리하지 못한 최악의 환자보다 10.6년을 오래 산다. 보통 당뇨병 환자는 당뇨병이 없는 사람보다 5~6년 일찍 죽는다고 하는데, 5~6년 일찍 죽는 사람들보다 10.6년을 더 오래 산다면 거의 기대수명을 채우고 죽는다고 보아도 무방하다.

당뇨병을 관리하는 방법은 건강을 관리하는 기본 방법과 똑같다.

당뇨 관리 단계별 수명연장 효과							
	4단계 그룹 기준	3단계 그룹		2단계 그룹		1단계 그룹	
		기준	연장된 수명	기준	연장된 수명	기준	연장된 수명
BMI	41	33	+2년	28.6	+2.9년	24.3	+3.9년
당화혈색소(%)	9.9	7.7	+3.4년	6.8	+3.9년	5.9	+3.9년
LDL 콜레스테롤(mg/dl)	146	107	+0.5년	84	+0.7년	59	+0.9년
최대 혈압 (mmHg)	160.4	139.1	+1.1년	128.2	+1.5년	114.1	+1.9년
연장된 총 수명			+7년		+9년		+10.6년

출처: "Potential Gains in Life Expectancy Associated with Achieving Treatment Goals in US Adults With Type 2 Diabetes", Kianmehr et al., <JAMA Network>, 2022 (자료를 바탕으로 저자 작성)

노화가 본격적으로 시작되는 40~50대부터 이 4가지 지표를 잘 관리한다면 당뇨병에 걸린다 해도 건강하게 오래 살 수 있을 것이다.

당뇨병 약물의 세계

당뇨병 환자들은 저마다의 방법으로 혈당을 관리한다. 탄수화물을 제한하는 식이요법, 식후 30분 내 운동 등이 기본이고 매일 서너 번의 혈당 체크, 정기적인 병원 방문이 평생 계속되어야 한다. 그중에서 가장 중요한 것은 혈당 분해를 도와주는 약물의 사용이다.

1형 당뇨병 환자들은 인슐린이 전혀 분비되지 않으므로 직접 인슐

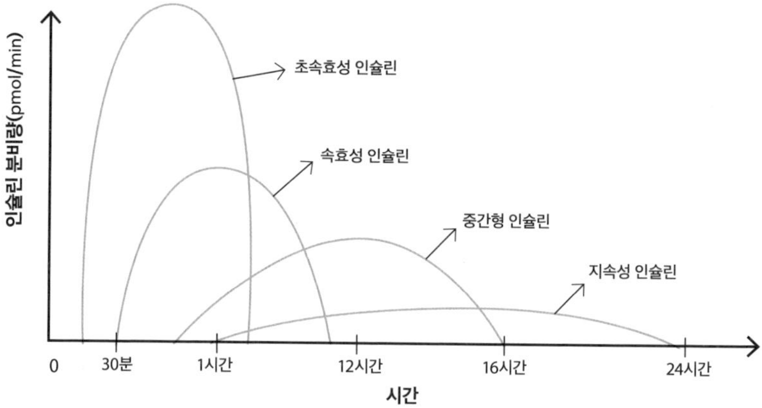

인슐린의 종류에 따른 작용곡선
출처: <당뇨병, 습관을 바꾸면 극복할 수 있다>

린을 넣어주는 것이 유일한 방법이다. 인슐린을 언제 얼마만큼 투여하는지는 정상인의 분비 패턴을 그대로 모방한다. 즉, 꾸준히 분비되는 기저 인슐린은 24시간에 걸쳐 조금씩 효과를 내는 지속형long-acting 인슐린을 투여하고, 식후 인슐린은 곧바로 효과를 내는 초속효성rapid-acting 인슐린을 투여한다. 초속효성보다 조금 느린 속효성short-acting 인슐린도 있고, 16~20시간에 걸쳐 천천히 효과를 내지만 중간에 분비량이 조금 높아지는 중간형intermediate-acting 인슐린도 있다. 환자의 생활 패턴, 식사 패턴 등을 고려해서 가장 적합한 것을 선택해야 한다.

투여 방법은 환자가 매일 3~4회 복부에 직접 주사하는 펜 타입 주사제가 있고, 몸에 주삿바늘과 관을 부착하여 인슐린을 자동으로 투여하는 인슐린 펌프가 있다. 인슐린 펌프는 며칠에 한 번씩 바늘을 교체

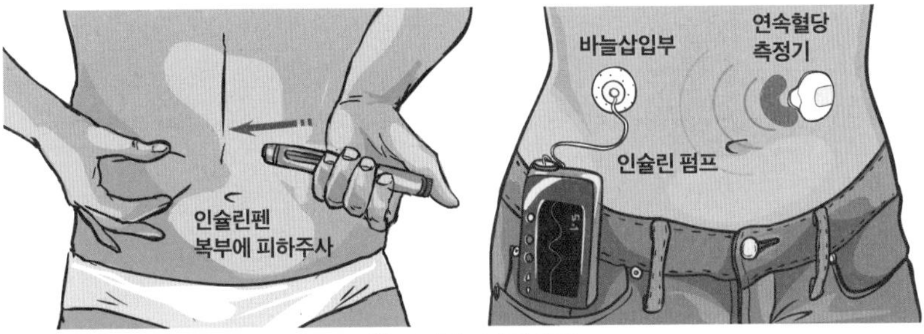

인슐린 펜과 인슐린 펌프

해야 하지만 매일 수차례 복부를 찌르는 수고를 덜어주고 스마트폰과 연동하여 작동할 수 있어서 소아 당뇨병 환자들을 중심으로 좋은 반응을 얻고 있다. 특히 연속혈당측정기와 함께 사용하면 보호자가 수시로 아이의 혈당을 확인하고 필요한 인슐린을 투여할 수 있어서 매우 편리하다. 특히 저혈당 쇼크를 방지하는 효과가 크다.

2형 당뇨병은 인슐린 이외에도 간편하게 경구 복용 혹은 주사할 수 있는 여러 약물이 있다. 약물의 목적은 모두 혈당 스파이크가 일어나지 않도록 혈당을 낮추는 것인데 그 작용 원리에는 차이가 있다. 크게 여섯 가지로 분류할 수 있다.

첫째는 간에서 포도당 합성을 감소시키는 방식의 비구아니드biguanides 계열의 약물이다. 간은 포도당 수치가 부족하면 저장해 두었던 글리코겐이나 글리세롤을 포도당으로 전환하여 다시 혈액으로 내놓는다. 이것은 혈당이 너무 내려가지 않게 조절하는 인체의 자연적인 시스템이다. 하지만 당뇨병 환자들에게는 이것이 공복시의 혈당을 높이는 요인이 된다. 그래서 당뇨 초기 환자들에게 이 약물을 복용시키면 공복혈당이 낮아지면서 인슐린 저항성이 개선되는 효과를 낸다. 이 밖에도 저혈당이나 체중 증가 같은 부작용 위험도 낮아서 당뇨병 환자들에게 가장 많이 처방된다. 비구아니드 계열 제품으로는 다이아벡스, 글루파정, 글루코파지정 등이 있다.

둘째는 췌장에서 인슐린이 잘 분비되도록 돕는 약물이다. '설포닐우레아'sulfonylurea 계열의 약물로 당뇨 초기라서 췌장의 기능이 어느 정도 남아 있는 환자들에게 잘 맞는다. 보통 혈당을 20% 감소시키고 당화혈색소를 0.5~1.5% 감소시키는 효과가 있다. 하지만 장기 복용하면 췌장의 베타세포가 고갈될 수 있고, 지속적인 인슐린 분비로 저혈당을 초래할 위험이 있다. 다행히 최근 개발된 2세대 설포닐우레아계 약물들은 저혈당 위험을 많이 줄였다. 복용 후 평균 2킬로그램 정도 체중이 증가할 위험이 있으므로 일정한 식사량과 운동량을 유지해야 한다. 대표적 제품으로는 아마릴, 디아미크롱, 다이그린정, 다오닐정 등이 있다.

셋째는 근육세포의 인슐린 민감성을 높여 근육으로 포도당이 흡수되는 것을 돕는 치아졸리딘디온thiazolidinedione 계열의 약물이다. 원래 근육은 인슐린 수용체가 많이 분포해서 포도당 흡수가 활발히 일어나는 조직이다. 그런데 당뇨병 환자들은 인슐린이 수용체와 잘 결합하지 않아서 근육으로 포도당이 잘 들어가지 못한다. 치아졸리딘디온 계열의 약물은 인슐린 수용체를 자극해서 인슐린에 더 적극적으로 반응하도록 유도한다. 이로 인해 근육세포 안으로 더 많은 포도당이 흡수되어서 혈당이 치솟지 않고 낮아지게 된다. 더불어 이 약물은 중성지방triglyceride을 낮추고 고밀도 지단백 콜레스테롤high-density lipoprotein cholesterol을 높이며 저혈당 부작용이 거의 없고 췌장의 베타 세포가 일을 덜 하도록 보호하는 효과까지 있어서 당뇨병 환자들에게 두루 도움이 된다. 단 체중이 약간 증가할 수 있고 몸이 붓는 부작용이 있을 수 있다. 흔히 처방되는 제품은 엑토스정, 듀비에정이다.

넷째는 장에서 탄수화물이 분해되는 것을 억제하는 약물이다. 장에는 알파글루코시다제α-Glucosidase라는 효소가 분비되어 빵이나 면, 쌀 같은 탄수화물 음식을 단당류로 빠르게 분해한다. 이 효소가 제대로 작용하지 않으면 탄수화물의 분해 속도가 느려지거나 분해가 잘 안 된다. 이에 착안하여 개발한 약물이 바로 알파글루코시다제 억제제inhibitor다. 탄수화물 분해속도가 느려지기 때문에 혈당이 천천히 올라가서 혈당 스파이크를 방지하는 효과가 있다. 하지만 덩달아 소화가 잘 안 되어서 가스가 잘 차고 설사를 하는 등의 부작용이 발생할 수 있다. 또 간 수치가 상승하고 급성간염이 발생할 위험도 있다. 다른 약물과 병용하지 않는 한 저혈당 부작용이 거의 없고 혈당 조절도 잘 되지만 소화장애로 일상생활이 불편하고 간이 나빠질 위험이 있기 때문에 신중하게 투약을 결정해야 한다. 글루코바이정, 베이슨정 등이 있다.

다섯째는 혈액 속의 포도당을 소변으로 배출시키는 방식의 약물이다. 원래 혈액 속의 포도당은 신장에서 필터링되어 몸으로 다시 흡수된다. 신장에는 SGLT-2sodium-glucose cotransporter라는 나트륨·포도당 공동수송체가 있어서 여과된 포도당을 신세뇨관으로 옮기고 이것이 다시 혈액으로 흡수되기 때문이다. 그래서 건강한 사람들의 소변에는 당이 없다. 반면에 당뇨병 환자들은 여과된 포도당의 양이 너무 많아서

SGLT-2가 모두 다 재흡수시킬 수가 없다. 그래서 소변으로 당이 배출되는 당뇨병이 발생한다. 당을 재흡수시키는 데 실패한 신장은 SGLT-2의 양을 늘려서 당을 소변으로 내보내지 않으려고 필사적으로 노력한다. 이로 인해 당뇨병 환자들의 신장에는 SGLT-2의 양이 매우 많아진다.

이에 착안하여 개발된 당뇨약이 SGLT-2 억제제다. 이 약물은 당뇨병 환자의 신장에 존재하는 다량의 SGLT-2의 활동을 억제해서 포도당 재흡수를 막는다. 포도당이 재흡수되지 못하고 소변으로 배출되니 혈당이 떨어지게 된다.

SGLT-2 억제제는 인슐린 분비와 상관없이 신장에서 포도당 재흡수를 막는 방식이기 때문에 정상적인 포도당 대사를 해치지 않는다. 다른 당뇨병 약물들과 작용 기전이 겹치지 않아 병용하기도 좋다. 임상결과를 보면 이 약물을 복용한 환자군에서 심혈관 질환 발생 위험이 감소한 것으로 나타난다. 더불어 포도당이 재흡수되지 않고 빠져나가서 칼로리 손실이 일어나 살이 빠지는 효과도 있다. 인슐린 분비에 작용하지 않으니 췌장을 쉬게 할 수 있고, 신장이 포도당 재흡수를 하느라 진이 빠질 필요가 없으니 신장까지 보호해준다. 이렇게 장점이 많은 약물이지만 한편으로는 소변량이 늘어 탈수와 저혈압이 나타날 수 있고 요로감염이나 생식기 감염이 발생할 수 있다. 신장을 보호해주지만 신장 질환이 있는 사람에겐 오히려 해가 될 수 있다. 제품명은 포시가정, 자디앙정, 슈글렛정, 스테글라트로정 등이다.

여섯째는 인슐린 분비를 증가시키는 또 다른 호르몬인 GLP-1glucagon-like peptide-1·글루카곤유사펩타이드-1의 작용 기전을 활용하는 방식이다. 음식

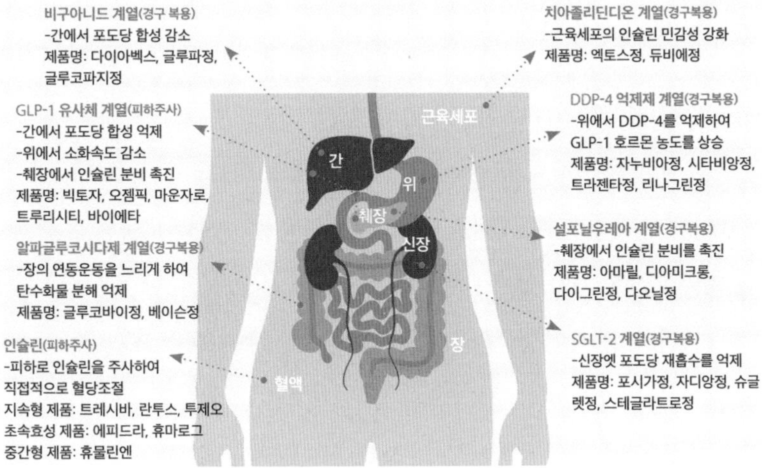
비구아니드 계열(경구 복용)
-간에서 포도당 합성 감소
제품명: 다이아벡스, 글루파정,
글루코파지정
GLP-1 유사체 계열(피하주사)
-간에서 포도당 합성 억제
-위에서 소화속도 감소
-췌장에서 인슐린 분비 촉진
제품명: 빅토자, 오젬픽, 마운자로,
트루리시티, 바이에타
알파글루코시다제 계열(경구복용)
-장의 연동운동을 느리게 하여
탄수화물 분해 억제
제품명: 글루코바이정, 베이슨정
인슐린(피하주사)
-피하로 인슐린을 주사하여
직접적으로 혈당조절
지속형 제품: 트레시바, 란투스, 투제오
초속효성 제품: 에피드라, 휴마로그
중간형 제품: 휴물린엔
치아졸리딘디온 계열(경구복용)
-근육세포의 인슐린 민감성 강화
제품명: 엑토스정, 듀비에정
DDP-4 억제제 계열(경구복용)
-위에서 DDP-4를 억제하여
GLP-1 호르몬 농도를 상승
제품명: 자누비아정, 시타비앙정,
트라젠타정, 리나그린정
설포닐우레아 계열(경구복용)
-췌장에서 인슐린 분비를 촉진
제품명: 아마릴, 디아미크롱,
다이그린정, 다오닐정
SGLT-2 계열(경구복용)
-신장엣 포도당 재흡수를 억제
제품명: 포시가정, 자디앙정, 슈글
렛정, 스테글라트로정
근육세포
간
위
췌장
신장
장
혈액

당뇨병 약의 종류별 작용 기전

출처: "Diabetes Medications: How they help you", The Permanente Medical Group, 2003 (그림 일부 저자 수정, 내용 저자 정리)

을 먹으면 위에서 여러 가지 호르몬이 분비되는데 이것을 통틀어 인크레틴incretin이라고 부른다. 인크레틴 중에 가장 유명한 것이 GLP-1이다. GLP-1은 기본적으로 위장관의 연동 운동을 느리게 해서 음식물의 소화 속도를 늦추고 포만감을 지속시켜 식욕을 억제하는 효과가 있다. 또 간으로 가서 수용체와 결합하면 포도당 합성을 억제해서 혈당을 낮춘다. 뿐만 아니라 췌장으로 가서 수용체와 결합하면 베타세포의 분열을 촉진하고 인슐린 분비를 늘린다. GLP-1은 당뇨병 환자들에게 필요한 모든 것을 해주는 만능 호르몬인 셈이다.

따라서 GLP-1의 분비량을 인위적으로 늘린다면 당뇨 치료에 획기적인 시대가 열릴 것이다. 안타깝게도 이 호르몬은 혈중 반감기가 2분으로 매우 짧아 외부에서 넣어주어도 효과가 지속되지 못한다. 그래서 제약사들이 먼저 개발한 약물이 DPP-4dipeptidylpeptidase-4 억제제다. DPP-4는 인크레틴을 빠르게 분해하는 효소로 GLP-1의 반감기를 짧게 만드는 주범이다. DDP-4를 억제하면 GLP-1의 농도가 높아져 소화 속도를 늦추고 인슐린 분비량을 늘려 혈당을 낮추는 효과를 낼 수 있다. DDP-4 계열 약물의 대표적인 제품으로는 자누비아정, 시타비앙정, 트라젠타정, 리나그린정 등이 있다.

그리고 드디어 제약사들이 오랜 연구 끝에 효과가 오래 지속되는 GLP-1 유사체analogs를 개발해냈다. GLP-1 유사체란 몸에 주입하면 GLP-1 호르몬처럼 작용하는 약물이다. 빅토자, 오젬픽, 마운자로, 트루리시티 등의 제품이 대표적으로 모두 2000년대 중반에서 2010년대 후반에 걸쳐 세계 각국에서 승인을 받았다. 인슐린처럼 복부에 주사해야 하는데 매일 1회 주사하는 제품이 있고 일주일에 한 번만 주사하는 제품이 있다.

GLP-1 유사체는 체내 GLP-1 호르몬의 양을 직간접적으로 늘리는 것이라서 효과가 매우 좋다. 특히 식욕을 다스려 살이 빠지는 효과가 뛰어나고 심혈관 질환을 낮추는 효과까지 있어 비만이나 심장 질환을 가진 당뇨병 환자들이 가장 먼저 고려할 수 있는 약물로 미국당뇨병협회American Diabetes Association의 인정을 받았다. 2021년 GLP-1을 처방받은 당뇨병 환자들의 데이터를 메타분석한 결과 사망률이 12% 감소했고 심장 질환과 신장질환도 현저히 감소한 것으로 나타났다.[314] 이처럼 효과가 좋고 저혈당 위험도 낮아서 10세 이상의 어린이 2형 당뇨병 환자에게도 처방을 허용하는 추세다. 하지만 위의 연동 운동을 느리게 해서 일부 환자들에게서는 구역, 구토, 설사, 변비 등이 나타나고 주사 부위에 알레르기도 발생할 수 있다. 또 인과관계가 충분히 증명되지는 않았지만 갑상선암과 췌장염 발병율이 다소 높아질 수 있다는 논란도 있다.

당뇨병 약물의 세계를 들여다보면 혈당이라는 인체의 항상성이 얼마나 복잡하고도 정교한 메커니즘으로 운영되는지 새삼 느낀다. 당뇨는 인슐린의 문제로 시작하지만 췌장뿐만 아니라 위, 간, 신장, 지방세포, 근육세포, 심지어 뇌까지 모두 연결된 문제다. 그래서 수많은 효소와 여러 호르몬, 그리고 그 호르몬들의 수용체까지 치료의 범위로 확장된다. 당뇨병 환자가 아니더라도 당뇨병약에 대해 알아두면 건강한 중년과 노후를 준비하는 데 반드시 도움이 될 것이다.

Info Box 1 비만 치료제가 된 당뇨병 치료제

의약의 세계에서는 부작용을 통해 새로운 치료제를 발견하는 일이 흔히 일어난다. 예를 들어 소염·진통제로 개발된 아스피린은 혈액을 묽게 만드는 부작용이 발견되어 혈전 예방약으로도 활용된다. 비아그라는 원래 협심증 치료제로 개발하다 실패했는데 부작용으로 발기부전 치료 능력이 발견되어 세상에 나오게 되었다.

당뇨병 약에도 이런 우연한 발견이 있다. 바로 GLP-1 유사체 계열의 약물이다. 이 약물은 간에서 포도당 합성을 억제하고 위에서 GLP-1 인크레틴 호르몬으로 작용하여 소화속도를 느리게 만든다. 더불어 췌장에서 베타세포의 분열과 증식을 도와 인슐린 분비를 촉진한다. 빅토자Victoza, 오젬픽Ozempic, 마운자로Mounjaro 등이 이 계열의 약물이다.

그런데 임상 과정에서 제약사들은 GLP-1 유사체가 체중 감량에 탁월한 효과가 있다는 것을 발견했다. 중국 연구진의 메타분석에서 오젬픽은 고용량을 투여했을 때 평균 12.47 킬로그램의 감량 효과가 나왔고, 빅토자는 5.24 킬로그램의 감량 효과가 나왔다.[315] 마운자로 역시 제조사의 임상 3상에서 고용량 투여군은 체중의 20.9%가 감량되었고 중간용량 투여군은 19.5%가 감량되었고, 저용량 투여군은 15%가 감량되었다.[316]

이런 엄청난 효과를 당뇨병 환자들에게만 누리게 할 수는 없다. 비만은 만병의 근원이고 대부분의 비만 환자들이 결국 당뇨병과 심혈관질환, 각종 성인병에 걸리게 된다. 그래서 제조사들은 당뇨약으로 승인 받은 이 약들을 다시 비만 치료제로도 승인받았다. 그리고 빅토자는 삭센다Saxenda로, 오젬픽은 위고비Wegovy로, 마운자로는 젭바운드Zepbound, 이름만 바꿔서 비만 치료제로 내놓았다.

현재 한국에서는 당뇨병 치료제로 빅토자, 오젬픽, 마운자로가 모두 승인을 받아 처방되고 있고, 비만 치료제로는 삭센다와 위고비만 승인 받은 상태다. 빅토자와 삭센다, 오젬픽과 위고비는 이름만 다를 뿐 똑 같은 약이다. 다만 빅토자와 오젬픽은 당뇨병 환자용, 삭센다와 위고비는 비만 환자용으로 처방되는 것이 다르고 주입량이 다르다. 삭센다와 위고비를 처방받기 위해서는 12세 이상이어야 하고 체질량지수BMI 30 이상, 당뇨병 전

단계나 당뇨병, 고혈압 등 체중 관련 동반질환이 한 가지 이상 있어야 한다.

삭센다와 위고비는 고가의 의약품인데도 불구하고 현재 전 세계적으로 수요가 폭발해서 공급이 여의치 않다. 덩달아 당뇨병 환자용인 빅토자와 오젬픽, 마운자로도 수요가 높아져서 처방받기 어려운 약이 되었다. 그만큼 비만 인구가 많고 비만을 치료하기 위해서라면 큰 돈을 기꺼이 치를 사람들이 많아졌다는 뜻일 것이다.

살을 빼려고 약을 먹는 사람들을 한심하거나 걱정스럽게 바라보는 시선이 있지만 적어도 삭센다와 위고비, 젭바운드 만큼은 그런 시선을 버려야 할 것 같다. GLP-1 유사체 계열의 약물은 기존의 다이어트약처럼 중추신경을 흥분시키는 약물이 아니라 호르몬을 통해 신진대사를 바꿔서 식욕을 억제하는 메커니즘이다. 또 단순히 살을 빼려는 모든 사람들을 대상으로 처방하는 것이 아니라 BMI 30 이상에 체중 관련 질환이 있는 비만 환자들만을 대상으로 한다. 본인의 의지만으로는 살을 빼기가 어렵고 현재의 상태로는 건강이 악화될 것이 확실한 사람들이 의약품의 도움을 받아 살을 빼는 것은 결코 한심하지 않다. 단순한 체중 감량이 아니라 남은 인생의 삶의 질을 바꾸는 일이기 때문이다. 비만을 개인의 의지박약의 문제가 아닌 의료의 영역으로 보는 패러다임 전환이 필요하다.

다만 현재 삭센다와 위고비의 가격은 대중적으로 접근하기 어려운 수준이다. 그래서 마치 셀럽과 대형 인플루언서들만 접근이 가능한 약으로 알려져 반감이 더 큰 것 같다. 현재 우리나라 제약사들도 GLP-1 유사체 약물을 열심히 개발 중이다. 조만간 이 약물의 대량생산 시스템이 완성되고 여러 제약사들이 경쟁하면서 더 많은 사람들이 저렴한 가격에 비만을 치료할 수 있기를 기대해본다.

인슐린과 뇌의 비밀

인슐린은 우리 몸에서 혈당을 내려주는 유일한 시스템이다. 혈당을 올리는 데에는 인슐린의 길항 호르몬인 글루카곤glucagon 외에도 코르티솔과 에피네프린, 갑상선 호르몬, 성장호르몬까지 여러 호르몬이 관여한다. 그런데 혈당을 내리는 호르몬은 인슐린이 유일하다. 왜 올리는 호르몬은 여러 개인데 내리는 호르몬은 하나뿐인 걸까?

이에 대해 진화학자들은 생존에는 저혈당이 더 위험하기 때문이라고 풀이한다. 저혈당으로 인한 쇼크는 생명을 위협하기 때문에 온갖 호르몬을 동원하여 빠르게 혈당을 끌어올려야 한다. 반면에 고혈당은 서서히 몸을 망가뜨리기는 하지만 당장 위험하지는 않다. 오히려 너무 급격히 낮추었다가 저혈당이 되면 더 큰 위험을 초래하기에 인슐린 하나만으로 조절하는 편이 낫다.

1형 당뇨병을 초래하는 유전자가 진화 과정에서 살아남은 이유도 빙하기 때에는 오히려 이 유전자가 생존에 유리했기 때문이라는 주장이 있다. 1만2,000년 전 빙하기가 북유럽을 덮쳤을 때 대부분이 추위를 견

디지 못하고 사망했지만 1형 당뇨병을 앓는 사람들은 혈액에 당이 많아 어는 점이 낮아서 빙하기에 얼어 죽지 않고 적응에 성공했다고 한다.[317]

뇌에서 발견된 인슐린

성호르몬, 성장호르몬, 코르티솔, 갑상선 호르몬은 시상하부-뇌하수체 축에 의해 분비되는 중앙부 호르몬central hormone이다. 반면에 인슐린은 뇌와 연결된 축 없이 췌장에서 스스로 분비한다. 이렇게 뇌와 연결되지 않고 독립적으로 분비되는 호르몬을 페리페럴 호르몬peripheral hormone이라고 한다. 번역하자면 '외곽 호르몬' 정도가 적절할 것 같다.

인슐린은 외곽 호르몬으로 뇌와는 관련이 없는 것으로 간주되어 왔다. 뇌는 에너지원으로 포도당만 사용한다. 간이나 근육과 마찬가지로 뇌에도 포도당이 글리코겐 형태로 저장되어 있는데 그 양은 매우 적다. 간에 저장된 글리코겐이 100이라면 근육에는 10, 뇌에는 1밖에 저장되어 있지 않다. 이것은 3분 정도 소비하면 동이 나는 양이다. 뇌는 포도당을 끊임없이 소비하기에 혈액으로부터 계속 포도당을 공급받아야 한다. 혈당을 낮추는 인슐린은 뇌에 작용해서는 안 되며 뇌 속으로 들어와서도 안 된다.

실제로 1954년 펜실베니아 의대 연구팀은 방사성 인슐린 투여 실험을 통해 인슐린이 혈액뇌장벽blood-brain barrier을 통과하지 못한다는 것을 증명했다.[318]

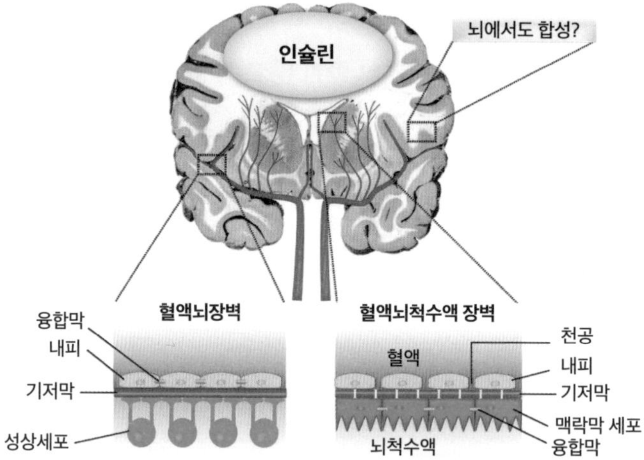

뇌에서의 인슐린 전달 경로

출처: "Insulin, Aging, and the Brain: Mechanisms and Implications", Akintola and Heemst, <Frontiers in Endocrinology>, 2015

그런데 1967년 이러한 이론에 의문을 제기하는 논문이 발표되었다. 개를 상대로 한 실험에서 혈청 인슐린 수치가 올라가면 뇌척수액 cerebrospinal fluid에서도 인슐린 수치가 올라가는 것이 확인된 것이다.[319] 그렇다면 인슐린이 혈액뇌척수액 장벽을 통과한다는 뜻이 된다.

1978년에는 미국 국립 관절염&대사·소화질환 연구소 연구진이 쥐의 중추신경계에서 인슐린 수용체를 다량으로 발견했다.[320] 같은 해 이 연구진은 쥐의 뇌 추출물에서 높은 수치의 인슐린이 존재하는 것을 증명해냈다. 중추신경의 인슐린 농도는 혈장 인슐린 농도보다 오히려 더 높았다.[321]

이후로 1980~1990년대에 수많은 논문이 발표되면서 과학계와 의학계는 뇌에 인슐린이 존재한다는 사실을 받아들이게 되었다. 인슐린은 인간의 뇌에 꽤 높은 농도로 존재하며 혈액뇌척수액 장벽뿐만 아니라 혈액뇌장벽도 통과할 가능성이 있다. 인슐린은 외곽 호르몬이지만 중심부에도 존재하는 호르몬이었던 것이다.

더 과감한 주장이 있다. 어쩌면 인슐린은 뇌에서 자체적으로 생산해내는 것일지도 모른다. 쥐의 혈액뇌장벽을 통과하는 인슐린은 췌장에서 분비된 인슐린의 겨우 0.046%뿐이다. 그런데 뇌의 미세혈관과 뇌추출물, 미성숙 신경세포에서 더 높은 농도의 인슐린이 발견된다.[322] 뇌에서의 인슐린 농도가 발달단계에 따라 달라지고 특히 뇌가 폭발적으로 성장하는 시기에 가장 높게 나타나기도 한다. 이러한 현상은 뇌에서 스스로 인슐린을 생산하기 때문이라는 것 외에는 설명하기가 어렵다.[323]

인슐린과 식욕

그렇다면 인슐린은 도대체 뇌에서 어떤 일을 하는 걸까? 외곽 호르몬으로서의 인슐린은 혈중 포도당을 세포 안으로 넣어서 혈당을 낮추는 역할을 한다. 하지만 뇌에서는 아무리 인슐린을 쏟아부어도 포도당 농도가 낮아지지 않는다.[324] [325] 또한 포도당을 뇌의 여러 신경세포와 핵으로 보내기 위해서는 포도당 수송 단백질인 GLUT1과 GLUT3가 필요한데 이 과정에도 인슐린은 관여하지 않는다.

1979년의 연구에서 실마리가 풀렸다. 개코원숭이의 뇌실에 인슐린을 오랜 기간 직접 투여했더니 원숭이들의 식사량이 현저히 줄고 살

이 쫙 빠진 것이다.[326]

1991년 마멋marmot을 대상으로 한 실험에서도 같은 결과가 나왔다. 마멋은 겨울에는 동면을 하고 여름에는 왕성하게 먹는 습성을 가졌는데 여름 시즌에 이들의 뇌실에 인슐린을 장기간 투여하자 식사량이 줄고 살이 빠졌다.[327]

이것은 인간에게 인슐린을 정맥주사했을 때에는 결코 얻을 수 없는 결과다. 혈중 인슐린 농도는 인간의 식욕에 아무런 영향을 끼치지 않는다. 1998년 호주 로열아델레이드Royal Adelaide 의대 연구진은 공복 상태인 젊은 남녀 14명에게 인슐린을 여러 용량으로 정맥주사한 후 30분 동안 뷔페 식당에서 먹고 싶은 만큼 먹게 하였다. 그 결과 이들이 먹은 양과 인슐린 용량 사이에 아무런 인과관계가 없었다.[328]

이러한 결과는 인슐린이 몸에서는 식욕과 아무런 관련이 없고 오로지 혈당을 낮추는 기능만 하지만, 뇌에서는 혈당과 관련이 없고 식욕을 억제하는 기능을 한다는 것을 알려준다.

만약 이 원리를 다이어트에 이용한다면 우리는 혈당이 내려가는 것에 대한 걱정 없이 식욕을 효율적으로 조절할 수 있다. 실제로 2012년 독일 뤼벡Lubeck 대학 신경내분비학과 연구팀은 식사를 마친 여성들의 비강에 인슐린을 주입하여 간식을 먹고 싶은 욕구를 낮추고 간식의 섭취량을 줄이는 데에 성공했다. 이때 비강으로 주입된 인슐린은 혈장 포도당 농도를 살짝 낮추기는 했지만 혈중 인슐린 수치에는 영향을 주지 않았다.[329] 이 방법이 실제로 다이어트에 적용될 수 있다면 저혈당을 조심하면서 살을 빼야 하는 당뇨병 환자들에게 엄청난 희소식이다.

결국 인슐린이 뇌에서 하는 일은 식욕을 억제하는 것이다. 인슐린은 몸에서는 혈당이 너무 높지 않게 조절하는 역할을 하고, 뇌에서는 지나치게 먹지 않도록 식욕을 누르는 역할을 한다.

그런데 식욕에 작용하는 것은 인슐린뿐만이 아니다. 지방세포에서 분비되는 렙틴leptin, 위에서 분비되는 그렐린ghrelin도 뇌의 식욕 관리 시스템에 작용한다. 그리고 우리가 잘 알고 있는 강력한 식욕 자극 시스템이 하나 더 있다. 바로 도파민 보상 시스템이다.

도파민 보상 시스템은 우리가 배고픔을 해결하고 포만감을 느낄 때 기쁨과 희열을 안겨준다. 이것이 학습 및 동기부여가 되어 배가 고플 때 열심히 먹을 것을 찾아다니게 한다.

그런데 2021년 독일 튀빙겐Tubingen 의대 당뇨대사질환연구센터가 발표한 논문에 따르면 인슐린이 도파민 보상 시스템에 영향을 끼치는 것으로 나타났다. 연구팀은 정상체중인 10명의 건강한 남성에게 비강을 통해 인슐린을 주입하고 뇌의 변화를 자기공명영상으로 촬영했다. 그 결과 선조체의 도파민 수치가 줄어들면서 뇌의 활성 회로가 바뀌는 것이 관찰되었다. 어쩌면 인슐린은 도파민 보상 시스템에 영향을 주는 방식으로 식욕을 억제하는 것인지도 모른다.[330]

인슐린이 뇌에서 렙틴과 그렐린에 상호작용하는 방식도 식욕에 영향을 끼친다. 렙틴은 지방세포, 그렐린은 위에서 분비되지만 표적세포는 똑같이 시상하부의 궁상핵arcuate nucleus이다. 렙틴은 포만감을 느낄 때 분비되어 궁상핵에 있는 수용체와 결합한다. 그러면 궁상핵이 여러 신경 전달 물질과 호르몬을 뇌 곳곳으로 보내 식욕을 억제하고 체온과 혈압을 올리고 세포대사율을 증가시킨다. 렙틴이 이렇게 그만 먹으라는 신호를 보내주기 때문에 적당히 먹으면 포만감을 느껴 숟가락을 내려놓을 수 있다.

반대로 그렐린은 위창자길에 음식이 하나도 없을 때 분비되어 궁상핵에 있는 수용체와 결합한다. 그러면 궁상핵은 여러 신호전달단백질과 호르몬을 분비하여 허기와 식욕을 느끼게 만든다. 동시에 부교감신경이 활성화되고 세포대사율이 감소한다.

렙틴과 그렐린은 반대 기능을 하지만 서로 길항작용을 한다고 보기는 어렵다. 렙틴은 포만감에 즉각적으로 반응하는 호르몬이라기보다 지방의 양과 식욕을 전반적으로 관리하는 호르몬이다. 반면에 그렐린은 배고픔에 즉각적으로 반응하고 곧바로 사라지는 호르몬이다.

선천적으로 렙틴 유전자가 없는 사람은 포만감을 느끼지 못한다. 늘 허기에 시달리고 계속 먹어서 심각할 정도로 살이 찐다. 또한 렙틴이 없으면 시상하부에서 분비하는 생식샘자극호르몬방출호르몬이 잘 분비되지 않아 성욕도 발달하지 못한다.

반면에 그렐린 유전자는 오베스타틴obestatin이라는 또 다른 호르몬과 함께 인코딩되어 있다. 신기하게도 그렐린이 배고픔을 호소하며 먹을 것을 원할 때 오베스타틴은 덜 먹을 준비를 한다. 음식이 소화되는 속도와 위장을 비우는 속도를 지연시켜서 그렐린 분비를 멈추게 한다. 선천적으로 그렐린 유전자가 없으면 키가 매우 크고 비만이 된다. 이 호

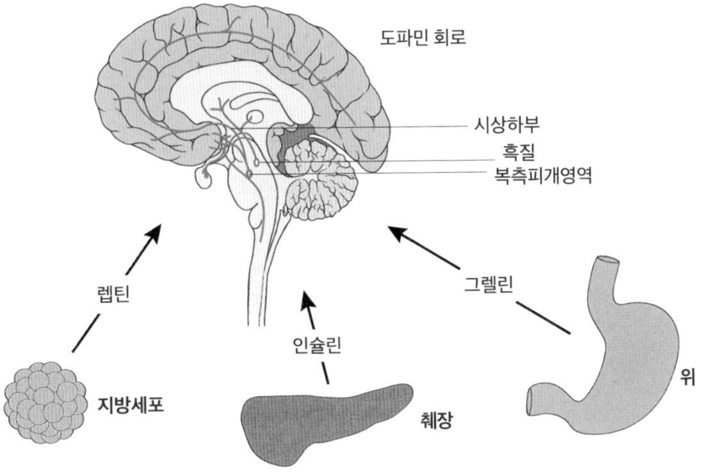

뇌의 식욕관리 시스템

르몬이 시상하부에서 성장호르몬방출호르몬의 분비를 자극하기 때문이다.

렙틴과 그렐린의 이 복잡한 메커니즘에 인슐린은 어떤 영향을 끼칠까? 인슐린이 도파민 회로에 영향을 끼치는 것처럼 그렐린과 렙틴도 도파민 회로에 영향을 끼친다. 그렐린은 도파민 회로에 있는 수용체와 결합하여 더 많은 도파민이 분비되게 하고[331], 렙틴은 도파민 분비를 감소시켜 식탐이나 약물중독과 같은 도파민 의존성 행동을 약화시킨다. 한 연구에 의하면 렙틴 분비가 부족한 사람들에게 음식 이미지를 보여주면 복측피개영역이 과잉 활성화된다. 하지만 이들에게 렙틴을 주입하면 이런 반응이 줄어들고 음식에 대한 욕구도 줄어든다.[332] 렙틴과 그렐린, 그리고 인슐린은 도파민이 지나치게 많이 분비되거나 지나치게 적게 분비되는 것을 막는 보상시스템의 일부일 수 있다. 또한 도파민 회로가 발달한 중뇌midbrain의 복측피개영역과 시상하부, 뇌간brain stem은 신호전달 기능을 가진 외곽 호르몬들이 모두 모여 통합작용을 하는 곳일 수 있다. 이 통합작용 메커니즘을 모두 이해할 수 있다면 우리는 비만의 실마리를 풀 수 있을 뿐만 아니라 담배나 약물중독의 해결법도 찾을 수 있을 것이다. 식욕 관리 시스템이 결국 중독을 관리하는 시스템이기 때문이다.

Info Box 2 **렙틴 저항성과 인슐린 저항성**

식욕억제 호르몬 렙틴은 지방세포에서 분비된다. 당연히 지방이 많을수록 분비량이 많아진다. 그렇다면 의문이 든다. 비만인 사람들은 렙틴이 더 많이 분비될 텐데 왜 식욕을 자제하지 못하는 것일까?

이것을 설명할 수 있는 이론이 바로 '렙틴 저항성'leptin resistance이다. 지방세포는 렙틴을 충분히 분비하는데 시상하부의 궁상핵에 있는 수용체가 렙틴과 결합하지 않는 것을 뜻한다.

1995년 미국 보스턴의 베스이스라엘Beth Israel 병원 내분비학과 연구팀이 이 개념을 처음으로 주장했다. 이들은 쥐에게 엄청난 고지방 식이요법을 실시하여 비만 쥐를 만들어냈다. 쥐들은 지방이 증가할수록 더 많은 렙틴을 분비했다. 하지만 쥐들은 전혀 먹는 양을 줄일 생각을 하지 않았고 오히려 더 뚱뚱해졌다. 렙틴이 증가해도 식욕이 그대로라는 건, 어떤 이유에서인지 뇌에서 렙틴이 작용하지 않는 것이다. 연구팀은 이 현상에 '렙틴 저항성'이라는 이름을 붙였다.

몇 년 뒤 또 다른 연구팀이 비만인 사람들의 렙틴 수치를 조사해보니 정상 체중의 사람들보다 훨씬 높은 것으로 밝혀졌다.[333] 또한 렙틴 유전자가 변형된 비만 쥐에게 렙틴을 투여하면 식욕이 억제되지만 이미 렙틴 수치가 높은 비만인 사람들에게 렙틴을 투여하는 것은 식욕 감퇴나 체중 감량 효과가 거의 없었다.[334] 이러한 결과들을 통해 비만이 되어 렙틴이 너무 많이 분비되면 내성이 생긴다는 '렙틴 저항성'의 개념이 확립되었다.

렙틴 저항성이라는 개념은 우리에게 '인슐린 저항성'을 떠올리게 한다. 인슐린 저항성도 췌장에서는 인슐린을 충분히 분비하는데 수용체나 간, 근육 등의 세포가 이에 반응하지 않는 것이다. 많이 먹을수록 더 많이 분비되고 효과가 없을수록 췌장이 죽을 힘을 다해 더 많이 만들어내지만, 그럴수록 저항성이 더 심해지는 것도 똑같다.

최근의 연구 결과는 비만과 렙틴 수치의 상승, 렙틴 저항성과 인슐린 저항성은 서로 연결돼 있다는 것을 보여준다. 2020년 파키스탄 연구팀은 BMI가 25 이상인 비만 그룹과 BMI가 25 이하인 정상~과체중 그룹의 혈액을 검사하여 비교해 보았다. 그 결과 비만 그룹은 렙틴 수치가 정상~과체중 그룹에 비해 5.6배나 높았다. 인슐린 저항성을 나타내는 공복혈당 인슐린 수치도 비만 그룹이 1.2배 더 높았다.[335]

문제는 비만으로 인한 높은 렙틴 수치가 인슐린 저항성을 더 악화시킨다는 것이다. 지방세포에서 분비되는 호르몬 중에는 공복이 오래 지속될 때 지방을 연료로 사용하도록 촉진하는 아디포넥틴adiponectin이 있다. 아디포넥틴은 항염 효과가 있어 여러 염증 관련 인자들의 발현을 억제해 준다. 그런데 복부 비만이 심해지면 아디포넥틴의 분비량이 줄어들고 대신 렙틴의 분비가 늘어난다. 렙틴은 오히려 염증성 사이토카인의 발현을 촉진하여 인슐린 저항성을 악화시킨다.[336]

이와 같은 연구 결과는 비만이야말로 모든 문제의 시작이라는 사실을 알려준다. 비만이 아니라면 렙틴 저항성이 생기지 않을 것이고 렙틴 저항성이 생기지 않는다면 인슐린 저항성이 악화되어 당뇨병으로 발전하지 않을 것이다. 식욕을 억제하는 렙틴 고유의 기능을 잃지 않으려면 늘 식사량에 신경을 쓰고 적당히 포만감을 느끼면 숟가락을 내려놓아야 한다. 당뇨병은 생각보다 고통스러운 질환이다. 평생을 식욕과 혈당 사이에서 줄다리기해야 하고 합병증이 발생하는 것을 각오해야 한다. 본격적으로 살이 찌기 시작하는 40~50대부터 체질량을 잘 관리하여 당뇨병의 위험을 낮춘다면 노후의 삶의 질이 훨씬 좋아질 것이다.

뇌가 당뇨병을 앓는다!

당뇨병이 전 세계의 유행병이 된 현재, 당뇨병만큼이나 무서운 속도로 증가하고 있는 병이 있다. 바로 치매dementia다. 세계보건기구World Health Organization의 자료에 따르면 현재 전 세계 치매 인구는 5,500만 명에 이르고

매년 1,000만 명씩 증가하고 있다고 한다.[337]

2021년 OECE 국가 통계에서 우리나라의 치매 발생률은 인구 1,000명 당 11명으로 세계 30위다. 하지만 2050년에는 41명으로 껑충 뛰어서 세계 5위가 될 전망이다.[338] 늘어나는 노령 인구 때문이라는 사실을 감안해도 엄청나게 빠른 증가다.

그런데 놀라운 연구 결과가 있다. 프랑스, 이탈리아, 영국 등 유럽 5개국이 참가한 공동연구에서 당뇨가 없는 사람이 70세에 치매가 될 확률은 1,000명 당 8.9명으로 나타난다. 하지만 당뇨를 5년 정도 앓은 인구에서 이 확률은 1,000명 당 10명으로 늘어난다. 6~10년 정도 앓은 그룹에서는 13명으로 늘어나고 10년 이상 앓은 그룹에서는 18.3으로 늘어난다. 만약 50세에 당뇨가 발병한 사람이 1,000명이라면 그중 18명이 60세 이후로 치매에 걸린다는 뜻이다.[339]

당뇨병이 치매를 일으키는 원인

당뇨병이 인지 능력과 관련이 있고 치매 발병 시기를 앞당긴다는 주장은 오래전부터 제기되어 왔다. 당뇨병은 고혈당으로 피가 끈적끈적해져서 혈관이 여기저기 막히는 질환이다. 혈관이 좁아지고 혈압이 높아지니 당연히 뇌로 피를 보내는 것이 어려워지게 된다. 주요 합병증이 심혈관질환과 뇌졸중이므로 뇌 기능에 영향을 주는 것은 당연하다.

또 한 가지 생각할 수 있는 원인은 당뇨병 환자에게 흔히 발생하는 저혈당hypoglycemia 증세다. 당뇨병 환자들은 지속적인 고혈당이 문제이기 때문에 늘 탄수화물과 당분을 배제하는 식단을 실천해야 한다. 하지만 이런 식단을 너무 가혹하게 유지하거나, 혹은 인슐린 주입량이 탄수화물 섭취량보다 높으면 저혈당이 발생할 수 있다. 저혈당은 오직 포도당만을 에너지원으로 사용하는 뇌에게 치명적이다. 뇌의 해마에 손상을 입혀 급성 인지장애, 기억력 감퇴, 치매, 어지러움, 혼수 등을 일으킬 수 있다. 저혈당이 반복되면 혈당조절 능력을 완전히 상실하여 고혈당과 저혈당을 오락가락하다가 급성관상동맥증후군acute coronary syndrome·혈류가 장애를 받아 일어나는 불안정 협심증, 급성심근경색증, 심장돌연사를 총칭하는 말으로 사망할 위험이 매우 높아진다.

이 밖에도 당뇨병의 고혈당과 비만이 유발하는 염증과 산화스트레스도 치매 발병의 원인이 될 수 있다.

그런데 이것만으로 당뇨병 환자 그룹 내의 높은 치매 발병률을 다 설명할 수는 없다. 치매는 뇌졸중 위험을 잘 관리하는 당뇨병 환자 그룹 내에서도 여전히 발병률이 높기 때문이다.[340] 또한 저혈당은 주로 1형 당뇨병 환자와 2형 당뇨병 환자 중 인슐린을 주입하는 환자군에서 25% 정도의 비율로 발생한다.[341] 이것으로는 모든 당뇨병 환자에서 치매 발병률이 높은 이유를 설명하기 어렵다. 혈관성 치매보다도 알츠하이머Alzheimer·뇌신경세포의 소실로 인한 치매의 발병률이 훨씬 더 높다는 것도 의문을 남긴다.

그렇다면 이렇게 생각해 볼 수 있다. 어쩌면 당뇨병이 직접 치매를 일으키는 것은 아닐까? 그 연결고리는 아밀로이드 반amyloid plaques과 타우tau 단백질에서 찾을 수 있다. 알츠하이머는 초기에 뇌에 아밀로이드라는 작은 단백질이 과도하게 만들어진 후 타우 단백질이 과인산화hyper-phosphorylation로 뭉치는 과정을 거치며 뇌세포가 사멸한다. 인슐린은 아밀로이드반의 생성과 타우 단백의 과인산화에 결정적 역할을 한다. 인슐린이 뇌세포에 직접 작용해서 알츠하이머를 일으키는 것일 수 있다.[342]

치매는 제3의 당뇨병

이를 근거로 알츠하이머를 '3형 당뇨병'으로 불러야 한다는 주장이 생겨났다. 몸에 인슐린 저항성이 생긴 것이 2형 당뇨병이라면 뇌에 인슐린 저항성이 생긴 것이 3형 당뇨병이라는 것이다. 알츠하이머가 뇌세포에 포도당 공급이 원활하지 않게 되면서 시작된다는 점, 뇌의 인슐린 수치는 정상인데 수용체와 반응하지 않는다는 점, 인슐린 저항성과 더불어 다른 신경 전달 물질의 공급이 줄어든다는 점 등이 이 병을 3형 당뇨병으로 불러야 한다는 근거다.[343]

하지만 이것보다 더 좋은 근거는 인슐린이 뇌에서 인지 능력에 관여한다는 점일 것이다. 인슐린은 혈액뇌장벽이나 혈액척수액장벽 등의 경로를 통해 뇌에 도달하여 렙틴, 그렐린, 도파민 등과 함께 식욕을 컨트롤하는 역할을 한다고 알려져 있다. 그런데 1999년 인슐린이 뇌에서 아세틸콜린과 노르에피네프린의 분비에 관여한다는 것이 밝혀졌다.[344] 이 두 물질은 뇌의 인지 능력을 높이는 것으로 잘 알려져 있다. 2001년에는 인슐린이 뇌세포막에 작용하여 글루타메이트glutamate의 수용체인 N-메틸-D-아스파테이트N-methyl-D-aspartate의 발현을 촉진하여 기억력 형성에 관여한다는 연구 결과가 발표되었다.[345]

이후로 인슐린과 인지력의 관련성을 다룬 논문이 줄을 이었다. 2002년의 논문은 인슐린이 뇌 피질의 포도당 대사를 증가시키는 데 관여할 가능성이 제기되었다.[346] 또 인슐린이 포도당 수송체를 종류별로 필요한 위치에 분산시키는 역할을 함으로써 포도당 대사에 관여할 수 있다는 주장도 제기되었다.[347] 현재 학계는 치매가 뇌에 발생한 당뇨병, 뇌에서 일어난 인슐린 저항성이라는 개념을 받아들이는 분위기다.

인슐린을 코에 뿌려 치매를 치료한다?

무엇보다도 임상에서 실제로 뇌에 인슐린을 주입하자 인지 능력이 상승하는 결과를 얻었다. 2004년 독일 뤼벡Lubeck 대학교 신경내분비학과 연구팀은 38명의 건강한 남녀에게 8주 동안 비강을 통해 인슐린을 주입하고 이들의 인지 능력의 변화를 테스트했다. 그 결과 단어 기억력, 주의력 등이 개선되었고 자신감 등 기분도 더 좋아지는 것으로 나타났다.[348]

2011년 미국의 연구팀은 비슷한 실험을 중경증의 알츠하이머 환자들을 대상으로 실시했다. 그 결과 알츠하이머 환자들 역시 일상생활을 수행하는 능력이 한결 향상되었다. 플라시보를 흡입한 환자들에게서는 인지 능력에 아무 변화가 없었다.[349]

2022년 하버드 의대 산하 베스이스라엘 디코니스Beth Israel Deaconess

병원 연구팀은 총 174명에게 24주 동안 매일 코를 통해 인슐린을 주입하고 이들의 인지 능력과 걸음걸이를 분석했다. 그 결과 인슐린을 주입받은 당뇨병 환자 그룹은 플라시보를 주입받은 당뇨병 환자 그룹보다 단순작업 및 멀티테스킹 속도가 더 빨랐다. 당뇨가 아닌 그룹 역시 인슐린을 주입받은 그룹이 플라시보를 주입받은 그룹보다 작업 수행능력이 더 좋았고 언어를 통한 기억력도 더 좋았다. 인슐린을 주입받은 당뇨병 환자 그룹은 자기공명영상에서 전두엽 피질의 혈류량이 증가한 것이 관찰되었다. 당뇨가 있든 없든, 인슐린을 주입받은 그룹이 걸음 속도가 더 빨랐다.[350]

이 모든 임상실험에서 인슐린 비강 스프레이는 참가자들의 혈당을 높이거나 낮추지 않았고 그밖의 부작용도 없었다. 다만 아무 효과가 없는 사람도 있었고 효과가 크지 않은 사람도 있었다. 알츠하이머 치료를 위한 인슐린 비강 스프레이는 아직까지 시험 단계에 있다. 정말 효과가 좋고 안전성이 확보되어 대중적으로 처방할 수 있다면 치매 치료의 새로운 시대가 열릴 수 있다. 특히 인지 능력 장애가 심하지 않은 조기 치매에 적용한다면 병의 진행을 한결 늦출 수 있고 환자로서도 남은 시간을 좀 더 의미 있게 보낼 수 있을 것이다.

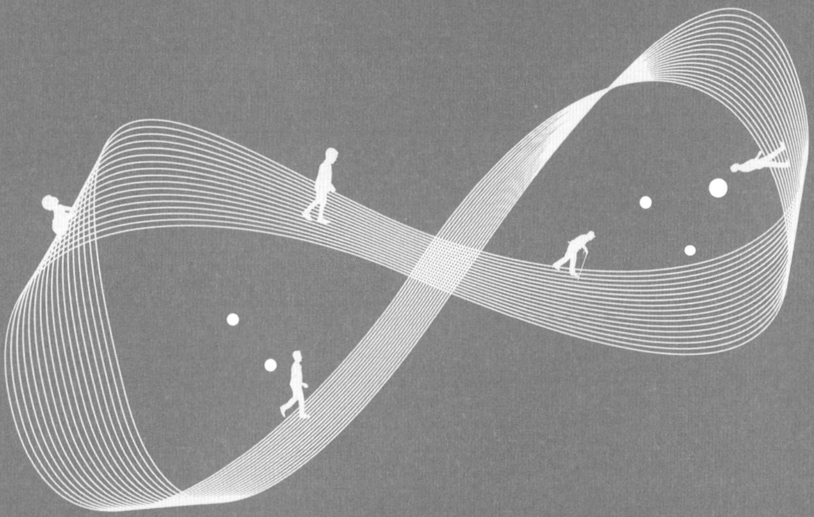

5부 재도약(60~80대)

호르몬의 회귀를 통한 건강한 노년

1장

다시, 성장호르몬

Growth hormone

성장호르몬은 전 생애에 걸쳐 필요한 필수 호르몬이다. 유아기부터 청소년까지는 키와 골격의 폭발적 성장을 주도하고, 성인이 된 후에는 근육을 유지시켜 주고 심장 기능을 강화하고 성욕을 증진한다. 특히 60세가 넘으면 노화로 인해 골밀도가 떨어지고 뇌 기능, 면역 기능, 심장 기능 등이 모두 약화되는데 성장호르몬이 조금이라도 받쳐주면 이러한 노화 속도가 한결 느려진다. 있을 때는 몰랐지만 없으면 아쉬운, 부족해서 더 소중하고 간절한 호르몬이 바로 노년기의 성장호르몬이다. 이제는 성장호르몬을 회춘의 관점에서 조명하고자 한다.

60~80대는 은퇴와 더불어 새로운 삶을 시작하는 시기다. 과거보다 훨씬 길어진 만큼 새로운 직업, 취미, 인간관계를 만들고 새로운 생

활 패턴을 형성해야 한다. 하나둘 만성 질환이 나타나고 해가 다르게 기력이 떨어지지만 건강한 식습관과 적절한 운동, 활력이 되는 활동을 통해 충분히 행복하게 보낼 수 있다. 이 시기에 질병은 더 이상 적이 아니라 삶의 동지다. 중요한 호르몬으로는 성장호르몬, 성호르몬, 멜라토닌, 마이오카인 등을 꼽을 수 있다.

노년기의 성장호르몬

성장호르몬은 맥박처럼 리듬을 타면서 불쑥 분비되었다가 떨어지는 '펄스식'pulsatile·박동식 분비를 한다. 또한 하루 동안의 활동과 수면 시간에 따라 비슷한 패턴을 보이는 일주식diurnal 분비를 한다.

젊은 시절 성장호르몬의 하루 분비 패턴은 짧은 펄스와 긴 펄스의 크기 차이가 매우 뚜렷하다. 짧은 펄스는 혈액 1밀리미터ml당 몇 나노그램ng에 불과하지만 큰 펄스는 20~60나노그램에 이를 정도로 분비량이 크다. 가장 큰 펄스는 잠자는 시간 동안에 나타나고 활발하게 활동하는 낮 시간, 배고픔을 느끼는 오후 시간에는 중간 크기의 펄스가 나타난다. 나머지는 아주 작은 펄스가 이어진다. 하루 분비량은 아동은 200~600마이크로그램이고 사춘기가 되면 1,000~1,800까지 치솟는다. 성인 남성과 여성은 200~600마이크로그램이 분비되는데 여성의 분비량이 좀 더 많은 것으로 알려져 있다.[351]

하지만 30세 이후로 성장호르몬 분비량은 매년 1.5~2%씩 감소

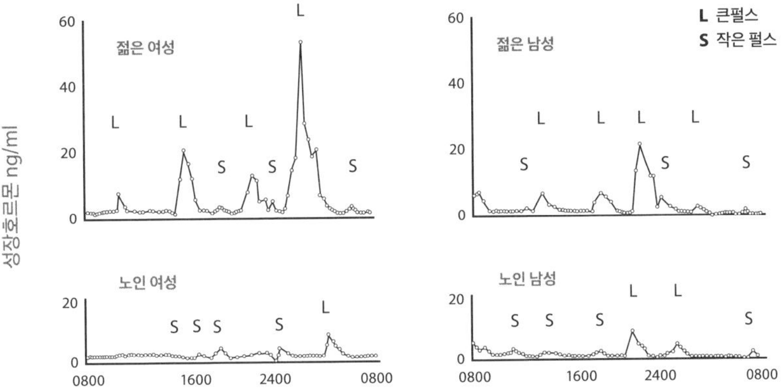

성장호르몬 분비패턴 비교

젊은 성인과 노인의 성장호르몬 분비패턴. 젊은 시절에는 큰 펄스와 작은 펄스의 분비량이 크게 차이가 나지만 노인이 되면 큰 펄스가 거의 사라져 분비량이 현저히 줄어들게 된다.
출처 : "Growth Hormone in Aging", Garcia et al., <Endotext>, 2019

한다. 이 말은 60대가 되면 30대의 절반 이하로 호르몬 분비가 뚝 떨어진다는 뜻이다. 특히 잠자는 동안의 분비량이 거의 의미 없는 수준으로 낮아진다. 서파수면, 즉 비렘수면non-REM sleep 중 큰 펄스로 뛰어오르는 성장호르몬은 하루 전체 분비량의 50~70%를 차지할 정도로 양이 많은데 이것이 거의 사라져버리기 때문에 전체 분비량이 거의 바닥 상태, 고갈 상태에 이르게 된다.

성장호르몬이 고갈되면?

성장호르몬이 완전히 고갈되면 어떤 일이 일어날까? 가장 극단적인 예는 뇌에 외상을 입어 뇌하수체 기능을 상실한 사람이나, 뇌종양 수술이나 방사선 치료의 후유증으로 성장호르몬 결핍증에 걸린 환자를 통해 볼 수 있다. 이 환자들은 인체의 전반적인 노쇠가 매우 빠르게 진행된다. 근육과 골밀도가 일상생활이 불가능할 정도로 감소하고 심혈관질환으로 인해 응급상황이 발생할 수 있다. 피로, 불안, 우울 등 정신적인 문제도 발생한다. 성장호르몬 대체요법을 실시하지 않으면 불과 몇 개월이나 몇 년 안에 사망하게 된다.

물론 노년기의 자연스러운 성장호르몬 감소는 이 정도까지 심각하지는 않다. 보통은 근육이 점점 빠져 걸음걸이와 행동이 느려지고 기력이 떨어지는 정도로 나타난다. 또 골밀도가 줄어들면서 뼈가 약해진다. 특별히 많이 먹지도 않는데 복부와 옆구리에 살이 찐다. 툭하면 감기에 걸리고 몸에 염증이 잘 난다. 조금만 활동을 하면 호흡이 가빠진다. 대화에 집중이 잘 안 되고 기억이 가물가물하다. 잠을 자도 피곤하기만 하고 컨디션이 회복되지 않는다. 모두 우리가 '노화'라고 부르는 증상들이다.

물론 이런 증상들의 원인이 성장호르몬 하나 때문이라고 말하기는 어렵다. 노년기가 되면 성장호르몬뿐만 아니라 테스토스테론, 에스트로겐 등 성호르몬이 급격히 줄어들고 멜라토닌과 인슐린의 분비 기능도 모두 저하되기 때문이다. 인체의 모든 장기와 조직이 나이가 들어 약해지는 것도 고려해야 한다. 이로 인해 60대가 되면 모두 한두 가지 질병을 안고 살게 된다. 고혈압, 고지혈증, 당뇨, 골다공증, 관절염, 심장 질환, 폐질환, 갑상선질환 등은 노년기와 매우 친한 질병이다.

질병은 자연스러운 노화의 결과이고 호르몬의 분비가 줄어드는 것도 자연스러운 노화의 결과다. 이러한 노화를 막을 수는 없다. 하지만 노화가 진행되더라도 성장호르몬이 좀 더 분비된다면 젊음과 건강을 유지하는 데에 분명히 도움이 된다.

"노인이 젊어진다!"- 성장호르몬 주입 실험

1990년 미국 위스콘신Wisconsin 의대 연구팀은 성장호르몬이 노화를 늦춘다는 가설을 세우고 건강한 노인에게 성장호르몬을 인위적으로 주입하는 임상실험을 실시했다. 이전까지 성장호르몬 연구와 치료는 오직 성장호르몬 결핍증 진단을 받은 아동이나 성인을 대상으로 진행했다. 성장호르몬이 결핍되지는 않았으나 나이가 들어 자연스럽게 분비량이 줄어든 사람을 대상으로 성장호르몬을 투여하는 경우는 이 실험이 처음이었다.

이들은 혈장의 인슐린유사성장인자-1insulin-like growth hormone-1 수치가 젊은 성인에 비해 현저히 낮은 61~81세 남성 21명을 모집했다. 인슐린유사성장인자-1은 성장호르몬에 의해 간에서 분비되는 또 다른 호르몬으로 펄스식 분비를 하는 성장호르몬과 달리 일정한 혈중농도를 유지하기 때문에 성장호르몬 수치를 확인할 수 있는 기준이 된다.

연구진은 이들을 두 그룹으로 나누어 한쪽 그룹에는 6개월 동안 주 3회 체중 1킬로그램당 0.03밀리그램의 성장호르몬을 피하주사로 투여하고, 다른 한쪽 그룹에는 아무것도 투여하지 않았다. 이후 이들의 제지방량lean body mass·지방량을 제외한 몸무게, 지방량, 피부두께(표피에 진피를 더한 두께), 골밀도 등의 변화를 측정했다. 그 결과 아무것도 주입받지 않은 그룹에는 아무 변화가 없었으나 성장호르몬을 주입받은 그룹은 인슐린유사성장인자-1의 수치가 젊은 성인의 수치까지 뛰어올랐고 지방량은 14.4%가 감소했다. 또한 체지방량은 8.8%, 골밀도는 1.6%, 피부 두께는 7.1% 증가했다. 단지 성장호르몬을 투여하는 것만으로 뼈가 튼튼해지고 살이 빠지고 피부가 탱탱해지는 등 10~20년 젊어지는 효과를 얻은 것이다.[352]

2003년 미국 워싱턴대 정신행동과학과 연구팀도 비슷한 실험을 진행했다. 단, 이들은 성장호르몬을 직접 주입하는 방식이 아니라 성장호르몬방출호르몬growth hormone-releasing hormone을 주입하여 뇌하수체가 성장호르몬을 분비하도록 자극하는 방식을 선택했다. 65세 이상의 남녀 60명을 두 그룹으로 나누어 5개월 동안 실험을 진행한 결과, 성장호르몬방출호르몬을 주입받은 그룹은 수면 중 성장호르몬 분비량이 35% 증가했고 혈중 인슐린유사성장인자-1의 수치도 남자는 평균 50%, 여자는 20% 증가했다. 이는 30대의 건강한 성인의 분비량에 해당한다. 동시에 피실험자들은 지방량이 감소하고 인지 능력이 상승했다.[353]

2012년 같은 연구팀이 성장호르몬의 인지 능력 향상 효과에 대해 더 희망적인 연구 결과를 내놓았다. 이들은 55~87세의 남녀 137명을 두 그룹으로 나누어 한쪽 그룹에는 총 20주 동안 매일 1밀리그램의 성장호르몬방출호르몬을 직접 피하주사하게 하고, 다른 한 그룹에는 플라시보를 주사하게 했다. 137명 중 61명에겐 경도인지장애mild cognitive impairment가 있었고 나머지는 인지 능력이 정상인 건강한 노인이었다. 그 결과 건강한 노인들의 인지 능력은 플라시보 그룹에 비해 언어 기억력, 임무 수행능력, 집중력 등에서 모두 월등히 높았다. 경도인지장애가 있는 노인들은 인지 능력이 정상 수준으로 높아지지는 않았지만 그래도 플라시보 그룹에 비해서는 상당히 높게 나타났다.[354] 성장호르몬 요법이 치매를 예방하거나 치매의 진행을 늦추는 데에 도움이 될 수 있다는 가능성을 보여준 것이다.

성장호르몬 요법의 명과 암

그렇다면 노화를 막기 위해 당장 성장호르몬 주사를 맞아야 하지 않을까? 안타깝게도 불가능하다. 성장호르몬 치료는 철저히 성장장애를 앓는 아동과 성장호르몬 결핍증 진단을 받은 성인에 한해서만 허용되기 때문이다. 단지 나이가 들어 성장호르몬 수치가 감소했다는 이유만으로는 성장호르몬 치료를 받을 수 없다.

노화를 늦출 수 있는 최고의 방법을 왜 막아 놓은 걸까? 그 이유는 여러 부작용의 위험이 크기 때문이다. 앞서 소개한 논문들은 몇 개월 간의 치료로 좋은 효과를 얻었지만 장기적으로는 효과보다도 위험이 더 크다. 대표적인 부작용으로는 관절염, 수면무호흡증, 당뇨병, 고혈압, 심장 질환 등이 있다.

이 중에서 노인들에게 적용할 경우 가장 우려되는 부작용은 당뇨병이다. 많은 노인들이 이미 인슐린 저항성을 갖고 있다. 이때 성장호르몬을 투여하면 지방조직의 분해가 촉진되면서 혈액으로 다량의 유리지방산이 흘러나오게 된다. 동시에 성장호르몬 수치가 높아지면 인슐린유사성장인자-1의 분비가 높아지고 이로 인해 인슐린도 다량으로 분비된다. 인슐린의 역할은 포도당을 세포 안으로 밀어 넣는 것인데 혈액 속의 많은 유리지방산으로 인해 이 작용이 방해를 받게 된다. 그 결과 인슐린 수치는 높지만 포도당은 분해되지 않는 인슐린 저항성이 심화된다.

성장호르몬의 인위적인 주입은 암과도 관련이 있다. 성장호르몬 수치가 높아지면 인슐린유사성장인자-1의 수치도 높아지는데 이것은 모든 세포를 증식하게 만드는 호르몬이라서 암세포까지 증식하게 만든다. 원래 암세포는 대식세포大食細胞·이물질, 미생물, 암세포 등을 처리하는 면역세포가 잘 처리해서 대부분 증식하지 못하고 자멸한다. 그런데 인슐린유사성장인자-1은 모든 세포에 영양분을 충분히 보내라는 신호를 보내 암세포의 세포자멸을 막고 종양이 증식하도록 유도한다.

2020년 영국 옥스퍼드대 너필드보건대학원Nuffield Department of Population Health과 국제암연구소가 공동으로 영국인 약 40만 명의 혈액샘플을 조사한 결과 인슐린유사성장인자-1의 수치가 유난히 높은 사람들이 발견되었고, 이들에게 30여 종의 다양한 암이 발생한 것을 확인할 수 있었다. 특히 갑상선암은 인슐린유사성장인자-1의 수치가 높을수록 발병률이 높아지는 것이 확인되었다. 유방암, 전립선암, 대장암 역시 인슐린유사성장인자-1의 수치와 관련이 있었다.[355]

더 놀라운 부작용이 있다. 성장호르몬은 너무 없어도 빨리 죽지만 너무 많아도 빨리 죽는다. 유전자 돌연변이로 성장호르몬이 결핍된 쥐는 또래 쥐보다 몸집은 작지만 42~68% 오래 산다.[356] 성장호르몬의 수치를 인위적으로 낮추면 수명이 늘어나는 것도 여러 동물 실험에서 확인되었다.[357] 무엇보다도 유전자 이식으로 성장호르몬과 인슐린유사성장인자-1의 분비가 비정상적으로 높아진 쥐는 예상보다 훨씬 빨리 죽었다. 이 쥐들은 신장이 망가졌고 간이 비대해졌다. 특히 간에서 다양한 종류의 암세포가 발견되었다.[358]

또한 앞서 소개한 여러 성공적인 실험에서 성장호르몬의 안티에이징 효과가 어쩌면 지나치게 과장되었는지도 모른다. 2021년 이탈리아 제노바대학 연구팀이 그동안 발표된 성장호르몬 대체요법 논문들을 검토한 결과 실험 설계에서 여러 허점을 발견했으며 실제 효과는 그렇게 대단하지 않다는 결론을 내렸다. 심장 기능이 튼튼해졌다고 했지만 결과가 일치하지 않는 케이스가 많고, 지방량이 줄었다는 주장에도 논란이 있었다. 인지 능력 향상은 가능성은 있지만 좀 더 연구해 봐야 한다.[359]

결국 모든 것은 자연을 따라야 한다. 나이를 먹으면서 몸의 모든 기능이 쇠퇴하는 것이 자연스러운 것처럼 호르몬이 줄어드는 것도 자연스러운 것이다. 자연스럽게 줄어드는 것을 인위적으로 보충하여 높이면 반짝 효과를 얻을 지는 몰라도 그 이상의 부작용도 얻는다. 성장호르몬이 줄어들어서 기력이 떨어지고 심장도 약해지고 살도 찌지만, 한편으로는 덕분에 인슐린 저항성이 더 나빠지는 것도 막아주고 암이 생기는 것도 막아주고, 수명대로 오래 살 수 있다. 자연스럽게 늙어가는 것이 어쩌면 삶을 건강하게 마무리하는 방법인지도 모른다.

성장호르몬을 높여라. 자연스럽게!

그렇다고 성장호르몬이 줄어드는 것을 넋 놓고 바라만 보라는 뜻은 아니다. 인위적인 성장호르몬 주입은 좋은 효과를 보장할 수 없지만 스스로의 노력으로 성장호르몬 분비를 높이는 것은 확실한 효과가 있다. 게다가 부작용도 전혀 없다. 오히려 성장호르몬뿐만 아니라 다른 호르몬의 분비도 촉진하고 규칙적인 생활과 균형 잡힌 식생활로 더 건강하게 살 수 있다. 성장호르몬 분비를 높이는 방법은 1장 '성장' 편에서도 소개했지만 주로 성장기 아동의 관점에서 도움이 되는 내용이었다. 이번에는 노년기 성인의 관점에서 도움이 되는 방법을 소개한다.

1. 수면의 질을 높여라. 필요하다면 멜라토닌을 처방받는다.

성장호르몬은 잠자는 동안 가장 많이 분비된다. 특히 꿈을 꾸지 않는 비렘수면 상태일 때에 성장호르몬 분비가 치솟는다. 안타깝게도 나이가 들면 멜라토닌 분비가 줄어들면서 잠을 깊게 오래 자지 못하게 된다. 여러 질환이 발생하면서 신체적 불편함이나 고통, 약물의 효과로 인해 깊은 잠에 빠지기가 더욱 어렵다. 이렇게 잠을 잘 자지 못하는 것이 성장호르몬 감소의 큰 원인일 수 있다. 잠을 잘 자기 위해서는 무엇보다 태양의 일주기에 맞춰 멜라토닌이 잘 분비되는 서캐디언리듬circadian rhythm을 회복해야 한다. 일찍 일어나서 햇볕을 보고 운동과 걷기 등의 활동을 열심히 하고 저녁 10~12시 사이에 잠자리에 드는 규칙적인 생활을 하는 것이 중요하다.

잠자기 직전까지 환한 조명 아래서 TV를 보거나 스마트폰을 사용하는 것은 멜라토닌 분비를 감소시킨다. 특히 스마트폰은 자외선과 가까운 블루라이트가 많이 나와서 서캐디언리듬을 망치게 된다. 저녁 8시 이후에는 되도록 스마트폰을 보지 말고 부득이한 경우에는 블루라이트 필터를 적용하거나 화면 밝기를 줄이는 것이 좋겠다.

잠들기가 어렵다면 잠자리에 들기 전에 10~20분 정도 반신욕, 족욕, 각탕, 마사지 등으로 몸을 느슨하게 풀어주는 것이 도움이 된다. 반신욕, 마사지를 마친 후에는 조명을 낮추고 느긋하게 쉬면서 곧바로 잠을 청해야 한다. 만약 일상생활이 불가능할 정도로 수면 장애가 심하다면 의사와 상담하여 멜라토닌을 처방받는 것도 고려해 볼 수 있다.

2. 살을 뺀다. 지방의 양을 줄인다.

성장호르몬이 충분히 분비되면 지방분해가 활발히 일어나 체지방이 늘어나는 것을 막아준다. 젊은 시절에 충분히 먹으면서도 날씬한 복부를 유지할 수 있는 이유는 성장호르몬의 이런 효과 덕분이다. 하지만 나이가 들면 성장호르몬이 줄어들면서 조금만 먹어도 살이 찌게 된다.

그렇다면 반대로 하면 된다. 즉, 성장호르몬이 줄어서 살이 찌는 것이니 살을 빼서 성장호르몬을 늘리자!

성장호르몬은 지방의 양에 매우 민감하다. 직접 지방세포를 분해하기도 하지만 지방세포에 의해 분비가 저하되기도 한다. 예컨대, 아동이 비만이 되면 성장호르몬 분비가 줄어들어 키가 잘 자라지 않고 성조숙증이 발생한다. 비만으로 인한 다량의 인슐린 분비, 높은 렙틴leptin·지방세포에서 분비하는 식욕 억제 호르몬, 매우 낮은 아디포넥틴adiponectin·지방세포에서 분비하는 호르몬으로 포도당과 지방산의 대사에 관여, 매우 낮은 그렐린ghrelin·위에서 배고플 때 분비하는 식욕 촉진 호르몬 등 여러 호르몬이 관여하여 성장호르몬 분비를 저해하는 것으로 알려져 있다. 이때 칼로리를 제한하여 살을 빼게 하면 성장호르몬 수치가 올라간다.

실제로 아동을 대상으로 24시간 칼로리를 제한하는 실험을 했을 때 정상 체중과 비만 아동 모두에서 성장호르몬 수치가 올라가는 것이 확인되었다. 특히 수면 중 성장호르몬 분비량이 치솟았다.[360] 성인을 대상으로 한 실험에서는 칼로리 제한만으로는 성장호르몬이 크게 높아지지 않았으나 칼로리 제한과 더불어 장기적으로 운동을 하거나 체중 관리를 한 경우는 성장호르몬 수치가 40%나 높아졌다.[361]

살을 빼려면 하루 먹는 양을 얼마나 줄여야 하는 걸까? 젊은 시절에는 활동량에 따라 여성은 하루 동안 2,000~2,400칼로리, 남성은 2,400~3,000칼로리를 섭취해야 한다. 하지만 나이가 들면 여성은 1,600~2,000칼로리면 족하고 남성은 2,000~2,600칼로리 정도면 충분하다.[362] 젊은 시절 먹던 양보다 20% 정도를 덜 먹어야 한다는 뜻이다. 하지만 이것은 원래의 체중을 유지할 때의 이야기고 살을 빼려면 이보다도 덜 먹어야 한다. 보통 매일 500칼로리를 덜 먹으면 일주일에 0.5킬로그램 정도를 뺄 수 있는 것으로 알려져 있다.[363] 가장 먼저 할 수 있는 것은 오렌지주스나 시럽이 첨가된 달달한 음료, 생크림을 올린 커피 등 당분이 많은 음료를 끊는 것이다. 중간중간 먹는 과자와 빵, 감자칩, 떡 등의 간식도 삼가야 한다. 한국인의 경우 무엇보다 술을 줄이는 것이 필요하다. 알코올 자체가 칼로리가 높은 데다 한국인이 즐기는 모든 안주가 기름기와 염분이 많은 음식이라서 칼로리도 많고 과식을 하기 쉽다. 비만은 성장호르몬 저하뿐만 아니라 모든 병의 근원이다. 소식으로 날씬한 몸을 유지하는 것만으로도 건강하게 오래 살 수 있다는 점을 명심하자.

3. 운동을 하라. 코어 근육을 강화하라.

성장호르몬은 몸이 약간의 스트레스 상태일 때에 분비가 촉진된다. 땀이 날 정도의 운동을 하는 것도 그런 스트레스 중의 하나다. 단, 여러 연구에 따르면 운동을 통한 성장호르몬 분비 자극은 젊은 나이에는 효과가 크지만 노년에는 효과가 4~7배 줄어드는 것으로 나타난다.[364] 아무래도 노인들은 강도 높은 근력 운동을 하기 어렵고 이미 성장호르몬 분비가 많이 줄어든 상태라 운동으로도 분비량을 끌어올리기는 어렵다. 다만 운동은 체중을 관리하고 근육을 유지시킨다는 점에서 성장호르몬에 긍정적인 영향을 준다. 특히 살이 찌기 쉬운 복부와 옆구리, 근육을 잃어버리기 쉬운 등과 허리를 강화하는 운동이 필요하다.

복부, 옆구리, 등, 허리 등 몸의 중심이 되는 부위를 '코어'core라고

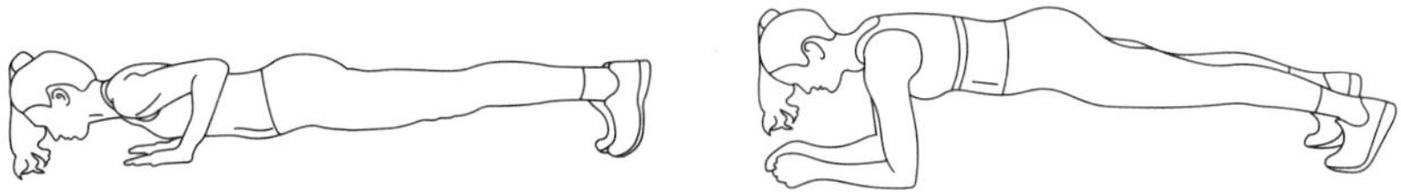

플랭크 자세 예시
플랭크는 다칠 위험이 거의 없고 몸에 무리를 주지 않으면서 코어 근육을 강화해 주기 때문에 노인들에게 매우 권장된다.

하는데 코어를 강화하는 데에는 플랭크plank가 가장 좋은 운동이다. 플랭크는 필라테스Pilates에서 유래한 운동으로 엎드린 상태에서 양팔 팔꿈치와 발가락으로 몸을 들어 올려 지탱하는 운동이다. 몸이 휘거나 땅에 닿지 않고 어깨부터 발목까지 일직선을 유지하는 것이 핵심으로 허리와 복부, 등 부위에 자연스럽게 힘이 몰려 코어를 강화하게 된다. 이 운동은 코어 근육과 균형감각을 키우면서 다칠 위험이 거의 없고 몸에 미치는 충격이 크지 않다는 점에서 노인들에게 매우 권장된다. 하루 30분 이상 러닝머신이나 자전거로 유산소 운동을 하고 또 30분 이상 근육운동과 스트레칭을 하고, 여기에 플랭크를 추가한다면 더할 나위 없다. 플랭크는 처음에는 10~20초부터 시작해서 점차 1분, 2분으로 늘려간다. 너무 오래 하려고 애쓰는 것보다 1~2분 정도를 하루에 여러 번 하는 것이 몸에 무리가 없고 효과도 더 좋다.[365]

4. 간헐적 단식을 하라. 배에서 꼬르륵 소리가 들리는 것을 즐겨라.

성장호르몬은 수면 중, 운동 중, 그리고 스트레스를 받을 때에 불쑥 분비되는데 배가 고플 때도 많이 분비된다. 배가 고프게 하는 가장 좋은 방법은 바로 간헐적 단식이다.

보통 단식은 아무것도 먹지 않는 상태를 며칠에서 몇 주 동안 유지하는 것을 뜻한다. 반면에 간헐적 단식은 매일 식사와 단식을 일정 비율로 반복하는 것을 뜻한다. 예를 들어 하루 24시간 중 16시간을 단식하고 나머지 8시간 동안 2끼를 먹는 16:8 단식이 있고, 23시간을 단식하고 1시간 동안 한끼를 먹는 23:1 단식이 있다.

간헐적 단식이 성장호르몬 분비를 촉진하는 것은 잘 알려진 사실이다. 단식으로 배를 비우면 몸이 저혈당 상태가 되는데 이때 성장호르몬 분비가 상승한다. 또 배가 고프면 위에서 식욕을 자극하는 호르몬인 그렐린이 분비되고 이것이 시상하부에 포지티브 되먹임되어 성장호르몬 분비를 촉진한다. 위를 비우면 배에서 꼬르륵 소리가 들리는데 이것은 그렐린이 위와 장을 수축하게 만들기 때문이다. 꼬르륵 소리가 들리면 곧 성장호르몬도 분비가 된다는 신호이므로 기쁘게 받아들여야 한다. 곧바로 뭔가를 먹지 말고 한두 시간 꼬르륵 소리를 더 즐긴 후 식사를 하면 성장호르몬 분비에 더욱 도움이 된다.

본격적으로 간헐적 단식을 하고자 한다면 노년에게는 16:8 단식이 가장 권장된다. 기력을 충분히 유지하면서 꾸준히 실천할 수 있는 방법이기 때문이다. 단, 폭식을 하지 않고 평소에 먹던 대로 적당한 양을 먹어야 하며 살을 빼기 위해서는 섭취량을 더 줄여야 한다.

간헐적 단식은 공복기를 늘려 인체가 적당히 저혈당 상태가 되면서 성장호르몬도 더 분비되고 인슐린 저항성도 좋아져서 당뇨병 환자에게도 권장된다.[366] 하지만 인슐린 주사로 당뇨병 관리를 하거나 혈당강하제를 복용하는 환자는 저혈당의 위험이 높기 때문에 함부로 시도해서는 안 된다. 당뇨나 그밖의 질환이 있다면 간헐적 단식을 시도하기 전에 의사와 반드시 상의하기 바란다.

5. 균형 잡힌 식사를 하라. 단백질을 충분히 먹어라.

성장호르몬은 아미노산 191개로 이루어진 단백질 호르몬이다. 다양한 펩타이드로 이루어진 만큼 충분한 아미노산이 공급되어야 체내에서 합성될 수 있다. 특히 아르기닌arginine, 리신lysine, 류신leucine, 오르니틴ornithine 등이 필요하다. 이러한 아미노산은 콩류와 육류에 풍부하게 들어있다. 성장호르몬의 효과를 제대로 보려면 어릴 때뿐만 아니라 나이가 들어서도 단백질 섭취를 충분히 해야 한다.

2020년 한국영양학회가 발표한 '한국인 영양소 섭취기준'에 따르면 50세 이상의 성인 여성은 하루 50그램의 단백질 섭취를 권장하고 남성은 60그램을 권장한다. 현재 우리나라 노년층은 남성은 60~80그램, 여성은 40~60그램 수준으로 단백질을 섭취하고 있기 때문에 크게 걱정할 필요는 없다. 다만 75세 이상 노인들은 권장량보다 조금 덜 먹고 있는 것으로 나타나므로 의도적으로 많이 먹으려고 노력해야 한다. 식사로 직접 먹는 것이 어렵다면 시중에 많이 나와 있는 단백질 쉐이크나 단백질 바 등을 이용하는 것도 좋은 방법이다.

단백질을 많이 먹는 것도 중요하지만 탄수화물 섭취를 줄이려는 노력도 필요하다. 한국영양학회가 제시하는 탄수화물 권장 섭취량은 전 연령에서 하루 130그램이다. 그런데 한국인의 평균 탄수화물 일일섭취량은 전체 평균 307.8그램이다. 권장량의 거의 2.5배를 먹는다는 뜻이다. 탄수화물 과잉 섭취는 비만이 되는 것은 물론 혈당을 올리고 함께 먹은 단백질과 지방을 살이 되게 만든다. 전체 식사에서 잡곡, 야채, 과일 등 탄수화물을 약 50~60%로 제한하고 단백질을 20%까지 끌어올리고 나머지를 지방으로 섭취하는 것이 가장 이상적이다.

Info Box 1 노년기 성장호르몬의 핵심은 생활의 강약 만들기!

노년기에 성장호르몬 분비가 감소하는 이유는 노화가 가장 큰 원인이지만 생활 리듬이 무너진 이유도 크다. 중년까지는 출퇴근과 자녀 양육이 하루 일과의 중심이 되고 이로 인해 적당한 스트레스와 휴식이 리듬처럼 반복된다. 하지만 노년기에 접어들면 은퇴로 인해 사회생활이 멈추고 자녀도 독립하여 뒷바라지가 필요 없게 되니 생활을 규칙적으로 만들어줄 구심점들이 사라지게 된다. 이로 인해 아무 때나 일어나서 아무 때나 먹고 아무 때나 잠을 자는 리듬 없는 생활 패턴에 빠지게 된다. 성장호르몬은 규칙적이고 깊은 수면, 강도 높은 운동, 긴 공복, 적당한 긴장감과 스트레스를 통해 활발히 분비되므로 리듬 없는 생활 패턴은 그야말로 성장호르몬을 고갈시키기에 더할 나위 없는 조건이다. 건강한 노후를 보내고 싶다면 일부러 노력해서 생활의 리듬과 강약을 만들어야 한다. 필자가 생각해 본 세 가지 아이디어는 다음과 같다.

첫째, 아침 스케줄을 만든다. 오전에만 아르바이트를 하는 기회를 만들거나, 동호회에 가입하여 회원들과 함께 등산, 요가, 수영 등을 매일 규칙적으로 하는 것도 좋다. 아침 6~7시에 일어나 아침을 챙겨먹고 집을 나서는 일정을 만들면 이를 중심으로 하루를 규칙적으로 설계할 수 있다.

둘째, 매일 4~5시간 육체적으로 또는 정신적으로 힘든 일을 해낸다. 성장호르몬은 인체가 적당한 스트레스 상태에 놓여야 분비가 상승한다. 청소나 집안일 같은 가사노동, 카페 아르바이트나 사무실에서의 보조 업무,

악기 연주, 공예, 어학 공부, 자격증 공부, 자원봉사 등 새로운 일에 도전하는 것이 적당한 긴장감을 줄 수 있다. 하루에 4~5시간 정도 적당한 스트레스를 받으며 새로운 일에 집중하면 이후 저녁 시간의 휴식이 더 달콤해진다. 육체적·정신적 긴장이 있어야 휴식과 이완이 쉽고 그래야 잠도 더 잘 자고, 그래야 성장호르몬도 더 잘 분비된다.

셋째, 집에 혼자 있지 말고 자주 외출하고 사람들과 교류하라. 집에 혼자 있는 시간이 많아지면 자주 먹어서 공복 시간을 늘리기 어렵고 수면 시간과 TV 시청 시간이 늘어나는 등 삶의 강약이 사라지게 된다. 약속을 만들어 자주 외출하고 사람을 만나면 여전히 사회의 일원이라는 존재감도 느낄 수 있고 적당한 긴장감이 생긴다. 옛 친구도 좋고 새로운 친구도 좋다. 서로 사는 이야기를 나누고 미술관 관람을 가거나 콘서트나 연극을 보는 등의 새로운 경험을 하자.

2장

다시, 성호르몬

Sex hormone

성호르몬은 젊은 시절 남자를 남자이게 하고 여자를 여자이게 하는 호르몬이다. 이 호르몬 덕분에 남자는 튼튼한 골격과 단단한 근육을 갖게 되고 여자는 풍만한 가슴과 잘록한 허리를 갖게 된다. 또 남자는 강한 성욕을 가지며 여자는 생리를 하고 임신을 한다.

그러나 성호르몬은 영원하지 않다. 남성의 경우 테스토스테론 수치는 35~40세경부터 매해 1~3%씩 줄어든다. 그래서 60세가 되면 약 20%의 남성이 정상범위 아래로 호르몬 수치가 떨어진다. 80가 되면 50%의 남성이 정상범위 아래로 떨어진다.[367] 이로 인해 성욕이 사라지고 성기능이 감퇴하고 근육이 빠지고 뼈가 위축된다.

남성이든 여성이든 갱년기를 잘 극복하지 못했을 때 폭풍 노화가 오게 된다. 그래서 노년의 재도약을 위해서는 성호르몬에 관심을 두어야 한다. 여성에겐 폐경이라는 사건을 통해 이러한 변화가 더욱 급격하게 일어난다. 폐경 첫해에 여성은 분비되던 에스트로겐의 80%를 잃어버린다.[368] 이로 인해 근육과 골밀도가 급격히 감소하면서 거동이 힘들어지고 골다공증, 골절 등의 위험이 높아진다. 남성의 테스토스테론은 알게 모르게 서서히 감소해서 비교적 잘 적응하지만 여성의 에스트로겐은 너무 급격하게 사라져버려서 각종 폐경기증후군에 시달리게 된다.

폐경기증후군

폐경menopause은 난소가 나이가 들어 더 이상 난자를 만들어내지 못하는 것을 뜻한다. 난소가 난자를 만들지 못한다는 것은 난소의 기능이 떨어졌다는 뜻이고 난자를 만들어낼 만큼 충분한 에스트로겐이 분비되지 않는다는 뜻이다. 동시에 사춘기 이후로 수십 년 동안 여성의 생리 주기를 관장해온 '시상하부-뇌하수체-난소 축'이 활동을 멈췄다는 뜻이기도 하다.

의학적 의미의 폐경은 마지막 생리를 한 후 1년 동안 생리가 없는 것을 뜻한다. 폐경이 일어나는 나이는 보통 45~55세다. 미국과 유럽의 경우 평균 폐경 나이는 51세로 알려져 있다. 2021년 서울시립대 도시보건대학원 연구팀이 한국 여성의 폐경 데이터를 조사해보니 평균 폐경 나이가 49.9세로 나왔다.[369] 또 2023년 고려대 가정의학과 연구팀의 조사

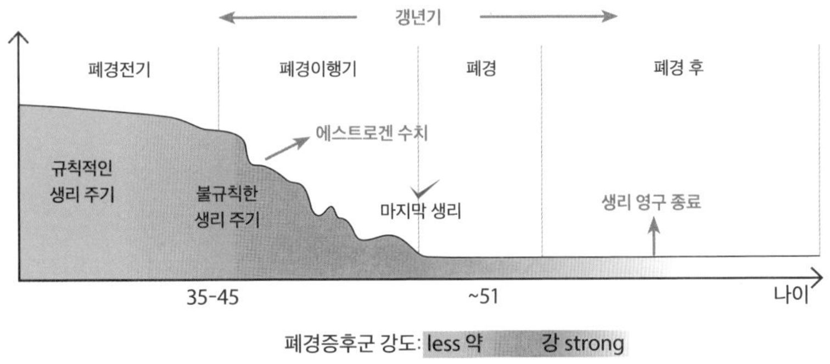

폐경은 생리 주기가 불규칙하고 뜸해지는 1~2년 간의 폐경이행기를 거쳐 일어난다.
폐경 이행기부터 폐경 후 3~5년은 폐경증후군에 시달리는 기간으로 이 시기를 갱년기라고 부른다.

에 따르면 40세 이전의 조기폐경이 전체 폐경의 1.7%로 나타났다. 조기폐경을 겪은 여성들은 심근경색, 뇌경색, 사망률 등이 50세 이후 폐경된 여성들보다 약 20~40% 정도 높은 것으로 나타났다.[370]

폐경은 어느 날 갑자기 하루아침에 일어나는 것이 아니라 몇 년에 걸친 '폐경이행기'perimenopause, menopause transition를 거쳐 일어난다. 이 기간 동안 여성들은 생리 주기가 점점 길어지고 생리량이 감소하는 변화를 겪는다. 동시에 얼굴이 붉어지는 안면 홍조, 갑자기 땀을 많이 흘리는 발한 증상이 심해진다. 안면홍조와 발한은 우리나라 여성의 50%가 겪는 폐경 이행기 증상이다. 이에 더해 20%의 여성은 피로, 불안, 우울, 수면장애 등을 아주 심하게 겪는다. 또 비뇨생식기계의 위축에 의해 질 건조증과 성교통에 시달려 부부 관계를 기피하게 된다. 이런 증상은 폐경이행기 1~2년부터 폐경 후 3~5년까지 짧게는 4년, 길게는 7년 동안 지속된다. 바로 이 긴 터널 같은 시기를 우리는 '갱년기'라고 부른다.

갱년기 증상, 어떻게 해야 할까?

갱년기는 질병이 아니라 노화에 따른 자연적인 신체 변화다. 워낙 급격히 일어나서 힘들기는 하지만 대부분은 치료가 필요한 정도는 아니며 치료를 하지 않아도 시간이 지나면 나아진다. 심한 수준이 아니라면 여성호르몬에 좋은 음식을 챙겨 먹고 운동과 활동, 휴식 등으로 극복할 수 있다. 폐경기 영양제를 복용하는 것도 좋은 방법이다. 생활 속에서 갱년기를 극복하는 방법을 소개한다.

1. 여성호르몬이 풍부한 음식 챙겨 먹기

식물에는 인간의 에스트로겐 호르몬과 유사한 성분이 있다. 콩에 많이 들어 있는 이소플라본isoflavone, 아마씨에 많이 들어 있는 리그난lignan, 해바라기씨, 시금치 등에 풍부한 쿠메스탄coumestan 등이 대표적이다. 이 밖에도 베리류에 많이 들어 있는 레스베라트롤resveratrol, 쿼서틴quercetin과 같은 플라보노이드flavonoid가 있다. 모두 에스트로겐과 분자 구조가 유사해서 체내에서 에스트로겐 수용체와 결합하여 여성호르몬의 효과를 낼 수 있다. 물론 진짜 에스트로겐만큼 결합 효율이 높지는 않다.[371] 하지만 식물성 에스트로겐phytoestrogen을 챙겨 먹으면 안면 홍조가 완화되고 골다공증, 심혈관질환 등이 예방된다는 연구 결과가 여러 건 존재하므로 어느 정도 효과가 있다고 볼 수 있다.[372 373]

식물성 에스트로겐이 풍부한 식품은 콩, 두부, 두유, 아마씨, 해바라기씨, 참깨, 올리브오일, 아몬드 등이다. 모두 건강에 좋은 음식들이므로 갱년기뿐만 아니라 노년 전체에 걸쳐 충분히 섭취해 주는 것이 좋다. 갱년기 증상이 사라진 이후에도 여성호르몬은 조금이라도 있는 것이 건강 관리에 도움이 되므로 노년기에 꾸준히 먹는 것이 좋겠다.

식물성 에스트로겐이 풍부한 식품
(출처 : "Are Phytoestrogens Dangerous or Healthy?", lostempireherbs.com)

식물성에스트로겐 식품	피토에스트로겐 함유량㎍/100g	식물성 에스트로겐 식품	피토에스트로겐 함유량㎍/100g
아마씨	379380	마늘	603.6
대두soy beans	103920	숙주나물	495.1
볶은 대두soy nuts	68730.8	건살구	444.5
두부	27150.1	알팔파 싹	441.4
된장	11197.3	피스타치오	382.5
두유 요거트	10275	건대추야자	329.5
대두 단백질 파우더	8840.7	해바라기씨	216
참깨	8008.1	밤	210.2
잡곡빵	4798.7	올리브오일	180.7
두유	2957.2	아몬드	131.1

2. 갱년기 기능성 식품 복용하기

음식으로 여성호르몬 보충이 어렵다면 기능성 식품으로 보충하는 방법이 있다. 현재 식약처가 인정하는 갱년기에 도움을 줄 수 있는 기능성 원료로는 '홍삼'과 '회화나무열매추출물'이 있다. 홍삼은 면역력, 기억력, 피로개선, 항산화 등 여러 기능성을 인정받은 원료인데 여러 임상 논문을 통해 갱년기 증상을 완화하는 데에도 효과적인 것이 입증되었다. 단, 여성호르몬으로 작용하는 것은 아니고 특유의 항산화 효과와 면역력 증진 효과를 통해 증상을 다스리는 것으로 알려져 있다. 회화나무열매추출물은 '소포리코사이드'shoporicoside라는 성분이 다량으로 함유되어 있는데 이소플라본이 풍부해서 식물성 에스트로겐으로 작용한다. 시중에 판매되는 제품에는 대체로 회화나무열매추출물에 대두이소플라빈, 감마리놀렌산, 비타민B, 비타민D, 비타민K 등 혈행개선과 뼈 건강에 도움이 되는 성분들을 부원료로 넣었다. 제품 간 큰 차이는 없으므로 주성분의 함량을 확인하고 가격이 합리적인 것으로 선택하면 된다.

이 밖에도 개별인정형 기능성 원료로 '백수오 등 복합추출물', '엉겅퀴 등 복합추출물', '루바브뿌리추출물', '락토바실러스 애시도필러스', '발아발효콩추출분말' 등이 있다. 개별인정형 원료는 원료사가 직접 개발해서 인체적용 시험자료와 안전성 자료로 식약처로부터 기능성 원료로 인정을 받은 것이므로 믿고 먹어볼 만하다. 단, 식품의 범위를 벗어나지 않기 때문에 약과 같은 뚜렷한 효과를 기대해서는 안 된다. 식품으로 먹기 어려운 것을 기능성 식품으로 보충하여 갱년기 및 노년기 건강관리에 도움을 받는다는 정도로 생각하는 것이 좋겠다.

3. 일반의약품 복용하기

갱년기 증상을 좀 더 적극적으로 치료하고 싶다면 병원을 찾기 전에 우선 약국에서 쉽게 구입할 수 있는 일반의약품을 시도해 볼 수 있다. 건강기능식품이 주로 식물성 에스트로겐이 풍부한 천연 식재료를 이용한다면 일반의약품은 에스트로겐이 풍부한 생약 성분을 이용한다. 세인트존스워트St. John's wort와 서양승마추출액Cimicifuga Rhizome Extract을 따로 혹은 같이 사용한 약이 있고, 레드클로버red clover·붉은 토끼풀를 단독으로 사용한 약도 있다.

세인트존스워트에는 히페리신hypericin, 하이퍼포린hyperforin, 그리고 다양한 종류의 플라보노이드가 들어 있는데 스트레스 호르몬 분비를 억제하여 불안, 초조, 우울감 등의 증상을 개선해 준다. 다만 이 성분은 약물 상호작용이 있어서 당뇨, 고혈압, 고지혈증 약을 복용하는 경우에는 의사와 상담 후 복용해야 한다.

서양승마추출액은 식물성 에스트로겐이 함유되어 안면 홍조, 발한 등을 다스리는 데에 효과가 있다. 레드클로버는 이소플라빈이 풍부한 콩과 식물로 역시 갱년기 증상을 완화하는 데에 도움을 준다.

이 약들은 모두 최소 6주 정도 복용해야 효과를 볼 수 있고 부작용이 없다면 장기 복용해도 큰 문제는 없다. 하지만 그래도 식품이 아니라 약이므로 갱년기 증상이 가라앉는다면 2~5년 안에 복용을 끝내는 것이 좋다.

식물성 여성호르몬을 지속적으로 복용하면 여성호르몬 과다로 유방암이나 자궁암 위험이 높아지지 않을까 걱정하는 사람들이 있는데 지나친 걱정이다. 앞서 설명한 것처럼 식품이든 약이든 식물성 에스트로겐은 체내에서 수용체와의 결합 효율이 높지 않다. 실제로 서양승마추출액이나 세인트존스워트를 복용하는 여성들의 여성호르몬 수치를 검사해보면 큰 변화가 없는 것으로 나온다. 여성호르몬 수치를 직접적으로 높이기보다는 성분 자체의 약리작용을 통해 갱년기 증상을 완화해 준다고 보아야 한다.

약국에서 구입할 수 있는 갱년기 증상 완화 일반의약품	
성분	제품명
서양승마추출액 + 세인트존스워트	훼라민큐(동국제약), 에스미정(GC녹십자), 미시업정-골드(정우신약), 히페린정(동성제약), 제일세라큐민정(한국파비스제약)
서양승마추출액	시미도나정(종근당), 레미페민(아주약품)
세인트존스워트	마인트롤정(동국제약), 노이로민정(유유제약)
레드클로버	훼미그린정(GC녹십자), 클로미딘정(서울제약), 크로바정(테라젠이텍스), 가화골드정(한국파비스제약)

4. 여성호르몬 대체요법

개인에 따라 일상생활이 힘들 정도로 갱년기 증상이 심할 수 있다. 이런 경우에는 가장 확실한 방법은 호르몬 치료다. 부족한 여성호르몬을 직접 보충하여 갱년기 증상을 완화하는 것이다. 호르몬 대체요법은 안면홍조, 발한은 물론 근골격계와 비뇨생식기계의 변화, 골다공증, 피부와 유방의 탄력 감소, 그리고 불안, 초조, 우울 등의 정신적 문제까지 모두 도움이 된다. 효과가 확실하기 때문에 가능하다면 모든 여성이 갱년기에 호르몬 대체요법을 받는 것이 좋다고 주장하는 의사들도 있다. 과거에는 갱년기를 겪은 후 얼마 후 죽음을 맞는 것이 일반적이지만 지금은 갱년기 이후로도 40~50년을 살아야 한다. 갱년기에 찾아오는 폭풍 노화를 그대로 겪기보다는 여성호르몬 치료를 받아 노화를 미룬다면 노후 삶의 질이 훨씬 좋아지는 것은 사실이다. 모든 여성들이 여성호르몬 치료를 받아야 한다고 할 수는 없지만 너무 혼자서 끙끙 앓지 말고 의료의 도움을 적극적으로 받아 보길 권한다.

여성들이 호르몬 치료를 꺼리는 이유는 아마도 암 발병 리스크 때문일 것이다. 이 문제에 대해서는 미국 국립보건원National Health Institute이 실시한 '여성건강 이니셔티브'Women's Health Initiative라는 대규모 임상자료 메타분석을 통해 결과가 잘 정리돼 있다. 이 연구는 평균 6년 동안 에스트로겐 단독 보충 치료를 받은 5,000명의 여성과 평균 5년 동안 에스트로겐-프로게스테론 보충 치료를 받은 8,500명의 여성을 치료받지 않는 그룹과 비교하여 암 발생률을 비교했다.

결과를 보면 에스트로겐-프로게스테론 치료를 받는 그룹은 치료받지 않는 그룹보다 유방암 발병률이 만 명 중 8건이 더 많았다. 또한 치료받은 기간이 길어질수록 암 발병 위험이 높아지는 것으로 나타났다. 다만 3년 내에 치료를 중단하면 위험은 정상 수준으로 내려간다. 에스트로겐 단독 치료를 받은 그룹은 유방암 위험과 상관이 없는 것으로 나타났다.[374 375]

자궁암은 결론을 내리기가 어렵다. 자궁암은 유방암에 비해 발생률이 낮은 질환이기 때문에 그룹 간에 약간의 차이가 있다고 해서 통계적으로 유의미하게 받아들이기 어렵다. 여성건강 이니셔티브의 결론은 50세 여성 1,000명이 5년 동안 에스트로겐 단독 치료나 에스트로겐-프로게스테론 혼합 치료를 받을 경우 자궁암 케이스가 1건 증가하는 정도다. 위험이 있긴 하지만 높다고 말할 수는 없다.[376]

무엇보다 한국은 여성의 유방암과 자궁암 발병률이 낮은 편이다. 또한 호르몬 치료는 대체로 5년을 넘지 않는다. 치료 후반에는 투여량을 점점 낮춘다. 호르몬 치료를 받으면서 유방암과 자궁암 검진도 주기적으로 받는다면 암에 대해 크게 걱정할 필요는 없다.

여성호르몬 치료는 어떤 방식으로 이루어질까? 여성호르몬은 먹는 호르몬제가 있고 주사가 있고 국소 크림과 피부 패치도 있다. 갱년기 여성에게는 주로 먹는 호르몬제와 국소 크림이 처방된다. 국소 크림은 다른 증상은 없고 비뇨기계 증상만 있을 경우에 우선적으로 처방한다. 질 주위에 바르면 여성호르몬이 체내로 흡수되지는 않으면서 질 건조증을 다스려준다.

안면 홍조, 발한, 질 위축, 골다공증, 피로감, 우울감 등 모든 증상이 있는 경우에는 먹는 호르몬을 처방한다. 대부분은 에스트로겐-프로게스테론 혼합 처방을 받지만 자궁적출술을 받은 환자에겐 에스트로겐 단독 처방을 한다. 자궁이 있는 경우는 프로게스테론이 함께 처방되어야 자궁내막 증식과 자궁내막암의 위험을 막을 수 있기 때문이다.

에스트로겐-프로게스테론 호르몬제에는 '주기적 순환요법' 방식이 있고 '연속적 병용요법' 방식이 있다. 주기적 순환요법은 자연적인 에스트로겐과 프로게스테론 변동량을 반영하는 방식이다. 그래서 처음 1~2주 간은 에스트로겐이 들어있는 약을 순서대로 먹고 나머지 1~2주 간은 프로게스테론만 들어있는 약을 순서대로 먹는다. 반면에 연속적 병용요법은 약마다 같은 양의 에스트로겐과 프로게스테론이 들어있다. 이 둘의 가장 큰 차이점은 생리혈과 비슷한 출혈이 있느냐 없느냐이다.

주기적 순환요법은 호르몬제에 의해 자궁내막이 두꺼워져서 생리처럼 출혈이 일어난다. 연속적 병용요법은 이런 출혈이 없다. 어떤 약을 먹을 것인지는 환자의 상황에 따라 다르므로 의사와 충분히 상담하여 결정해야 한다.

남성에게도 갱년기가 있다?

앞서 말한대로 남성의 테스토스테론 수치는 서서히 감소하기 때문에 인체에 미치는 충격이 그렇게 크지 않다. 급격한 변화는 없지만 성욕과 발기 기능이 조금씩 약해지고, 활력이 감소하고, 기분이 저조하고, 근육량, 골밀도, 인지 능력 등이 점차 감소한다. 이것은 일반적인 노화의 증상과 같기 때문에 대부분 문제의식을 갖지 않는다.

하지만 문제의식을 가져야 한다. 요즘은 60세가 넘어도 왕성하게 부부 생활과 사회 활동을 하는 사람들이 많다. 그런데 성욕 감퇴와 더불어 심한 피로, 우울감, 무기력감, 인지 능력 저하 등에 시달린다면 삶의 질이 떨어지게 된다. 그대로 방치하면 증상이 굳어지므로 너무 늦기 전에 병원에 방문해서 테스토스테론 수치를 체크해보아야 한다.

테스토스테론 결핍으로 진단을 받는다면 호르몬 보충 요법을 받을 수 있다. 남성호르몬을 보충하는 방법은 경구복용, 피부 패치, 피부도포 겔, 근육주사 등 여러 가지 방식이 있다. 이 중 가장 효과적인 것은 근육주사다. 3주 간격으로 맞는 주사가 있고 3개월 간격으로 맞는 주사가 있다. 주사요법을 받으면 보통 3주 정도부터 성욕이 증가하고 6주 정도면 테스토스테론 수치가 안정적으로 자리 잡는다. 발기와 사정 능력은 6개월 정도 지나야 효과가 나타난다. 활기와 의욕, 기분 변화, 인지 능력 상승 등은 3주 정도부터 서서히 좋아지지만 최대한의 효과를 보려면 몇 달이 걸린다.

경구 호르몬제와 피부 패치, 피부 도포 겔은 주사를 꺼리는 사람들에게 좋은 대안이다. 다만 경구호르몬제는 지용성이라 기름진 식사와 함께 복용해야 하고 사람에 따라 소화불량을 일으킬 수 있다. 피부 패치는 사람에 따라 알레르기, 피부자극, 과민반응을 일으킬 수 있다.

남성호르몬 보충제제의 종류와 장단점		
종류	**장점**	**단점**
주사제 **(3주 간격)**	단 한 번 주사로 충분한 테스토스테론 수치가 3주 동안 유지된다.	주사 직후 남성호르몬 농도가 정상 상한치 이상으로 높아질 수 있다.
주사제 **(3개월 간격)**	단 한 번 주사로 충분한 테스토스테론 수치가 3개월 동안 유지된다. 주사 직후에도 호르몬 수치가 정상 상한치 이상으로 높아지지 않고 일정하다.	비용이 높다. 주사 시 통증이 있다.
경구 **호르몬제**	복용하는 방식이라서 간편하다. 간독성이 거의 없다. 건강보험이 적용된다.	약효가 짧아서 하루 2~3회 복용해야 한다. 기름진 음식과 함께 섭취해야 한다. 소화불량을 일으킬 수 있다.
피부 패치	팔다리, 복부 등에 부착하는 방식이라 편리하다. 호르몬 농도가 일정하게 유지된다.	매일 패치를 갈아야 한다. 피부 가려움, 알레르기, 발적 등이 일어날 수 있다.

피부 도포 겔	피부에 도포하는 것만으로 충분한 농도를 유지할 수 있다. 도포 면적, 도포량, 도포횟수 등으로 호르몬 농도를 조절할 수 있다.	바른 후 충분히 말려야 한다. 타인에게 남성호르몬을 옮길 수 있으므로 평소에 옷으로 도포 부위를 가려야 한다. 타인과의 접촉이 있기 전에 깨끗이 씻어야 한다.

테스토스테론 보충 요법은 언제쯤 중단한다는 기한이 없다. 중단하게 되면 다시 호르몬 수치가 떨어지고 갱년기 증상이 시작되므로 여건이 되고 부작용이 발생하지 않고 호르몬 요법을 중단해야 할 질병이 발생하지 않는 한 계속 맞는 것이 좋다.

남성호르몬을 계속 맞으면 전립선암 발병율이 높아진다는 말이 있는데 사실이 아니다. 심혈관질환 발생 우려도 관련성이 뚜렷하게 증명되지는 않았다. 남성 갱년기 호르몬 요법은 주기적으로 혈액검사 및 전립성 특이항원 검사를 하며 경과를 지켜보기 때문에 부작용에 대해서 너무 크게 걱정할 필요는 없다. 필자는 오히려 남성 갱년기에 대해 더 많은 사람들이 인식하고 적극적으로 호르몬 치료를 받기 바라는 입장이다.

당뇨병에도 도움이 되는 남성호르몬 요법

필자가 남성호르몬 치료를 적극 권하는 또 하나의 경우는 비만과 근육 감소를 동반한 당뇨병을 앓고 있을 때다. 노년 남성에게 당뇨병이 생기는 이유는 인슐린 저항성 때문인데 인슐린 저항성이 시작되는 원인 중 하나가 테스토스테론의 감소이기 때문이다. 테스토스테론이 감소하면서 복부와 내장에 살이 찌게 되는데 지방세포는 인슐린에 잘 반응하지 않아 인슐린 저항성을 키우게 된다.

또한 복부 비만 자체가 테스토스테론 분비를 저하시키기도 한다. 복부 지방은 염증성 사이토카인, 식욕 억제 호르몬인 렙틴, 여성호르몬인 에스트라디올, 인슐린 등의 분비를 높인다. 이것이 여러 단계에서 시상하부-뇌하수체-생식샘 축의 활동을 저해하여 테스토스테론 분비를 낮춘다.[377] 또 비만이 되면 지방조직에서 테스토스테론을 에스트라디올로 전환시키는 아로마타아제aromatase 효소 활동이 왕성해져서 남성호르몬 수치가 낮아지고[378] 이로 인해 비만이 더 심화되고[379], 이로 인해 남성호르몬 수치가 더 낮아지는 악순환이 발생한다.[380]

이 악순환을 끊는 가장 좋은 방법은 살을 빼서 지방의 양을 줄이는 것이다. 또한 중년이 넘어 살이 찌는 이유는 테스토스테론의 감소 때문이므로 테스토스테론을 보충하여 지방분해율을 높이는 것도 큰 도움이 된다. 테스토스테론을 보충하면 근육이 늘어나게 되는데 근육세포는 포도당을 잘 흡수해서 인슐린 감수성을 높여준다.

실제로 테스토스테론 보충이 당뇨병 예방 및 관리에 효과적이라는 연구 결과가 있다. 호주 애들레이드Adelaide 대학병원 등 총 6개 병원이 공동으로 진행한 이 연구는 50~74세 남성 약 1,000명을 생활 습관 개선 프로그램에 참여시켰다. 이들은 모두 과체중 혹은 비만이면서 테스토스테론 수치가 정상 이하이고 인슐린 저항성이 있거나 막 2형 당뇨병

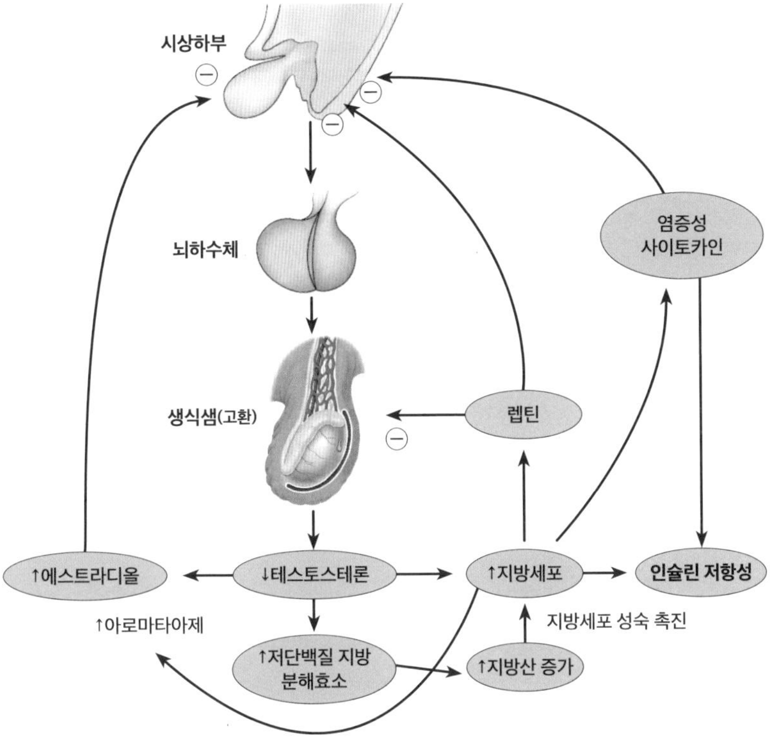

테스토스테론 감소와 인슐린 저항성의 관계

출처 : "Testosterone and insulin resistance in the metabolic syndrome and T2DM in men", Rao et al., <Nature>, 2013

진단을 받은 상태였다. 이들에게 식단과 운동법을 코치하고 한 그룹에는 테스토스테론을, 다른 한 그룹에는 플라시보를 3개월 간격으로 주사했다. 2년 후 그 결과를 비교했을 때, 플라시보를 투여한 그룹은 413명 중 87명(21%)이 당뇨병 진단을 받았으나, 테스토스테론을 투여한 그룹은 443명 중 55명(12%)이 당뇨병 진단을 받았다. 이 결과는 인슐린 저항성이 식단과 운동으로도 개선될 수 있지만 테스토스테론 보충 요법과

병행하면 더욱 효과가 좋다는 것을 보여준다.[381]

2020년 슬로베니아 류블랴나Ljubljana 의대가 발표한 논문도 2형 당뇨병 환자들을 대상으로 한 2년 간의 테스토스테론 치료가 공복혈당을 낮추고, 당화혈색소 수치와 지단백프로필lipid profile·관상동맥심장 질환의 위험도를 확인하는 검사 수치를 낮춘 것으로 나타났다. 테스토스테론 수치와 제지방량, 고밀도지방질HDL 콜레스테롤은 오히려 높아졌다. 삶의 질에 대한 설문조사에서도 피시험자의 대부분이 훨씬 좋아졌다고 대답했다.[382]

당뇨병 치료를 위한 남성호르몬 보충 요법은 남성 갱년기 증상 치료와 방법이 같다. 남성호르몬 수치를 검사하고 의사와의 상담을 통해 주사제, 경구 복용제, 피부 도포제, 피부 패치 중에서 적절한 것을 선택한다. 초기에는 3개월마다, 이후에는 1년마다 혈액 검사 및 전립성 특이항원 검사를 하여 효과와 부작용을 모니터링해야 한다.

남성호르몬을 높이는 식생활

나이가 들어 성호르몬 수치가 줄어들고 성욕과 기력이 약해지는 것은 어쩔 수 없는 자연의 섭리다. 하지만 예전보다 훨씬 긴 노후를 보내야 하는 만큼 조금이라도 이 호르몬을 붙들기 위해 최선을 다해야 한다. 의학적 방법 이외에 남성호르몬을 높이는 생활 수칙을 소개한다.

1. 먹거리

식품 중에는 남성호르몬이 체내에서 잘 생산되도록 돕는 음식들이 있다. 단백질, 지방, 항산화성분, 비타민D, 아연, 마그네슘, 셀레늄 등이 풍부한 음식이다. 대표적으로 생선, 굴, 소고기, 닭고기, 올리브오일, 견과류, 콩, 통곡물, 녹황색 채소 등을 꼽을 수 있다. 체중 감량을 위해 지방 섭취를 줄이면 테스토스테론 분비량이 감소한다는 연구 결과가 있으므로[383] 적당한 양의 지방 섭취는 남성 건강에 매우 중요하다. 생선 중에서도 고등어, 정어리, 연어, 청어 등에 오메가3와 마그네슘, 아연, 비타민D가 풍부하다. 생선을 좋아하지 않는다면 소고기, 닭고기를 먹거나 항산화성분이 풍부한 올리브오일을 먹는 것도 도움이 된다.

채소는 풍부한 항산화제와 미네랄을 위해서 열심히 먹어야 한다. 대만에서 발표한 연구에 따르면 녹황색 채소 섭취가 부족하면 테스토스테론 수치가 낮아진다.[384] 이탈리아 연구진은 마그네슘 섭취가 풍부한 노인들이 테스토스테론 수치가 더 높다는 연구 결과를 내놓았다.[385] 시금치, 케일, 로메인, 배추, 양배추, 양상치, 상추 등의 쌈채소, 나물 등을 식사 때마다 열심히 챙겨 먹어야 한다. 이 밖에도 아연이 풍부한 조개류, 유제품, 해초와 마그네슘이 많은 표고버섯, 아보카도, 카카오, 견과류도 열심히 먹어야 한다.

2. 보조 식품

식품이나 약재 중에는 남성호르몬과 분자 구조가 비슷해서 천연 스테로이드로 작용하거나 근육 형성과 정력에 도움이 되는 것들이 있다. 과학적으로 효과가 확실히 증명되지 않았고 어디까지나 식품이기 때문에 큰 효과를 기대할 수는 없다. 하지만 부작용이 적고 건강에 유익한 면이 있으므로 시도해보는 것도 나쁘지 않다.

①트리블러스tribulus terrestris

중국, 인도, 중동 지역에서 자라는 천연 허브로 한국에서는 '남가새'라고 부른다. 트리블러스 속의 스테로이달 사포닌steroidal saponins이라는 성분이 약한 테스토스테론으로 작용하는 것으로 알려져 있다. 남성호르몬 대체 효과 이외에도 전립선 강화, 혈당 조절, 기력 충전, 붓기 제거 등의 효과를 주장한다. 이 중 혈당 조절은 몇 건의 임상 실험과 동물 실험에서 어느 정도 효과가 있는 것으로 나타났다.[386 387] 하지만 가장 중요한 테스토스테론 분비 효과는 동물 실험에서는 증명되었으나 임상에서는 증명되지 않았다.[388] 대신에 성욕과 발기에는 도움이 되는 것으로 보인다. 트리블러스 750~1,500밀리그램을 두 달 동안 복용한 후 성욕이 늘어났다고 응답한 사람이 79%에 이른다.[389] 또 하루 800밀리그램을 복용한 실험에서는 발기 부전이 크게 나아지지 않았으나[390] 하루 1,500밀리그램을 복용한 실험에서는 발기 기능과 성생활 만족도가 꽤 높아진 것으로 나온다.[391] 국내에서는 10여년 전 이 성분을 활용한 보조 식품이 몇 가지 출시되었으나 모두 사라졌다. 현재는 해외 직구를 통해 구할 수 있다.

②아슈와간다ashwagandha

아슈와간다는 인도 전통의학인 아유르베다에서 원기회복, 장수 등을 위해 사용해온 약재다. 인도에서는 마치 우리나라의 산삼과 같은 위치에 있다. 2019년 호주 퍼스Perth 머독Murdoch대 연구팀은 40~70세 남성 50명에게 16주 동안 아슈와간다 혹은 플라시보를 섭취하게 한 후 남성호르몬 수치를 비교했다. 그 결과 아슈와간다를 섭취한 그룹이 플라시보 그룹보다 테스토스테론 분비가 14.7% 더 많이 증가했고 부신 스테로이드 호르몬이자 테스토스테론의 전구물질인 DHEA-S는 18% 더 많이 증가했다.[392] 하지만 이것은 실질적인 증가율이 아니라 증가분 사이의 비교 데이터이기 때문에 큰 의미를 두기 어렵다. 또 다른 연구는 피실험자들을 12주 동안 아슈와간다를 섭취하며 강도 높은 근육 운동을 하게 했는데 플라시보 그룹보다 아슈와간다 섭취 그룹이 상체와 하체 근력이 더 많이 좋아졌다고 한다.[393] 테스토스테론 분비 효과는 믿기 어렵지만 기력충전과 근육 부스팅 효과는 어느 정도 있는 것 같다. 해외 직구를 통해 구할 수 있다.

③D-아스파트산D-aspartic acid

아스파트산은 아미노산으로 다른 모든 아미노산과 마찬가지로 L형과 D형이 있다. L-아스파트산은 단백질 합성에 사용되지만 D-아스파트산은 단백질 합성에는 관여하지 않고 호르몬 생성과 방출에 관여한다. 특히 시상하부-뇌하수체-고환 축에 작용해서 테스토스테론 분비에 영향을 주는 것으로 알려져 있다. 하지만 섭취를 통한 테스토스테론 증가 효과는 뚜렷하지 않다. 2009년 이탈리아에서 진행한 연구는 젊은 남성에게 12일 동안 D-아스파트산을 섭취시키자 테스토스테론 수치가 평균

42% 증가했다고 한다.[394] 하지만 2015년 미국 멤피스 대학에서 진행한 연구는 28일 동안 과체중 및 비만 남성에게 D-아스파트산을 섭취시키자 일부는 호르몬 수치에 변화가 없었고 일부는 호르몬 수치가 상승하는 모순된 결과를 얻었다.[395] 2017년 호주 웨스턴시드니 대학의 연구 결과도 하루 6그램을 3개월 동안 섭취시키면서 근육 운동을 하게 했으나 테스토스테론 수치에 변화가 없었다.[396] 종합해 볼 때 D-아스파트산의 섭취 효과는 아직 충분히 증명되지 않았다. D-아스파트산을 해외직구로 구입해서 섭취하는 사람이 많은데 좀 더 과학적인 대규모 임상실험 결과가 나올 때까지 기다리는 것이 좋겠다.

④마카Maca

마카는 남미 페루가 원산인 겨자과 뿌리채소다. 남미에서는 마치 우리나라의 인삼처럼 정력제로 통한다. 마카를 먹고 정력이 좋아졌다는 일화나 후기는 수없이 많다. 하지만 테스토스테론 수치가 올라가는 것은 동물 실험에서 한 번 증명되었을 뿐, 임상에서는 단 한번도 증명된 적이 없다. 2002년 페루에서 발표한 논문에 의하면 21~56세의 남성에게 매일 1,500밀리그램 또는 3,000밀리그램의 마카를 먹이자 우울증과 불안이 줄어들고 성욕이 부쩍 늘었다고 한다. 하지만 테스토스테론 수치에는 변화가 없었다.[397]

2023년 한국의 가톨릭의대 등의 비뇨기과 의료진이 내놓은 연구는 갱년기 혹은 남성호르몬 결핍 증상이 있는 남성 80명에게 12주 동안 주 3회 1,000밀리그램의 마카를 섭취하게 하자 증상이 상당히 호전되었

고 전립선과 관계된 증상들도 크게 좋아졌다고 한다.[398]

이와 같은 결과들을 종합해 볼 때, 마카는 직접적으로 호르몬 분비를 촉진하는 것이 아니라 이 약초에 포함된 어떤 성분이 활력 강화 효과를 내는 것은 아닐까 추측한다. 마카는 해외 직구로 구입할 수 있고, 국내에서도 정자 운동 개선으로 개별인정형 기능성 원료로 인증을 받아 몇 가지 제품이 출시돼 있다. 혹은 기능성 인증을 받지 않은 일반식품으로도 여러 제품이 유통 중이다.

⑤쏘팔메토saw palmetto

쏘팔메토는 야자나무의 일종인데 북미에서는 오래전부터 민간약재로 사용해 왔다. 전립선 건강, 비뇨기계 건강, 성욕 증진, 불임 등 남성 건강의 만병통치약처럼 인식되지만 사실 과학적 근거가 탄탄하지는 않다. 전립선 비대증의 예방과 회복에는 다소 도움이 되지만 증상 완화나 치료 효과는 없다고 한다. 국내에서는 전립선 건강의 유지에 도움을 주는 기능성 식품 원료로 지정돼 있다. 전립선에 정말로 도움이 될지는 확신할 수 없지만 쏘팔메토 열매에 다량으로 함유된 로르산lauric acid이 강력한 항산화 효과를 내는 것은 사실이므로 노화 방지와 건강 증진을 위해 먹어볼 만하다.

⑥옥타코사놀octacosanol

옥타코사놀은 밀이나 현미의 씨눈, 사탕수수, 사과 껍질, 포도 껍질 등에 존재하는 고급 지방족 알코올이다. 이 성분이 근육에 저장된 글리코겐을 더 효율적으로 사용할 수 있게 도와주어 에너지 소모를 줄이고 지구력을 높이는 효과가 있다고 알려져 있다. 과학적으로는 저밀도지방질LDL 콜레스테롤을 낮추고 고밀도지방질HDL 콜레스테롤을 높이는 데에 약간의 효과가 있는 것이 증명되었다. 하지만 지구력 증진, 스태미나 증진 등은 상반된 결과가 있기 때문에 결론을 내리기 어렵다. 동물 실험에서 옥타코사놀을 복용하자 스트레스호르몬인 코르티코스테론corticosterone 수치가 내려갔다는 연구 결과가 있다.[399] 콜레스테롤 관리 및 전반적인 건강 증진을 위해 복용해 보는 것도 나쁘지 않다.

남성호르몬과 전립선 비대증

전립선은 방광 바로 밑에 붙어 있는 남성의 내분비 기관이다. 전립선의 역할은 정액을 만드는 것이다. 정액의 30%를 전립선이 생산하고 나머지 70%는 정낭에서 생산한다. 성관계 끝에 사정을 하게 되면 전립선에서 정액과 정자가 함께 섞여 요도로 배출된다. 전립선이 만든 정액 덕분에 정자는 말라 죽지 않고 활발하게 운동한다. 또 전립선액은 알칼리성이라서 질의 산성 환경을 중화시켜 정액이 죽지 않게 보호하는 역할을 한다. 이 밖에도 사정관의 열림과 닫힘을 조절해서 정액이 방광으로 역류하거나 소변과 섞이는 것을 막아주는 역할을 한다.

전립선은 생식기의 일부이면서 비뇨기의 일부이기도 하다. 소리 없이 조용이 제 역할을 해내기 때문에 젊을 때는 별로 관심을 갖지 않

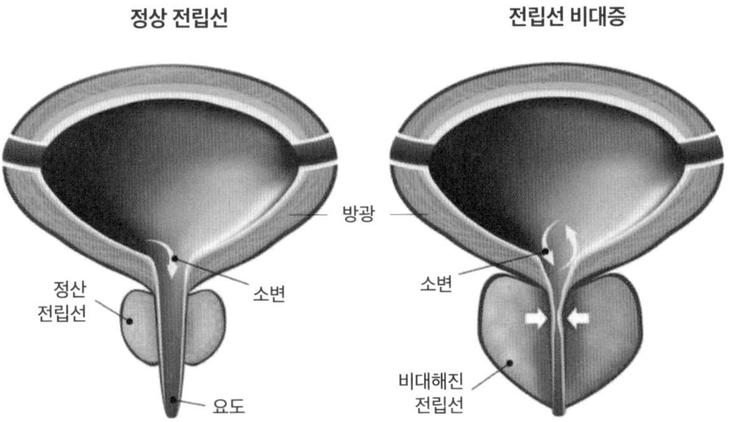

정상 전립선과 비대해진 상태의 비교

지만 40세가 넘으면서 서서히 문제가 시작된다. 미국의 통계에 따르면 50세~60세가 되면 남성의 절반이 전립선 비대증을 앓게 되고 80세가 넘으면 90%가 전립선 비대증이라고 한다.[400] 국내 통계는 2022년 한 해 142만 명이 전립선 비대증으로 치료를 받았고 그중 65%가 60~70대 환자라고 한다. 나이가 들면서 전립선이 커지는 것은 거의 자연스러운 노화 현상처럼 받아들여지는 추세다.

전립선 비대증의 증상은 소변 줄기가 가늘고 힘이 없고 소변을 보고 나서도 시원한 느낌이 들지 않는 것에서부터 시작된다. 전립선은 방광에 딱 붙어 있기 때문에 커진 전립선이 방광을 눌러 소변부터 문제가 생긴다. 초기에는 별것 아닌 것으로 넘어가지만 점점 소변이 자주 마렵고, 참기 힘들 정도로 급하게 마렵고, 소변을 보는 데 시간이 너무 오래 걸리는 등 빈뇨, 세뇨, 지연뇨, 절박뇨 증상이 심해진다. 그대로 방치하면 방광결석, 신부전증, 요로감염, 급성요폐 등의 합병증으로 번지므로 증상이 나타난 즉시 병원을 찾아야 한다.

전립선 비대증이 발생하는 원인은 무엇일까? 보통 노화로 인한 호르몬의 변화, 비만, 식습관, 생활 습관, 유전 등을 꼽는데, 사실 의학계도 정확한 메커니즘을 잘 모른다. 동물 실험과 임상을 통해 테스토스테론에 의한 지속적인 노출이 전립선의 크기를 키우는 것으로 짐작할 뿐이다.

전립선은 태어날 때 1.5그램 정도의 작은 크기다. 그러다가 사춘기가 시작되어 테스토스테론 분비가 높아지면 10~20그램 정도의 크기로 커지게 된다. 이 크기로 변화 없이 40대까지 보내다가 50대가 되면서 다시 커지기 시작하는데 바로 이것이 전립선 비대증이다. 미국의 통계처럼 50대에는 약 50%만 증상이 나타나지만 80대에 이르면 90% 이상이 증상이 나타나므로 속도에 차이가 있을 뿐, 거의 모든 남성이 전립선이 비대해지는 운명을 맞이하게 된다고 보아도 과언이 아니다. 최근에는 20대에도 전립선이 커지는 젊은 환자들이 늘어나고 있다. 과식, 비만, 운동 부족 등의 생활 습관 등이 원인이라고 짐작하는데, 사실 이것도 정확하지는 않다.

비만으로 인한 여성호르몬 증가가 전립선 비대증의 원인이 된다는 주장도 있다. 테스토스테론은 아로마타아제aromatase 효소에 의해 매우 강력한 에스트로겐으로 전환되는데 지방세포가 많아지면 전환율이 더 높아지는 것으로 알려져 있다. 전립선에는 에스트로겐 수용체가 다량으로 분포돼 있어서 이것이 전립선이 커지는 요인이 될 수 있다고

한다.[401]

전립선 비대증의 원인이 테스토스테론 노출 때문이라는 근거는 1986년에 실시된 개를 상대로 한 실험에 있다. 이 실험은 20마리의 개를 젊은 그룹과 나이 든 그룹으로 나눈 후 거세를 했다. 그러자 젊은 그룹의 전립선 사이즈에는 변화가 없었으나 나이 든 그룹은 비대했던 전립선 사이즈가 줄어들기 시작했다. 5개월 후 개들에게 테스토스테론을 투여하자 젊은 그룹의 전립선 사이즈가 커지기 시작했고 나이 든 그룹은 전립선 비대증이 다시 시작되었다.[402]

임상에서도 비슷한 결과를 볼 수 있다. 남성호르몬결핍증을 앓는 남성에게 테스토스테론을 보충하자 전립선과 정낭의 사이즈가 눈에 띄게 커졌다.[403] 또 전립선 비대증이 심각한 경우 고환을 제거하거나 5-알파 환원효소 억제제5α-reductase inhibitors를 투여하여 테스토스테론이 또 다른 남성호르몬인 디하이드로테스토스테론dihydrotestosterone, DHT으로 전환되는 것을 막으면 전립선의 사이즈가 줄어들고 비뇨 기능이 호전되는 경우를 볼 수 있다.[404]

바로 이런 이유 때문에 전립선 비대증이 있는 경우 남성 갱년기로 인한 호르몬 보충 요법을 실시할 때 주의가 필요하다. 이론적으로 갱년기를 치료하기 위해 남성호르몬 수치를 올리면 전립선 비대증이 더 심해질 위험이 있기 때문이다. 그래서 호르몬 보충 요법을 실시하기 전에 반드시 전립선 건강검진을 해야 한다. 다만 지금까지의 임상에서는 남성호르몬이 결핍된 젊은 남성에게 남성호르몬 보충 요법을 실시하면 전립선이 커지는 현상이 동반되지만[405], 나이가 많은 환자들의 경우는 호르몬 보충으로 남성호르몬 수치를 높여도 전립선의 크기에는 큰 영향이 없었다.[406 407] 물론 임상 데이터가 많지 않기 때문에 단정할 수는 없다.

한편으로 전립선 비대증의 원인은 호르몬이 아니라 나이 자체라는 주장도 있다. 2021년의 연구에 의하면 젊은 남성호르몬결핍증 환자들은 테스토스테론 보충 요법을 받든 받지 않든 또래 남성들에 비해 전립선 크기가 작았으나, 중년 이상의 나이 많은 환자들은 테스토스테론 보충 요법을 받든 받지 않든 전립선의 크기가 젊은 남성에 비해 컸다. 갱년기 증상이 없는 건강한 남자들도 나이가 들어 전립선이 커지는 것은 마찬가지였다.[408]

결과적으로 전립선 비대증을 막을 확실한 방법은 없다. 과식을 하지 않고 날마다 운동을 하고 지나친 음주와 흡연을 삼가는 등, 전립선 건강에 악영향을 주는 행동을 멈추어 최대한 리스크를 낮추는 방법밖에 없다.

3장

마이오카인

Myokine

나이가 들면 예전과 활동량이 똑같은데도 근육이 자꾸 줄어드는 것을 느낀다. 운동을 열심히 해도 젊은 시절만큼 근육이 쉽게 붙지 않는다. 성호르몬, 성장호르몬과 같은 아나볼릭anabolic·동화작용 호르몬이 줄어들어 근육합성 능력이 점점 떨어지기 때문이다. 반면에 아드레날린, 코르티솔과 같은 스트레스 호르몬이 높아지고 염증 물질인 사이토카인의 분비량이 많아지니 카타볼릭catabolic·이화작용 작용은 늘어나게 된다. 메타볼리즘metabolism, 즉 신진대사는 아나볼릭과 카타볼릭의 균형에 의해 유지되는데 이 균형이 무너지게 되는 것이다. 이것이 나이가 들면 팔다리가 앙상해지고 근육이 빠지는 근본적인 원인이다.

근육이 줄어들면 생기는 일들

근육이 줄어들면 어떤 일이 생길까? 보통 남성의 경우 30대 중반까지는 몸무게의 40~44%가 근육이다. 하지만 35~55세가 되면 36~40% 정도로 줄어들고, 56~75세가 되면 32~35%로 줄어든다. 76~85세가 되면 31% 아래로 줄어든다. 여성의 경우는 35세까지는 31~33%를 유지하지만 이후로는 계속 줄어서 56~75세가 되면 30% 아래로 떨어지고 76~85세가 되면 26% 이하로 떨어진다.[409]

이러한 근육의 손실은 운동 능력의 손실, 일상생활 수행 능력의 저하로 이어진다. 우리가 몸을 움직이는 것은 근육의 수축을 통해 골격을 움직이는 것이므로 근육이 줄어든다는 것은 운동 능력이 떨어지는 것을 의미한다. 그 결과 걸음걸이가 느려지고 좌우 균형을 잡기가 어렵고 오래 서있거나 걷지 못한다. 조심하지 않으면 넘어져 심하게 다칠 수 있다. 2016년 미국골대사학회American Society for Bone and Mineral Research가 펴낸 자료에 의하면 근육이 없는 노인들은 낙상으로 팔다리, 손목, 골반, 쇄골 등에 골절상을 입을 확률이 2.3배나 높다고 한다.[410]

근육이 줄어들어 생기는 나쁜 일은 이것뿐만이 아니다. 근육이 맡고 있는 중요한 역할 중 하나는 음식 섭취 후 혈당이 올라가면 인슐린의 도움을 받아 포도당을 깨끗이 흡수하는 것이다. 섭취한 포도당의 80%를 근육이 흡수해서 소비해주어야 혈당 항상성을 유지하고 혈관을 깨끗하게 관리할 수 있다. 그런데 나이가 들수록 근육세포의 미토콘드리아mitochondria 활동이 줄어들어 인슐린 감수성insulin sensitivity이 떨어지게 된다.

남녀 연령별 평균 근육량(%)				
	18-35세	36-55세	56-75세	76-85세
남성	40-44%	36-40%	32-35%	<31%
여성	31-33%	29-31%	27-30%	<26%

출처: "Skeletal muscle mass and distribution in 468 men and women aged 18-88 yr", Janssen et al., <Journal of Applied physiology>, 2000

남녀 연령별 근육량 기준표					
성별	연령	낮음(-)	정상(0)	높음(+)	매우 높음 (++)
여성	18-40	<24.4	24.4-30.2	30.3-35.2	≥35.3
	41-60	<24.2	24.2-30.3	30.4-35.3	≥35.4
	61-80	<24.0	24.0-29.8	29.9-34.8	≥34.9
남성	18-40	<33.4	33.4-39.4	39.5-44.1	≥44.2
	41-60	<33.2	33.2-39.2	39.3-43.9	≥44.0
	61-80	<33.0	33.0-38.7	38.8-43.4	≥43.5

근육량을 평가할 때 기준으로 활용하는 근육량 기준표.
남녀 모두 전 연령에서 높음 단계를 유지하는 것이 가장 이상적이다.
출처: Fitness.net

게다가 근육량마저 줄어들면 포도당이 다 제거되지 못하고 혈관을 떠다니게 된다. 이것이 바로 고혈당증hyperglycemia이고, 이 증상이 만성화되는 것이 당뇨병이다.

여기서 끝이 아니다. 혈액 속의 과잉 포도당은 간으로 들어가 글리코겐으로 저장되거나 지방세포로 변환되어 배, 허리, 옆구리, 그리고 내장 주변에 붙게 된다. 혈당을 처리하기 위해 필요 이상으로 많이 분비된 인슐린 역시 지방세포의 크기를 키우는 데에 일조한다. 이렇게 지방이 많아지는 것은 그 자체로 신진대사에 위험요인이 된다. 특히 내장지방은 시도때도 없이 연소하여 장기 주변에 불순물이 쌓이게 하고 비정상적인 면역 활동으로 염증 수치를 높인다. 염증 수치가 높다는 것은 몸이 늘 무엇인가에 저항하고 싸우느라 스트레스 상태이며 더 빨리 늙어가고 있다는 뜻이다. 지속적인 고혈당으로 인해 고혈압, 고지혈, 심장 질환 등이 생기는 것도 시간 문제다.

근육량을 늘려야 하는 3가지 절박한 이유

근육이 줄어든다는 것은 단순히 몸매만의 변화가 아니다. 근육 감소 자체가 대사질환의 시작이며 더 심각한 병을 불러들이는 요인이 된다. 그래서 나이가 들수록 우리는 근육량이 줄어드는 것을 막기 위해 최선을 다해야 한다.

근육량을 늘려야 첫 번째 이유는 근육이 바로 힘strength, 체력이기 때문이다. 체력이란 신체 활동을 원활하게 수행하고 질병이나 추위, 더위 등에 저항할 수 있는 능력을 뜻한다. 몸을 활발히 움직이고 버텨내는 힘은 당연히 근육에서 나온다. 근육이 많다는 것은 단지 근육량이 많은 것만을 의미하지 않는다. 근육을 키우려고 노력하는 사이에 그만큼 몸에서 다양한 생리적 변화가 동반되어 전반적인 건강이 향상되는 것을 의미한다. 그래서 근육을 키우면 근력뿐만 아니라 지구력, 신체 나이 등이 모두 증진되는 효과를 낸다.

두 번째 이유는 미토콘드리아 부자가 되기 위해서다. 세포는 호흡을 통해 ATPadenosine triphosphate·아데노신3인산를 합성하고 이를 에너지원으로 활용한다. ATP가 합성되지 못하면 세포는 신진대사를 할 수가 없고 생명 활동을 할 수가 없다. 미토콘드리아가 바로 ATP를 합성하는 세포 내 기관이다. 나이가 들어 근육세포의 인슐린 감수성이 떨어지는 이유는 세포의 미토콘드리아가 줄어들고 기능이 약해져 ATP 생산량과 생산 효율이 떨어지기 때문이다.[411] 당뇨병이나 인슐린저항성이 있는 사람들은 정상적인 사람들에 비해 골격근 내 미토콘드리아의 양이 30%나 적다.[412 413]

그렇다면 미토콘드리아의 양을 늘리고 기능을 높여야 ATP 합성이 잘 되고 인슐린 저항성도 좋아지게 된다. 미토콘드리아의 양과 질을 높이는 가장 확실하고 유일한 방법이 바로 운동이다. 운동을 하면 손상된 미토콘드리아가 제거 혹은 복구되고, 새로운 미토콘드리아가 생성된다.[414] 특히 걷기, 달리기, 자전거 타기 등의 유산소 운동은 골격근의 미토콘드리아를 늘리고 재프로그래밍하는 가장 좋은 방법이다.[415]

세 번째의 절박한 이유는 근육을 만드는 것이 생존이기 때문이다. 근육은 고령이면 누구나 경험해야 하는 각종 질병과 부상, 외과적 수술을 더 잘 견디고 회복할 수 있는 힘을 준다. 근육이 부족하면 수술 후 회복이 더디고 입원 기간이 늘어나며 정상 생활로 복귀하는 것이 매우 어려워진다.[416] 미국에서 근감소 환자는 근육량이 정상인 환자에 비해 매년 1만4,000달러의 의료비를 더 낸다는 연구 결과도 있다.[417]

특히 근육 소실이 비만과 함께 오는 것이 가장 위험하다. 당뇨병 환자들을 보면 근육이 소실되면서 신진대사 균형이 급격히 무너지고 동시에 살이 찌는 것을 볼 수 있다. 이렇게 근육 소실과 함께 살이 찌는 증상을 '근감소성 비만'sarcopenic obesity라고 부르는데 최근 의학계에서 일반적인 비만과는 다른 별개의 질환으로 분류해야 한다는 의견이 있다. 특히 고령의 환자가 근감소성 비만일 경우 당뇨는 물론 심혈관 질환의 위험이 높을 뿐만 아니라, 항암치료, 암 수술 등을 버티는 힘이 떨어진다.

2021년 한국의 종양학자들이 발표한 연구에 따르면 근감소성 비만이 있는 위암 환자들은 다른 위암 환자들에 비해 암 수술 후 5년 생존율이 현저히 낮았다. 근감소 없이 복부 지방이 많거나, 복부 지방이 많지 않고 근감소만 있는 환자들은 5년 생존율이 90%가 넘었지만 근감소성 비만인 환자들은 5년 생존율이 75%로 낮았다. 1~2기에 일찍 발견하여 수술한 경우도 생존율은 83%로 일반적인 1~2기 생존율인 95%보다 현저히 낮다.[418]

근육은 생존이다. 젊을 때는 이성에게 어필하는 식스 팩과 애플 힙을 만들기 위해 운동했다면 이제는 살기 위해 운동해야 한다. 근육을 얼마나 보유하고 유지하느냐에 따라 노후의 삶의 질이 달라진다는 점을 명심하자.

근육이 중요한 또 다른 이유 - 근육 호르몬 마이오카인

근육이 생존이라고 주장하는 근거로 필자는 근육이 곧 체력이고, 혈관 청소부이고, 노후에 직면해야 하는 각종 질환과 수술을 극복하게 하는 자산이라고 말했다. 그런데 여기에 한 가지 덧붙일 것이 있다. 바로 근육은 건강에 좋은 호르몬들을 듬뿍 분비하는 내분비 기관이라는 사실이다.

근육이 내분비 기관이라는 말은 지방이 내분비 기관이라는 것과 마찬가지로 생소하게 들릴 것이다. 과거에는 호르몬은 독립적인 호르몬 분비 기관에서 분비된다고 생각했다. 뇌하수체, 부신, 생식샘(고환), 갑상선, 난소, 췌장 등이 우리가 알고 있는 내분비 기관이다. 하지만 시간이 지나면서 간과 위와 같은 조직세포에서도 호르몬이 분비된다는 것을

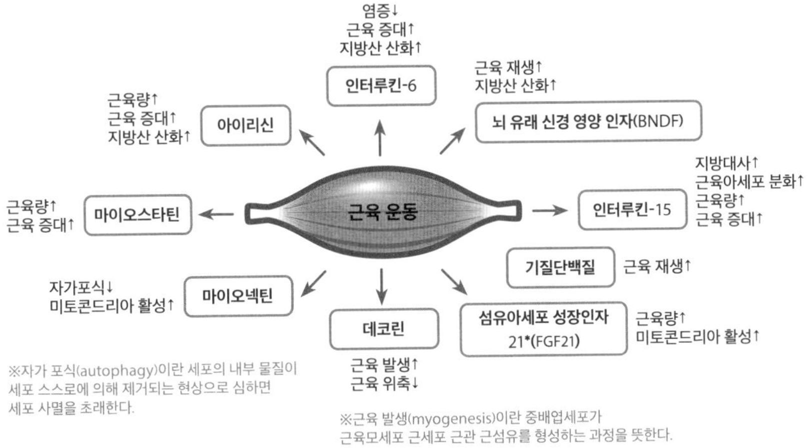

주요 마이오카인과 그 기능

출처 : "Role of Myokines in Regulating Skeletal Muscle Mass and Function", Lee and Jun, <Frontiers in Phyiology>, 2019

알게 되었고 더 나아가 지방세포도 스스로 호르몬을 분비한다는 것을 알게 되었다. 단지 아직까지 발견되지 않았을 뿐, 어쩌면 인체의 모든 세포가 각자의 자리에서 필요한 호르몬을 분비하는 내분비 기관일지도 모른다.

근육이 분비하는 호르몬은 수백 가지에 이르는데 이를 다 합쳐서 마이오카인myokine이라고 총칭한다. 라틴어로 근육을 뜻하는 마이오myo-와 호르몬을 뜻하는 카인-kine을 합성한 단어다. 지방세포가 분비하는 호르몬을 지방을 뜻하는 아디포adipo-와 호르몬을 뜻하는 카인을 합성하여 아디포카인adipokine이라 부르는 것과 같은 개념이다. 아디포카인은 1950년대부터 연구가 시작되어 1990년대에 개념이 완성된 반면, 마이오카인은 2003년에 처음으로 발견된 후 별로 주목을 받지 못하다가 2010년이 넘어서야 개념을 인정받았다. 최근에는 마이오카인이 인슐린 저항성은 물론 지방 분해, 항암 효과가 있다는 것이 알려지면서 호르몬 분야에서 가장 활발한 연구가 진행되고 있다.

마이오카인의 대표주자 아이리신

여러 근육 호르몬 중에서 가장 큰 주목을 받는 건 단연 아이리신Irisin이다. 아이리신 이전에도 마이오스타틴myostatin, 인터루킨-6Interlukin-6, 인터루킨-1Interlukin-1 등 여러 근육 호르몬이 발견되었지만 큰 주목을 받지 못했다. 하지만 아이리신은 2012년 〈네이처Nature〉지에 논문이 실리면서

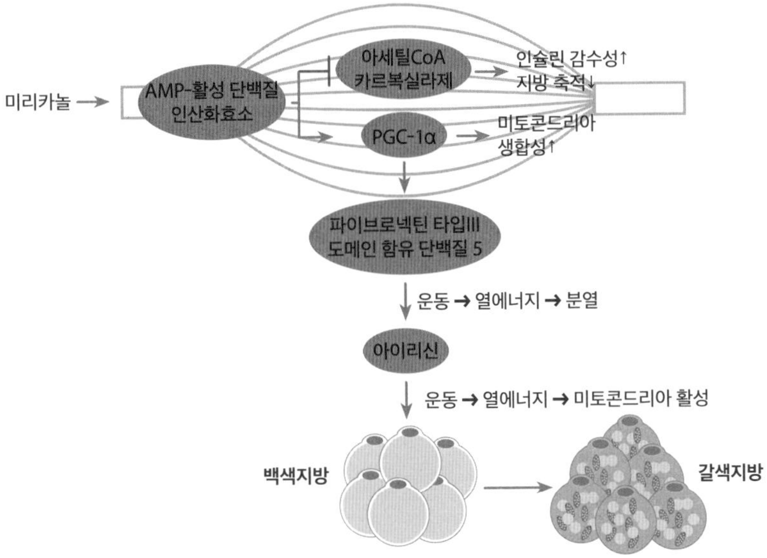

근육에서의 아이리신 합성 과정과 지방세포의 변화

출처 : "Myricanol modulates skeletal muscle-adipose tissue crosstalk to alleviate high-fat diet-induced obesity and insulin resistance", Shen et al., <British Journal of Pharmacology>, 2019

화려하게 등장했다. 마이오카인의 존재를 학계가 본격적으로 인정하게 된 것도 바로 이 논문이 계기가 되었다고 말할 수 있다.

논문의 요지는 생쥐의 근육에 아이리신의 분비를 촉진하자 노화로 인한 비만과 당뇨가 현저히 줄었고, 이것이 피하지방의 백색지방white adipose tissue을 갈색지방brown adipose tissue 으로 전환시키는 유전인자를 활성화시켰다는 것이다. 백색지방은 에너지를 저장할 뿐 좀처럼 연소되지 않는 지방이고 갈색지방은 에너지로 쉽게 연소될 수 있는 지방이자 몸에 이로운 아디포카인을 많이 분비하는 지방이다. 근육에서 분비되는 물질이 혈액을 타고 이동하여 다른 조직에 영향을 준다는 것은 이것이 호르몬이라는 뜻이며, 백색지방을 갈색지방으로 바꾼다는 것은 이 호르몬이 에너지 대사와 혈당조절, 비만 등에 긍정적인 영향을 미친다는 뜻이다.[419]

어떤 원리로 아이리신이 이런 효과를 낼 수 있는 걸까? 그것은 바로 운동과 관련이 있다. 운동을 하면 근육이 수축과 팽창을 반복하면서 열에너지가 발생하는데 이것이 근육세포의 미토콘드리아 활동을 강화시켜 아이리신의 분비를 촉진하게 된다. 분비된 아이리신은 백색지방의 수용체와 결합하고 역시 운동에서 발생하는 열에너지로 미토콘드리아를 활성화시켜 백색지방을 갈색지방으로 바꾸는 역할을 한다.

마이오카인의 핵심은 운동이다!

여기서 알 수 있는 것은 운동이 바로 마이오카인의 핵심이라는 사실이다. 움직이지 않는 근육은 마이오카인을 좀처럼 분비하지 않는다. 열심히 움직여서 열을 발생시켜야 수많은 마이오카인이 뿜어져 나온다. 그래서 마이오카인에 대한 논문이 발표되었을 때 내분비학자들 만큼이나 흥분했던 사람들이 스포츠 의학자들이었다. 마이오카인 덕분에 운동을 통해 근육을 키우는 것이야말로 비만과 질병, 노화를 늦추는 최상의 방법이라고 주장할 막강한 근거를 갖게 된 것이다.

그렇다면 어떻게 운동해야 마이오카인 분비를 높일 수 있을까? 마이오카인의 종류가 수백 가지에 이르는 이유는 근섬유muscle fiber의 종류가 그만큼 많기 때문이다. 각각의 근섬유마다 각기 다른 종류의 마이오카인을 분비하기 때문에 어떤 운동이 더 효과적인지도 호르몬마다 다르다. 하지만 복잡하게 생각할 필요가 없다. 지금까지 발표된 연구 결과를 보면 어떤 운동이든 하루 1시간 이상, 8~12주 정도를 꾸준히 운동하면 마이오카인을 분비하는 유전자 발현이 촉진된다. 달리기, 자전거와 같은 유산소운동은 물론 근력운동과 스트레칭도 효과가 있다.

2014년의 연구는 11명의 비만 남성에게 8주 동안 유산소운동을 시키자 아이리신과 인터루킨-6, 마이오스타틴의 분비량에는 큰 변화가 없었으나 아펠린apelin이라는 호르몬이 2배나 늘어난 것이 확인되었다. 아펠린 역시 갈색지방 생성을 촉진하고 인슐린 민감도를 높여주는 근육 호르몬이다.[420]

간에서 분비되는 것으로 알고 있는 인슐린유사성장인자-1Insulin-like growth factor-1도 마이오카인의 일종이다. 인슐린유사성장인자-1은 나이가 들면서 분비량이 크게 감소하는데 마라톤을 하는 노인들은 여전히 높은 분비량을 유지한다.[421] 의학자들은 그 이유가 막연히 운동 때문일 것이라고 추측했는데 운동을 통해 근육에서 인슐린유사성장인자-1이 다량으로 분비된다는 것을 알게 되었다. 1999년의 연구를 보면 72~98세의 노인들에게 아령을 들어올리는 근력운동을 시키자 인슐린유사성장인자-1의 분비량이 거의 5배나 뛰어올랐다.[422] 2016년의 연구는 9명의 폐경 후 여성에게 강도 높은 싱글 레그 익스텐션single leg extension·다리를 한쪽씩 들어올려 버티는 엉덩이 강화 운동을 시키자 근육세포에서 인슐린유사성장인자-1의 유전자 발현이 현저히 증가했다.[423]

가장 각광받는 마이오카인인 아이리신도 달리기, 수영, 러닝머신 등의 유산소 운동을 통해 유전자 발현이 증가한다.[424 425] 특이한 점은 아이리신은 골격근뿐만 아니라 심근cardiac muscle에서도 많이 분비된다. 그래서 유산소운동으로 심근을 자극하면 많은 양의 아이리신이 분비될 수 있다. 심근경색으로 심장 기능이 떨어진 쥐들에게 아이리신을 투여하면 회복이 빨라지고 심장의 섬유화를 감소시킨다는 연구 결과도 있다.[426 427]

또 운동을 해서 아이리신 분비가 촉진되면 신경세포의 결합이 개선된다는 점도 밝혀졌다. 치매에 걸린 쥐들은 해마와 뇌척수액의 아이리신 농도가 낮아지는데 운동으로 아이리신의 뇌 농도를 높이자 시냅스 가소성이 회복되고 기억력이 향상되었다고 한다.[428] 그동안 운동을 열심히 하면 치매가 예방된다는 연구 결과가 많았는데 그 원리 중 하나는 마이오카인이라는 것이 곧 증명될 것이라고 필자는 생각한다.

근육호르몬만큼은 우리의 의지로 늘릴 수 있다!

물론 운동으로 마이오카인 한두 가지가 증가한다고 해서 노화를 되돌릴 수는 없으며 건강에 절대적인 영향력을 행사할 수는 없다. 하지만 꾸준한 운동으로 수십, 수백 개의 마이오카인이 동시에 증가한다면 절대로 무시할 수 없는 효과를 낸다.

근육은 수많은 이로운 호르몬을 저장하고 있는 곳간과 같다. 이 곳간의 문을 열 수 있는 유일한 열쇠가 운동이다. 그리고 그 열쇠를 가진 사람은 우리 자신이다. 노년이 되면 성장호르몬, 성호르몬, 멜라토닌 등이 간절히 필요하지만 이 호르몬들은 우리의 의지로 높이기 어렵거나 거의 불가능하다. 하지만 근육 호르몬만큼은 우리가 운동을 통해 강제로 활성화시킬 수 있다. 삶에서 내 마음대로 조절할 수 없는 것이 대부분인데 노력하는 만큼 정확한 결과를 얻을 수 있다는 건 굉장한 축복이 아닐까!

근육 호르몬은 우리가 열심히 챙겨 먹는 어떤 건강 기능 식품이나 보약보다도 훨씬 분명하고 확실한 효과를 준다. 그러니 우리는 당장 운동을 시작해야 한다. 근육에 생존이 달려 있고 삶의 질이 달려 있다는 절박한 마음으로, 열심히 꾸준히 운동해야 한다.

Info Box 1 노년기의 운동법

진료 중에 필자가 노년 환자들에게 운동을 해서 근육을 키우라고 조언하면 다들 겁먹은 얼굴이 된다. 관절이 좋지 않다, 심장이 좋지 않다, 어지럽다 등등, 운동을 할 수 없는 이유를 한 보따리 풀어놓는다. 물론 기력이 없는 노인이 운동으로 근육을 키우기는 어려운 일이다. 하지만 그렇다고 운동을 하지 않고 누워만 지낸다면 체력은 더욱 떨어지고 건강은 더욱 악화될 것이다. 아무것도 하지 않는다면 더 약해질 일만 남아있지만, 뭔가를 시도한다면 지금보다 반드시 나아진다. 당장 할 수 있는 것부터 시도하여 조금씩 시간과 강도를 늘려가자. 노년기에 맞는 운동법을 몇 가지 소개한다.

미국 질병통제예방센터Centers for Disease Control and Prevention는 65세 이상의 기력이 약한 노인에게 주 150분 이상의 중간 강도 운동을 권장한다. 중간 강도 운동이란 빠른 걸음으로 걷기를 의미하며 매일 30분씩 주 5일을 하는 것이 바람직하다. 또 근력 운동도 해야 하는데, 팔다리와 등, 복부, 가슴, 어깨 등 온몸의 근육을 자극하는 운동을 주 최소 2일 이상 하는 것이 이상적이다. 추가로 균형잡기 운동도 필요하다. 스트레칭, 한 발로 서서 버티기 등 요가나 필라테스 동작으로 틈틈이 몸의 균형을 지켜주어야 한다.

만약 기력이 더 좋은 노인이라면 강도를 한 단계 높여도 좋다. 하루 30분 걷기를 15분 이상의 달리기나 등산, 자전거 타기로 바꾸고 나머지 근력 운동과 균형 잡기 운동도 시간과 강도를 더 높인다.[429]

영국 국민보건서비스National Health Service는 65세 이상의 노인에게 체력이 허락하는 한도 내에서 가벼운 활동도 좋으니 무조건 움직이라고 조언한다. TV를 보며 소파나 침대에 누워 있는 시간을 되도록 줄이고, 집안을 걸어 다니거나 진공청소기를 돌리는 등 서서 움직이는 활동을 하는 것이 중요하다. 그리고 지구력과 근력, 균형, 유연성을 높이기 위한 운동을 적어도 주 2회는 해야 한다. 걷기, 수중 에어로빅, 건강 춤, 요가, 필라테스 등이 적합하다. 젊은 사람처럼 동작을 완벽하게 소화할 수는 없겠지만 비슷하게 따라하려고 노력하는 것만으로도 충분한 효과가 있다. 체력이 좋다면 달리기, 수영, 자전거, 축구, 테니스 등도 좋다.[430]

미 국립보건원National Health Institute of Health 산하 국립노화연구소National Institute on Aging는 노인들이 운동을 포기하지 않고 꾸준히 실천할 수 있는 실용적인 팁을 제시한다. 가장 중요한 것은 스스로 재미를 느낄 수 있는 운동을 선택하는 것이다. 어떤 사람은 러닝머신에서 걷는 것을 좋아하지만 어떤 사람은 지겨워한다. 또 어떤 사람은 혼자 운동하는 것을 좋아하지만 어떤 사람은 여럿이 같이 하는 운동을 좋아한다. 자신의 성향과 취향을 파악해서 즐길 수 있는 운동을 찾아야 한다. 만약 어떤 운동을 하다가 질린다면 새로운 운동으로 바꾸면 된다. 무엇이든 지구력, 근력, 균형, 유연성을 길러주는 운동으로 조합하면 된다.

하루 일정 속에 운동 시간을 적절히 조합하는 것도 중요하다. 개를 키우는 사람이라면 개와 산책하는 시간을 걷기나 달리기를 하는 시간으로 이용할 수 있다. 매일 아침 문화 센터에서 뭔가를 배운다거나 아르바이트, 자원 봉사 등의 일정이 있다면 왕복하는 거리의 일부를 운동 시간으로 활용할 수 있다.

사람이 그립다거나 외로움을 느낀다면 살사, 탱고 등 사교댄스를 배우면 도움이 된다. 춤은 지구력과 근력은 물론 함께 호흡하며 신체 접촉을 하는 운동이라서 세로토닌과 옥시토신 분비도 촉진한다. 체력뿐만 아니라 마음의 건강을 위해서도 운동은 꼭 필요하다.

4장

멜라토닌

Melatonin

멜라토닌은 아침이 되면 눈을 뜨고 밤이 되면 잠이 드는 서캐디언리듬circadian rhythm을 만들어주는 호르몬이다. 이 호르몬은 저녁 8시부터 상승하여 새벽 2~4시 사이에 가장 많이 분비되었다가 해가 뜨는 시간부터 빠르게 감소하여 아침이 되면 거의 검출이 불가능한 수준으로 떨어진다. 인간의 생체리듬이 태양이 뜨고 지는 시간과 동기화되는 이유가 바로 멜라토닌이다. 이것이 왜 노년기의 가장 강력한 안티에이징 호르몬이 될까?

멜라토닌은 수면을 관장한다는 점에서 '호르몬의 어머니', '마더 오브 올 호르몬'mother of all hormones이라고도 불린다. 인체의 항상성은 호르몬의 균형에 의해 유지되는데 수면이 그 균형을 만드는 데 결정적 역할을 하기 때문이다. 수면의 양이 충분하고 질이 좋아야 두뇌가 맑아지고, 그래야 호르몬을 관장하는 시상하부와 뇌하수체의 기능이 원활해진다. 시상하부와 뇌하수체는 인체의 데이터를 수집해서 무엇이 필요한지 판단하고 각 내분비 기관에 필요한 호르몬을 분비하도록 명령을 내리는 우리 인체의 CPU(중앙처리장치)와 같다. 성장호르몬, 성호르몬, 각종 신경전달 물질과 스트레스 호르몬이 모두 이 축을 통해 분비된다.

또한 멜라토닌은 그 자체로 가장 강력한 활성산소 청소부다. 잠자는 동안 분비되는 멜라토닌은 피로와 스트레스로 쌓인 우리 몸의 활성산소를 깨끗이 제거하는 역할을 한다. 누적된 활성산소 손상이 노화와 질병, 암을 부르는 원인이므로 밤에 잠을 잘 자서 멜라토닌을 많이 분비하는 것이야말로 가장 강력하고 확실한 안티에이징이자 암 예방법이라고 말할 수 있다.

따라서 나이가 들어서 우리가 꼭 실천해야 할 가장 기본적인 건강법은 잠을 잘 자는 것이다. 규칙적인 수면, 충분한 수면, 깊은 수면이야말로 건강의 핵심이다. 특히 노년기에는 멜라토닌 분비가 20~30대의 3분의 1, 40~50대의 2분의 1 수준으로 감소하기 때문에 더욱 잠을 잘 자기 위해 노력해야 한다.

좋은 수면의 요건

잠을 잘 자기 위해서는 먼저 무엇이 좋은 수면인지를 알아야 한다. 좋은 수면이란 멜라토닌 분비를 최대화하는 수면, 낮잠이 필요 없는 충분한 수면, 중간에 깨지 않고 지속되는 수면, 꿈을 꾸지 않는 깊은 수면을 뜻한다. 하나씩 짚어보자.

1. 멜라토닌 분비를 최대화하는 수면

인체의 멜라토닌 분비는 저녁 8시 경부터 서서히 증가해서 새벽 2~4시 사이에 피크를 이룬 후 급격히 떨어지는 포물선을 그린다. 이 포물선을 최대화하려면 밤 10시에 취침하여 아침 5~6시에 일어나는 것이 가장 이상적이다. 2023년 발표된 '한국인의 수면동향(2004~2019)' 보고서에 따르면 한국인의 평균 취침 시간은 23시 45분으로 매우 늦은 편이다.[431] 이렇게 취침 시간이 늦는 원인으로는 밤에 잘 모이는 한국인 특유의 밤 문화, TV 시청 등을 꼽을 수 있을 것이다. 젊은 시절에는 왕성한 사회 활동으로 모임도 많고 챙겨 봐야 할 드라마와 영화도 많으니 어쩔 수 없이 늦게 잠을 잤을 것이다. 하지만 노년기에도 이런 패턴을 유지하는 것은 좋지 않다. 늦은 잠은 멜라토닌 분비를 낮추고 꿈을 꾸는 렘수면REM sleep 시간을 늘려 수면의 질을 떨어뜨린다. 이로 인해 다음 날 낮에 졸음이 쏟아져 낮잠을 자게 되고 밤에 더 늦게 잠자리에 드는 악순환이 반복된다. 이 악순환을 끊으려면 밤 9시가 되면 무슨 일이 있어도 잠을 잘 준비를 시작해야 한다. TV 시청을 멈추고 조명을 낮추고 휴대폰 사용도 자제하고 10시에는 잠자리에 드는 훈련이 필요하다. 10시에 누워도 좀처럼 잠이 들지 않는다면 낮 동안의 활동량이 부족한 것이므로 낮에 운동이나 산책 등을 하여 몸을 적당히 피곤하게 만들어야 한다. 낮에 낮잠을 자는 습관이 늦게 잠드는 습관으로 이어지므로 낮잠을 삼가야 한다.

2. 충분한 수면

미국수면재단National Sleep Foundation이 권장하는 노인의 수면 시간은 하루 7~8시간이다. 젊은 시절에는 한번에 7~8시간을 자는 것이 어려운 일이 아니었지만 나이가 들면 이것도 쉽지 않다. 멜라토닌 분비량이 줄어들어 체온이 잘 떨어지지 않기 때문이다. 또한 깊은 잠에 빠지기 어렵기 때문에 작은 소음에 자꾸 깨고 잠들기를 반복하게 된다. 신장, 방광, 전립선 등의 기능 약화로 밤에 한두 차례 소변을 봐야 하는 것도 충분한 잠을 자지 못하는 이유가 된다. 7~8시간을 되도록 깨지 않고 깊게 잠을 자려면 노력이 필요하다.

우선 낮에 적당한 활동으로 몸을 피곤한 상태로 만들어야 한다. 운동, 등산, 산책, 취미 활동 등, 움직이고 집중하는 시간을 갖는 것이 중요하다. 아침이나 낮에 적당한 야외 활동으로 햇빛을 보는 것도 매우 중요하다. 햇빛이 눈에 들어오면 뇌의 솔기핵raphe nuclei에서 세로토닌을 분비하는데 세로토닌이 멜라토닌을 합성해내는 재료이기 때문이다. 세로토닌이 충분히 만들어져야 멜라토닌도 충분히 만들 수 있다. 마지막으로 잠자리에 들기 전에 몸을 편안하게 이완시키려는 노력이 필요하다. 마사지로 목과 어깨의 긴장을 풀고 간단한 스트레칭으로 근육을 늘려주는 것이 도움이 된다. 이 밖에도 명상, 족욕, 반신욕 등도 몸의 긴장을 푸는 좋은 방법이다.

3. 깊은 수면

우리의 수면은 얕은 잠을 자며 꿈을 꾸는 때가 있고 깊은 잠을 자며 꿈을 꾸지 않을 때가 있다. 꿈을 꿀 때는 빠른 안구 운동Rapid Eye Movement이 동반되기 때문에 이를 '렘수면'REM sleep이라고 한다. 꿈을 꾸지 않을 때에는 안구 운동이 없기 때문에 '비렘수면'non-REM sleep이라고 한다. 수면학자들의 연구에 따르면 우리의 수면은 90~120분을 주기로 렘수면에서 비렘수면으로의 이행이 반복된다. 잠에 빠지고 얼마 동안은 이 주기에서 비렘수면의 비율이 훨씬 길지만 새벽이 가까워질수록 렘수면의 비율이 더 길어진다. 따라서 깊은 잠을 자는 시간을 더 많이 가지려면 해가 진 후 빨리 잠자리에 드는 것이 유리하다. 깊은 수면을 하는 동안은 뇌파가 거의 활동을 하지 않아 매우 낮은 주파수, '서파수면'徐波睡眠·slow wave sleep을 하게 된다. 동시에 심박수, 호흡수, 혈압, 신진대사가 모두 느려지고 근육이 편안히 이완된다. 바로 이때에 세포의 신호전달이 왕성해져서 복구와 재생, 항산화 및 면역 활동이 활발하게 일어난다.

서파수면을 하려면 잠자리 환경에도 공을 들여야 한다. 침실 공기를 쾌적하게 유지하고, 침구를 깨끗하고 향기롭게 하고, 불을 완전히 끄고 커튼을 쳐서 외부 빛을 차단하고, 소음이 없어야 한다. 베개의 선택도 매우 중요하다. 솜이 충전된 일반적인 직사각형 형태의 베개는 경추를 제대로 받쳐주지 않아 목이 꺾인 상태로 잠을 자게 된다. 바로 누웠을 때 경추를 C 커브로 받쳐주고 옆으로 누웠을 때 머리와 목이 수평을 유지할 수 있어야 좋다. 평소에 잠을 잘 자지 못한다고 생각한다면 이런 식으로 잠자리 환경에 문제가 없는지 하나씩 점검해 보는 것이 좋겠다.

Info Box 2 밤에 잠을 잘 자려면 정신 건강을 챙겨라

노년이 되면 밤에 잠을 잘 못 자는 이유는 무엇일까? 생리적으로는 멜라토닌이 부족해서 체온이 잘 떨어지지 않고 몸이 이완되지 않는 것, 만성 질환으로 인한 고통, 챙겨 먹는 약물의 부작용 등을 꼽을 수 있겠지만 정신적인 면도 무시할 수 없다. 인생에 대한 회한, 심한 분노나 외로움 등으로 잠을 못 이루는 노인이 상당히 많다. 단절된 인간관계, 사회적 고립이야말로 노년기 정신 건강을 위협하는 주요 요인이다.

글로벌 건강정보 분석기관인 IHMEInstitute for Health Metrics and Evaluation의 분석에 의하면 60세 이상 성인의 14%가 불안, 우울증 등의 정신적 문제를 앓고 있다고 한다.[432] 정신 질환이 노인을 장애인으로 만드는 요인의 10.6%를 차지한다는 세계보건기구World Health Organization의 분석 결과도 있다.[433]

잠을 잘 자지 못하는 것은 정신 질환의 초기 증상이다. 만약 밤에 잠들기가 어렵고 얕은 잠을 자다 깨기를 반복한다면 심한 불안에 시달리지는 않는지, 우울하지는 않은지 스스로 반문해 보아야 한다. 정신 질환은 잠을 빼앗고, 잠을 빼앗기면 호르몬 불균형이 심해지면서 건강이 와르르 무너지게 된다. 노년기에 이것은 치명적인 질병으로 발전할 수 있다.

초기라면 스스로의 노력으로도 얼마든지 회복할 수 있다. 가족과의 불화, 사별로 인한 외로움이 원인이라면 친구를 만들어야 한다. 취미 친구, 운동 친구, 자원 봉사 친구 등을 만들어 하루를 여러 사람과 함께 보내는 시간을 만들면 외로움을 상당히 덜 수 있다. 은퇴 후 삶의 목적이 사라진 것이 원인이라면 새로운 것을 배우고 취미를 만드는 등의 노력을 해야 한다. 삶의 목적까지는 아니더라도 즐거움을 느낄 수 있는 활동을 찾는다면 기분이 한결 나아질 것이다. 좋아하는 가수가 있다면 팬클럽에 가입해서 다른 회원들과 교류하고 함께 콘서트를 보러 가는 등 그룹 활동을 하는 것도 기운을 불어넣는다. 정치에 관심이 많은 사람이라면 성향이 같은 친구와 카페에서 열띤 토론을 하며 시간을 보내는 것도 적당한 아드레날린을 분비하는 방법이다.

중요한 것은 슬픔이나 분노에 깊게 빠지지 않는 것, 많이 이야기하고 웃는 시간을 갖는 것이다. 낮에 단 30분에서 한 시간이라도 대화를 나눌 사람이 있다면 건강한 정신을 유지할 수 있다. 정신이 건강해야 잠을 잘 자고 호르몬도 충분히 분비된다.

수면과 치매

2023년 삼성리서치가 전 세계 삼성헬스 사용자의 데이터를 집계하여 노년층의 수면 시간 분석 결과를 발표했는데 총 17개국 중에서 한국 노인들의 수면 시간이 6시간 30분으로 인도(6시간 26분), 일본(6시간 39분)과 함께 세계 꼴찌 수준인 것으로 나타났다. 가장 길게 자는 핀란드(7시간 39분)와 비교하면 1시간 이상이 짧고, 세계 평균(7시간 3분)에 비해도 30분이 넘게 짧다.[434] 세계수면재단의 권장 수면 시간이 7~8시간이므로 우리나라 노인들은 잠이 상당히 부족한 상태라고 볼 수 있다.

그렇다면 노년기의 부족한 수면은 어떤 증상을 초래할까? 수면은 우울증, 비만, 조현병, 심장병, 고혈압, 뇌졸중, 치매 등 여러 질병과 관련이 있다. 그중에서도 노년층과 가장 관련이 깊은 질병은 치매다. 2021년 영국에서 실시된 대규모 조사에 따르면 50~60대에 매일 6시간 이하로 잠을 잔 사람은 7시간 이상 충분히 잠을 잔 사람들에 비해 70대에 이르러 치매가 발생할 확률이 30%나 높은 것으로 나타났다.[435] 2023년 수면장애와 치매의 상관관계에 대한 미국 의료진의 연구에서도 잠자리에 들고 30분 이상 잠들지 못하는 불면증 증상을 가진 사람은 치매 발생 확률이 51%나 높고, 새벽에 잠이 깬 후 다시 잠들지 못하는 증상은 치매 발생 위험을 40% 높이는 것으로 나타났다. 불면증으로 수면제 등 약을 복용하는 사람들도 그렇지 않은 사람들에 비해 치매 발병률이 30% 높다고 한다.[436]

이렇게 수면이 치매와 관련이 깊은 이유는 수면 부족이 뇌에 아밀로이드amyloid 축적을 촉진하기 때문으로 추측한다. 치매의 여러 원인 중 하나는 뇌에 단백질인 아밀로이드가 축적되어 크고 작은 덩어리를 형성하고 이것이 딱딱하게 굳어 플라그plaque가 되어 뇌세포를 죽이기 때문이다. 수면 부족이 반복되면 이러한 손상이 누적되어 치매 위험이 높아지게 된다. 단지 노년기만의 문제가 아니라 여러 해 누적된 손상이 치매로 이어지는 것이므로 치매를 예방하려면 중년부터 충분한 잠, 깊은 잠을 자기 위해 모든 노력을 기울여야 한다.

치매가 시작되기 훨씬 전부터 멜라토닌이 감소한다

수면이 치매와 관련이 있다는 것은 치매 환자들의 멜라토닌 수치에서도 확인된다. 같은 연령대와 비교할 때 치매 환자들은 멜라토닌 수치가 현저히 낮다. 1999년 네덜란드 뇌연구소Netherlands Institute for Brain Research의 연구에 따르면 알츠하이머 환자들의 뇌척수액 멜라토닌 농도는 같은 연령대의 건강한 사람들이 보여주는 농도의 5분의 1 정도에 불과하다.[437]

치매 환자들은 심지어 알츠하이머 증상이 나타나기 전에도 멜라토닌 수치가 정상 이하로 떨어질 수 있다. 2003년 중국 안후이安徽 노화연구소Geriatric Institute가 정상인과 알츠하이머 전 단계 환자, 알츠하이머 중증 환자의 송과선 내 멜라토닌 효소 농도를 비교해 보니 알츠하이머 전단계 환자와 중증 환자 모두에서 효소 수치가 현저히 감소하였고 두 그룹 모두 밤 사이 분비되는 멜라토닌의 서캐디언리듬이 거의 사라진 것을 확인할 수 있었다.[438]

같은 연구소가 내놓은 또 다른 연구에서는 알츠하이머 환자들의 사망 후 뇌척수액 멜라토닌 농도를 측정하여 비교하였는데 증상이 심한 환자들은 물론 증상이 없는 초기 환자들에게서도 멜라토닌이 심각한 수준으로 감소된 것을 볼 수 있었다.[439]

이와 같은 결과는 멜라토닌 분비 감소가 알츠하이머를 진단하는 하나의 바이오마커biomarker·생체지표가 될 수 있음을 시사한다. 치매 증상이 나타나기 이전에도 멜라토닌이 감소하므로 멜라토닌 수치를 검사하는 것이 알츠하이머 조기 발견에 도움이 될 수 있다.

노르에피네프린도 치매에 관여한다!

치매 환자들에게서 멜라토닌 수치가 감소하는 이유는 노르에피네프린 조절의 기능장애와 멜라토닌 전구체인 세로토닌의 고갈 때문이라고 추측할 수 있다. 노르에피네프린norepinephrine은 잘 알려진 대로 '파이트 오얼 플라이트'fight or flight, 즉 '싸우거나 도망가거나'를 판단하고 행동에 옮기게 하는 신경 전달 물질이다. 노르에피네프린이 작용하면 순식간에 뇌가 각성 상태가 되어 인지 능력과 주의력이 높아진다. 평소에도 동기 부여, 스트레스, 수면, 기분, 기억 처리 등에 노르에피네프린이 관여한다. 무엇보다 노르에피네프린은 신경세포의 신진대사와 시냅스 가소성에 관여하고[440], 신경아교세포를 강화하여 혈액 뇌 장벽 투과성을 조절하고, 신경세포에 염증이 발생하는 것을 미리 예방하는 역할을 한다.[441] 치매 환자들의 사후에 뇌를 부검해 보면 청반locus coeruleus의 신경세포가 크게 손상돼 있는 것을 볼 수 있다.[442] 청반은 노르에피네프린을 분비하는 핵심 장소이므로 이 부위의 신경세포가 줄어든 것은 노르에피네프린의 분비량이 줄어들었다는 것을 의미한다. 결국 노르에피네프린의 기능이 약화되면서 인지력이 떨어지고 뇌의 전반적인 신진대사도 떨어져 멜라토닌 분비에까지 영향을 미친다고 추측할 수 있다.

또한 멜라토닌을 제대로 합성하려면 전구 물질인 세로토닌의 양이 충분해야 하는데 치매 환자들은 낮에 활동이 줄어들어 충분한 양을 생산하지 못하게 된다. 어쩌면 치매 증상을 인지하기 훨씬 전부터 낮에 활동하지 않는 생활 습관을 유지해왔는지도 모른다. 나이가 들면 의도적으로 낮에 밖으로 나가 햇빛을 쬐고 운동과 산책을 하려고 노력해야 하는 이유다. 가장 좋은 치매 예방법은 하루의 생체 리듬을 멜라토닌의 서캐디언리듬에 맞춰 규칙적으로 생활하는 것임을 잊지 말자.

치매 환자들의 수면 장애

치매 환자들은 다양한 종류의 수면 장애를 겪는다. 예컨대, 밤에 자지 않고 낮에 잠을 잔다든가, 새벽에 잠이 깨서 돌아다닌다든가, 몇 시간씩 잠들지 못하거나 수시로 깨는 불면증 증세를 보인다. 심한 코골이, 수면무호흡증, 팔다리를 주체하지 못하는 하지불안증후군restless leg syndrome, 잠을 자면서 팔다리를 움직이는 주기적 사지운동 장애periodic limb movement disorder, 꿈을 꾸면서 과격한 행동을 하는 렘수면 행동장애REM behavioral sleep disorder 등도 모두 치매 환자들이 보이는 수면 장애 증상이다. 치매가 심해질수록 이러한 증상이 더욱 심화된다.

치매 환자의 수면 장애는 단순히 멜라토닌이 감소한 것만이 아니라 생체 시계가 일출과 일몰 시간과 동기화되는 서캐디언리듬이 완전히 무너지고 있는 것을 뜻한다. 인체의 마스터 시계라 할 수 있는 시상하부 시교차상핵suprachiasmatic nuclei 및 그 주변의 신경세포가 손실 혹은 손상되어 생체 시계의 기능이 사라져가는 것이라고 볼 수 있다. 멜라토닌은 송과선이 시교차상핵으로부터 빛에 대한 정보를 받아 분비하는 것이므로 당연히 멜라토닌의 분비도 엉망이 될 수밖에 없다. 더욱이 낮 활동이 부

족하여 세로토닌이 충분하지 않으면 멜라토닌 분비량은 거의 감지할 수 없는 수준으로 떨어지게 된다.[443]

이렇게 생체 시계가 사라진다는 것은 멜라토닌뿐만 아니라 다른 여러 호르몬도 균형을 잃는다는 것을 의미한다.[444] 특히 코어core 부위의 체온 사이클이 느려진다. 건강한 사람의 코어 부위 체온은 평균 36.5도를 유지하고 활동할 때는 조금 올라갔다가 휴식이나 수면을 할 때는 조금 내려가는 등 자율 조절이 이루어진다. 반면에 치매 환자의 코어 부위 체온은 평균적으로 0.2도 정도 높은 상태이고 활동기와 휴식기 사이의 변동이 거의 없다.[445] 체온 조절이 잘 안 되고 체온이 늘 높은 상태인 것도 치매를 진단하는 하나의 바이오마커가 될 수 있다.

잠자는 시간을 단 1초도 아까워하지 말라!

멜라토닌은 생명의 기원과 함께 한 고대 호르몬이다. 기원전 27억년 원시 진핵생물의 미토콘드리아에서 만들어지는 멜라토닌이 우리 인체에서 만들어지는 멜라토닌과 분자 구조가 똑같다는 것이 이를 증명한다. 생명의 탄생, 아니 어쩌면 우주의 탄생과 함께한 호르몬이라 할 수 있다.

신생아는 생체 시계가 없는 상태로 세상에 태어난다. 서캐디언리듬에 동화되지 않은 상태이기 때문에 낮밤 없이 하루 24시간의 70%를 잠자는 데에 쏟아야 한다. 그러다 점점 잠자는 시간이 줄어들고 아침에 눈을 뜨고 저녁에 잠을 자는 생체 시계가 나타나기 시작한다. 아이가 망막으로 빛을 받아들이고 시교차상핵에서 이 정보를 처리하고 이것을 송과선이 받아 멜라토닌을 분비하는 시스템이 완성되기까지 수년이 걸린다. 체온, 혈압, 팔다리의 움직임, 소화기계의 발달 등도 함께 일어난다. 우리 모두 이렇게 복잡하고 어려운 과정을 거쳐 획득한 생체 시계를 뇌 속에 하나씩 갖고 살아간다.

탄생이 생체 시계의 획득이라면, 죽음은 그렇게 획득한 생체 시계가 점점 느려지다가 드디어 활동을 멈추는 것을 의미할 것이다. 태양이 뜨고 지는 시간과 동기화되어 살아가던 몸이 점점 그 연결 고리를 잃어갈 때, 우리는 죽음으로 향한다. 이것은 슬퍼할 일이 아니라 너무나 자연스러운 생명의 흐름이다. 모든 생명은 우주적 존재다. 그래서 비록 지구에서 작은 생명체로 살지만 우리는 서캐디언리듬을 통해 우주와 연결되어 살고 있고, 생명이 다하면 다시 우주로 돌아간다.

이 책은 멜라토닌으로 시작해서 멜라토닌으로 끝을 맺는다. 그만큼 멜라토닌이 너무나도 중요한 호르몬, 우리 생명의 시작이자 끝, 건강의 핵심 호르몬이기 때문이라고 이해해 주었으면 좋겠다.

지구인의 평균 수명은 79년이고 우리는 이 세월의 3분의 1에 해당하는 26년을 잠을 자는 데에 보낸다. 젊은 시절 필자는 잠을 줄여서 더 많이 공부하고 일하고 성취하는 것이 모범적인 삶이라고 생각했었다. 하지만 지금은 아니다. 단 1분 1초라도 잠자는 시간을 아까워하지 말자. 깨어 있는 1분 1초를 낭비 없이 의미 있게 사용해야 하는 것처럼 잠자는 1분 1초도 낭비 없이 깊이 자자. 충분히 오래 깊은 잠을 자고 일어나면 어제의 고뇌는 사라지고 호르몬 충만한 오늘이 시작될 것이다.

맺으며

호르몬 관리가 인생 관리다!

이렇게 해서 멜라토닌부터 멜라토닌까지, 호르몬에 대한 긴 글을 마치려고 한다. 한 해를 시작하며 서문을 썼던 기억이 생생한데 어느덧 에필로그를 쓰고 있으니 기분이 묘하다. 마치 뫼비우스의 띠처럼 안과 밖의 구분이 없는 끝없는 순환의 고리에 갇혀 있었던 기분이다.

어쩌면 우리의 몸에서 분비되는 호르몬도 뫼비우스의 띠와 같은 존재인지 모르겠다. 내분비의 질서는 내적인 건강을 구성하지만 한편으로는 외적인 젊음과 아름다움을 만들어낸다. 이너 뷰티inner beauty가 아우터 뷰티outer beauty가 되고 아우터 뷰티가 이너 뷰티가 되기도 하는 것이다. 평생 우리가 분비하는 한 스푼의 호르몬들이 우리의 몸과 마음을 구성하고 젊음과 아름다움, 늙음과 질병, 그리고 삶과 죽음을 주관한다. 존재는 덧없다고 하지만 사실 우리는 우주에서 와서 호르몬과 함께 잠깐의 시간을 보내다 다시 호르몬을 남기고 우주로 돌아갈 뿐이다. 몸은 죽지만 존재는 죽지 않는 것처럼, 호르몬도 사라지지 않고 다른 생명으로 이어진다. 그래서 호르몬은 불멸이다.

모든 생명은 죽는다. 하여 죽음을 막으려는 시도는 부질없다. 하지만 살아 있는 동안 좀 더 덜 늙으려고 노력하는 것은 결코 무의미하지 않다. 나이가 들면서 자연스럽게 일어나는 생리적 노화는 어쩔 수 없지만 스트레스나 생활 습관으로 인한 노화는 얼마든지 막을 수 있다. 내 몸의 운영 체제인 호르몬, 놀랍도록 정교하게 프로그래밍된 우리 몸의 제어 시스템인 호르몬을 잘 관리하면 50대의 나이에도 30대처럼 보일 수 있고, 60~70대의 나이에도 40대처럼 건강할 수 있다. 단지 몸만 건강한 것이 아니라 마음도 편안하고 풍요로워진다. 삶의 질은 물론 운명까지도 바꿀 가공할 힘이 호르몬에 있다. 이런 확신이 있고 이것이 많은 사람들의 삶을 바꿀 수 있다고 믿기에, 긴 시간을 이 책에 매달릴 수 있었다.

이미 여러 권의 호르몬 책을 냈지만 이번 책에 더욱 큰 애정이 간다. 호르몬에 대한 학자로서의 내 지식을 아낌없이 풀어 넣었고 과거의 발견뿐만 아니라 따끈따끈한 최신 연구 결과와 그것을 실생활에서 응용하는 법까지 모두 담아냈기 때문이다. 다소 어렵고 복잡할 수는 있지만 이 책이 호르몬에 대한 흥미를 유발하고 대중의 지식을 높이는 데에 기여했으면 한다.

이 책을 통해 하고 싶은 말은 결국 이것이다. "호르몬을 잘 관리하는 것이 인생을 잘 관리하는 것이다." 잘 먹고 잘 자고 서로 아낌없이 사랑하며 즐겁게 살자. 그러면 건강이 저절로 우리를 따라올 것이다.

주

1부

1 "Immunoregulatory action of melatonin. The mechanism of action and the effect on inflammatory cells", Manka et al., 〈Postepy higieny i medycyny doswiadczalnej〉, 2016

2 "Protective Effects of Melatonin against Obesity-Induced by Leptin Resistance", Suriagandhi et al., 〈Behavioural Brain Research〉, 2022

3 "Role of melatonin in blood pressure regulation: An adjunct anti-hypertensive agent", Baker et al., 〈Clinical and Experimental Pharmacology and Physiology〉, 2018

4 "Tissue-specific function of Period3 in circadian rhythmicity", Pendergast et al., 〈PLos One〉, 2012

5 "Our Skin's Sense Of Time Helps Protect Against UV Damage", NPR, 19 Feb 2019

6 "Human Biological Clock Set Back an Hour", Cromie W, 1999

7 "Plasticity of the intrinsic period of the human circadian timing system", Scheer et al.,

〈PLoS One〉, 2007

8 "Sex difference in the near-24-hour intrinsic period of the human circadian timing system", Duffy et al., 〈Proceedings of the National Academy of Sciences of the USA〉, 2011

9 "Melatonin: an ancient molecule that makes oxygen metabolically tolerable", Manchester et al., 〈Journal of Pineal Research〉, 2015

10 "Melatonin Synthesis and Function: Evolutionary History in Animals and Plants", Zhao et al., 〈Frontiers in Endocrinology〉, 2019

11 "Insomnia Overview : Epidemiology, Pathophysiology, Diagnosis and Monitoring, and Nonpharmacologic Therapy", Dopheide, 〈American Journal of Managed Care〉, 2020

12 "The global pursuit of better sleep health", Philips World Sleep Day survey, 2019

13 "Sleep problems in university students – an intervention", Schlarb et al., 〈Neuropsychiatric Disease and Treatment〉, 2017

14 보건의료빅데이터 질병 세분류4단 상병 통계, 수면 관련 장애 조회

15 "The effect of total sleep deprivation on plasma melatonin and cortisol in healthy human volunteers", Pascual et al, 〈Sleep〉, 1988

16 "Overnight human plasma melatonin, cortisol, prolactin, TSH, under conditions of normal sleep, sleep deprivation, and sleep recovery", Treuer et al., 〈Journal of Pineal Research〉, 1996

17 "Light intensity exposure, sleep duration, physical activity, and biomarkers of melatonin among rotating shift nurses", Grundy et al., 〈Chronobiology International〉, 2009

18 "Circadian variation of melatonin, light exposure, and diurnal preference in day and night shift workers of both sexes", Papantoniou et al., 〈Cancer Epidemiology, Biomarkers and Prevention〉, 2014

19 "Association between night-shift work and level of melatonin: systematic review and meta-analysis", WW et al., 〈Sleep Medicine〉, 2020

20 "NTP Review of Shift Work at Night, Light at Night, and Circadian Disruption", NTP cancer hazard assessments, 2021

21 "Recommended Amount of Sleep for a Healthy Adult: A Joint Consensus Statement of the American Academy of Sleep Medicine and Sleep Research Society", Watson et al., 〈Sleep〉, 2015

22 "National Sleep Foundation's sleep time duration recommendations: methodology and results summary", Hirshkowitz et al., 〈Sleep Health〉, 2015

23 "Accelerometer-derived sleep onset timing and cardiovascular disease incidence: a UK Biobank cohort study", Nikbakhtian et al., 〈European Heart Journal-Digital Health〉, 2021

24 "When Is the Best Time To Go to Sleep?", 〈Sleep〉, February 7, 2022

25 "What's the Best Time to Sleep?", 〈TIME〉, August 27, 2014

26 "Physiology of growth hormone secretion during sleep", Cauter et al., 〈Journal of Pediatrics〉, 1996

27 "Night work and breast cancer risk: A systematic review and meta-analysis", Megdal et al., 〈European Journal of Cancer〉, 2005

28 "Women who work nights are 9% more likely to have an early menopause", Stock et al., 〈Human Reproduction〉, 2019

29 Total and cause-specific mortality of U.S. nurses working rotating night shifts", Gu et al., 〈American Journal of Preventive Medicine〉, 2015

30 "Plain Language About Shiftwork", Rosa et al., National Institute for Occupational Safety and Health, 1997

31 "Running on Empty: Fatigue and Healthcare Professionals", Caruso, 〈 NIOSH: Workplace Safety and Health〉, 2012 / "Caffeine for the prevention of injuries and errors in shift workers", Ker et al., 〈The Cochrane Database of Systematic Reviews〉, 2010

32 "Blind man living in normal society has circadian rhythms of 24.9 hours", Miles et al., 〈Science〉, 1977

33 "Four congenitally blind children with circadian sleep-wake rhythm disorder", Okawa et al., 〈Sleep〉, 1987

34 "Circadian rhythm abnormalities in totally blind people: incidence and clinical significance", Sack et al., 〈Journal of Clinical Endocrinology & Metabolism

35 "High incidence of cyclic sleep/wake disorders in the blind", Miles et al., 〈Sleep Research〉, 1977

36 "Circadian sleep-waking rhythm disturbance in blind adolescence", Sasaki et al., 〈Japanese Journal of Psychiatry and Neurology〉

37 "Circadian sleep-wake rhythm of older adults with intellectual disabilities", Maaskant et al., 〈Research in Developmental Disabilities〉, 2013

38 "Effect of Daylight on Melatonin and Subjective General Health Factors in Elderly People", Karami et al., 〈Iranian Journal of Public Health〉, 2016

39 "Benefits of Sunlight: A Bright Spot for Human Health", Mead, 〈Environmental Health Perspectives〉, 2008

40 "Global burden of disease from solar ultraviolet radiation", Lucas et al., World Health Organization Environmental Burden of Disease Series No.13, 2006

41 "Ask the Doctors - How much sunshine do I need for enough vitamin D?", UCLA Health, March 23, 2018

42 "Effects of Light on Circadian Rhythms", NOISH https://www.cdc.gov/niosh

43 "Exposure to Room Light before Bedtime Suppresses Melatonin Onset and Shortens Melatonin Duration in Humans", Gooley et al., 〈Journal of clinical Endocrinology Metabolism〉, 2011

44 "High sensitivity of the human circadian melatonin rhythm to resetting by short wavelength light", Lockely et al., 〈Journal of Clinical Endocrinology and Metabolism〉, 2003

45 "High sensitivity of human melatonin, alertness, thermoregulation, and heart rate to short wavelength light", Cajochen et al., 〈Journal of Clinical Endocrinology and Metabolism〉, 2005

46 "Influences of LED Light Quality and Intensity on Stomatal Behavior of Three Petunia Cultivars Grown in a Semi-closed System", Sakhonwasee et al., 〈Environmental Control

in Biology〉, 2017

47 "Melatonin suppression and sleepiness in children exposed to blue enriched white LED lighting at night", Lee et al., 〈Physiology Reports〉, 2018

48 "Blue light from light-emitting diodes elicits a dose-dependent suppression of melatonin in humans", West et al., 〈Journal of Applied Physiology〉, 2011

49 "Preliminary Results: The Impact of Smartphone Use and Short-Wavelength Light during the Evening on Circadian Rhythm, Sleep and Alertness", Hohn et al., 〈Clocks & Sleep〉, 2021

50 "Unrestricted evening use of light-emitting tablet computers delays self-selected bedtime and disrupts circadian timing and alertness", Chinoy et al., 〈Physiology Reports〉, 2018

51 "The relationship between smartphone overuse and sleep in younger children: a prospective cohort study", Kim et al., 〈Journal of Clinical Sleep Medicine〉, 2020

52 "Blue light from light-emitting diodes elicits a dose-dependent suppression of melatonin in humans", West et al., 〈Journal of Applied Physiology〉, 1985

53 "Effect of Light on Circadian Rhythems", NIOSH

54 "Bigger, Brighter, Bluer-Better? Current light-emitting devices – adverse sleep properties and preventative strategies", Gringras et al., 〈Frontiers in Public Health〉, 2015

55 "Melatonin the "light of night" in human biology and adolescent idiopathic scoliosis", Grivas et al., 〈Scoliosis〉, 2007

56 "Pineal calcification in Alzheimer's disease: An in vivo study using computed tomography", Mahlberg et al., 〈Neurobiology of Aging〉, 2008 / "Pineal gland dysfunction in Alzheimer's disease: relationship with the immune-pineal axis, sleep disturbance, and neurogenesis", Song, 〈Molecular Neurodegeneration〉, 2019

57 "Inflammageing: chronic inflammation in ageing, cardiovascular disease, and frailty", Ferrucci & Fabbri, 〈Nature Reviews Cardiology〉, 2018

58 "Melatonin and its metabolites accumulate in the human epidermis in vivo and inhibit

proliferation and tyrosinase activity in epidermal melanocytes in vitro", Kim et al., 〈Molecular Cellular Endocrinology〉, 2015

59 "Melatonin and its metabolites ameliorate ultraviolet B-induced damage in human epidermal keratinocytes", Janjetovic et al., 〈Journal of Pineal Research〉, 2014

60 "Melatonin and its metabolites accumulate in the human epidermis in vivo and inhibit proliferation and tyrosinase activity in epidermal melanocytes in vitro", Kim et al., 〈Molecular Cellular Endocrinology〉, 2015

61 "The effect of topical melatonin on epidermal melanocytes in uv-irradiated black mice", Lee et al., 〈Journal of the Korean Society of Plastic and Reconstructive Surgeons〉, 1998

62 "Antiaging efficacy of melatonin-based day and night creams: a randomized, split-face, assessor-blinded proof-of-concept trial", Milani & Sparavigna, 〈Dove Medical Press〉, 2018

63 "Protective Effects of Melatonin on the Skin: Future Perspectives", Rusanova et al., 〈International Journal of Molecular Science〉, 2019

64 "Daytime serum levels of melatonin after topical application onto the human skin", Bangha et al., 〈Skin Pharmacology〉, 1997

65 "Percutaneous penetration of topically applied melatonin in a cream and an alcoholic solution", Fischer et al., 〈Skin Pharmacology & Physiology〉, 2004

66 "Effect of topical application of melatonin cream 12.5% on cognitive parameters: A randomized, placebo-controlled, double-blind crossover study in healthy volunteers", Scheurer et al., 〈Journal of Dermatological Treatment〉, 2016

67 "Meta-Analysis: Melatonin for the Treatment of Primary Sleep Disorders", Ferracioli-Oda et al., 〈PLoS ONE〉, 2013

2부

68 "The Relationship between Libido and Testosterone Levels in Aging Men", Travison et

al, 〈Journal of Clinical Endocrinology & Metabolism〉, 2006

69 "Effects of testosterone on sexual function in men: results of a meta-analysis", Isidori et al., 〈Clinical Endocrinology〉, 2005

70 "Assessment of Aggressive Behavior and Plasma Testosterone in a Young Criminal Population", Kreuz et al. 〈Psychosomatic Medicine〉, 1972

71 "Testosterone facilitates aggression by modulating vasopressin receptors in the hypothalamus". Delville et al., 〈Physiology & Behavior〉, 1996

72 "The influence of testosterone on human aggression", J archer, 〈British Journal of Psychology〉, 1991

73 "The relationship between testosterone and aggression : a meta-analysis", Book et al., 〈Aggression and Violent Behavior〉, 2001

74 "Effects of Testosterone on Mood, Aggression, and Sexual Behavior in Young Men", O'Connor et al., 〈Journal of Clinical Endocrinology & Metabolism〉, 2004

75 "Testosterone and Aggressive Behavior in Man", Batrinos, 〈International Journal of Endocrinology and Metabolism〉, 2012

76 "The role of androgens in follicle maturation and ovulation induction", Gleicher et al., 〈Reproductive Biology & Endocrinology〉, 2011

77 "Normalization of testosterone level is associated with reduced incidence of myocardial infarction and mortality in men", Sharma et al., 〈European Heart Journal〉, 2015

78 "Male testosterone linked to high social dominance but low physical aggression in early adolescence", Schall et al., 〈Journal of American Academy of Child & Adolescent Psychiatry〉, 1996

79 "High-testosterone men reject low ultimatum game offers", Burnham, 〈Proceedings of the Royal Society B: Biological Science〉, 2007

80 "Human sexual differentiation – in utero influences", Abramovich, 〈Journal of Obstetrics & Gynaecology, 1974〉

81 "Transdermal Testosterone in Female Hypoactive Sexual Desire Disorder", Ganesan et

al., 〈Cureus〉, 2018

82 "Testosterone insufficiency in women: fact or fiction?", Guay & Davis, 〈Journal of Urology〉, 2002

83 "The effect of testosterone on the formation of brain structures", Filova et al., 〈Cells Tissues Organs〉, 2013

84 "Gonadal steroid induction of structural sex differences in the central nervous system", Arnold et al., 〈Annual Review of Neuroscience〉, 1984

85 "Brain estradiol content in newborn rats", Amateau et al., 〈Endocrinology〉, 2004

86 "Sexual behavior of male rats injected with the anti-oestrogen MER-25 during infancy", Booth, 〈Physiology & Behavior〉, 1977

87 "Gender development and the human brain", Hines et al., 〈Annual Review of Neuroscience〉, 2011

88 "Gender dysphoria and gender change in chromosomal females with congenital adrenal hyperplasia", Dessens et al., 〈Archives of Sexual Behavior〉, 2005

89 "Psychological outcomes and gender-related development in complete androgen insensitivity syndrome", Hines et al., 〈Archives of Sexual Behavior〉, 2003

90 "Sex differences in the brain: implications for explaining autism", Baron-cohen et al., 〈Science〉, 2005

91 "An Invariant Dimensional Liability Model of Gender Differences in Mental Disorder Prevalence: Evidence from a National Sample", Eaton et al., 〈Journal of Abnormal Psychology〉, 2011

92 "Postnatal penile length and growth rate correlate to serum testosterone levels: a longitudinal study of 1962 normal boys", Boas et al., 〈European Journal of Endocrinology〉, 2006

93 "Increased activity of the hypothalamic-pituitary-testicular axis in infancy results in increased androgen action in premature boys", Kuiri-Hanninen et al. 〈Journal of Clinical Endocrinology Metabolism〉, 2011

94 "Transient postnatal gonadal activation and growth velocity in infancy", Kiviranta et al., 〈Pediatrics〉, 2016

95 "Childhood growth in boys with congenital hypogonadotropic hypogonadism", Varimo et al., 〈Pediatric Research〉, 2016

96 "A possible role for reproductive hormones in newborn boys: progressive hypogonadism without the postnatal testosterone peak", Main et al., 〈Journal of Clinical Endocrinology & Metabolism〉, 2000

97 "Micropenis: etiology, diagnosis and treatment approaches", Hatipoğlu et al., 〈 Journal of Clinical Research in Pediatric Endocrinology〉, 2013

98 "Sebaceous gland response in man to the administration of testosterone, delta-4-androstenedione and dehydroisoandrosterone", Pochi et al., 〈Journal of Investigative Dermatology〉, 1969

99 "Insulin-Like Growth Factor-1 Increases the Expression of Inflammatory Biomarkers and Sebum Production in Cultured Sebocytes", Kim et al., 〈Annals Dermatology〉, 2017

100 "Role of androgens in the developmental biology of the pilosebaceous unit", Rosenfield et al., 〈American Journal of Medicine〉, 1995

101 "Patient education: Gynecomastia breast enlargement in men", UpToDate, 2021

102 "Changes in serum cytokine concentrations during the menopausal transition", Toshiyuki et al., 〈Maturitas〉, 2007

103 "Estrogen and/or androgen replacement therapy and cognitive functioning in surgically menopausal women", Sherwin, 〈Psychoneuroendocrinology〉, 1988

104 "Effects of estrogen on memory function in surgically menopausal women", Phillips and Sherwin, 〈Psychoneuroendocrinology〉, 1992

105 "Intravenous human interleukin-1alpha impairs memory processing in mice: dependence on blood-brain barrier transport into posterior division of the septum", Banks et al., 〈Journal of Pharmacology and Experimental Therapeutics〉, 2001

106 "A prospective study of estrogen replacement therapy and the risk of developing Alzhei-

mer's disease: the Baltimore Longitudinal Study of Aging", Kawas et al., 〈Neurology〉, 1997

107 "Estrogen regulation of adipose tissue functions: involvement of estrogen receptor isoforms", Pallottini et al., 〈Infectious Disorders-Drug Targets〉, 2008

108 "Menopause and weight", Better Health Channel betterhealth.vic.gov.au, Victoria State Government Department of Health

109 "Premature and Early Menopause", Cleveland Clinic clevelandclinic.org

110 "Gender differences in ischemic heart disease", Wake et al., 〈Recent Patents on Cardiovascular Drug Discovery〉, 2009

111 "Estrogenic control of mitochondrial function and biogenesis", Klinge, 〈Journal of Cell Biochemistry〉, 2008

112 "Estrogen production and action", Nelson et al., 〈Journal of American Academy of Dermatology〉, 2001

113 "Serum concentrations of LH and FSH in the healthy newborn", Schmidt & Schwarz, 〈European Journal of Endocrinology〉, 2000

114 "Activation of the Hypothalamic-Pituitary-Gonadal Axis in Infancy : Minipuberty", Kuiri-Hanninen et al., 〈Hormone Research in Paediatrics〉, 2014

115 "Establishment of normative data for the amount of breast tissue present in healthy children up to two years of age", Jayasinghe et al., 〈Journal of Pediatric and Adolescent Gynecology〉, 2010

116 "Postnatal developmental changes in the pituitary-ovarian axis in preterm and term infant girls", Kuiri-Hänninen et al., 〈Journal of Clinical Endocrinology & Metabolism〉, 2011

117 "Age at menarche in Korean adolescents: trends and influencing factors", Lee et al., 〈Reproductive Health〉, 2016

118 "Pathogenesis and epidemiology of precocious puberty. Effects of exogenous oestrogens", Partsch et sippell, 〈Human Reproduction Update〉, 2001

119 "Adult height in girls with central precocious puberty treated with gonadotropin-releasing hormone agonist with or without growth hormone", Jung et al., 〈Annuals of Pediatric Endocrinology & Metabolism〉, 2014

120 "Unsustained or slowly progressive puberty in young girls: initial presentation and long-term follow-up of 20 untreated patients", Palmert et al. 〈Journal of Clinical Endocrinology & Metabolism〉, 1999

121 "Final adult height in children with central precocious puberty – a retrospective study", Knific et al., 〈Frontiers in Endocrinology〉, 2022

122 〈Endocrinology: Adult and Pediatrics〉 Seventh Edition, Haddad and Eugster, 2016

123 "Estrogen resistance caused by a mutation in the estrogen-receptor gene in a man", Smith et al., 〈New England Journal of Medicine〉, 1994

124 "Effect of testosterone and estradiol in a man with aromatase deficiency", Carani et al., 〈New England Journal of Medicine〉, 1997

125 "Membrane-localized estrogen receptor 1 is required for normal male reproductive development and function in mice", Nanjappa et al., 〈Endocrinology〉, 2016

126 "Gonadal steroids and body composition, strength, and sexual function in men", Finkelstein et al., 〈New England Journal of Medicine〉, 2013

127 "Plastic Surgery Statistics Report", American Society of Plastic Surgeons, 2019

128 "Hormone ontogeny in the ovine fetus and neonatal lamb: XXI. Effect of oxogenous insulin-like growth factor I on plasma growth hormone, insulin and glucose concentration", Zegher et al., 〈Endocrinology〉, 1988

129 "Growth hormone response to feeding in term and preterm neonates", TE et al., 〈Acta Paediatrica Scandinavica〉, 1983

130 "Estradiol effects on proliferation, messenger ribonucleic acid for collagen and insulin-like growth factor-I, and parathyroid hormone-stimulated adenylate cyclase activity in osteoblastic cells from calvariae and long bones", Ernest M et al, 〈Endocrinology〉, 1989

131 "Effects of different oral oestrogen formulations on insulin-like growth factor-I, growth hormone and growth hormone binding protein in post-menopausal women", Kelly JJ et al., 〈Clinical Endocrinology〉, 1993

132 "Recombinant growth hormone therapy in children with Turner Syndrome in Korea: a phase III Randomized Trial", Kim et al., 〈BMC endocrine Disorders〉, 2021

133 "Long-term treatment of growth retarded children with chronic renal insufficiency, with recombinant human growth hormone", Fine et al., 〈Kidney International〉, 1996 / "Effect of growth hormone treatment on the adult height of children with chronic renal failure", Haffner et al., 〈New England Journal of Medicine〉, 2000

134 "만성 소아 신질환 환자에서의 성장호르몬 치료", 정우영, 〈대한소아신장학회지〉, 2009

135 "Growth hormone test", Mount Sinai Today Blog, mountsinai.org

136 "제8차 한국인 인체치수조사 결과 - 한국인 체형, 40년 전이랑 어떻게 달라졌을까?", 국가기술표준원, blog.naver.com/katsblog, 2022

137 "한국인의 식품 및 영양섭취상태 추이1969~1989", 박미아 외, 〈한국영양식량학회지〉, 1992

138 "농업전망 2023 리포트', 한국농촌경제연구원, 2023

139 "Vitamin A levels and growth hormone axis", Raifen et al., 〈Hormone Research〉, 1996

140 "Interactions between vitamin D and IGF-I: from physiology to clinical practice", Ameri et al., 〈Clinical Endocrinology〉, 2013

141 "Vitamin D status in prepubertal children with isolated idiopathic growth hormone deficiency: effect of growth hormone therapy", Hamza et al. 〈Journal of Investigative Medicine〉, 2018

142 "Dietary Reference Intakes: energy, carbohydrates, fiber, fat, fatty acids, cholesterol, protein, and amino acids", Institute of Medicine, Food and Nutrition Board, 2002

143 "2020 한국인 영양소 섭취기준-에너지 적정비율", 보건복지부, 2020

144 "2021 소비자 실태조사로 알아보는 요즘 부모들의 자녀 건강관리법", 한국건강기능

식품협회, khff.or.kr
145 "Fasting enhances growth hormone secretion and amplifies the complex rhythms of growth hormone secretion in man", Ho et al., 〈Journal of Clinical Investigation〉, 1988
146 "Augmented growth hormone GH secretory burst frequency and amplitude mediate enhanced GH secretion during a two-day fast in normal men", Heartman et al., 〈Journal of Clinical Endocrinology & Metabolism〉, 1992
147 "Growth hormone in obesity", Scacchi et al., 〈International Journal of Obesity and Related Metabolic Disorder〉, 1999
148 "Obesity and growth during childhood and puberty", Marcovecchio et al., 〈World Review of Nutrition and Dietetics〉, 2013
149 "Caloric restriction for 24 hours increases mean night growth hormone", Rose et al., 〈Journal of Pediatric Endocrinology & Metabolism〉, 1999
150 "Effects of Oral Gamma-Aminobutyric Acid GABA Administration on Stress and Sleep in Humans: A Systematic Review", Hepsomali et al., 〈Frontiers of Neuroscience〉, 2020
151 "Growth hormone isoform responses to GABA ingestion at rest and after exercise", Powers et al., 〈Medicine in Science in Sports & Exercise〉, 2008
152 "Chapter 13: Santiago Ramón y Cajal. From nerve nets to neuron doctrine" and "Chapter 16; Otto Loewi and Henry Dale: The Discovery of Neurotransmitters, Finger, 〈Minds behind the brain: A history of the pioneers and their discoveries〉, New York: Oxford University Press, 2000
153 "Otto Loewi Papers 1929~1956", National Library of Medicine
154 "Neurotransmitters and Their Life Cycle", Cuevas, 〈Reference Module in Biomedical Sciences〉, 2019
155 "The discovery of GABA in the brain", Spiering, 〈Journal of Biological Chemistry〉, 2018
156 "Glucose-inhibition of glucagon secretion involves activation of GABAA-receptor chloride channels". Rorsman et al., 〈Nature〉, 1989
157 "γ-Aminobutyric acid ameliorates fluoride-induced hypothyroidism in male Kunming

mice", Yang et al., 〈Life Sciences〉, 2016

158 "+ T Cells and Is Immunosuppressive in Type 1 Diabetes", Bhandage et al., 〈eBioMedicine〉, 2018

159 "Glutamate- and GABA-based CNS therapeutics", Foster et Kemp, Current Opinion in Pharmacology, 2006

160 "Blood – brain barrier to h3-γ-aminobutyric acid in normal and amino oxyacetic acid-treated animals", Kuriyama et al., 〈Neuropharmacology〉, 1971/ "Blood – brain barrier permeability in galactosamine-induced hepatic encephalopathy", Knudsen et al., 〈Journal of Hepatology〉, 1988

161 "Effect of inhibitors of GABA aminotransferase on the metabolism of GABA in brain tissue and synaptosomal fractions", Loscher, 〈Journal of Neurochemistry〉, 1981

162 "Transport of 14C-gamma-aminobutyric acid into brain, cerebrospinal fluid and choroid plexus in neonatal and adult rats", Al-Sarraf, 〈Developmental Brain Research〉, 2022

163 "Evidence that nitric oxide production increases gamma-amino butyric acid permeability of blood-brain barrier", Shyamaladevi et al., 〈Brain Research Bulletin〉, 2022

164 "Relaxation and immunity enhancement effects of γ-aminobutyric acid GABA administration in humans", Abdou et al., 〈Biofactors〉, 2006

165 "Psychological stress-reducing effect of chocolate enriched with gamma-aminobutyric acid GABA in humans: assessment of stress using heart rate variability and salivary chromogranin A", Nakamura et al., 〈International Journal of Food Sciences & Nutrition〉, 2009

166 "Oral intake of γ-aminobutyric acid affects mood and activities of central nervous system during stressed condition induced by mental tasks", Yoto et al., 〈Amino Acids〉, 2012

167 "The Glutamate/GABA-Glutamine Cycle: Amino Acid Neurotransmitter Homeostasis", Schousboe et Sonnewald, Springer, 2016

168 "Gamma Aminobutyric Acid GABA and Glutamate Levels in the CSF of Epileptic Children", Mahmoud et al., 〈Alexandria Journal of Pediatrics〉, 1999

169 "In Vivo Magnetic Resonance Spectroscopy of GABA: a Methodological Review, Puts et al., 〈Progress in Nuclear Magnetic Resonance Spectroscopy〉, 2012 / "GABA Actions and Ionic Plasticity in Epilepsy", Kaila et al., 〈Current Opinion on Neurobiology〉, 2014
170 "The Interaction of Neuroactive Steroids and GABA in the Development of Neuropsychiatric Disorders in Women", Amin et al., 〈Biochemistry & Behavior〉, 2006
171 "The GABA System in Anxiety and Depression and its Therapeutic Potential", Möhler, 〈Neuropharmacology〉, 2011
172 "Altered Connectivity in Depression: GABA and Glutamate Neurotransmitter Deficits and Reversal by Novel Treatments", Duman et al., 〈Neuron〉, 2019
173 "Efficient learning in children with rapid GABA boosting during and after training", Frank et al., 〈Current Biology〉, 2022
174 "Predicting learning and achievement using GABA and glutamate concentrations in human development", Zacharopoulos et al., 〈PLoS Biology〉, 2021
175 "Influence of coexisting hypothalamic messengers on growth hormone secretion from rat anterior pituitary cells in vitro", Meister et al., 〈Neuroendocrinology〉, 1987 tance Training", Sakashita et al., 〈Journal of clinical Medicine & Research〉, 2019
176 "Oral Supplementation Using Gamma-Aminobutyric Acid and Whey Protein Improves Whole Body Fat-Free Mass in Men After Resistance Training." Sakashita et al., 〈Journal of clinical Medicine & Research〉, 2019
177 "Role of alpha-amino-3-hydroxy-5-methylisoxazole-4-propionic acid receptors in the control of prolactin, growth hormone and gonadotropin secretion in prepubertal rats", Gonzalez et al., 〈Journal of Endocrinology〉, 1999
178 "Motor cortex inhibition: a marker of ADHD behavior and motor development in children", Gilbert et al., 〈Neurology〉, 2011
179 "Relaxation and immunity enhancement effects of γ-aminobutyric acid GABA administration in humans", Abdou et al., 〈Biofactors〉, 2006
180 "Effect of PharmaGABA on reduction of school child's study stress effect", Konagai et

al., 〈Japanese Society Nutrition Food Science〉, 2008

181 "Psychological stress-reducing effect of chocolate enriched with gamma-aminobutyric acid GABA in humans: assessment of stress using heart rate variability and salivary chromogranin A", Nakamura et al., 〈International Journal of Food Sciences & Nutrition〉, 2009

182 "Oral intake of γ-aminobutyric acid affects mood and activities of central nervous system during stressed condition induced by mental tasks", Yoto et al., 〈Amino Acids〉, 2012

183 "Safety and Efficacy of Gamma-Aminobutyric Acid from Fermented Rice Germ in Patients with Insomnia Symptoms: A Randomized, Double-Blind Trial", Jung et al., 〈Journal of Clinical Neurology〉, 2018

184 "Growth hormone isoform responses to GABA ingestion at rest and after exercise", Powers et al., 〈Medicine in Science in Sports & Exercise〉, 2008

185 "Oral Supplementation Using Gamma-Aminobutyric Acid and Whey Protein Improves Whole Body Fat-Free Mass in Men After Resis"GABAergic control of anterior pituitary hormone secretion", Racagni et al., 〈Life Science〉, 1982

186 "United States Pharmacopeia USP Safety Review of Gamma-Aminobutyric Acid GABA", Oketch-Rabah et al., 〈Nutrients〉, 2021

187 "Study of GABA in Healthy Volunteers: Pharmacokinetics and Pharmacodynamics", li et al., 〈Frontier of Pharmacology〉, 2015

3부

188 "Positive reinforcement produced by electrical stimulation of septal area and other regions of rat brain", Milner & Olds, 〈Journal of Comparative and Physiological Psychology〉, 1954

189 "Satiation effects in self-stimulation of the brain", Olds, 〈 Journal of Comparative and Physiological Psychology〉, 1958

190 "Taste Reactivity analysis of 6-hydroxydopamine-induced aphagia: implications for arousal and anhedonia hypotheses of dopamine function", Berridge et al., 〈Behavioral Neuroscience〉, 1989

191 "Dopamine and the structure of personality: Relation of agonist-induced dopamine activity to positive emotionality", Depue et al., 〈Journal of Personality and Social Psychology〉, 1994

192 "Investigating the dopaminergic basis of extraversion in humans: A multilevel approach", Wacker et al., 〈Journal of Personality and Social Psychology〉, 2006

193 "The amphetamine response moderates the relationship between negative emotionality and alcohol use", Allen et al., 〈Alcoholism: Clinical & Experimental Research〉

194 "Cognitive and attentional mechanisms in delay of gratification" Mischel et al., 〈Journal of Personality and Social Psychology〉, 1972

195 "The nature of adolescent competencies predicted by preschool delay of gratification", Mischel et al., 〈Journal of Personality and Social Psychology〉, 1988

196 "Dopamine and monogamy", Curtis et al., 〈Brain Research〉, 2006

197 "Oxytocin, Neural Plasticity, and Social Behavior", Froemke et al., 〈Annual Review of Neuroscience〉, 2021

198 "The ties that bond: neurochemistry of attachment in voles", Gobrogge & Wang, 〈Current Opinion in Neurobiology〉, 2016

199 "The neurobiology of pair bonding", Young & Wang, 〈Nature Neuroscience〉, 2004

200 "Reward, motivation, and emotion systems associated with early-stage intense romantic love", Aron et al., 〈Journal of Neurophysiology〉, 2005

201 "Imaging the passionate stage of romantic love by dopamine dynamics", Takahashi et al., 〈Frontiers in Human Neuroscience〉, 2015

202 "Pathological hypersexuality predominantly linked to adjuvant dopamine agonist therapy in Parkinson's disease and multiple system atrophy", Klos et al., 〈Parkinsonism Related Disorder〉, 2005

203 "Risk factors for pathologic gambling and other compulsions among Parkinson's disease patients taking dopamine agonists", Singh et al., 〈Journal of Clinical Neuroscience〉, 2007

204 "Associations between dopamine D4 receptor gene variation with both infidelity and sexual promiscuity", Garcia et al., 〈PLoS One〉, 2010

205 "Self-Reported Sexual Behavioral Interests and Polymorphisms in the Dopamine Receptor D4 DRD4 Exon III VNTR in Heterosexual Young Adults", Halley et al., 〈Archives of Sexual Behavior〉, 2016

206 "After the Honeymoon: Neural and Genetic Correlates of Romantic Love in Newlywed Marriages", Acevedo et al., 〈Frontiers in Psychology〉, 2020

207 "Neural correlates of long-term intense romantic love", Acevedo et al., 〈Society for Cognitive and Affective Neuroscience〉, 2012

208 "Delayed onset of maternal affection after childbirth", Robson & Kumar, 〈The British Journal of Psychiatry〉, 1980

209 "The German version of the postpartum bonding instrument: Psychometric properties and associations with postpartum depression", Reck et al., 〈Archives of Women's Mental Health〉, 2006

210 "A new mother-to-infant bonding scale: Links with early maternal mood", Taylor et al, 〈Archives of Women's Mental Health〉, 2005

211 "Severe disorders of the mother-infant relationship: definitions and frequency", Brockington et al, 〈Archives of Women's Mental Health〉, 2006

212 "Induction of maternal behavior in virgin rats after intracerebroventricular administration of oxytocin", Pedersen & Prange, 〈Proceedings of the National Academy of Sciences USA〉, 1979

213 "Inhibition of post-partum maternal behaviour in the rat by injecting an oxytocin antagonist into the cerebral ventricles", Leengoed et al., 〈Journal of Endocrinology〉, 1987

214 "New Oxytocin Neuroscience Counters "Cuddle Hormone" Claims", 〈Nature〉, 2015

215 "New mothers' struggles to love their child. An interpretative synthesis of qualitative studies", Roseth et al., 〈International Journal of Qualitative Studies on Health and Well-being〉, 2018

216 "Oxytocin neurons enable social transmission of maternal behaviour", Carcea et al., 〈Nature〉, 2021

217 "Father's brain is sensitive to childcare experiences", Abraham et al., 〈 Proceedings of the National Academy of Sciences〉, 2014

218 "Foster mother-infant bonding: associations between foster mothers' oxytocin production, electrophysiological brain activity, feelings of commitment, and caregiving quality", Bick et al., 〈Child Development〉, 2013

219 "Plasma oxytocin increases in the human sexual response", Carmichael et al., 〈The Journal of Clinical Endocrinology and Metabolism〉, 1987

220 "Relationships among cardiovascular, muscular, and oxytocin responses during human sexual activity", Carmichael et al., 〈Archives of Sexual Behavior〉, 1994

221 "Deconstruction of a neural circuit for hunger", Atasoy et al., 〈Nature〉, 2012

222 "The effect of intranasal administration of oxytocin on fear recognition", Fischer-Shofty et al., 〈Neuropsychologia〉, 2010

223 "Oxytocin: its role in benign prostatic hyperplasia via the ERK pathway", Xu et al., 〈Clinical Science〉, 2017

224 "Coping style moderates the effect of intranasal oxytocin on the mood response to interpersonal stress", Cardoso et al., 〈Experimental and Clinical Psychoparmacology〉, 2012

225 "Evidence for the involvement of genetic variation in the oxytocin receptor gene OXTR in the etiology of autistic disorders on high-functioning level", Wermter et al., 〈 American Journal of Medical Genetics. Part B, Neuropsychiatric Genetics〉, 2010

226 "Association of the oxytocin receptor gene OXTR in Caucasian children and adolescents with autism", Jacob et al., 〈Neuroscience Letter〉, 2007

227 "Oxytocin during the initial stages of romantic attachment: relations to couples' interac-

tive reciprocity", Feldman et al., 〈Psychoneuroendocrinology〉, 2012
228 "Oxytocin receptor distribution reflects social organization in monogamous and polygamous voles", Insel et al., 〈Proceedings of National Academy of Science USA〉, 1992
229 "Oxytocin facilitates fidelity in well-established marmoset pairs by reducing sociosexual behavior toward opposite-sex strangers", Cavanaugh et al., 〈Psychoneuroendocrinology〉, 2014
230 "Oxytocin Modulates Social Distance between Males and Females", Hurlemann et al., 〈Journal of Neuroscience〉, 2012
231 "Oxytocin enhances brain reward system responses in men viewing the face of their female partner", Hurlemann et al., 〈Proceedings of National Academy of Science USA〉, 2013
232 "Oxytocin enhances amygdala-dependent, socially reinforced learning and emotional empathy in humans", Hurlemann et al., 〈Journal of Neuroscience〉, 2010
233 "Oxytocin increases gaze to the eye region of human faces", Guastella et al., 〈Biological Psychiatry〉, 2008
234 "Intranasal oxytocin increases positive communication and reduces cortisol levels during couple conflict", Ditzen et al., 〈Biological Psychiatry〉, 2009
235 "Intranasal administration of oxytocin increases envy and schadenfreude gloating", Shamay-Tsoory et al., 〈Biological Psychiatry〉, 2009
236 "Oxytocin and cooperation under conditions of uncertainty: the modulating role of incentives and social information", Declerck et al., 〈Hormones and Behavior〉, 2010
237 "Oxytocin indexes relational distress following interpersonal harms in women", Tabak et al., 〈Psychoneuroendocrinology〉, 2011
238 "Effects of oxytocin on recollections of maternal care and closeness", Lydon et al., 〈Proceedings of the National Academy of Sciences〉, 2010
239 "Postpartum maternal oxytocin release by newborns: effects of infant hand massage and sucking", Uvnas-Moberg et al., 〈Birth〉, 2001

240 "Patterns of brain activation when mothers view their own child and dog: An fMRI study", Stoeckel et al., 〈PLoS ONE〉, 2014

241 "Oxytocin-gaze positive loop and the coevolution of human-dog bonds", Kikusui et al., 〈Science〉, 2015

242 "Massage increases oxytocin and reduces adrenocorticotropin hormone in humans", Morhenn et al., 〈Alternative Therapies in Health and Medicine〉

243 "Self-soothing behaviors with particular reference to oxytocin release induced by non-noxious sensory stimulation", Uvanas-Moberg et al., 〈Frontiers in Psychology〉, 2015

244 "Effects of different kinds of couple interaction on cortisol and heart rate responses to stress in women", Ditzen et al., 〈Psychoneuroendocrinology〉, 2007

245 "Suicide risk and serotonin", Nordstrom and Asberg, 〈International Clinical Psychopharmacology〉, 1992

246 "The prevalence and correlates of DSM-IV intermittent explosive disorder in the National Comorbidity Survey Replication", Kessler et al., 〈Archives of General Psychiatry〉, 2006

247 "Serotonin and impulsive aggression", Coccaro et al., 〈CNS Spectrums〉, 2015

248 "The neurobiology of aggression and violence", Rosell and Siever, 〈CNS Spectrums〉, 2015

249 "Molecular regulation of sexual preference revealed by genetic studies of 5-HT in the brains of male mice", Liu et al., 〈Nature〉, 2011

250 "Homosexual mounting behavior induced in male rats and rabbits by a tryptophan-free diet", Fratta et al, 〈Life Science〉, 1977

251 "Depression and Obesity in the U.S. Adult Household Population, 2005–2010", National Center for Health Statistics

252 "Overweight, Obesity, and Depression: A Systematic Review and Meta-analysis of Longitudinal Studies", Luppino et al., 〈Archives of General Psychiatry〉, 2010

253 "Changes in Weight During a 1-Year Trial of Fluoxetine", Michelson et al., 〈American Journal of Psychiatry〉, 1999

254 "Nutrient-induced changes in the phenotype and function of the enteric nervous system", Neunlist and Schemann, 〈Journal of Physiology〉, 2014

255 "IBS and Serotonin: The brain-Stomach Link", 〈Healthline〉, 2020

256 "Burden of anxiety and depression among hospitalized patients with irritable bowel syndrome: a nationwide analysis", Ghouri et al., 〈Irish Journal of Medical Science〉, 2023

257 "Systematic review with meta-analysis: the prevalence of anxiety and depression in patients with irritable bowel syndrome", Zamani et al., 〈Alimentary Pharmacology & Therapeutics〉, 2019

258 "The neurobiology of stress and gastrointestinal disease", Mayer et al., 〈Gut〉, 2000

259 "Postnatal microbial colonization programs the hypothalamic-pituitary-adrenal system for stress response in mice", Koga et al., 〈Journal of Physiology〉, 2004

260 "The Gut Microbiome in Neurological Disorders", Cryan et al., 〈Lancet Neurology〉, 2020

261 "Blood serotonin levels in autism spectrum disorder: a systematic review and meta-analysis", Gabriele et al., 〈European Neuropsychopharmacology〉, 2014

262 "Microbiome-Gut-Brain Axis and Toll-Like Receptors in Parkinson's Disease", Caputi et al., 〈International Journal of Molecular Science〉, 2018

263 "Association Between Premature Hair Greying and Metabolic Risk Factors: A Cross-sectional Study", Paik et al., 〈Acta Dermato-Venereologica〉, 2018

264 "Hyperactivation of sympathetic nerves drives depletion of melanocyte stem cells", Zhang et al., 〈Nature〉, 2020

265 "Quantitative mapping of human hair greying and reversal in relation to life stress", Rosenberg et al., 〈eLife〉, 2021

266 "Who Takes Risks in High-Risk Sports? A Typological Personality Approach", Woodman et al., 〈Research Quarterly for Exercise and Sport〉, 2013

267 "Addiction in Extreme Sports: An Exploration of Withdrawal States in Rock Climbers", Mellalieu et al., 〈Journal of Behavioral Addictions〉, 2016

268 "Neuroclinical Framework for the Role of Stress in Addiction", Kwako and Koob, 〈Chronic Stress〉, 2017

269 "Long-term outcomes with medications for attention-deficit hyperactivity disorder: current status of knowledge", Huan and Tsai, 〈CNS Drugs〉, 2011

270 "Effect of treatment modality on long-term outcomes in attention-deficit/hyperactivity disorder: a systematic review", Arnold et al., 〈PLOS ONE〉, 2015

271 " Attention Deficit Hyperactivity Disorder Handbook: A Physician's Guide to ADHD 2nd ed. ; Chapter 9: Medications for ADHD", New York, US: Springer Millichap JG, 2010

4부

272 "The basophil adenomas of the pituitary body and their clinical manifestations (pituitary basophilism)", Cushing, 〈Bulletin of the Johns Hopkins Hospital〉, 1932

273 "The stressed CNS: when glucocorticoids aggravate inflammation", Sorrells et al., 〈Neuron〉, 2009

274 "Neurohormonal-cytokine interactions: implications for inflammation, common human diseases and well-being", Elenkov, 〈Neurochemistry International〉, 2008

275 "Corticosterone as a marker of susceptibility to oxidative/nitrosative cerebral damage after stress exposure in rats", Pérez-Nievas et al., 〈Psychoneuroendocrinology〉, 2007

276 "Human Senescence: Evolutionary and Biocultural Perspectives", Crews, Cambridge University Press

277 "Diabetes mellitus correlates with increased biological age as indicated by clinical biomarkers", Bahour et al., 〈GeroScience〉, 2022

278 "Adrenal Reset Diet", Christianson, 〈Strategically Cycle Carbs and Proteins to Lose Weight, Balance Hormones, and Move from Stressed to Thriving〉, 2014

279 "Stress hormones: a link between maternal condition and sex-biased reproductive investment", Love et al., 〈American Naturalist〉, 2005
280 "Corticosterone exposure during embryonic development affects offspring growth and sex ratios in opposing directions in two lizard species with environmental sex determination", Warner et al., 〈Physiological and Biochemical Zoology〉, 2009, 〈Harmony〉, 2018
281 "Stress hormone masculinizes female morphology and behaviour", Rosencrans et al., 〈Biology Letters〉, 2011
282 "Plasma testosterone profiles in Cushing's syndrome", Smals et al., 〈Journal of Clinical endocrinology & Metabolism〉, 1977
283 "8 - Androgen effects on the skin", Kim & Kimball, 〈Cambridge University Press〉, 2015
284 "Androgen generation in adipose tissue in women with simple obesity--a site-specific role for 17beta-hydroxysteroid dehydrogenase type 5", Quinkler et al., 〈Journal of Endocrinology〉, 2004
285 "An overview of the genetic aspects of hair loss and its connection with nutrition", Gokce et al., 〈Journal of Preventive Medicine and Hygiene〉, 2022
286 "Male Pattern Baldness (Androgenic Alopecia)", Cleveland Clinic home page
287 "Stress and the Hair Growth Cycle: Cortisol-Induced Hair Growth Disruption", Thom, 〈Journal of Drugs in Dermatology〉, 2016
288 "The potential role of cytokines and T cells in alopecia areata", Hoffmann, 〈Journal of Investigative Dermatology Symposium Proceedings〉, 1999
289 "Corticosterone inhibits Gas6 to govern hair follicle stem cell quiescence", Hsu et al., 〈Nature〉, 2022
290 "Self-Assessments of Standardized Scalp Massages for Androgenic Alopecia: Survey Results", English & Barazesh, 〈Dermatology and Therapy〉, 2019
291 "Clinical characteristics of 113 deceased patients with coronavirus disease 2019: retrospective study", Chen et al., 〈BMJ〉, 2020
292 "Thyroid Function Analysis in 50 Patients with COVID-19: A Retrospective Study",

Chen et al., 〈Thyroid〉, 2021
293 "Thyroid function analysis in COVID-19: A retrospective study from a single center", Malik et al., 〈PLoS One〉, 2021
294 "Prevalence and Impact of Thyroid Disease", American Thyroid Association, thyroid .org
295 "The X chromosome and sex-specific effects in infectious disease susceptibility", Schurz et al., 〈Human Genomics〉, 2019
296 "Use of exogenous hormones hormones and risk of papillary thyroid cancer (Washington, United States)", Rossing et al., 〈Cancer Causes Control〉, 1998
297 "Cancer Registration and Statistics", Cancer Information Service, national Cancer Center Japan
298 "Thyroid cancer: incidence and mortality trends in China, 2005 – 2015", Wang et al., 〈Endocine〉, 2020
299 "Korea's thyroid-cancer "epidemic"--screening and overdiagnosis", Ahn et al., 〈New Egland Journal of Medicine〉, 2014
300 "The epidemiological landscape of thyroid cancer worldwide: GLOBOCAN estimates for incidence and mortality rates in 2020", Pizzato et al., 〈Lancet Diabetes Endocrinology〉
301 "국가암등록사업 연례보고서", 국립암센터, 중앙암등록본부, 보건복지부, 2020
302 "An Epidemic of Thyroid Cancer?", Welch, New York Times, 2014
303 "Overdiagnosis: when finding cancer can do more harm than good", Just, Cancer News, Cancer Research UK, 2018
304 "Anaplastic thyroid cancer: Multimodal treatment results", Asian et al., 〈Ecancer Medical Science〉, 2014
305 "대한갑상선학회 갑상선결절 및 암 진료 권고안 개정안", 이가희 외, 〈Endocrinology & Metabolism〉, 2010
306 "Smoking, alcohol consumption, and the risk of thyroid cancer: a population-based Korean cohort study of 10 million people", Yeo et al., 〈Thyroid〉, 2020

307 "Obesity is a risk factor for thyroid cancer in a large, ultrasonographically screened population", Han et al., 〈European Journal of Endocrinology〉, 2013

308 "Obesity and the prevention of thyroid cancer: Impact of body mass index and weight change on developing thyroid cancer – Pooled results of 24 million cohorts", Youssef et al., 〈Oral Oncology〉, 2021

309 "diabetes Fact Sheet 2022", 대한당뇨병학회, diabetes.or.kr

310 "Diabetes in the UK 2010: Key statistics on diabetes", Diabetes UK, 2010

311 "Disability-Free Life-Years Lost Among Adults Aged ≥50 Years With and Without Diabetes", Bardenheier et al., 〈Diabetes Care〉, 2016

312 "Life expectancy associated with different ages at diagnosis of type 2 diabetes in high-income countries: 23 million person-years of observation", Kaptoge et al., 〈Lancet Diabetes & Endocrinology〉, 2023

313 "Potential Gains in Life Expectancy Associated With Achieving Treatment Goals in US Adults With Type 2 Diabetes", Kianmehr et al., 〈JAMA Network〉, 2022

314 "Cardiovascular, mortality, and kidney outcomes with GLP-1 receptor agonists in patients with type 2 diabetes: a systematic review and meta-analysis of randomised trials", Sattar et al., 〈The Lancet Diabetes & Endocrinology〉, 2021

315 "Efficacy and Safety of Liraglutide and Semaglutide on Weight Loss in People with Obesity or Overweight: A Systematic Review", Xie et al., 〈Clinical Epidemiology〉, 2022

316 "Tirzepatide Once Weekly for the Treatment of Obesity", Jastreboff et al., 〈New England Journal of Medicine〉, 2022

317 "The sweet thing about Type 1 diabetes: a cryoprotective evolutionary adaptation", Moalem et al., 〈Medical Hypotheses〉, 2005

318 "Studies of radioactive injected labeled insulin", Haugaard et al., 〈Journal of Biological Chemistry〉, 1954

319 "Insulin in the cerebrospinal fluid" Margolis and Altszuler, Nature, 1967

320 "Insulin receptors are widely distributed in the central nervous system of the rat",

Havrankova et al., 〈Nature〉, 1978

321 "Identification of insulin in rat brain", Havrankova et al., 〈Comparative Study〉, 1978

322 "Insulin in central nervous system: more than just a peripheral hormone", Duarte et al., 〈Journal of Aging Research〉, 2012

323 "Insulin, Aging, and the Brain: Mechanisms and Implications", Akintola and Heemst, 〈Frontiers in Endocrinology〉, 2015

324 "No effect of insulin on glucose blood-brain barrier transport and cerebral metabolism in humans", Hasselbalch et al., 〈Diabetes〉, 1999

325 "The effect of insulin on in vivo cerebral glucose concentrations and rates of glucose transport/metabolism in humans", Seaquist et al., 〈Diabetes〉, 2001

326 "Chronic intracerebroventricular infusion of insulin reduces food intake and body weight of baboons", Woods et al., 〈Nature〉, 1979

327 "Intraventricular insulin reduces food intake and body weight of marmots during the summer feeding period", Florant et al., 〈Physiology & Behavior〉

328 "Effect of intravenous glucose and euglycemic insulin infusions on short-term appetite and food intake", Chapman et al., 〈American Journal of Physiology〉, 1998

329 "Postprandial administration of intranasal insulin intensifies satiety and reduces intake of palatable snacks in women", Hallschmid et al., 〈Diabetes〉, 2012

330 "Insulin in the brain influences dopamins levels", Kullmann et al., 〈Deutsches Zentrum fuer Diabetesforschung DZD〉, 2021

331 "Ghrelin modulates the activity and synaptic input organization of midbrain dopamine neurons while promoting appetite" Abizaid et al., 〈Journal of Clinical Investigation〉, 2006

332 "Leptin regulates striatal regions and human eating behavior", Farooqi et al., 〈Science〉, 2007

333 "Serum immunoreactive-leptin concentrations in normal-weight and obese humans", Considine et al., 〈New England Journal of Medicine〉, 1996

334 "Recombinant leptin for weight loss in obese and lean adults - A randomized, controlled, dose-escalation trial", Heymsfield et al., 〈JAMA-Journal of the American Medical Association〉,1999

335 Association of Leptin With Obesity and Insulin Resistance, Kumar et al., 〈Cureus〉, 2020

336 "The role of leptin/adiponectin ratio in metabolic syndrome and diabetes", Lopez-Jaramillo et al., 〈Hormone Molecular Biology and Clinical Investigation〉, 2014

337 "Dementia : Key Facts", Newsroom, World Health Organization

338 "Dementia", Health at a Glance 2021 : OECE Indicators, OECE iLibray

339 "Association Between Age at Diabetes Onset and Subsequent Risk of Dementia", Amidei et al., 〈JAMA Network〉, 2021

340 "Leisure activity and social integration mitigate the risk of dementia related to cardiometabolic diseases: A population-based longitudinal study", Wang et al., 〈Alzheimer's & Dementia〉, 2019

341 "Hypoglycemia in patient with type 2 diabetes treated with insulin: it can happen", Heller et al., 〈 BMJ Open Diabetes Research & Care〉, 2020

342 "Alzheimer's disease and type 2 diabetes mellitus: Pathophysiologic and pharmacotherapeutics links", Rojas et al., 〈World Journal of Diabetes〉, 2021

343 "Is Alzheimer's disease a Type 3 Diabetes? A critical appraisal", Kandimalla et al., 〈Biochimica et Biophysica Acta (BBA) - Molecular Basis of Disease〉, 2017

344 "Effects of posttraining administration of insulin on retention of a habituation response in mice: participation of a central cholinergic mechanism" Kopf and Baratti, 〈Neurobiology of learning and memory〉, 1999

345 "Insulin promotes rapid delivery of N-methyl-D- aspartate receptors to the cell surface by exocytosis", Skeberdis et al., 〈Proceedings of the National Academy of Sciences of the United States of America〉, 2001

346 "The role of insulin in human brain glucose metabolism: an 18fluoro-deoxyglucose positron emission tomography study", Bingham et al., 〈Diabetes〉, 2002

347 "Localization and regulation of GLUTx1 glucose transporter in the hippocampus of streptozotocin diabetic rats", Reagan et al., 〈Proceedings of the National Academy of Sciences of the United States of America〉, 2001

348 "Intranasal insulin improves memory in humans", Benedict et al., 〈Psychoneuroendocrinology〉, 2004

349 "Intranasal insulin therapy for Alzheimer disease and amnestic mild cognitive impairment: a pilot clinical trial", Craft et al., 〈Archives of Neurology〉, 2012

350 "MemAID: Memory advancement with intranasal insulin vs. placebo in type 2 diabetes and control participants: a randomized clinical trial", Novak et al., 〈Journal of Neurology〉, 2022

5부

351 "Pituitary Physiology and Diagnostic Evaluation", Kaiser & Ho, in Williams Textbook of Endocrinology (Thirteenth Edition), 2016

352 "Effects of Human Growth Hormone in Men over 60 Years Old", Rudeman et al., 〈New England Journal of Medicine〉, 1990

353 "Growth hormone-releasing hormone and growth hormone secretagogues in normal aging", Merriam et al., 〈Endocrine〉, 2003

354 "Effects of Growth Hormone–Releasing Hormone on Cognitive Function in Adults With Mild Cognitive Impairment and Healthy Older Adults", Vitiello et al., 〈Archives of Neurology〉, 2012

355 "Circulating insulin-like growth factor-I (IGF-I) concentrations and incidence of 30 cancers: prospective analyses in UK Biobank", Knuppel et al., 〈Caner Research〉, 2020

356 "The GH/IGF-1 axis in ageing and longevity", Junnila et al., 〈Nature Reviews Endocrinology〉, 2013

357 "Role of the GH/IGF-1 axis in lifespan and healthspan: lessons from animal models",

Berryman et al., 〈Growth Hormone & IGF Research〉, 2008
358 "Effects of long-term elevated serum levels of growth hormone on life expectancy of mice: Lessons from transgenic animal models", Wolf et al., 〈Mechanisms of Ageing and Development〉, 1993
359 "GH Replacement in the Elderly: Is It Worth It?", Bitti et al., 〈Frontiers of Endocrinology(Lausanne)〉, 2021
360 "Caloric restriction for 24 hours increases mean night growth hormone", Rose et al., 〈Journal of Pediatric Endocrinology and Metabolism〉, 1999
361 "The effect of caloric restriction interventions on growth hormone secretion in non-obese men and women", Redman et al., 〈Aging Cell〉, 2010
362 "Dietary Guidelines for Americans", U.S. Department of Agriculture, 2010
363 "Eat more, weigh less?", Centers for Disease Control and Prevention website, 2022
364 "Growth hormone release during acute and chronic aerobic and resistance exercise: recent findings", Wideman et al., 〈Sports Medicine〉, 2002
365 "Straight talk on planking", Solan, Harvad Health Publishing, 2019
366 "Intermittent fasting: is there a role in the treatment of diabetes? A review of the literature and guide for primary care physicians", Albosta et al., 〈Clinical Diabetes & Endocrinology〉, 2021
367 "Longitudinal effects of aging on serum total and free testosterone levels in healthy men. Baltimore Longitudinal Study of Aging", Harman et al., 〈Journal of Clinical Endocrinology and Metabolism〉, 2001
368 "Role of mitochondrial oxidative stress to explain the different longevity between genders: protective effect of estrogens", Vina et al., 〈Free Radical Research〉 2006
369 "자연 폐경 연령과 비만, 고혈압, 당뇨병, 고지혈증 유병률의 관계", 김수진 & 박상신, 〈대한보건협회 대한보건연구〉, 2021
370 "Association Between Premature Menopause and Cardiovascular Diseases and All-Cause Mortality in Korean Women", Lee et al., 〈Journal of the American Heart Association〉,

2023

371 "Isoflavone metabolites and their in vitro dual functions: they can act as an estrogenic agonist or antagonist depending on the estrogen concentration", Hwang et al., 〈Journal of Steroid Biochemistry & Molecular Biology〉, 2006

372 "Preventive effects of phytoestrogens against postmenopausal osteoporosis as compared to the available therapeutic choices: An overview", Al-Anazi et al., 〈Journal of Natural Science, Biology and Medicine〉, 2011

373 "Phytoestrogen-Rich Dietary Supplements in Anti-Atherosclerotic Therapy in Postmenopausal Women", Sobenin et al., 〈Current Pharmaceutical Design〉, 2016

374 "Association of Menopausal Hormone Therapy With Breast Cancer Incidence and Mortality During Long-term Follow-up of the Women's Health Initiative Randomized Clinical Trials", Chlebowski et al., 〈JAMA〉, 2020

375 "The Women's Health Initiative randomized trials of menopausal hormone therapy and breast cancer: findings in context", Chlebowski and Aragaki, 〈Menopause〉, 2023

376 "Menopausal Hormone Therapy and Cancer Risk", American Cancer Society Homepage

377 "Low testosterone in men with type 2 diabetes: significance and treatment", Grossmann, 〈Journal of Clinical Endocrinology and Metabolism〉, 2011

378 "Aromatase, adiposity, aging and disease. The hypogonadal-metabolic-atherogenic-disease and aging connection", Cohen, 〈Medical Hypotheses〉, 2001

379 "Gonadal steroids and body composition, strength, and sexual function in men", Finkelstein et al., 〈New England Journal of Medicine〉, 2013

380 "The hypogonadal-obesity cycle: role of aromatase in modulating the testosterone-estradiol shunt – a major factor in the genesis of morbid obesity", Cohen, 〈Medical Hypotheses〉, 1999

381 "Testosterone treatment to prevent or revert type 2 diabetes in men enrolled in a lifestyle programme (T4DM): a randomised, double-blind, placebo-controlled, 2-year, phase 3b trial", Wittert et al., 〈Lancet Diabetes and Endocrinology〉, 2021

382 "Testosterone treatment longer than 1 year shows more effects on functional hypogonadism and related metabolic, vascular, diabetic and obesity parameters (results of the 2-year clinical trial)", Antonic et al., 〈Aging Male〉, 2020

383 "Low-fat diets and testosterone in men: Systematic review and meta-analysis of intervention studies", Whittaker and Wu, 〈Journal of Steroid Biochemistry and Molecular Biology〉, 2021

384 "Association of Testosterone-Related Dietary Pattern with Testicular Function among Adult Men: A Cross-Sectional Health Screening Study in Taiwan", Kurniawan et al., 〈Nutrients〉, 2021

385 "Magnesium and anabolic hormones in older men", Maggio et al., 〈International Journal of Andrology〉, 2015

386 "Efficacy of the Hydroalcoholic Extract of Tribulus terrestris on the Serum Glucose and Lipid Profile of Women With Diabetes Mellitus: A Double-Blind Randomized Placebo-Controlled Clinical Trial", Samani et al., 〈Journal of Evidenced-Based Complementary & Alternative Medicine〉, 2016

387 "Hypoglycemic effect of saponin from Tribulus terrestris", M et al., 〈Journal of Chines Medicinal Materials〉, 2002

388 "A systematic review on the herbal extract Tribulus terrestris and the roots of its putative aphrodisiac and performance enhancing effect", Qureshi et al, 〈Journal of Dietary Supplements〉, 2014

389 "Pro-sexual and androgen enhancing effects of Tribulus terrestris L.: Fact or Fiction", Neychev et al., 〈Journal of Ethnopharmacology〉, 2016

390 "Tribulus terrestris versus placebo in the treatment of erectile dysfunction: A prospective, randomized, double blind study", Santos et al., 〈 Actas Urológicas Españolas〉, 2014

391 "Evaluation of the efficacy and safety of Tribulus terrestris in male sexual dysfunction-A prospective, randomized, double-blind, placebo-controlled clinical trial", Kamenow et al., 〈Maturitas〉, 2017

392 "A Randomized, Double-Blind, Placebo-Controlled, Crossover Study Examining the Hormonal and Vitality Effects of Ashwagandha (Withania somnifera) in Aging, Overweight Males", Lopresti et al., 〈American Journal of Mens Helath〉, 2019

393 "Effects of an Aqueous Extract of Withania somnifera on Strength Training Adaptations and Recovery: The STAR Trial", Ziegenfuss et al., 〈Nutrients〉, 2018

394 "The role and molecular mechanism of D-aspartic acid in the release and synthesis of LH and testosterone in humans and rats", Topo et al., 〈Reproductive Biology Endocrinology〉, 2009

395 "Influence of a D-aspartic Acid/Sodium Nitrate/Vitamin D3 Dietary Supplement on Physiological Parameters in Middle-aged Men: A Pilot Study", Bloomer et al., 〈The Open Nutraceuticals Journal〉, 2015

396 "The effects of d-aspartic acid supplementation in resistance-trained men over a three month training period: A randomised controlled trial", Melville et al., 〈PLoS One〉, 2017

397 "Effect of Lepidium meyenii (MACA) on sexual desire and its absent relationship with serum testosterone levels in adult healthy men", Gonazales et al., 〈Andrologia〉, 2002

398 "Efficacy and Safety of Maca (Lepidium meyenii) in Patients with Symptoms of Late-Onset Hypogonadism: A Randomized, Double-Blind, Placebo-Controlled Clinical Trial", Shin et al., 〈World Journal of Mens Health〉, 2023

399 "Octacosanol restores stress-affected sleep in mice by alleviating stress", Kaushik et al., 〈Scientific Repports〉, 2017

400 "Prostate Enlargement (Benign Prostatic Hyperplasia)", National Institute of Diabetes and Digestive and Kidney Disease Website

401 "The Role of Estrogens and Estrogen Receptors in Normal Prostate Growth and Disease", Prins and korach, 〈Steroids〉, 2008

402 "Effect of age, castration, and testosterone replacement on the development and restoration of canine benign prostatic hyperplasia", Berry et al., 〈Prostate〉, 1986

403 "Volume change of the prostate and seminal vesicles in male hypogonadism after andro-

gen replacement therapy", Sasagawa et al., 〈International Urology and Nephrology〉, 1990

404 "Androgens and estrogens in benign prostatic hyperplasia: past, present and future", Nicholson and Ricke, 〈Differentiation〉, 2011

405 "Volume change of the prostate and seminal vesicles in male hypogonadism after androgen replacement therapy", Sasagawa et al., 〈International Urology and Nephrology〉, 1990

406 Androgen replacement therapy and prostate safety, Morales, 〈European Urology〉, 2002

407 Effect of testosterone replacement therapy on prostate tissue in men with late-onset hypogonadism: arandomized controlled trial, et al., 〈JAMA〉, 2006

408 "Effects of androgen deficiency and replacement on prostate zonal volumes", Jin et al., 〈Clinical Endocrinology (Oxf)〉, 2001

409 "Skeletal muscle mass and distribution in 468 men and women aged 18 – 88 yr", Janssen et al., 〈Journal of Applied Physiology〉, 2000

410 "Low Lean Mass Predicts Incident Fractures Independently From FRAX: a Prospective Cohort Study of Recent Retirees", Hars et al., 〈Journal of Bone and Mineral Research〉, 2016

411 "Role of Mitochondrial Dysfunction in Insulin Resistance", Kim et al., 〈Circulation Research〉, 2010

412 "Coordinated reduction of genes of oxidative metabolism in humans with insulin resistance and diabetes: potential role of PGC1 and NRF1", Patti et al., 〈Proceedings of National Academy of Science USA〉, 2003

413 "Reduced mitochondrial density and increased IRS-1 serine phosphorylation in muscle of insulin-resistant offspring of type 2 diabetic parents", Morino et al., 〈Journal of Clinical Investigation〉, 2005

414 "Physical Exercise: A Novel Tool to Protect Mitochondrial Health", Sorriento et al., 〈Frontiers of Physiology〉, 2021

415 "The influence of aerobic exercise on mitochondrial quality control in skeletal muscle", Philp et al., 〈Journal of Physiology〉, 2021

416 "Muscle atrophy in intensive care unit patients", Koukourikos et al., 〈Acta Informatica Medica〉, 2014

417 "Sarcopenia predicts costs among patients undergoing major abdominal operations", Gani et al., 〈Surgery〉, 2016

418 "Detection of sarcopenic obesity and prediction of long-term survival in patients with gastric cancer using preoperative computed tomography and machine learning", Kim et al., 〈Journal of Surgical Oncology〉, 2021

419 "A PGC1α-dependent myokine that drives browning of white fat and thermogenesis", Spiegelman et al., 〈Nature〉, 2012

420 "Effect of endurance training on skeletal muscle myokine expression in obese men: identification of apelin as a novel myokine", Besse-Patin et al., 〈International Journal of Obesity〉, 2014

421 "Endurance training and its effect upon the activity of the GH-IGFs system in the elderly", Deuschle et al., 〈International Journal of Sports Medicine〉, 1998

422 "Insulin-like growth factor I in skeletal muscle after weight-lifting exercise in frail elders", Singh et al., 〈American Journal of Physiology〉, 1999

423 "Acute Response of PGC-1⊠ and IGF-1 Isoforms to Maximal Eccentric Exercise in Skeletal Muscle of Postmenopausal Women", Dieli-Conwright et al., 〈Journal of Strength and Conditioning Research〉, 2016

424 "FNDC5 and irisin in humans: I. predictors of circulating concentrations in serum and plasma and II. mRNA expression and circulating concentrations in response to weight loss and exercise", Huh et al., 〈Metabolism〉, 2012

425 "Resistance exercise training increases the expression of irisin concomitant with improvement of muscle function in aging mice and humans", Kim et al., 〈Experimental Gerontology〉, 2015

426 "Role of Irisin in Myocardial Infarction, Heart Failure, and Cardiac Hypertrophy", Ho and Wang, 〈Cells〉, 2021

427 "Cardiac, skeletal muscle and serum irisin responses to with or without water exercise in young and old male rats: Cardiac muscle produces more irisin than skeletal muscle", Aydin et al., 〈Peptides〉, 2014

428 "Exercise-linked FNDC5/irisin rescues synaptic plasticity and memory defects in Alzheimer's models", Lourenco et al., 〈Nature Medicine〉, 2019

429 "How much physical activity do older adults need?", Centers for Disease Control and Prevention, cdc.gov

430 "Physical activity guidelines for older adults", National Health Service, www.nhs.uk

431 "Trends in sleep duration in Korea: The Korean time use survey", Jang et al., 〈Sleep Medicine〉, 2023

432 "Global Health Data Exchange", Institute of Health Metrics and Evaluation, vizhub.healthdata.org, 2023

433 "Global Health Estimates 2019", World Health Organization, 2020

434 "100세 시대, 삼성 헬스 사용자 트렌드로 살펴본 시니어 세대의 건강 현황", 삼성뉴스룸(news.samsung.com), 2023

435 "Association of sleep duration in middle and old age with incidence of dementia", Sabia et al., 〈Nature Communications〉, 2021

436 "Sleep Disturbances and Dementia Risk in Older Adults: Findings From 10 Years of National U.S. Prospective Data", Wong and Lovier, 〈American Journal of Preventive Medicine〉, 2023

437 "Decreased melatonin levels in postmortem cerebrospinal fluid in relation to aging, Alzheimer's disease, and apolipoprotein E-epsilon4/4 genotype", Liu et al., 〈Journal of clinical Endocrinology and Metabolism〉, 1999

438 "Molecular changes underlying reduced pineal melatonin levels in Alzheimer disease: alterations in preclinical and clinical stages", Wu et al., 〈Journal of Clinical Endocrinology

and Metabolism〉, 2003

439 "Early neuropathological Alzheimer's changes in aged individuals are accompanied by decreased cerebrospinal fluid melatonin levels", Zhou et al., 〈Journal of Pineal Research〉, 2003

440 "Minoris Resistentiae in Pathogenesis of Alzheimer's Disease', Mravec et al., 〈Current Alzheimer Research〉, 2014

441 "Noradrenergic regulation of inflammatory gene expression in brain", Feinstein et al., 〈Neurochemistry International〉, 2002

442 "Selective loss of neurons of origin of adrenergic projection to cerebral cortex (nucleus locus coeruleus) in senile dementia", Bondareff et al., 〈Lancet〉, 1981

443 "Circadian Rhythms and the Suprachiasmatic Nucleus in Perinatal Development, Aging and Alzheimer's Disease", Mirmiran et al., 〈Progressive Brain Research〉, 1992

444 "Altered Circadian Cortisol Secretion in Alzheimer's Disease: Clinical and Neuroradiological Aspects", Giubilei et al., 〈Journal of Neuroscience Research〉, 2001

445 "Body Temperature Is Associated With Cognitive Performance in Older Adults With and Without Mild Cognitive Impairment: A Cross-sectional Analysis", Eggenberger et al., 〈Frontiers of Aging and Neuroscience〉, 2021

불멸의 호르몬

초판 1쇄 발행일 2025년 1월 10일
초판 2쇄 발행일 2025년 1월 20일

지은이 안철우

발행인 조윤성

편집 김화평 · 추윤영 **디자인** 최초아 **마케팅** 최기현
발행처 ㈜SIGONGSA **주소** 서울시 성동구 광나루로 172 린하우스 4층(우편번호 04791)
대표전화 02-3486-6877 **팩스(주문)** 02-598-4245
홈페이지 www.sigongsa.com / www.sigongjunior.com

ISBN 979-11-7125-776-8 03510

*SIGONGSA는 시공간을 넘는 무한한 콘텐츠 세상을 만듭니다.
*SIGONGSA는 더 나은 내일을 함께 만들 여러분의 소중한 의견을 기다립니다.
*잘못 만들어진 책은 구입하신 곳에서 바꾸어 드립니다.